中医四大名著

# 金匮要略

线装书局

**图书在版编目（CIP）数据**

金匮要略/（东汉）张仲景著.—北京：线装书局
,2012.12(2021.4)

（中医四大名著/闫松主编）

ISBN 978-7-5120-0602-7

Ⅰ.①金… Ⅱ.①张… Ⅲ.①《金匮要略方论》

Ⅳ.①R222.3

中国版本图书馆 CIP 数据核字（2012）第 202284 号

# 金匮要略

原　　著：（东汉）张仲景

主　　编：闫　松

责任编辑：李　旻

出版发行：线裝書局

　　　　地　　址：北京市丰台区方庄日月天地大厦 B 座 17 层（100078）

　　　　电　　话：010-58077126（发行部）010-58076938（总编室）

　　　　网　　址：www.zgxzsj.com

经　　销：新华书店

印　　制：北京彩虹伟业印刷有限公司

开　　本：710mm×1040mm　1/16

印　　张：112

字　　数：1360 千字

版　　次：2021 年 4 月第 1 版第 2 次印刷

印　　数：3001-9000 套

线装书局官方微信

定　　价：598.00 元（全四卷）

# 《金匮要略》

　　《金匮要略》是我国东汉著名医学家张仲景所著《伤寒杂病论》的杂病部分，是我国传统医学四大经典著作之一，也是我国现存最早的一部论述诊治杂病的专书。《金匮要略》既有中医基础理论的内容，更具有临床学科的性质。学习《金匮要略》，对于拓宽临床思路，提高综合分析和诊治疑难病症的能力有着独特的作用，因此是学习中医必读的古典医籍。

　　《金匮要略》原书名为《金匮要略方论》，其书名寓意深刻。"金匮"谓藏放古代帝王的圣训和实录之处，"要略"指重要的韬略，方论乃有方有论，以方言治，以论言理。《金匮要略方论》意指该书是论述杂病证治要领极为珍贵的典籍。由于本书在理论和临床实践上都具有很高的指导意义和实用价值，对于后世临床医学的发展有着重大的贡献和深远的影响，所以，被古今医家赞誉为"方书之祖"。

# 目 录

# 第一篇 《金匮要略》综述

　　《金匮要略》是中医学第一部论述杂病辨证论治的专书，它奠定了中医临床治疗学的基础，具有极高的理论价值和临床实际指导作用。所以，该书备受古今医家的推崇和重视，而被列为四大经典医籍之一；有"方书之祖""治疗杂病的典范"之誉，是研究和学习中医学的必读之书。

## 一、《金匮要略》书名的含义

　　本书全名为《金匮要略方论》，一般简称《金匮要略》。关于书名的含义，可先从字面来分析。金，古代泛指贵重金属；匮，即柜。金匮，即用金属制造的柜子，类似于今天的保险柜。由于金匮特别牢固，既安全、又保险，故借喻为国家收藏重要文件、档案、书籍的地方，或称为"金匮石室"。若将金匮用之于书名，多喻其著作的珍贵，如《内经》有"金匮真言论"。本书以《金匮》为名，也是此义。要略者，乃"略数其要，论其大体"，择其精要而略之。"方论"，说明其中既有医方，也有医论。《金匮要略》一书确立的辨证论治方法先进，记载的方药疗效显著可靠。在长期的流传过程中受到众多医家的推崇和珍爱，为了彰显该书的贵重价值，故将其名曰《金匮要略》。

## 二、《金匮要略》的来源及版本

　　《金匮要略》是《伤寒杂病论》中的杂病部分。《伤寒杂病论》是我国东汉末年的著名医家张仲景所著，约成书于

《金匮要略》书影

200~205 年。全书共有 16 卷，前 10 卷论伤寒，后 6 卷论杂病。因当时正值东汉末年动乱时期，成书后不久就因战乱而散佚。三国统一以后，经西晋太医令王叔和收集、整理为《张仲景方》36 卷，部分内容也收录到他所著的《脉经》一书中。考现存

《脉经》,卷七、卷八、卷九中,保留了大量《伤寒论》和《金匮要略》的内容。

其后又因战乱,王叔和整理的《张仲景方》再次散佚,辗转传抄于民间,而有多种节略抄本和别名。唐代时,部分内容被孙思邈收入《千金要方》《千金翼方》中,被王焘收入《外台秘要》中。如《千金要方》中收录了百合病、阴阳毒、疟疾、黄疸、胸痹、心痛、反胃、呕吐、哕逆、腹满、寒疝、肺痿、肺痈、咳嗽、痰饮、消渴淋闭、水肿以及杂疗解毒、果实菜谷禁忌等内容。《外台秘要》中,保留了今本《金匮要略》的大部分内容,有方剂百余首。

北宋仁宗年间,翰林学士王洙(997~1057)曾经在馆阁所存的残旧书简中,翻拣得到《伤寒杂病论》的节略抄本《金匮玉函要略方》三卷,上卷疗伤寒,中卷论杂病,下卷载其方并疗妇人。后来,北宋朝廷设立"校正医书局",孙奇、林亿等人校订出版了单行本《伤寒论》和《金匮玉函经》(为《伤寒论》同体异名的别本)之后,在校订《金匮玉函要略方》时,删去了上卷伤寒部分,保留其中卷、下卷的杂病和妇人病部分,又把方剂分别列于相应病证条文之下,同时还收集各家方书中转载仲景治疗杂病的医方及部分医家的效方,分别附于相应的篇章之末,重新编为上、中、下三卷,定名为《金匮要略方论》(后世习惯也简称《金匮要略》或《金匮》),于宋神宗熙宁年间(1066)正式刊行。这就是《金匮要略》最早的正式版本。成书于东汉末年的《伤寒杂病论》,在宋代经林亿等人的校订,从而明确地分为《伤寒论》和《金匮要略》两部书。

宋代原刻《金匮要略方论》,在明代后期已经非常稀少,经医家复刻才得以保存下来。现在通行的《金匮要略》版本主要有两种:其一是明代万历二十七年(1599),赵开美据所得元代邓珍仿宋刻本而收入《仲景全书》中的复刻本,习惯称为"赵刻本"。其二是明代万历二十九年(1601),王肯堂、吴勉学等根据徐镕校本辑入《古今医统正脉全书》中的刊刻本,习惯称为"医统正脉本";因该本篇首题有"应天徐镕校",故又称"徐镕本"。

## 三、《金匮要略》的主要内容

《金匮要略》全书共25篇。按所论内容,可分为六大部分:第一部分为首篇"脏腑经络先后病",对杂病的病因病机、发病预防、诊法治则、病证分类、预后及护理等做了原则性的提示,对全书具有普遍的指导意义,属总论。第二部分从"痉湿暍病"第二篇到"呕吐哕下利病"第十七篇,集中论述内科疾病的因机证治。第三部分有"疮痈肠痈浸淫病"第十八篇,论述外伤科疾病的证治。第四部分"趺蹶手足臂肿转筋阴狐疝蚘虫病"第十九篇,将几种不便归类的疾病合为一篇讨论。第五部分从"妇人妊娠病"第二十到"妇人杂病"第二十二,共3篇,专门讨论妇产科疾病的诊治。第六部分从"杂疗方"第二十三至"果实菜谷禁忌"第二十五,共3篇,为急症医学,介绍急救措施、中毒解救以及食疗、饮食禁忌等。

## 四、《金匮要略》的编写体例

《金匮要略》采用汉代散文文体,以语录、问答、条文论述。但由于杂病涉及范围较广,病种繁多,必须有比较合理的编写体例和分类方法。

(一)以病分篇,病证结合

《金匮要略》皆以"辨××病脉证治"名篇,各篇内分证论治,首创了以病分篇、病证结合的编写体例。病,是具有特异证候(包括症状和体征)和病因、病位、病机的机体失去健康状态的概括,呈连续发展的、纵向的运动过程,具有相对的独立性。明确了"病"的诊断,就能从整体、宏观角度去把握疾病的发展及变化规律。证,则是对疾病某一发展阶段具体病因、病位、病性、病机的概括,是中医论治的基本单位;在同一病中可以包括多个证。《金匮要略》采取以病分篇、病证结合的编写体例,不仅确立了病名诊断在杂病中的纲领地位,而且也有助于辨证施治原则的确立。所以,它既是合理的编写体例,也是比较先进和科学的思想方法。

(二)多病合篇、辨析异同

为有助于区别多种相关病证的异同,便于掌握各种疾病的辨证论治规律,《金匮要略》又以病位相近、病机相同、证候相似为依据,把多种疾病综合在一篇内讨论。例如肺痿、肺痈、咳嗽上气诸病,皆属肺系疾患、病位相同,故合为一篇论述。痉病、湿病、暍病,皆因感受外邪而患,且初期多有寒热表证等,故合为一篇。

(三)一病成篇,重点论述

对某些独立性较强、病情复杂、涉及面较广的疾病,《金匮要略》则列专篇详述,重点讨论。例如痰饮病、水气病、黄疸病。对个别发病独特,或病情特殊者,也以专篇论述,如疟病、奔豚气病等。

(四)按科论病,分化专科

在《金匮要略》中,张仲景已有意识地将临床各科疾病集中编写。如从第二篇到第十七篇,集中讨论内科疾病;第十八篇,以外科疾病为主;第二十、二十一、二十二则为妇产科疾病的专篇。这种按科论病的编写体例,已经孕育着中医内科、外科、妇产科等临床学科的雏形,对这些学科的分化和发展起到促进作用。

## 五、《金匮要略》的主要特色

以整体观念为指导思想,以脏腑经络辨证为纲领,对杂病采取辨病与辨证相结合的诊疗方法是《金匮要略》的基本特点。为便于理解原书的精神,下面分别从脉法、治则、方剂、药物应用诸方面扼要介绍其主要特色。

(一)脉法特色

脉诊是中医临床辨证识病的主要依据之一。脉象可以反映脏腑经络的病理变化以及疾病的顺逆吉凶,诊脉辨病(证)是中医学的一大特色。《金匮要略》的脉法

与中医常规脉法相比,有两个特点:

1.诊脉部位:《金匮要略》把独取寸口脉与遍诊法结合运用。综观全书,《金匮要略》诊脉的部位有五处,一诊寸口脉,在腕后桡动脉处,该法运用最广,全身性疾病多诊之;二诊趺阳脉,在足背冲阳穴处取之,以候脾胃;三诊少阴脉,在足内踝后太溪穴处或手腕神门穴处取之,以候少阴心肾;四诊少阳脉,在耳前耳门穴处取之,以候少阳三焦病变;五诊人迎脉,在颈部结喉旁人迎穴处取之,以候肺胃病变。

2.诊脉意义:根据脉象,除诊断疾病、判断病位、确定病性、指导治疗、推测预后转归外,还借助脉象来说明病因、揭示病机,这是《金匮要略》论脉的一大特色。例如论肺痈,"寸口脉微而数,微则为风,数则为热;微则汗出,数则恶寒……风伤皮毛,热伤血脉,风合于肺……"用脉象说明风热邪气、束表犯肺是肺痈初期的病因病机。又如论胸痹"夫脉当取太过不及,阳微阴弦,即胸痹而痛……。"在此,脉象阳微阴弦,就揭示了上焦胸阳衰微、中下焦阴寒内盛,阴邪上乘阳位,痹阻胸阳的胸痹病机。

(二)治则特色

《金匮要略》对杂病的治疗突出治未病、治病求本及因势利导三大原则。

1.治未病:根据天人相应观和人体脏腑经络间的整体性,《金匮要略》秉承《内经》"正气存内,邪不可干","邪之所凑,其气必虚"的发病观,强调未病先防、既病防变,以预防为主、防治结合的治未病原则。"五脏元真通畅,人即安和,……若人能养慎,不令邪风干忤经络……更能无犯王法,禽兽灾伤,房室勿令竭乏,服食节其冷热、苦酸辛甘,不遗形体有衰,病则无由入其腠理。"明确提出在未病之前,只要注意调摄精神,生活起居有节,加强锻炼,增强体质,内养正气;同时外慎邪气,避免各种意外灾伤,就能彻底预防疾病的发生。如果邪气"适中经络,未流传脏腑,即医治之;四肢才觉重滞,即导引吐纳,针灸膏摩,勿令九窍闭塞",要求一旦受邪得病后,应争取早期诊治,以避免邪气由表入里,由浅及深,而使病情恶化加重。"见肝之病,知肝传脾,当先实脾";还应根据脏腑经络间的有机联系和疾病的传变规律,先安未受邪之脏,提前设防,以阻断疾病的传变途径,防止疾病的蔓延发展。

2.治病求本:《金匮要略》在对杂病的辨治过程中,注意寻找出疾病的根本原因而施治,正确地处理扶正与祛邪、正治与反治、治标与治本的关系。对慢性衰弱性疾患以及多种内伤杂病的后期,脏腑虚损、正气不足往往是疾病的根本原因,故应以扶正治疗为主,这一治法特点在"虚劳病"篇体现得十分清楚。针对各种以邪气盛实为主的疾病,如痰饮、水气、宿食等,邪气往往是疾病的根本原因,所以又应以祛邪为主,并提出"随其所得而攻之"的原则。对于虚实错杂,正虚邪实者,在扶正补虚的同时不忘祛邪,而应用攻补兼施法。

正治法是逆其证候的性质而治的常规治则,亦即"热者寒之""寒者热之""虚则补之""实则泻之"等等,适用于现象与本质一致的病情。临床绝大多数疾病的现象与本质是相符的,所以正治法在临床运用最广,《金匮要略》亦然。

反治法是顺从疾病假象而治的一种治则,诸如"热因热用""寒因寒用""通因通用""塞因塞用"等。反治法适用于现象与本质不一致的疾病，但究其实质仍然是"治病求本"。《金匮要略》在运用反治法方面提供了许多有益的范例。诸如"下利病"篇"下利清谷，里寒外热，汗出而厥者，通脉四逆汤主之"。此证里虚寒为病之本，外热是阴盛格阳的假象，因此仍用大热之剂以治其本；但针对外假热而言，当属"热因热用"之例。该篇第37~41条论及下利病，证为实热积结，或热结旁流者，张仲景使用大、小承气汤攻下热结、通腑荡实治疗，属"通因通用"之例。"暍病"第26条"太阳中热者，暍是也，汗出恶寒，身热而渴，白虎加人参汤主之"，针对"恶寒"则属"寒因寒用"。"胸痹病"心中痞气，气结在胸，胸满胁下逆抢心者，治用人参汤益气补虚，这是"塞因塞用"之例。

《金匮要略》在处理复杂多变的内伤杂病时，善于辨别标本缓急，抓住疾病的主要矛盾，在治病求本原则指导下，正确地处理治本治标的关系。其基本原则是急则治其标，缓则治其本。这一精神集中体现于"脏腑经络先后病"篇第14、15两条表里同病、新旧同病治则举例上，并贯穿于各篇疾病的证治过程中。

3.因势利导：顺应病势，因势利导，就近祛邪是中医祛邪治病的基本原则。《金匮要略》针对实邪所致的各种疾病，强调必须根据邪气所在的部位，随其病势而就近引导，这样既容易祛除邪气，又不会损伤正气，集中体现了中国传统哲学中顺势思维精神。如在水气病篇，仲景根据水气停蓄的部位、程度轻重及病势，而提出发汗散水、利尿消肿、攻下逐水三大治法；黄疸病篇，又有涌吐、发汗、利尿、攻下诸法等等，皆是其例。顺应病势，因势利导，就近祛邪是在疾病发展过程中，顺应自然，以迅速、方便地祛邪外出，同时保护正气为宗旨的治疗学思想，对临床实践具有重要的指导意义。

（三）用方特色

《金匮要略》全书共载方262首，除去杂疗、饮食、禁忌三篇57方外，前22篇共有205首方剂（其中杏子汤、黄连粉、藜芦甘草汤、附子汤、胶姜汤、阳旦汤、甘草粉蜜汤七方仅有方名，未载药味），属仲景正方者172首，附方33首。这些方剂皆紧扣病机，立法有据，选药精当，配伍严谨，化裁灵活，功效卓著是其显著的特色。对中医方剂学的形成与发展奠定了良好的基础，而被称为"经方"，有"方书之祖""万世医门之规矩"的赞誉。综观该书对方剂的应用，有以下特点：

1.方剂全面，八法兼备：《金匮要略》所载诸方，不仅完全体现了汗、吐、下、和、温、清、消、补等治疗八法的精神，而且比较全面，基本涵盖了现代方剂学的主要方面。例如发汗解表剂有桂枝汤、麻黄加术汤等；涌吐剂有瓜蒂散、一物瓜蒂汤；攻下剂有大、小承气汤、大黄附子汤等；和解剂有小柴胡汤、当归芍药散等；温里剂有乌头赤石脂丸、吴茱萸汤、四逆汤等；清热剂有白虎加人参汤、白头翁汤等；补益剂有人参汤、当归生姜羊肉汤、肾气丸等；消癥化积剂有鳖甲煎丸等；表里双解剂有大、小青龙汤、大柴胡汤、乌头桂枝汤等；安神剂有酸枣仁汤、甘麦大枣汤等；理气剂有半夏厚朴汤、枳实薤白桂枝汤、橘皮竹茹汤等；理血剂有抵当汤、下瘀血汤、温经汤、胶艾汤、柏叶汤、黄土汤等；治燥剂有麦门冬汤、膏发煎等；祛湿剂有五苓散、猪苓汤、茵陈蒿汤、防己茯苓汤等；固涩剂有桃花汤、诃梨勒散、桂枝加龙骨牡蛎汤等；驱虫剂有甘草粉蜜汤、乌梅丸等；痈疡剂有桔梗汤、大黄牡丹皮汤、薏苡附子败酱散等。

2.剂型丰富，内外兼治：《金匮要略》所载方剂的剂型十分丰富，用药途径多样。既有传统的内服剂型，还根据所治病证的特点，创制外用剂型。内服剂除汤剂、散剂、丸剂外，还有酒剂(红蓝花酒、栝蒌薤白白酒汤等)、膏剂(猪膏发煎)。外用剂有烟熏剂(雄黄熏方)、外洗剂(百合洗方、苦参汤、狼牙汤)、阴道坐药(矾石丸、蛇床子散)、外敷剂(黄连粉、王不留行散)。另外，还有吹鼻、灌耳、含舌下等用药方法。

3.同病异治，异病同治：由于《金匮要略》采取病与证相结合的方法以诊治杂病，所以"同病异治，异病同治"，就是该书对方剂运用的一大特色。同一种疾病，在不同的疾病发展阶段，或在不同的患者身上，反映出的病性、病机不同，因此治法方药各异，此即同病异治。《金匮要略》各篇所论诸病皆体现了这一精神。如同为肺痿病，证属虚寒者，治用甘草干姜汤温肺复气，散寒化饮；属虚热者，治用麦门冬汤养阴清热，止逆下气。虽都属历节病，但有风湿和寒湿之异，仲景用桂枝芍药知母汤治风湿历节，用乌头汤治寒湿历节。同为肠痈，若里热盛实，痈脓未成者，用大黄牡丹皮汤攻下荡热，逐瘀消痈；若痈脓已成，正气已虚者，则用薏苡附子败酱散消痈排脓，振奋阳气，这些皆属同病异治之例。

多种不同的疾病，在某一病变阶段，如果反映出的病因、病位、病性、病机相同，就可以用相同的治法方剂，此即异病同治。如大承气汤在《金匮要略》中分别被用于痉病、腹满、宿食、下利、妇人产后大便难、腹痛等六种疾病，病名虽异，症状不尽相同，但胃肠热结，阳明腑实的病机则相同，所以都可以用大承气汤通腑泻实治疗。又如书中用肾气丸治"脚气上入，少腹不仁"；"虚劳腰痛，少腹拘急，小便不利"；痰饮病之"短气有微饮"；消渴病"小便反多"；妇人转胞"不得尿"。这五种疾病病名各异，症状不同，但病机同属肾阳不足，肾气微弱，故均可用肾气丸益肾气温肾阳，一方通治。

总之，同病异治、异病同治都是辨证论治的必然结果，实质上仍然反映了《金匮要略》病与证相结合的辨证论治精神。

(四)用药特色

据统计，《金匮要略》前22篇共用药物157味。综观《金匮要略》对药物的使用，可见仲景详识药性，选药用药，独具匠心。从药物的阴阳属性，形质气味，专治其能，到变化多用，配伍炮制等等，皆详细审定；并结合患者的体质状况、脏腑特性、病症特点等，做到准确地使用每一味药，堪称后世用药的楷模。

1.重视单味药的独特功效：药有个性之特长。《金匮要略》有专病用专药的特点，书中记载了许多行之有效的小方或疗效独特的专药。如单味苦参、狼牙煎汤外洗，治阴部溃烂、阴疮阴痒；蛇床子暖宫除湿、杀虫止痒，治阴冷带下；黄连清热泻火，燥湿解毒，治浸淫疮；以百合为主药，治疗百合病；蜀漆涤痰截疟，治疗疟疾；乌头散寒除湿、宣痹止痛,治寒湿痹痛;茵陈蒿清利湿热退黄,治疗黄疸等等。仲景通过临床实践,总结并记载这些疗效确切的单味药,为后世筛选专药,开发新药提供了丰富的资料和借鉴。

2.重视药物配伍后的作用:每一味中药都具有多种功效,通过适当配伍,可以扩大其运用范围,此即方有合群之妙用。所以,中药在临床绝大多数是以配伍成方的形式被应用的。《金匮要略》十分重视药物相辅相成配伍后的协同作用,以增强疗效,扩大应用范围。例如附子一药,经配伍,可以从多个方面发挥作用。与干姜相配,增强其破阴散寒,回阳救逆之功效,有四逆汤、通脉四逆汤等;与桂枝相伍,温补命门之火而化肾气,有肾气丸;与白术、桂枝相配,温散表里寒湿而止痹痛,有桂枝附子汤、白术附子汤、甘草附子汤等;与乌头相配,峻逐阴寒而止疼痛,有乌头赤石脂丸;与半夏相配,温里散寒,化饮降逆,有附子粳米汤;与黄土、白术相配,温脾散寒而摄血,有黄土汤等。

《金匮要略》注重药物的相反相成配伍法,借药物间的互相牵制作用,以缓和药性,或制约偏性,兼顾比较复杂的病情。例如大黄附子汤,大黄苦寒,攻下通便;附子、细辛辛热,温阳散寒;借附子、细辛之热以制约大黄之寒性,而行温下之用,主治寒实内结腹痛证,此属寒热相配。麻黄加术汤中,麻黄、桂枝相须为用,辛温发汗;白术则益气固表止汗,可以减缓麻、桂发散之力,防止发汗太过;且麻黄与白术相伍,可并行表里湿邪;本方取微汗,用于寒湿表实证,此属散收相配。他如麦门冬汤中,麦冬与半夏相配;黄土汤中,附子、白术与地黄、阿胶相伍等,又为润燥相配,刚柔互济。

《金匮要略》还善于将反药相伍,取其相激,增强药效,以祛除痼疾。例如在甘遂半夏汤中,将甘遂与甘草相配,以攻逐留饮;在赤丸中,将乌头与半夏相配,治疗寒气厥逆证。

3.重视药物在方剂中的加减化裁:《金匮要略》在遣方用药时,根据病情变化,随证加减化裁,充分体现了按法立方、据证用药的原则。例如治胸痹病,典型证用栝楼薤白白酒汤宣痹通阳,豁痰散结;若因痰浊壅盛,证见"不得卧,心痛彻背"者,则加半夏增强其涤痰逐饮开结之力,成为栝蒌薤白半夏汤;若因气滞且气逆,又伴见"心中痞、胸满、胁下逆抢心"者,则去白酒之轻扬升浮,加枳实、厚朴、桂枝以行气降逆泄满,成为枳实薤白桂枝汤。又如"痰饮病"篇,小青龙汤治疗支饮咳喘不得卧时出现变证,改用桂苓五味甘草汤以后的加减变化;防己黄芪汤、竹叶汤、竹皮大丸、白术散等方后所出的据证加味,都属于随证加减药物的范例。

《金匮要略》还十分重视药量的变化。根据证候的病机,改变方中药物的用量比例,而改变方剂的作用侧重点,使其成为新方。例如桂枝汤重用桂枝,而成为桂枝加桂汤;四逆汤重用附子、干姜而成为通脉四逆汤;小承气汤通过改变三药的用量,而有厚朴三物汤、厚朴大黄汤等。

4.重视药物的炮制及煎服法:通过适当的炮制,可以增强药物的疗效,减少毒副作用;方药的正确煎法,也是获得良好效果的保证。所以,《金匮要略》非常重视药物的炮制和方剂的煎服法。原书所用诸方下,皆注明每味药物的炮制、煎药法和服药法,这些对于中药炮制学、临床护理学具有重要的指导价值。尤其值得注意的是,《金匮要略》善于应用峻毒药物以治疗重病(如乌头等),但在使用这些药物时特别讲究药物炮制、配伍、用量及煎服法。提出从小量开始,不知渐加;根据患者的体质、年龄,对药物的耐受性差异而采取个体化用药原则;服药后密切观察药物反应等,都积累了丰富的经验,值得后世效法。

## 六、《金匮要略》的临床治疗学成就

《金匮要略》是我国现存最早的杂病治疗学专著,主要对中医内科、外科、妇科、急症提供了辨病辨证及治疗方法,奠定了中医临床治疗学的基础。

(一)内科学成就:《金匮要略》从"痉湿暍病"第二—"呕吐哕下利病"第十七,共16篇,集中讨论内科疾病的分类、病因病机、辨证治疗等。为中医内科临床治疗学的完善与发展奠定基础。

统计《金匮要略》所论内科病证,有痉病、湿病、暍病、百合病、狐惑病、阴阳毒、疟病、中风、历节病、血痹、虚劳、肺痿、肺痈、肺胀、咳嗽、哮喘、奔豚气病、胸痹、心痛病、腹满病、寒疝病、宿食病、五脏中风病、五脏中寒病、积聚病、痰饮病、消渴病、小便不利病、淋病、水气病、黄疸病、惊悸病、吐血病、衄血病、便血病、瘀血病、呕吐病、下利病、哕逆等三十余种,这些病症基本涵盖了中医内科学的主要方面。

在论述内科疾病辨治过程中,《金匮要略》以整体观念为指导思想,以脏腑经络学说为基本论点,强调以五脏为中心,创立脏腑经络辨证法来辨治内科疾病。例如在五脏风寒积聚病篇,有五脏中风、五脏中寒、肝着、肾著、脾约等五脏病证,"痰饮病"篇,有水饮邪气影响及五脏而致的水在五脏病;"水气病"篇,根据水气形成的脏腑根源,而有心水、肺水、肝水、脾水、肾水等五脏水之名等。

《金匮要略》根据所论各种疾病的具体病机,提出切合实际的治疗原则,并创制运用了大量的有效方剂。认为风湿病宜微汗散邪法,记载的麻黄加术汤、桂枝附子汤、白术附子汤、甘草附子汤皆是现代临床治疗风湿痹证的常用方剂。在"中风病"篇,不仅正确地解释了中风半身不遂、口眼歪斜的病机,而且根据病情轻重、邪中浅深,将其区分为"在络、在经、入腑、入脏"四个层次,则有助于临证时据症分证,了解病位的浅深、病势的轻重,从而判断其预后。后世医家在仲景论述的基础上,进一步简化为中经络、中脏腑两大类型。在胸痹心痛病篇,提出"阳微阴弦"的基本病机,确立宣痹通阳为治疗大法,创制栝蒌薤白白酒方、栝蒌薤白半夏汤、枳实薤白桂枝汤等,沿用至今。《金匮》首创痰饮病名,"痰饮病"篇,有痰饮、悬饮、溢饮、支饮的分类,还根据痰饮的成因及性质,提出"病痰饮者,当以温药和之"的原则。根据水气病的病位、病势、病机,涉及脏腑,将其分为风水、皮水、正水、石水、黄汗五种类型,提出发汗、利小便、攻下逐水三大治法;还根据血与水的关系,提出"血不利则为水"的著名论断,为临床运用活血化瘀法治疗水肿病提供了理论依据。黄疸病虽有涌吐、发汗、攻下等多种治法,还根据黄疸的成因病机,提出"诸病黄家,但利其小便"基本原则,创制了退黄名方茵陈蒿汤。《金匮》首创瘀血病名,并将其作为一个独立的疾病对待。指出胸满、唇萎舌青,但欲漱水不欲咽,脉微大来迟等瘀血的辨证要点;提出"可下之"的治法原则,并创制运用了下瘀血汤、抵当汤、大黄蟅虫丸、桂枝茯苓丸等活血化瘀名方,奠定了瘀血证治的基础。

(二)外伤科学成就:《金匮要略》第十八篇,专论外科疾病的辨证论治,为中医外科学的发展奠定了基础。本篇具体论述外科疮痈初期的诊断、判断脓成与否,肠痈的治疗,金疮的治疗方剂,浸淫疮的治疗等。《金匮要略》论述外科疾病比较简略,仅涉及外痈(软组织化脓性疾病),内痈(肠痈、肺痈),创伤性疾患和个别皮肤病。但对肠痈辨证论治比较全面。中医的肠痈,类似于西医学阑尾炎、阑尾周围脓肿等疾病。早在1800年前,张仲景就对肠痈有较全面的认识,并制定了系统的治疗方案。本书所记载的肠痈诊断方法、治疗方药,有极高的学术意义和临床实用价值。近年来,国内中西医结合治疗阑尾炎的所用方药,大多脱胎于大黄牡丹皮汤和薏苡附子败酱散,并获得了满意疗效。

(三)妇科学成就:《金匮要略》第二十篇~第二十二篇,专门讨论妇科疾病的病因病机和证候治疗,故称"妇人病三篇"。《金匮》妇人病三篇,是中医妇科学最早的,比较系统而全面的文献记载,可谓是中医妇科学的鼻祖。在此,张仲景把妇科疾病分为妊娠病、产后病及妇科杂病三大类,具体包括了月经病、带下病、妊娠病、产后病、妇科杂证等各个方面。论及妇科疾病的妇人三篇共有原文45条,载方40首,讨论病证20余种,其理、法、方、药悉备。在治疗上,根据妇科疾病的特点,采用多种治法和剂型。内治法有汤、丸、散、膏、酒剂;外治法有针刺、熏洗、坐药、阴道栓剂等。尽管内容比较简略,尚不能概括无遗,但是它所确立的妇科疾病辨治原则,以及对妇科疾病的分类方法、内外治法、用药剂型等,都为后世医家进一步充实、完善中医妇科治疗学奠定了基础。

(四)急症治疗学成就:此属急救医学的范畴。急救医学是临床治疗学的重要方面,可以从总体上反映一个时代的医学水平。主要针对临床的危急重症,范围包括心、肺、脑复苏,多器官功能失常与衰竭的救治,急性中毒救治和外伤的救治等。急症治疗学内容,除散见于《金匮要略》内科、外科、妇科病证的辨治过程中外,集中见于第二十二~二十五篇,记载了大量中医急救的方法和方药,为中医临床急症治疗学的发展奠定了基础。

1.猝死抢救:《金匮要略·杂疗》记载的猝死、中恶客忤、尸厥、飞尸、停尸等和现代医学的昏迷、休克等相类似。《金匮要略》根据不同情况,采取多种救治措施。①开窍醒神法,适用于猝死昏迷闭证。通过口腔、鼻腔、耳窍等窍道灌下辛烈芳香或腥膻臭秽之品,或舌下含药,以开窍醒神;②温阳固脱法,适用于猝死昏迷脱证。灌服温酒,配合艾灸;③温阳散邪法:适用于夏季炎热而中暍昏迷者,取热物温暖脐腹;④表里分消,祛除毒邪:适用于邪客恶厉之气,骤闭阳气,毒邪内结者,可予还魂汤、三物备急丸、五毒诸膏散等方。

2.自缢、溺水窒息抢救:《金匮要略·杂疗》记载了自缢和溺水后窒息的抢救措施,属最早的人工呼吸法。文中详细介绍了自缢死的救治方法,实际是三人合作的人工心肺复苏法的具体操作过程。这种心肺复苏术,相当于现代的臂环运动或胸外心脏挤压术。

3.外伤急救:《金匮要略·杂疗》介绍的马坠及一切筋骨损方,是为跌仆外伤瘀肿疼痛而设。以活血化瘀,消肿止痛为治疗大法,内服与外洗相结合。对于外伤急症治疗具有一定借鉴意义。

4.食物中毒急救:《金匮要略》禽兽鱼虫禁忌和果实菜谷禁忌两篇详细记载了动物类、植物类食物的饮食卫生,以及食物中毒的种类、症状、治疗方法等。对食物中毒者分别采用催吐、泻下、解毒诸法,记载大豆、豆豉、黄柏、甘草、芦根、犀角、乳汁、苇苕、地浆等常用的解毒药,都为中医临床所习用。

近百年来,西医学传入我国,由于种种原因中医药事业的发展未能得到应有的保证,反而日趋萎缩,中医药治疗急症的阵地也日趋缩小,中医药治疗急症的宝贵经验渐被淹没,以至于在人们思想中形成了"中医只能治疗慢性病"的观念。此时重温和发掘《金匮要略》急症治疗学内容,更具有重要的现实意义。

## 七、《金匮要略》的学习方法

《金匮要略》成书年代久远,文辞古朴,言精而奥,法简而详,初学者尚难理解掌握其精髓。故学习时可参考以下方法:

(一)明确学习目的提高对《金匮》重要性的认识

《金匮要略》是中医经典著作之一,在中医杂病学的发展中具有基石作用,是治杂病的典范。元·朱彦修《丹溪心法》评价本书曰:"圆机活法,《内经》具举,与经意合者,仲景书也";"仲景诸方实万世医门之规矩准绳也。后之欲为方圆平直者,必于是而取焉"。清·吴谦《医宗金鉴》指出:"先自张机书起,盖以前之书,皆有法无方,《伤寒论》《金匮要略》创立方法格式,始有法有方。诚医宗之正派,启万世之法程,实医门之圣书也。"《四库总目提要》则说:"《金匮》一书,自宋以来,医家奉为典型,与《素问》《难经》并重,得其一知半解,皆可起死回生。"自《金匮要略》问世以来,其理、法、方、药对历代医家的临床实践便起着有效的指导作用,乃至今日也未因后世医学的发展而失去它的地位,除在临床上仍有很高的实用价值外,同时它还作为中医理论的根基,临床各科的纲领,成为学习中医的必读之书。

(二)了解文法特点,正确理解文义

《金匮要略》是一部成书于东汉时代的古典医籍,其文法特点和某些字词的含义都和现代有一定的差异。故学习《金匮》必须首先了解它的文法特点,弄清字词的特殊含义,扫清语言文字方面的障碍,是读懂《金匮要略》的前提。

《金匮》采取汉代散文文体,多呈语录式、问答式、案例式。在原著中多有省文、倒装、自注、插入等文法。

1.省文法：是条文中某些内容被省略了，也称省笔法。如"太阳病，发热无汗，反恶寒者，名曰刚痉"。这里是以"痉"字概括和省略了痉病项背强急、口噤不开等的主症。

省文法在《金匮》中应用最广泛。针对省文法，学习时除了熟读原文外，可以参考以下方法，来正确领会其含义。首先应连贯对比读原文，即不要孤立地看待某一条原文，而将前后原文连贯起来读，对比着读，对全面理解条文的含义大有好处。其次应用方证互测法理解原文。因为原著文字简略，但含义深刻，学习时须领会其弦外之音。针对某些证治不全的原文，可以采取以方测证，或以证测方法。所谓以方测证，就是从方剂的功效找出主治证候来。如"咳而脉浮者，厚朴麻黄汤主之"，原文中叙证不详，寓证于方之中，从厚朴麻黄汤的方药组成与作用，测知其症候当有咳嗽、气喘、胸满、烦躁、咽喉不利、倚息不能平卧等。所谓以证测方，即根据疾病证候的病机找出主治方药来。如"病者如热状，烦满，口干燥而渴，其脉反无热。此为阴状，是瘀血也，当下之。"此文有证无方，实寓方于证中，从其证候病机"是瘀血也"，宜用下瘀血汤之类。后世医家常说，读仲景原著要在"无"字处下功夫，要"从无字处读出有字来"，就是针对省文法而言的。

2.倒装法，是原文不按正常的语序论述，将某些内容进行了倒装排列。如"里水者，一身面目黄肿，其脉沉，小便不利，故令病水。假如小便自利，此亡津液，故令渴也。越婢加术汤主之。"这里的"越婢加术汤"，应接在"故令病水"句下。这是主治方剂与假设证候的倒装，其含义是如小便自利而口渴的，为津液耗伤，则不宜用此方，故遇到这种文法当特别注意，绝不可顺文衍义。

3.自注法，也叫"夹注"，是指对条文内容的自行解释。如"肺痿吐涎沫而不咳者，其人不渴，必遗尿，小便数。所以然者，以上虚不能制下故也。""所以然者"之后的句子，是仲景对肺痿患者"必遗尿，小便数"病机的解释。

4.插入法，也叫"插笔"，是条文中出现了文义不相属的句子，以作鉴别之用。如"水之为病，其脉沉小，属少阴；浮者为风，无水虚胀者为气。水，发其汗即已。"其中"无水虚胀者为气"即属插笔，用以说明气胀与水气病不同，不能用发汗方法治疗。

（三）联系《伤寒论》，学习《金匮要略》

《金匮》与《伤寒论》原为一书称《伤寒杂病论》，只是在长期历史演变过程中被人为地分成两部书。《伤寒论》以六经分证，论述外感热病为主；《金匮》以脏腑辨证为主，以病证分篇，论述内伤杂病、外科、妇科疾病。二者彼此互为羽翼，可称之为姊妹篇。《金匮》与《伤寒论》的理论体系相同，两书均是以《内经》为理论基础，皆以"病脉证治"名篇，体现了病与证相结合的辨证方法。二书在内容上存在着此详彼略情况，如《金匮》有些条文冠有"太阳病"，即未再述其症状，因已详于《伤寒论》。有些条文重复互见，据统计，《金匮》中有40余条原文与《伤寒论》相同，有近40首方剂在两书中相互使用。所以，在学习《金匮要略》时应联系《伤寒论》，相互参读，就能收到事半功倍的效果。正如清·陈修园在《金匮要略浅注·序例》中所说:"《金匮要略》,仲景治杂病之书也,与《伤寒论》相表里。然学者必先读《伤寒论》,再读此书,方能理会。盖病变无常,不出六经之外,《伤寒论》之六经,乃百病之六经,非伤寒所独也。《金匮》以《伤寒论》既有明文,不复再赘,读者当随证按定六经为大主脑,而后认证处方,才得其真谛"。

(四)熟读背诵重点原文,领会精神实质

熟读并全面理解原文,领会其精神实质,是学习《金匮要略》的基础。因为张仲景的学术思想、辨证论治的思维方法都涵载于《金匮》原文的字里行间。如果不能熟读原文,进一步的研究就无从谈起;不能熟记背诵辨证论治原则和治疗方药,就谈不上临床熟练运用。所以必须熟读原文。只有通过对原著的反复研读、背诵,才能正确地领会原意,融会贯通,了解《金匮》所揭示的疾病演变规律,体会张仲景临床观察病情,分析病机,解决问题的思路和方法。对于揭示疾病辨证论治原则的纲领性条文、方证完备的重点条文更要熟记在心,最好能够背诵,以便运用自如。

(五)以病为纲,分类归纳

《金匮要略》论述内、外、妇科疾病的临床治疗为主,皆以"辨××病脉证治"名篇,各篇内分病证论治,首创了以病分篇、病证结合的编写体例。往往在一篇内论述多种病证的病因病机、辨证治疗、禁忌预后等,加之条文比较零乱,因此在学习时,可根据各篇的特点,以病为纲,按照病因病机、治则治法、辨证治疗、禁忌预后等项目,对原文进行分类归纳。通过如此归纳分析,就可以对《金匮》所述诸病有比较清晰的认识。

(六)理论联系实际,结合临床实践

《金匮要略》是一部临床实践性极强的经典古籍。它之所以历经千百年而不殆,倍受历代医家的推崇与重视,就在于它能够有效地指导临床工作、解决临床实际问题。学习《金匮要略》的最终目的,是为了提高中医理论水平,提高临床诊疗能力。因此学习《金匮要略》,必须理论联系实际,应注意将所学知识应用到临床实践中去,通过学以致用,临床反复实践,才能加深印象,加深理解,达到真正掌握。

# 第二篇 《金匮要略》各论

## 金匮要略方论序

张仲景为《伤寒杂病论》合十六卷,今世但传《伤寒论》十卷,杂病未见其书,或于诸家方中载其一二矣。翰林学士王洙在馆阁日,于蠹简中得仲景《金匮玉函要略方》三卷,上则辨伤寒,中则论杂病,下则载其方,并疗妇人。乃录而传之士流,才数家耳。尝以对方证对者,施之于人,其效若神。然而或有证而无方,或有方而无证,救疾治病其有未备。国家诏儒臣校正医书,臣奇先校定《伤寒论》,次校定《金匮玉函经》,今又校成此书,仍以逐方次于证候之下,使仓促之际,便于检用也。又采散在诸家之方,附于逐篇之末,以广其法。以其伤寒文多节略,故断自杂病以下,终于饮食禁忌,凡二十五篇,除重复合二百六十二方,勒成上、中、下三卷,依旧名曰《金匮方论》。

臣奇尝读《魏志·华佗传》云:"出书一卷曰:此书可以活人"。每观华佗凡所疗病,多尚奇怪,不合圣人之经,臣奇谓活人者,必仲景之书也。大哉!炎农圣法,属我盛旦,恭惟主上,丕承大统,抚育元元。颁行方书,拯济疾苦,使和气盈溢,而万物莫不尽和矣。

太子右赞善大夫臣　高保衡

尚书都官员外郎臣　孙奇

尚书司封郎中充秘阁校理臣　林亿等传上

# 脏腑经络先后病脉证第一

**【题解】** 人与自然界是一个有机的整体,人体本身也是一个有机的整体,这是中医学整体观念的基本内容。由于人类生活于自然界之中,自然界存在着人类赖以生存的必要条件,自然界的各种运动变化,必然直接或间接地影响到人体;而人体对这些影响,也必然相应地发生生理或病理上的反应。人体的脏腑、经络、四肢、百骸也是有机地联系在一起的,这种联系是以五脏为中心,通过经络的作用而实现的;所以脏腑的病变,可以影响到经络,并通过经络反映于体表;而体表组织器官的病变,也可以通过经络,影响到内部的脏腑。

本篇是全书的概论。张仲景在继承《内经》《难经》等古医经学术理论的基础上,以整体观念为指导思想,以脏腑经络学说为核心,以明辨先后缓急为治疗总则,对疾病的发生与预防、病证分类、病机和预后、诊法及治则、饮食与调护等方面都做了原则性的论述。

**【原文】** 问曰:上工①治未病②,何也?师曰:夫治未病者,见肝之病,知肝传脾,当先实脾③,四季脾旺④不受邪,即勿补之。中工不晓相传,见肝之病,不解实脾,唯治肝也。

夫肝之病,补用酸,助用焦苦,益用甘味之药调之。酸入肝,焦苦入心,甘入脾。脾能伤肾⑤,肾气微弱⑥,则水不行;水不行,则心火气盛;心火气盛,则伤肺,肺被伤,则金气不行,金气不行,则肝气盛。故实脾,则肝自愈。此治肝补脾之要妙也。肝虚则用此法,实则不在用之。

经曰:"虚虚实实⑦,补不足,损有余",是其义也。余脏准此。(一)

**【注释】** ①上工:工,指医生,古时从医疗技术上区分,把治病效果能愈十分之九的称为上工,十分之七为中工,十分之六为下工。

②治未病:古代所说的治未病,主要是指预防疾病。这里所说的治未病,是指先治未病的脏腑,以防止病邪的传变。

③实脾:即补脾之意。

④四季脾旺:脾属土,土寄旺于四季,故云四季脾旺。(参见《素问·太阴阳明论篇》)这里可理解为一年四季脾气都很旺盛。

⑤脾能伤肾:伤,作制约解,按五行相克的规律,即脾土能制肾水。

⑥肾气微弱:指肾中阴寒水气不致亢而为害。(参见本书《水气病》篇第二十一条)

⑦虚虚实实:据王冰引《灵枢经》为"无实实,无虚虚",这里是告诫治虚证不可用泻法,治实证不可用补法,以免犯虚其虚、实其实的错误。

国学经典文库

中医四大名著

金匮要略·各论

图文珍藏版

【译文】 问:"上工治未病,这句话是什么意思?"老师说:"治未病的意义,如见到肝病,知道肝会影响到脾,就应当先补脾,但如一年四季脾气旺盛的时候,脾就不会受到肝邪的侵袭,那就不必补脾。一般的医生不知这种相传的道理,见到肝病,也不了解应当先实脾的方法,而只知道治肝。治肝虚病,要用酸味药来补已病的肝,加上焦苦味的药以扶助不病的心,还要用甘味药来调和其脾。因为酸味药入肝,焦苦味入心,甘味入脾,脾气旺盛便能制肾,肾受到制约,肾中阴寒水气便不会亢而为害,由是可保持心的少火旺盛,而心火旺盛可以制约肺金,肺气受制,则肝气便可逐渐旺盛,所以补脾,肝病就会自然痊愈,这是用补脾来治疗肝病的一种重要方法。不过这种方法只能用在肝虚病,肝实病就不宜应用。"医经上说,"虚证用泻药,则虚证愈虚,实证用补药,使实证更加重,只有不足的病用补法,有余的病用泻法才是恰当的",所讲的就是这个意思。其余脏腑的治法,均可按照这个例子依法类推。

【提要】 本条运用五行生克乘侮规律阐释治未病的根本意义以及脏腑疾病的传变与治疗原则。

【选注】 尤在泾:《素问》云"邪气之客于身也,以胜相加",肝应木而胜脾土,是以知肝病当传脾也。实脾者助令气旺使不受邪,所谓治未病也。设不知而徒治其肝,则肝病未已脾病复起,岂上工之事哉!肝病之人补用酸者,肝不足则益之,从其本味也……助用焦苦者,《千金》所谓心王则气感于肝也,益用甘味之药调之者,越人所谓损其肝者缓其中也。酸人肝以下十五句,疑非仲景原文,类后人谬添注脚,编书者误收之也。盖仲景治肝补脾之要,在脾实而不受肝邪,非补脾以伤肾,纵火以刑金之谓。果尔,则所全者少,而所伤者反多也。且脾得补而肺将自旺,肾受伤必虚及其子,何制金强木之有哉!细按语意,见肝之病以下句,是答上工治未病之辞,补用酸三句,乃别出肝虚正治之法,观下文肝虚则用此法,实则不再用之,可以见矣……故治肝实者,先实脾土,以杜滋蔓之祸,治肝虚者,直补本宫,以防外侮之端,此仲景虚实并举之要者也,后人不审肝病缓中之理,谬执甘先入脾之语;遂略酸与焦苦,而独于甘味曲穷其说,以为是即治肝补脾之要妙,昔贤云,诐辞知其所蔽,此之谓耶?

陈修园:此论五行之理,以次而传,别中上二工之治学者,当审其虚实而分其治法焉。按肝阴脏,论标本夹心包之火,论表里含少阴之气,故恶燥而复喜暖治之之法。补用酸者,肝属木,木本生酸,酸生肝,补本脏之体,顺曲直之性也;助用焦苦者,焦药性温入心,俾心气旺而感于肝也,如木得阳春之气则欣欣向荣矣。过暖则为热,如盛夏溽暑,熏蒸枝垂叶萎,故必佐以苦寒之药,入心以清其火,养液以维其阳,阴长阳潜,木得遂其条达之性矣。肝苦急,与甘味以缓之,为调肝补土之义也。以下脾能伤肾十二句,是述中工误认克制之说,以为治肝补脾之要妙,故复申之曰肝虚则用此法,此字指调补助益而言。又曰实则不在用之,言实者当防其传,不在补虚之例。此仲师虚实并举之旨,以明正治之法也。又引经而证之曰,虚虚实实,补不足,损有余,是其义也。

《医宗金鉴》：良医知肝病传脾，见人病肝，先审天时衰旺，次审脾土虚实，时旺脾实，则知不受肝邪，不须补脾，直治已病之肝，若时衰脾虚，则知必传脾，先补未病之脾，兼治已病之肝。彼常医不晓四时所胜，五脏相传之理，见肝之病，唯泻已病之肝，不知补未病之脾也。上工不但知肝实必传脾虚之病，而且知肝虚不传脾，虚反受肺邪之病，故治肝虚脾虚之病，则用酸入肝以补已病之肝，用焦苦入心以助不病之心，用甘入脾以益不实之脾，使火生土，使土制水，水弱则火旺，火旺则制金，金被制则木有受邪，而肝病自愈矣。此亢则害，承乃制，制则生化，化生不病之理，隔二隔三之治，故曰：此治肝补脾之要妙也。

**【解析】** 张仲景本条所论治未病的学术思想，对临床很有指导意义。以肝病为例，临床肝气郁结病人除见精神抑郁、胸闷胁胀、善太息等症外，常继之出现纳差食减、脘腹胀满等脾病证状，中医常在治肝病之时即用健脾之法，方如逍遥散；肝气横逆亦易影响脾土，临床除见急躁易怒、失眠多梦、胁痛等肝病症状外，亦常见脘腹疼痛、肠鸣、泄泻等，治当抑木扶土，方如痛泻要方。又如，肝胆湿热、肝火亢盛等，治在清利湿热、清泻肝火时酌配健脾之品及注意勿过用苦寒，以防伤中，亦是肝病实脾之意。需要指出的是，除上述肝病实证外，肝病虚证亦当顾脾。如肝血不足之证，治在滋补肝血时，当注意勿过用滋腻，以免影响脾胃运化；因脾为气血生化之源，培土可以荣木，故多酌用益气健脾之品。肝病实证、虚证虽皆当顾脾，但前者治疗以泻肝为主，实脾以防肝病及脾；后者补肝为主，辅以健

张仲景

脾，培土荣木以利治疗肝虚；二者治疗侧重点不同。后世叶天士治温热病强调"先安未受邪之地"，当邪热在胃时，除用清热益胃的石膏、知母外，还加入咸寒滋肾的阿胶、龟板，以防胃热下陷于肾，是"治未病"在外热感病中的应用例子。

对于原书"酸入肝……肝自愈"的论述，后世有不同见解。如尤怡等人认为是后人谬添注脚；而徐彬、吴谦等则持肯定态度，以五行相制疗法解之。两种意见分歧点在于对"伤"的理解，前者将"伤"理解为损害；后者则将"伤"解为制约，宋代《三因方》所引《金匮要略》原文"伤"字即作"制"字。中医学运用五行生克制化说明脏腑间的相互关系，认为五行生克制化正常，脏腑功能互相协调才能维持整体运动的平衡稳态。本段所论意在说明治病时除治已病之脏外，还应通过与之相关的多脏腑进行整体调节，调动、利用机体的自身调节能力，促使整体生命活动在脏腑

生克制化的联系运动中恢复协调,以达到治愈疾病目的。这一治法充分体现了中医的整体观,与近代科学系统论观点十分吻合。从临床上看,治肝虚用滋水涵木法,治肝实用抑木扶土法等,都是根据五行学说进行整体调节的例子,因此不应轻易否定此段论述。当然,五行生克制化规律不能完全阐释五脏间的关系,脏腑病变的互相影响也不能完全以五行乘侮等规律来说明,因此学习本条应重点领会其整体调节的精神实质,而不应完全拘泥于五行学说。

总之,临床治病应以整体观为指导,从联系、运动的观点出发,除治已病之脏外,并注意治未病之脏腑,防止疾病发展、传变;通过调治与病变脏腑相关的其他脏腑,可促使脏腑功能在整体生命运动中恢复协调。

【原文】 夫人禀五常①,因风气②而生长,风气虽能生万物,亦能害万物,如水能浮舟,亦能覆舟。若五脏元真③通畅,人即安和,客气邪风④,中人多死。千般疢难⑤,不越三条:一者,经络受邪,入脏腑,为内所因也;二者,四肢九窍,血脉相传,壅塞不通,为外皮肤所中也;三者,房室、金刃、虫兽所伤,以此详之,病由都尽。

若人能养慎,不令邪风干忤⑥经络;适中经络,未流传脏腑,即医治之。四肢才觉重滞,即导引⑦、吐纳⑧、针灸、膏摩⑨,勿令九窍闭塞;更能无犯王法⑩、禽兽灾伤,房室勿令竭乏,服食节其冷、热、苦、酸、辛、甘,不遗形体有衰,病则无由入其腠理。腠者,是三焦通会元真之处,为血气所注;理者,是皮肤脏腑之文理也。(二)

【注释】 ①五常:指五行之常理。

②风气:此泛指自然界的气候,包括风、寒、暑、湿、燥、火等六气。

③元真:指元气或真气。

④客气邪风:外来曰客,不正曰邪,此处泛指能令人致病的不正常气候。

⑤疢难:疢,音趁,疢难,指疾苦。

⑥干忤:干,干犯;忤,逆忤。干忤,意即触犯或侵犯。

⑦导引:是古代活动筋骨、调节呼吸的一种养生方法。《一切经音义》云:"凡人自摩自捏,伸缩手足,除劳去烦,名为导引,若使别人握搦身体,或摩或捏,即名按摩也。"

⑧吐纳:口吐浊气曰吐故,鼻纳清气曰纳新。吐纳,是通过调整呼吸而达到养生却病的一种方法。

⑨膏摩:用药膏摩擦体表一定部位的外治方法。

⑩无犯王法:即不要违反国家法令,免受刑法。

【译文】 一个人生活在自然界,要遵循五行的常理,和自然气候息息相关,自然气候能帮助万物生长,也可以伤害万物,好比水能使船浮行,也能使船覆没。如果五脏元真之气通畅,人就不容易生病。不正常的风邪伤害人体,严重的可能因病致死。疾病的种类虽多,但总不出三类:第一是经络受邪,传到脏腑,因而引起内部疾病;第二是四肢九窍与血脉互相传变,阻塞不通,这是外部皮肤所引起的疾病;第三是房事过度、创伤和虫兽咬伤所引起的病痛。从这三方面去推求,一切疾病的病因大多可以概括。

  如果人能内养正气,外慎风邪,不使风邪侵犯经络,那就可以不病。或偶然经络受邪,趁邪气尚未深入的时候,便及时医治。刚刚感觉四肢重着不舒,就用导引和吐纳,或针灸和膏摩的方法治疗,不要使九窍闭塞不通。更不要触犯国家法令,要避免虫兽灾害,房事不可过度,以免精气耗竭,起居饮食要冷暖合宜,五味也应调和恰当,不使人体发生衰弱现象,照这样去做,病邪就不易侵袭人体肌表腠理而产生疾病。所谓"腠",是皮肤的毛窍,为周身气血津液所通会灌溉的地方,"理",是皮肤与脏腑中间的纹理。

  【提要】 本条阐述疾病发生的三个原因,提出摄生以防病,及至初病须及早治疗的重要思想。

  【选注】 尤在泾:按陈无择《三因方》,以六淫邪气所触为外因,五脏情志所感为内因,饮食房室跌仆金刃所伤为不内外因。盖仲景之论,以客气邪风为主,故不从内伤外感为内外,而以经络脏腑为内外,如徐氏所云是也,无择合天人表里立论,故以病从外来者为外因,从内生者为内因,其不从邪气情志所生者为不内外因,亦最明晰,虽与仲景并传可也。

  赵以德:此条举生身之气而言,所谓五常者,五行经常之气也。上感列宿,在地成象,名曰刚柔,金木水火土也。在天无质,名曰阴阳,风寒湿热燥火也。人在气交中,禀地之刚柔,以成五脏百骸之形,秉天地之阴阳,以成六经之气,形气合一,神机发用,驾行谷气,出入内外,同乎天度,升降浮沉,应夫四时,主宰于身形之中,谓之元真。其外感者,皆客气也,主客之气,各有正不正,主气正则不受邪,不正则邪乘至。客气正则助其生长,不正则害之。主气不正者,由七情动中,饮食不节,房欲过度,金刃虫兽,伤其气血,尽足以虚。客气之不正者,由气运兴衰,八风不常,尽足以虚之……《灵枢》曰,虚邪不能独伤人,必因身形之虚而后客之。又云风寒伤人,自经络传入经脉肌肉筋骨,内经内脏,仲景所谓人能养慎,不令邪中。为内外所因者,盖取诸此以分表里者也。非后世分三因之内因也,语同而理异。三因之内因,由七情房室,虚其元真,以致经络脏腑之气,自相克伐者也。

  黄树曾:此节要义,实以五脏元真三焦腠理为主,所谓千般疢难,不越三条,指出三条路径,以见百病总在腠理之中,故末句又将腠理申明,谓但知腠理之道路,即知病之出入,治法自然不误也。

  魏念庭:客气邪风,千变万化,为疢为难,见病万端,而大要不越三条:一者,经络受邪,本表证也,而久则舍于脏腑,是固表证也,而必内有所因也,必至五脏六腑之中先虚,有隙可乘,而后经络空虚,开门揖盗,此五脏元真失守之故也;二者,四肢九窍虽于脏腑为末为外,而血脉得以相传,不致壅塞不通者,亦必脏腑之气充满流动,而后四肢轻健有力,九窍开阖得宜也,如脏腑有实邪积聚,则血脉所由之坠道,气行血走之营卫,津液精输之支系,皆凝滞格阻而为患矣,于是塞者方塞,通者自通,客气邪风又得从皮肤而中之。皮肤之所以受邪,由于腠理不和,腠理之所以不和,由于营卫不协,营卫不协,由于阴阳偏胜,阴阳偏胜,由于脏腑之气强弱不匀,脏之元真不足,则内之邪气有余,斯为积聚格阻,而四肢九窍见病也,亦五脏元真失守之故也;三者,房室金刃虫兽所伤,房帷衽席之间,男女燕好之际,刃锯鼎镬在侧,而猛兽毒虫所伏也,房室之劳损其精,金刃虫兽之伤亡其血,精损血亡,有相关属之义,精损者,未有血不空虚,血亡者未有精不枯竭者也,苟损伤其一,必见疾病,兼丧其两,即臻死亡,盖精与血莫非五脏之元真也,此亦五脏元真失守之故也。以此三节详之,万病根源,悉尽于此矣。

**【解析】** 1.关于病因分类问题

本条论述了病因的分类。病邪的入侵,一般来说,总是由表入里,由皮肤经络乃至脏腑。《素问·皮部论》说:"邪客于皮,则腠理开,开则邪入客于络脉,络脉满则注于经脉,经脉满则入舍于脏腑也。"仲景正是基于这一思想,根据外邪入侵的次序,将病因划分为三类:由经络入脏者为深为内,自皮肤流注血脉者,为浅为外,至于房室金刃虫兽所伤,则称为不内外因。仲景第一个将病因作了分类,为后世三因学说的创立打下了基础。但是,这种病因分类法,较多着眼于外邪已入人体后的不同病理变化阶段,实质上并不能概括所有的致病原因,因此,目前殊少应用。

其实,中医学对于病因的认识,早在《内经》已有详尽的记载,当时已认识到六淫可致病,七情能动摇五脏,饮食劳伤足以成疾。例如《素问·阴阳应象大论》说:"天有四时五行,以生长收藏,以生寒暑燥湿风;人有五脏化五气,以生喜怒悲忧恐。故喜怒伤气,寒暑伤形。"《素问·玉机真脏论》说:"忧、恐、悲、喜、怒令不得以其次,故令人有大病矣。"这样的论述还有很多,只是未加归纳而已。及至宋代陈无择,则在仲景病因分类的基础上,结合《内经》旨意,立"三因学说",认为百病不外三因,以六淫所感为外因,七情所伤为内因,房室金刃虫兽劳倦饮食所伤为不内外因。直至今日仍为医家沿袭运用。尤在泾对此有精辟的评论:"仲景之论以客气邪风为主,而以经络脏腑为内外,无择合天人表里立论,以内伤外感为内外。"并认为陈氏所论可与仲景并传。

综上所述,中医学对病因学的认识和分类,从《内经》到张仲景,乃至陈无择,是一个不断实践、认识、发展的过程,从中也可窥见病因学说发展史之一斑。

2.关于发病学问题

本篇认为致病因素能否导致疾病,主要取决于正气的强弱。"客气邪风"固然可致病于人,但"若五脏元真通畅,人即安和","不遗形体有衰,病则无由入其腠理"。由此可见,疾病发生的根本原因并不在于致病的外因,而在于机体本身的抗病能力,致病因素必须通过改变机体脏腑经络气血的功能才会发病。如果正气强盛,即或感邪,也不至为病。《灵枢·百病始生》说:"风雨寒热,不得虚,邪不能独伤人,猝然逢急风暴雨而不病者,盖无虚,故邪不能独伤人。"这种既强调人体正气抗病力,又不排除病因条件的观点,包含着一定的辩证法思想。

以上对于发病学的认识,启示我们在未病之前,必须重视增强机体抗病能力,以抵御外邪的入侵;已病之后,除了注意驱邪之外,用药处方要着重调整机体的功能,以利于早日恢复健康。

**【原文】** 问曰:病人有气色见于面部,愿闻其说。师曰:鼻头色青,腹中痛,苦冷者死；一云腹中冷，苦痛者死。鼻头色微黑者，有水气①；色黄者，胸上有寒；色白者，亡血也，设微赤非时者死；其目正圆者痉，不治。又色青为痛，色黑为劳，色赤为风，色黄者便难，色鲜明者有留饮②。（三）

【注释】　①水气：病名，指体内有蓄水。

②留饮：病名，属于痰饮病，详见本书《痰饮咳嗽病》篇。

【译文】　问："人生病以后，面部就会出现相应的色泽变化。想请您详细谈谈这方面的情况。"

老师回答道："鼻为面王，内应于中央脾土，故鼻是面部望诊最重要的部位。肝木属青色，望诊见鼻头色发青，是肝木横逆来克伐脾土之象，一般主腹中疼痛；如果再兼见极度怕冷，则属脾阳衰败，阴寒内盛，主病势危重，预后不良。黑为肾水之色，鼻头出现微黑，是肾水反侮脾土之象，故主有水气内停。黄为脾土之色，望诊见面色发黄，是脾阳不运，湿聚停饮之象，故主胸膈间有寒饮。望诊见面色苍白，是失血过多，血色不能上荣于面所致，故面色白主亡血；如果亡血之人见面色微红，又不在火气当令的夏季，则为阴血外脱，虚阳上浮之象，多属预后不良。望诊见两目圆睁直视，眼球不能转动者，是痉病，病势危重，难治。""此外，望诊见面色发青，是寒盛血瘀之象，一般主疼痛；面色发黑，是肾精亏损，本色外现，一般见于虚劳病；面色红赤，是风阳化火之象，一般见于风热证。面色发黄，是脾土郁滞、湿热蕴结之象，一般主大便困难。见面目浮肿，色泽鲜明者，是水饮内停，上泛于头面之象，故主水饮留滞。"

【提要】　本条从面部色泽的望诊来诊断疾病和推测预后。

【选注】　尤在泾：此气色之辨，所谓望而知之者也。鼻头，脾之部，青，肝之色。腹中痛者，土受木贼也；冷则阳亡而寒水助邪，故死。肾者，主水，黑，水之色，脾负而肾气胜之，故有水气。色黄者面黄也，其病在脾，脾病则生饮，故胸上有寒。寒，寒饮也。色白亦面白也，亡血者不华于色，故白。血亡则阳不可更越，设微赤而非火令之时，其为虚阳上泛无疑，故死。目正圆者阴之绝也，痉为风强病，阴绝阳强，故不治。痛则血凝泣而不流，故色青，劳则伤肾，故色黑，经云：肾虚者面如漆柴也。风为阳邪，故色赤。脾病不运，故便难。色鲜明者有留饮，经云：水病人目下有卧蚕，面目鲜泽也。

《医宗金鉴》：气色见于面部而知病之死生者，以五气入鼻，藏于五脏，其精外荣于面也，气色相得者，有气有色，平人之色者，即经云：青如翠羽，赤如鸡冠，黄如蟹腹，白如豕膏，黑如乌羽者生也。气色相失者，色或浅深，气或显晦，病人之色也，即经云：浮泽为外，沉浊为内，察其浮沉，以知浅深，察其泽夭，以观成败，察其散抟，以知新故，视色上下，以知病处，色粗以明，沉夭为甚，不明不泽，其病不甚也。有色无气者，色枯不泽，死人之色也。鼻者明堂也，明堂光泽，则无病矣，而曰见青色为腹中痛，鼻苦冷甚者死，黑色为水为劳，黄色为上寒下热，小便难，面目鲜明，内有留饮，色白为亡血，色赤为热为风，若见于冬，为非其时者死，目直视正圆不合如鱼眼者痉不治，此气色主病之大略也，其详皆载《内经》。

【解析】 鼻内应于脾,青为肝色,若鼻部出现青色,为肝乘脾,可见腹痛;若再见极度怕冷,则属阳气衰败,预后不良。黑为肾色,鼻色微黑,为肾水反侮脾土之象,可见于水气病。"色黄者"以后是论面部及眼睛的望诊:黄为脾之色,面色黄可见于中阳不足,失于运化,寒饮停聚,上干于胸之证;面色白为血色不能上荣之征,多见于失血亡血之人,若亡血之人面色反现微赤,又不在气候炎热之时,此为血去阴伤,阴不涵阳,虚阳上浮之象,预后不良;目正圆是两眼直视不能转动,此为五脏精气亡绝,不能上荣,多见于痉病危证。青为血脉凝滞之色,故面色青主痛;黑为肾色,劳则肾精不足,其色外露,故见面黑;风为阳邪,多从火化,火色赤,故面赤主风。黄为脾色,脾病失运可见便难之证;面色鲜明为水饮内停,上泛于面,形成面目浮肿,而见明亮光润之色。原文中所称死或不治,多为表明疾病已陷于危笃,并非绝对不治,不可以辞害意。

五脏各有其色,在面部又各有其相应的望诊部位,望面部应观察面部各部位的色泽,还应注意形态及动态,四诊合参全面了解病情,以便做出诊断。对于条文中的色黄者,胸上有寒及色黄者便难,《医宗金鉴》认为黄色为上寒下热,小便难;《金匮集释》认为面色黄有两种情况,脾虚饮停不化,可见面色淡黄;湿热互结,脾气郁滞,则黄色鲜明而大便难。

【原文】 师曰:病人语声寂然①喜惊呼者,骨节间病;语声喑喑然②不彻者,心膈间病;语声啾啾然③细而长者,头中病。一作痛。(四)

【注释】 ①寂然:病人安静无语声。
②喑喑然:形容语声低微而不清澈。
③啾啾然:形容声音细小。

【译文】 老师说:病人很安静而突然惊呼的,是关节有病;语声低微说话不清澈的,是心膈有病;语声细小而长的,是头痛病。

【提要】 本条通过闻语声来推测病候。

【选注】 尤在泾:语声寂寂然喜惊呼者,病在肾肝,为筋髓寒而痛时作也。喑喑然不彻者,病在心肺,则气道塞而音不彰也。啾啾然细而长者,病在头中,则声不敢扬,而胸膈气道自如,故虽细而仍长也。此音声之辨,闻而知之者也,然殊未备,学者一隅三反可矣。

曹颖甫:无病之人,语声如平时,虽高下疾徐不同,绝无特异之处,寒湿在骨节间,发为酸痛,故急于语言而声寂寂,转侧则剧痛,故喜惊呼。心胸间为肺,湿痰阻于肺窍,故语声喑喑然不彻。头痛者,出言大则脑痛欲裂,故语声啾啾然细而长,不敢高声语也。

【解析】 闻诊包括闻声音和嗅气味两方面,古代闻诊主要以"五声五音"的相应不相应来辨别五脏病变,张仲景以病人的语言、呼吸、喘息、咳嗽、呕吐、呃逆、肠鸣、呻吟等作为闻诊的内容。本节重点从语声方面辨析病候,其内容主要为听察声音的强弱来分虚实,一般来说,声高气扬有力的多属实证;声低无力不相接续的为虚证。《伤寒论》有"实则谵语,虚则郑声"之辨。本节则通过语声、语态来辨病证,足见古人诊病的细致周到。这些经验是难能可贵的,可作为临床实践的借鉴。

【原文】 师曰:息摇肩者心中坚;①息引胸中上气者,咳;息张口短气者,肺痿②唾沫。(五)

【注释】 ①心中坚:心中,指胸中,心中坚,即胸中坚满,多由实邪阻滞所致。②肺痿:病名,详见本书第七篇。

【译文】 老师说:病人呼吸时肩部摇耸的,是胸中有实邪阻滞;呼吸时引起胸中气往上冲的是咳嗽病;呼吸时张口气短的,是肺痿吐痰沫的病。

【提要】 本条通过对患者呼吸的观察来分析病变。

【选注】 尤在泾:心中坚者,气实而出入阻,故息则摇肩。咳者气逆而肺失降,则息引胸中上气。肺痿吐沫者,气伤而布息难,则张口短气,此因病而害于气者也。

《医宗金鉴》:摇肩谓抬肩也,心中坚,谓胸中壅满也,呼吸之息,动形摇肩,胸中壅气上逆也,喘病也。呼吸引胸中之气上逆,喉中作痒梗气者,咳病也。呼吸张口不能续息,似喘而不抬肩,短气病也。咳时唾痰嗽也,若嗽唾涎沫不已者,非嗽病也,乃肺痿也。

【解析】 本条对异常呼吸提出了鉴别诊断,概括起来有以下几种情况。

(1)喘:主要表现为呼吸困难,喘促抬肩伴不能平卧等症。就病机来说,主要是肺气壅滞,失于肃降,这就是文中所谓"心中坚"。

(2)上气:是气逆于喉间,致气道窒塞,咳逆上气,时时吐浊。

(3)短气:呼吸较平人急而短,数而不能接续,似喘而不抬肩,呼吸虽急而无痰声,称"短气"。

以上是从呼吸的病态来分类,临床辨证尚有虚实之分,一般以气粗声高息涌为实,气微短促无力为虚。肺主气、主呼吸,故无论喘、上气或短气,与肺脏关系最为密切。前贤有云"肺为气之主,肾为气之根",故凡属虚证每多与肾相关。至于病证,无论咳、哮、喘、肺痈、肺痿等在不同的阶段,都可以出现上述症状,因此,临证时尤须从症状的鉴别中剖析病机,从而进行辨证论治,似乎比单纯认病更有意义。

【原文】 师曰:吸而微数,其病在中焦,实也,当下之即愈;虚者不治。在上焦者,其吸促①,在下焦者,其吸远②,此皆难治。呼吸动摇振振者,不治。(六)

【注释】 ①吸促:指吸气浅短急促。

②吸远:指吸气深长而困难。

【译文】 老师说:"病人吸气困难而急促,如果病在中焦,由实邪中阻,肺气不降所致者,治疗应当攻下实邪;使中焦阻闭得通,气机下达,则呼吸自如。如果中焦没有实邪梗阻而吸气困难短促者,这是肾元亏虚,不能纳气所致,此证难治。病在上焦,见吸气浅短而急促者,多因肺气大虚,宗气衰微;病在下焦,见吸气深长而困难者,多为肾元衰竭,气不摄纳所致。无论病在上焦或在下焦,其吸气困难属虚证者,皆难治。另外,呼吸极度困难,随着呼吸动作,而全身震颤动摇者,这是正气虚衰至极,元气将脱,形气不能相保的危象,故属不治之证。"

**【提要】** 本条从吸气的形态来辨病位定预后。

**【选注】** 尤在泾:息兼呼吸而言,吸则专言入气也。中焦实,则气之入者,不得下行,故吸微数。数犹促也。下之则实去气通而愈。若不系实而系虚,则为无根失守之气,顷将自散,故曰不治;或云,中焦实而元气虚者,既不住受攻下,而又不能自和,故不治,亦通。其实在上焦者,气不得入而辄还,则吸促,促犹短也。实在下焦者,气欲归而不骤及,则吸远,远犹长也。上下二病,并关脏气,非若中焦之实,可从下而去者,故曰难治。呼吸动摇振振者,气盛而形衰,不能居矣,故亦不治。

魏含庭:吸数则呼必迟,吸多于呼也,吸为阴,呼为阳,阳盛而阴不足,中焦热盛而津不足,故思吸阴气以救济之也,此实乃胃实之实,下之即承气之类,去其实热而呼吸可调矣。若吸微数,而更无实热在中焦,则虚也,虚而吸数,则中气欲绝,数吸自救,气根已铲,浮动于上,何可救援乎,故不治,此示人以辨虚实之法也。再……病在上焦,其吸必促。促,短也,吸短呼必长,以病邪盛而能使正气不舒也。病在下焦,其吸必远。远,长也,吸长呼必短,以病邪结,而思得正气以开之也,此病邪可以乱其正气之呼吸,致令吸气呼长短不匀……而上下之病邪方盛方结,所以决其此皆难治之病也。至于呼吸之间,周身筋脉动摇振振然,是阳已脱而气已散矣,又何以为治,故师言其不治也。

**【解析】** 尤在泾说:"促犹短也","远犹长也"。魏念庭说:"吸长呼必短","吸短呼必长"。故本条虽仅言吸气,实概指呼吸失常的病态。其病机有虚实之分,实证则预后好,治以驱邪为主,如本条所说的邪实中焦下之自愈;虚证则预后差,故本条说"难治""不治"。从临床实际情况来看,实证致呼吸异常的,多由邪阻肺气升降失常,邪去则气机通利,呼吸可望复原;虚证致呼吸异常的,多责之于肺肾,肺气虚衰则气无所主,肾气乏竭则摄纳无权,均为难治之证。尤在泾认为在上焦者其吸促,在下焦者其吸远,均为实证所致,恐不符合实际,病在上焦的实证出现的"吸促",一般来说比虚证引起的"吸促"易治,且病在下焦的实证见呼吸异常者较少,即使有,也未必不可治。即云"难治",似属肺肾虚衰为是。

**【原文】** 师曰:寸口<sup>①</sup>脉动者,因其旺时而动,假令肝旺色青,四时各随其色<sup>②</sup>,肝色青而反色白,非其时色脉,皆当病。(七)

**【注释】** ①寸口:指两手寸关尺部位。

②四时各随其色:指春青、夏赤、秋白、冬黑。

**【译文】** 老师说:寸口脉的搏动,是随着五脏所旺的季节而有所变动的。例如肝旺的季节颜色是青色,其他季节应表现的颜色,也都与五脏旺时有关。春季是肝旺的时候,它的颜色应见到青色,如果反见到白色,就不是所旺季节应有的颜色与脉象,都属于有病的象征。

**【提要】** 色脉需与四时相应为常,与四时不相应则为病。

**【选注】** 尤在泾:王时,时至而气王,肝乘之而动,而色亦应之,如肝王于春,脉弦而色青,此其常也,推之四时无不皆然。若色青而反白,为非其时而有其色,不特肝病,肺亦当病矣,犯其王气故也,故曰色脉皆当病。

赵以德：《内经》有谓五脏之脉，春弦夏钩，秋毛冬石，强则为太过，弱则为不足。四时皆以胃气为本，有胃气曰平，胃少曰病，无胃曰死，有胃而反见所胜之脏脉，甚者今病，微者至其所胜之时病。又谓五脏之色，其在王时见者，春苍、夏赤、长夏黄、秋白、冬黑，所主外荣之常者，白当肺当皮，赤当心当脉，黄当脾当肉，青当肝当筋，黑当肾当骨，五色微诊，可以目察，能合脉象，可以万全。其《内经》之言如此，斯论殆将本于是之节文也。

**【解析】** 诊病本需四诊合参，重点则在望色和切脉，《素问·脉要精微论》说："切脉动静，而视精明，察五色，观五脏有余不足，六腑强弱，形之盛衰，以此参伍，决死生之分。"所谓"参伍"，即指望色与切脉的配合。但是，中医学的整体观念是把人体和自然界作为一个整体来认识的，自然界季节气候的变化必然要影响到人体的生理活动，色脉也无例外。所以，本节提出"因其王时而动"，"四时各随其色"。这就是说色脉的变化必须与四时气候变化相应，才能维持内外环境的统一性。故《素问·移精变气论》说："夫色之变化，以应四时之脉。"如果违反这一规律，则属病态，本条说："非其时色脉，皆当病。"《素问·玉机真脏论》更有具体的描述："脉从四时，谓之可治，脉逆四时为不可治，所谓逆四时者，春得肺脉，夏得肾脉，秋得心脉，冬得脾脉，甚至皆悬绝沉涩者，命曰逆四时。"由此可见，结合时令望色切脉，是中医诊断学的一大特点。因此《素问·五脏生成》说："能合脉也，可以万全。"

**【原文】** 问曰：有未至而至<sup>①</sup>，有至而不至，有至而不去，有至而太过，何谓也？师曰：冬至<sup>②</sup>之后，甲子<sup>③</sup>夜半少阳起<sup>④</sup>，少阳之时阳始生，天得温和。以未得甲子，天因温和，此为未至而至也；以<sup>⑤</sup>得甲子，而天未温和，为至而不至也；以得甲子，而天大寒不解，此为至而不去也；以得甲子，而天温如盛夏五六月时，此为至而太过也。(八)

**【注释】** ①未至而至：前面的至字指时至，后面的至字指气至。以下"至而不至"，"至而不去"，"至而太过"，义同。

②冬至：古历二十四节气之一。

③甲子：是古代用天干、地支配合起来计算年月日的方法。天干十个，即甲、乙、丙、丁、戊、己、庚、辛、壬、癸。地支十二个，即子、丑、寅、卯、辰、巳、午、未、申、酉、戌、亥。天干和地支相互配合，始于甲子，终于癸亥，共六十个，甲子是其中的第一个。这里所说的甲子是指冬至之后六十日第一个甲子夜半，此时正当雨水节，非指甲子日。

④少阳起：少阳，是古代用来代表时令的名称。少阳起，是说一阳从东方初起而出于地上。(详见《难经·七难》)。

⑤以：音义同"已"。

**【译文】** 问：有未至而至，有至而不至，有至而不去，有至而太过，这几句话所指的是什么？老师说：冬至节以后的第一个甲子日的夜半少阳起始，少阳的时候阳气开始生长，气候逐渐温暖，这是正常规律。如果冬至后未到甲子日，而气候早已变暖,就叫作未至而至;如果冬至后已到甲子日,气候尚未变暖,就叫作至而不至;如冬至后已到甲子日,气候仍旧非常寒冷,就叫作至而不去;如冬至后已到甲子日,气候变得像夏季五、六月那样热,就叫作至而太过。

**【提要】** 本条旨在说明时令气候的正常和异常变化情况。

**【选注】** 尤在泾:上之至谓时至,下之至谓气至。盖时有常数而不移,气无定刻而或迁也。冬至之后甲子,谓冬至后六十日也。盖古造历者,以十一月甲子朔夜半冬至为历元,依此推之,则冬至后六十日,当复得甲子,而气盈朔虚,每岁递迁,于是至日不必皆值甲子,当以冬至后六十日花甲一周,正当雨水之候为正,雨水者,冰雪解散而为雨水,天气温和之始也。云少阳起者,阳方起而出地。阳始生者,阳始盛而生物,非冬至一阳初生之谓也。窃尝论之矣,夏至一阴生,而后有小暑、大暑,冬至一阳生,而后有小寒、大寒,非阴生也反热,阳生而反寒也。天地之道,否不极则不泰,阴阳之气剥不极则不复。夏至六阴尽于地上,而后一阴生于地下,是阴生之时,正阳极之时也。冬至六阳尽于地上,而后一阳生于地下,是阳生之时,正阴极之时也。阳极而大热,阴极而大寒,自然之道也。则所谓阳始生天得温和者,其不得与冬至阳生同论也,审矣。至未得甲子而天已温,或已得甲子而天反未温,及已得甲子而天大寒不解,或如盛夏五六月时,则气之有盈有缩,为候之或后或先。而人在气交之中者,往往因之而病,唯至人为能与时消息而无忤耳。

赵以德:考之《内经》,候气至不至,有谓四时者,有谓五运者,有谓六气者,发明详矣。至四时,则曰天以六六为节,地以九九制会,六甲终岁三百六十日法也。五日为一候,三候为一气,六气为一时,四时为一岁,而各从其治主焉。求其气之至也,皆从春始,未至而至,此为太过,则薄所不胜,乘所胜也,命曰气淫。至而不至,此为不及,则所胜妄行而所生受病,所不胜薄之也,命曰气迫。然在脉应春弦夏钩秋毛冬石,太过者病在外,不及者病在内。在五运相袭而皆治之。终期之日,阳年先天而至当岁之运,则气太过。阴年后天而至当岁之运,则气不及。与其年和,则非太过不及而平,与司天地气不和,则胜而报复,复则郁发待时而作,作则风湿燥热火寒之气,非常而暴。在六气则曰六气之胜,清气大来,燥之胜也,风木受邪,肝病生焉;热气大来,火之胜也,燥金受邪,肺病生焉之类。在脉应则曰厥阴之至弦,少阴之至钩,少阳之至大而浮,太阴之至沉,阳明之至短而涩,太阳之至大而长,至而和则平,至而甚则病,至而反者病,至而不至者病,未至而至者病,阴阳易者危。然候六气之应,常以正月朔旦平明视之,观其位而知其所在,而其至则从运之先天后天也。由是观之,仲景言四时之定法者,若遇气运加临主位,则必将奉天政之寒温,虽与四时气有反者,难为逆时也。候同也,且经曰,主胜逆,客胜从,又曰,必先岁气,毋伐天和,此又不在独守四时之气,而参之以运气者矣。

**【解析】** 本条以冬至之后甲子日的至与不至为例,来观察气候的太过不及情况。

时令节气是古代劳动人民通过观察太阳运动变化而出现的不同气候特点总结制定的。《素问·六节脏象论》说:"五日谓之候,三候谓之气,六气谓之时,四时谓之岁,而各从其主治焉。"《内经》中又将一年分为"六步",每步各占四个节气,认为每步都有相应的气(即风寒暑湿燥火六气)与之配合,即所谓六步六气。如果每一个时令节气到了,相应的气候也会出现;如果气候与季节不相适应,出现如本篇所说的"未至而至""至而不至""至而不去""至而太过"等情况,则属反常的气候现象。

所谓太过、不及的气候现象,尤在泾以气之盈缩、阴阳偏胜来解释,"气之有盈有缩,为候之或后或先"。赵以德以运气学说来分析,"阳年先天而至当岁之运,则气太过。阴年后天而至当岁之运,则气不及"。二人从不同角度阐释这些反常的气候变化,其基本精神还是一致的。

四时六气的太过或不及,或称为非时之气,都会直接或间接地影响人体,从而引起疾病的发生。所以,本篇论述的根本目的,还是在于启示人们要注意调摄,防止"虚邪贼风"的侵袭。

【原文】 师曰:病人脉浮者在前[1],其病在表;浮者在后[2],其病在里,腰痛背强不能行,必短气而极[3]也。(九)

【注释】 ①前:指关前寸脉。

②后:指关后尺脉。

③极:指困惫。《史记·屈原贾生列传》:"故劳苦倦极,未尝不呼天也。"余篇之"极",多解作此意。

【译文】 老师说:"切脉见病人关前寸部脉比较浮盛,寸脉属阳候外,故知其病属外感表证。若浮脉见于关后尺部,尺脉属阴候里,故知其病属内伤里证。另外,尺脉又候肾。若尺脉浮而无力,则主肾虚精亏内伤,虚阳浮越而不潜。肾为作强之官,藏精生髓而主骨,腰为肾之府,其脉贯脊。所以临床必伴见腰痛背强,下肢酸困不能行走,短气而疲劳至极等症。"

【提要】 同一脉象由于所见部位不同,主病亦异。

【选注】 尤在泾:前谓关前,后谓关后,关前为阳,关后为阴,关前脉浮者,以阳居阳,故病在表;关后脉浮者,以阳居阴,故病在里。然虽在里而系阳脉,则为表之里,而非里之里,故其病不在肠肾,而在腰背膝胫。而及其至,则必短气而极,所以然者,形伤不去,穷必及气,表病不除,久必归里也。

魏念庭:不言上下而言前后,较尺寸于掌后而前后之也,寸部得浮,上以候上,其病必在表,为天气外感之证也;尺部得浮,下以候下,其病必在里,为人气内伤之证也。就人气之内伤而验其外证,又必腰痛背强不能行,必短气而极也。盖尺脉肾脉也,肾脉应沉而浮,则肾虚而气逆也,肾虚而寒起,寒起必循腰入脊,于是腰背强痛且膝无力,更甚则肺气无根,短气上逆之极,皆肾病,故言里病也。一浮脉而表里之间迥然不同如此,推之他脉杂见纷出于指下,无不一一当细为审辨,明其表里虚实寒热真假之故,又必外与证符,方可选择出方,详求治法也。

【解析】 寸脉属阳主表,寸脉浮是正气抗邪于表之征,病多在表,脉多浮而有力;尺脉属阴主里,尺脉浮则病多在里,是肾阴不足,虚阳外浮之象,脉多浮而无力;

因此,临证诊脉要注意分部,不可一见某脉便言是某证。同时,临床诊病除注意诊脉分部外,还要和症状相结合,才能做出正确的诊断。条文在"浮者在后,其病在里"之后,补出"腰痛背强不能行,必短气而极"肾虚腰脊失养、气不归元的虚损症状,其目的即在于此。

同一脉象可见于不同的病证,临床除注意诊脉分部外,必须四诊合参,才能做出正确诊断。《金匮集释》认为本条"前""后"另有含义:脉浮见于病的前期,是主表证;见于病的后期是主里虚。如第六篇中曰"脉浮者,里虚也",即指此而言。

【原文】 问曰:经①云:厥阳②独行,何谓也?师曰:此为有阳无阴,故称厥阳。(十)

【注释】 ①经:指古代医经,何书失考。
②厥阳:厥,上逆之意,厥阳指阳气偏盛,孤阳上逆。

【译文】 问:古代医经上说:"厥阳独行",这话如何解释?老师说:这句话的意思是说只有阳没有阴,阳气独行于上,所以称为厥阳。

【提要】 本条解释厥阳独行的病理。

【选注】 尤在泾:厥阳独行者,孤阳之气,厥而上行,阳失阴则越,犹夫无妻则荡也。《千金方》云,阴脉且解,血散不通,正阳遂厥,阴不往从,此即厥阳独行之旨欤。

赵以德:厥者,犹极也,独行无阴与配也。王冰注《内经》一水不胜五火,谓五脏厥阳也。经又谓六阳并至,谓之至阳,又云至阳盛,地气不足。由是观之,火即阳也,至阳,即厥阳也。独行,独并至也。皆是阴不足而阳盛之极者也。

《医宗金鉴》:阴阳偕行,顺也,阴阳独行,逆也,厥,逆也,逆阳独行,此为有阳无阴,故称厥阳也。

【解析】 有人认为"厥阳"即阳厥。《素问·病能论》说:"阳气者,因暴折而难决,故善怒也,病名曰阳厥。"王冰注:"言阳气被折郁不散也,此人多怒,亦曾因暴折而心不舒畅故尔,如是者阳逆躁极所生,故病名阳厥。"又《灵枢·经脉》"足少阳经是动病"条记载:"是动则病口苦,善太息,心胁痛,不能转侧,甚则面微有尘,体无膏泽,足外反热,是为阳厥。"上二则是《内经》中有关"阳厥"的记载,但前者似指七情郁怒,气厥上逆而发狂之证;后者指经气失和,寒热失调之证。这里的阳厥与本节所述的"有阳无阴,故称厥阳"似属两回事。阳厥在《内经》作病证论,厥阳在此当病理释,故阳厥和厥阳不可同日而语。

所谓厥阳,从临床上看,诸如年高肝肾阴衰,孤阳独亢,产后阴虚阳越的汗出,温病后期热入下焦的阴虚动风等证,其病理均为厥阳之属。综上分析,并参合诸注家意见,可认为"厥阳"不是一个病证名,而是一个病理名称。

【原文】 问曰:寸脉沉大而滑,沉则为实,滑则为气,实气①相搏,血气入脏即死,入腑即愈,此为卒厥②,何谓也?师曰:唇口青,身冷,为入脏即死;如身和③,汗自出,为入腑即愈。(十一)

【注释】 ①实气:实,指血实;气,指气实。实气,是说邪气实于气血,而非正常的气血充实。

②卒厥:卒,同猝,卒厥,是突然昏倒的一种病证。

③身和:身体温和。

【译文】 问:寸口脉象沉大而滑,沉为血实,滑为气实,血实和气实相互搏结,血气入脏即死,入腑就容易治愈,这叫卒厥,如何理解?老师说:口唇呈现青色,身体厥冷,这是入脏的表现,可以立即引起死亡。如全身温和有汗,这是入腑的表现,容易治愈。

【提要】 本条分析"卒厥"的病机、转归和预后。

【选注】 尤在泾:实谓血实,气谓气实。实气相搏者,血与气并而俱实也。五脏者,藏而不泻,血气入之,卒不得还,神去机息,则唇青,身冷而死。六腑者,传而不藏,血气入之,乍满乍泻,气还血行,则身和汗出而愈。经云,血之与气,并走于上,则为大厥,厥则暴死,气复反则生,不反则死是也。

曹颖甫:大气挟血并而上逆,则寸口见沉大而滑之脉。但举寸口,则关后无脉可知。气血菀于上,冲动脑气,一时昏晕而为暴厥。血逆行而入于脑,则血络爆裂死,故唇口青,青者,血凝而死色见也。若冲激不甚,血随气还,身和汗出而愈矣。须知入脏腑为假设之词,观下文在外入里可知,不然气血并而上逆,方冀其下行为顺,岂有入脏即死,入腑即愈之理。

《医宗金鉴》:此详申阳厥阴厥生死之义也。厥气者,逆气也,即逆阳逆阴之气也。气逆则乱于胸中,故忽然眩仆,名曰卒厥;若唇口青,身冷,是阴进阳退,则为入脏即死也;若身和自汗出,是阴消阳长,则为入腑即愈也。

【解析】 所谓"入脏即死,入腑即愈",此脏腑二字,正如曹氏所说,为"假设之词"。"卒厥"一证,既是气血逆乱为患,岂有不涉及脏腑的道理。在中医学的概念中,就脏与腑的关系而言,脏属阴主里,腑属阳主表,均为相对之词。一般认为邪入脏,说明病深,证重;邪入腑是病浅,证轻。这与《素问·阳明脉解》"厥逆连脏则死,连经则生"的意义是相同的。同是卒厥,病情自有轻重之分,预后也各有差异。如果卒厥是伴见唇口青、身冷的,《医宗金鉴》称之为"阴进阳退",标志着病情深重,气不复还即死;如果厥而复苏,伴汗出身和,意味着病情轻浅,《医宗金鉴》称之为"阴消阳长",有向愈之机。这就是"入脏""入腑"的根本含义。

尤氏胶执脏腑二字,以"五脏者,藏而不泻""六腑者,传而不藏"来解释,未免失之于咬文嚼字。曹氏将脑出血归于卒厥,似有一定道理,但脑出血属中风,而卒厥的含义及包括的范围更广。

人体脏腑图

国学经典文库

中医四大名著

金匮要略·各论

图文珍藏版

28

中风重证猝然昏倒,人事不知,或可伴见唇青身冷而死,与卒厥颇相类似。但若轻证中风,或无神志变化,或昏倒后复苏,必伴半身不遂等症;一般厥证,若气复还,醒后汗出身和,无肢体偏颇不用之累。当此,中风与卒厥不可混为一谈。

【原文】 问曰:脉脱①入脏即死,入腑即愈,何谓也?师曰:非为一病,百病皆然。譬如浸淫疮②,从口起流向四肢者可治,从四肢流来入口者不可治,病在外者可治,入里者即死。(十二)

【注释】 ①脉脱:指脉乍伏不见,是邪气阻遏正气,血脉一时不通所致。

②浸淫疮:是一种皮肤病,能从局部浸淫全身。详见本书《疮痈肠痈浸淫病》。

【译文】 问:"患者突然脉搏乍伏不显,也以入脏者预后不良,入腑者预后较好来判断。这又是什么道理?"

老师回答说:"入脏者预后不良,入腑者预后较好,这种说法不是针对某一种疾病的,实际上各种疾病都是如此。例如,有一种皮肤病叫浸淫疮,如果最初从心口周围发病,逐渐向四肢蔓延发展,其病势由内向外,所以预后较好,可以治愈。相反,要是浸淫疮首先发生在四肢,逐渐向心口部蔓延,其病势由外向内,所以判断预后较差。总之,凡病在外、邪浅病轻者可治,预后良好;反之,病已入里,邪深病重者,预后不良。这是判断疾病预后的一般规律。"

【提要】 本条举脉脱、浸淫疮为例,说明病势由内向外者易治,由外入里者难治。

【选注】 尤在泾:脉脱者,邪气乍加,正气被遏,经隧不通,脉绝似脱,非真脱也。盖即暴厥之属。经曰:趺阳脉不出,脾不上下,身冷肤硬。又曰:少阴脉不至。肾气微,少精血,为尸厥,即脉脱之谓也。厥病入脏者,深而难出,气竭不复则死,入腑者浅而易通,气行脉出即愈。浸淫疮,疮之浸淫不已,《外台》所谓转广有汁,流绕周身者也。从口流向四肢者,病自内而之外,故可治;从四肢流来入口者,病自外而入里,故不可治。李玮西云,病在外二句,概指诸病而言,即上文百病皆然之意,入里者死,如痹气入腹,脚气冲心之类。

黄元御:脉脱者,脉虚脱而不实也,入脏者阴胜则死,入腑者阳胜则愈,病向外者伤浅可治,入里者伤深则死。

【解析】 本条言脉脱和浸淫疮,仅作为举例。所谓脉脱,尤氏解释颇切实际,即"邪气乍加,正气被遏,经隧不通,脉绝似脱,非真脱也",若脉真脱,必死无疑,安有"入脏""入腑"之辨,或死或愈之分?故黄氏认为"脉脱者,脉虚脱而不实也",与临床实际不切,恐非仲景原意。

所谓浸淫疮,在《内经》中已有记载,如《素问·玉机真脏论》说:"夏脉太过,则令人身热肤痛而为浸淫。"《素问·气交变大论》说:"岁火太过,身热骨痛而为浸淫。"《诸病源候论·浸淫疮候》曰:"浸淫疮,是心家有风热,发于肌肤,初生甚小,先痒后痛而生疮,汗出侵渍肌肉,浸淫渐阔乃遍体。其疮若从口出,流散四肢则轻;若从四肢生,然后入口者则重,以其渐渐增长,因名浸淫也。"较为明确地阐述了浸淫疮的病因和发病特点。仲景借此说明凡病从内及外易治,由外入内难治的道理。

另外,对于"从口流向四肢""从四肢流来入口"两句,上海中医药大学的金寿山认为,"口"字应活看,可理解为"心",心为五脏之中心,无论内证外疾,病势从外(四肢)向心的方向发展,意味着病进、深重,预后不佳,如尤氏所注"如痹气入腹,脚气冲心之类";若从心向外(四肢)方向发展,为病退、轻浅,预后乐观。这类情况在临床上是不乏其例的。

**【原文】** 问曰:阳病①十八,何谓也?师曰:头痛、项、腰、脊、臂、脚掣痛。阴病②十八,何谓也?师曰:咳、上气、喘、哕、咽③、肠鸣、胀满、心痛、拘急。五脏病各有十八,合为九十病,人又有六微,微有十八病,舍为一百八病。五劳④、七伤⑤、六极⑥、妇人三十六病⑦,不在其中。

清邪居上,浊邪居下,大邪中表,小邪中里,槃饪⑧之邪,从口入者,宿食也。五邪⑨中人,各有法度,风中于前⑩,寒中于暮,湿伤于下,雾伤于上,风令脉浮,寒令脉急,雾伤皮腠,湿流关节,食伤脾胃,极寒伤经,极热伤络。(十三)

**【注释】** ①阳病:属表而在经络的病证。

②阴病:属里而在脏腑的病证。

③咽:同噎,指咽中梗塞。

④五劳:《素问·宣明五气篇》及《灵枢·九针》均以久视伤血、久卧伤气、久坐伤肉、久立伤骨、久行伤筋为五劳所致。《诸病源候论》:《千金方》以志劳、思劳、忧劳、心劳、疲劳为五劳。《诸病源候论》又有肺劳、肝劳、心劳、脾劳、肾劳之说。

⑤七伤:《诸病源候论》以大饱伤脾;大怒气逆伤肝;强力举重、久坐湿地伤肾;形寒饮冷伤肺;忧愁思虑伤心;风雨寒暑伤形;大恐惧不节伤志为七伤。本书《虚劳病篇》大黄䗪虫丸条,有食伤、忧伤、饮伤、房室伤、饥伤、劳伤、经络营卫气伤,共为七伤。

⑥六极:《诸病源候论》《千金方》均以气极、血极、筋极、骨极、肌极(《千金方》作髓极)、精极为六极。

⑦妇人三十六病:《诸病源候论》《千金方》均作十二癥、九痛、七害、五伤、三痼。

⑧槃饪:槃音义同谷;饪,熟食也。槃饪之邪,即饮食之邪。又陈念祖云:《康熙字典》槃字注云,读与馨同。吴医唐立三云:饪为烹调生熟之节。则槃饪句,为馨香可口过食之而停滞也。其说亦可参考。

⑨五邪:即风、寒、湿、雾、饮食之邪。

⑩前:此指午前。

**【译文】** 问:阳病十八种,指的是什么病?老师说:头痛、项、腰、脊、臂、脚掣痛。阴病十八种,是指的什么病?咳、上气、喘、哕、咽、肠鸣、胀满、心痛、拘急。五脏病各有十八种,合为九十种病。人又有六微,各有十八种病,合为一百零八种病。另外,五劳、七伤、六极和妇女三十六种病,不包括在内。

清邪即雾露之邪,多伤人上部;浊邪即水湿之邪,多伤人下部。大邪即风邪,多伤于表;小邪即寒邪,多伤于里。饮食失节从口而入,这是食积为病。风、寒、湿、雾、饮食五种病邪伤人,各有一定的规律,风邪伤人多在上午,寒邪伤人多在下午,湿邪伤人偏于下部,雾邪伤人偏于上身,风邪使人脉浮,寒邪使人脉紧,雾邪伤人皮肤腠理,湿邪则易流入关节,饮食失节伤人脾胃,寒气盛伤经,热气盛伤络。

【提要】　本条提出疾病按脏腑经络的分类方法,指出各种病因的致病特点。

【选注】　尤在泾:头、项、腰、脊、臂、脚六者,病兼上下而通谓之阳者,以其在躯壳之外也;咳、上气、喘、哕、咽、肠鸣、胀满、心痛、拘急九者,病兼脏腑而通谓之阴者,以其在躯壳之里也。在外者有荣病、卫病、荣卫交病之殊,是一病而有三者也,三而六之合则为十八,故曰阳病十八也。五脏病各有十八,六微病又各有十八,则皆六淫邪气所生也。盖邪气之中人,有风寒暑湿燥火之六种,而脏腑之受邪者,又各有气分血分气血并受之三端,六而三之则为十八病,以十八之数推之,则五脏合得九十病,六微合得一百八病。至于五劳、七伤、六极,则起居饮食情志之所生也。妇人三十六病,则经月产乳带下之疾也,均非六气外淫所致,故曰不在其中。清邪,风露之邪,故居于上,浊邪,水土之邪,故居于下,大邪漫风,虽大而力散,故中于表,小邪户牖隙风,虽小而气锐,故中于里。谷饪饮食之属入于口而伤于胃者也。是故邪气有清浊大小之殊,人身亦有上下表里之别,莫不各随其类似相从,所谓各有法度也。故风为阳而中于前,寒为阴而中于后,湿气浊而伤于下,雾气清而伤于上,经脉阴而伤于寒,络脉阳而伤于热,合而言之,无非阳邪亲上,阴邪亲下,热邪归阳,寒邪归阴之理。

丹波元坚:陶氏《本草序例》曰,夫病之所由来虽多端,而皆关乎邪;邪者不正之目,谓非人身之常理,风寒暑湿,饥饱劳逸,皆各是邪,非独鬼气疫疠矣。本条邪字得此言而始明矣。

《医宗金鉴》:此章曰十八,曰九十等文,乃古医书之文,今不可考,难以强释。

徐忠可:此段前言病有阴阳脏腑之异,后言感有五邪中人之殊,欲人互参而求责也。

【解析】　病邪各有特性,作用于人体后引起的疾病表现不同,医者当掌握病邪致病特点,通过分析病情资料,审证求因,从而为治疗提供可靠的依据。

关于五劳,《诸病源候论·卷三·虚劳候》还提出肺、肝、心、脾、肾等五脏之劳和志劳、思劳、心劳、忧劳、瘦劳等五种过劳的致病因素。关于七伤,《诸病源候论·卷三·虚劳候》提出:"七伤者,一曰阴寒;二曰阴萎;三曰里急;四曰精连连;五曰精少,阴下湿;六曰精清;七曰小便苦数,临事不卒。"并有大饱伤脾,大怒气逆伤肝,强力举重、久坐湿地伤肾,形寒寒饮伤肺,忧愁思虑伤心,风雨寒暑伤形,恐惧不节伤志等论述。

条文中的大邪、小邪,《金匮要略心典》认为前指散漫之风邪、后指户牖隙风;《金匮要略直解》认为前指风寒之邪,后指縠饪之邪;《医宗金鉴》认为前指外感六淫,后指七情等。"极寒伤经,极热伤络",《医宗金鉴》认为指极寒之食伤经,极热之食伤络。

【原文】　问曰:病有急当救里救表者,何谓也?师曰:病,医下之,续得下利清谷<sup>①</sup>不止，身体疼痛者，急当救里；后身体疼痛，清便自调<sup>②</sup>者，急当救表也。（十四）

【注释】 ①清谷：指大便完谷不化。

②清便自调：指大小便已恢复正常。

【译文】 问："在表里同病时，有的疾病需要急速救里，有的疾病需要急速治表。这是怎么回事？"

老师回答说："在表里同病的情况下，表证、里证有轻重缓急之异，所以治疗时就有先治后治之别了。举例来说：一个太阳病表证患者，医生辨证不清，误用峻剂攻下药，严重地损伤了脾肾阳气，随即出现泄泻不止，泻下物稀薄清冷甚至完谷不化；同时太阳表证未解，仍有周身肢体疼痛等症。在此表证里证并见之际，综合分析可知里阳亏虚严重，里证危急，表证相对比较轻缓，所以就需要急速救治里证。按这一原则处理服药以后，大便基本正常了，但周身疼痛等表证仍在，可知里阳已经恢复，里证已好转，此时则应迅速治疗表证。"

【提要】 本条举表里同病的治则。

【选注】 尤在泾：治实证者，以逐邪为急；治虚证者，以养正为急。盖正气不固，则无以御邪而却疾，故虽身体疼痛，而急当救里，表邪不去，势必入里而增患，故既清便自调，则仍当救表也。

周扬俊：先表后里者，不易之法也，乃有救里先于表者，岂无谓乎？答曰：攻表者，正以里为急也。邪在表，苟不依法治之，将延迟时日，势必内入而大患，医乃不明此理，下之或早或重，遂使下利清谷，至于不止，则里已急矣。表证虽在，法当救里，里和而表未解，仍当救表，此亦一定之法也。然仲景何以不言所以救之之法耶，而四逆以佐正，桂枝以退邪，已详于太阳篇中矣。

【解析】 本条与《伤寒论》91 条内容基本相同，该条文有"救里宜四逆汤，救表宜桂枝汤"。本条之所以未列其方，且置《金匮要略》第一篇中，其目的是使人掌握表里同病的治疗准则。

病证的发展是复杂多变的，在表里同病、虚实相兼的情况下，治疗时如何权衡轻重缓急，切中病机，是决定治疗成功与否的关键。如本条所举的表证未解，更因误下而致正气已虚，此时，祛邪固然重要，但正如尤在泾所说的"正气不固，则无以御邪而却疾"，从根本七来说，消灭病邪，有赖于正气，祛邪的药物必须通过正气才能发挥作用。今表证虽在，里虚已急，若不顾正气，浪投解表攻邪之剂，不但达不到祛邪的目的，反有亡阳虚脱之虞。所以，应以救里急为先，扶助正气为治，如四逆、参附之辈，俟正气来复，再以解表祛邪之法，如桂枝汤之属。诚如前贤所云"邪实尚可再攻，正脱不可复挽"，乃至理之言。

反之，对于表未解里已实的病证，一般应先解其表，后攻其实，若表未解而误攻其坐，导致表邪内陷，必变证蜂起。

总而言之，病证是错综复杂的，治法也是多种多样的，对表里同病，有先表后里，先里后表，或表里同治等法，本条仅举例予以说明，旨在启发人们在复杂的病证面前，如何分清主次，权衡缓急，迅速准确地采取治疗措施，取得更好的疗效。

【原文】　夫病痼疾加以卒病,当先治其卒病,后乃治其痼疾也。(十五)

【译文】　素有痼疾的病人,如再加上了新病,应当先治新病,然后再治原有的痼疾。

【提要】　本条为新病痼疾同时存在的治疗大法。

【选注】　尤在泾:卒病易除,故当先治;痼疾难拔,故宜缓图,且勿使新邪得助旧疾也。读二条,可以知治病缓急先后之序。

陈修园:前言病有表里不同,治者权缓急而分先后,此言有新旧之不同,治者审难易而分其先后也。

周扬俊:痼疾,谓病已沉痼,非旦夕可取效者,卒病,谓猝然而来,新感而可取效于旦夕者,乘其所入未深,急去其邪,不使稽留而为患也。且痼疾之人,正气素虚,邪尤易传,设多瞻顾,致令两邪相合,为患不浅,故仲景立言于此,使后之学者,知所先后也。

【解析】　本条提出了原有宿疾复有新病的一般治则。从标本关系来分析,旧病为本,新病为标,治疗时应从标本的孰急孰缓分别对待。新病猝然而来,病必急于宿疾,所以应"乘其所入未深,急去其邪,不使稽留而为患",防止旧恙新感,两邪相合则后患无穷。另外,如尤氏所说"卒病易除,故当先治;痼疾难拔,故宜缓图",此乃急则治其标之谓。《素问·标本病传论》说:"先热而后生中满者,治其标;先病而后生中满者,治其标;小大不利,治其标。"说明了标急于本时,宜先治标的原则。

但是,如果新病引起旧病加剧,必须标本兼顾,新病旧病同治,才能提高疗效,缩短病程。例如《伤寒论》18条:"喘家作,桂枝汤加厚朴杏子佳。"即是在治疗新病的同时,照顾到旧病的影响。所以《素问·标本病传论》说:"谨察间甚,以意调之,间者并行,甚者独行。"说明在治疗时,既要掌握原则性,又要重视病情的变化,灵活施治。

【原文】　师曰:五脏病各有所得①者愈,五脏病各有所恶②,各随其所不喜者为病。病者素不应食,而反暴思之,必发热也。(十六)

【注释】　①所得:指适合病人的饮食。
②所恶:指病人所厌恶的饮食。

【译文】　老师说:五脏的病,各有它所适宜的饮食,能得到所适合的饮食,就很容易痊愈。同理,五脏的病,各有它所不适宜的饮食,如果遇到病人所厌恶的饮食,病就会加重。假如病人忽然想吃他平时不喜欢吃的东西,食后反助病气,很可能引起发热。

【提要】　五脏各有喜恶,可根据病人对饮食的嗜欲来分析病情。

【选注】　尤在泾:所得所恶所不喜,该居处服食而言,如《脏气法时论》云:肝色青,宜食甘,心色赤,宜食酸,肺色白,宜食苦,肾色黑,宜食辛,脾色黄,宜食咸。又心病禁温食热衣,脾病禁温食饱食、湿地濡衣,肺病禁寒饮食寒衣,肾病禁焠㶸热食温炙衣。《宣明五气》篇所云:心恶热,肺恶寒,肝恶风,脾恶湿,肾恶燥。《灵枢

·五味》篇所云,肝病禁辛,心病禁咸,脾病禁酸,肺病禁苦,肾病禁甘之属皆是也。五脏病有所得而愈者,谓得其所宜之气之味之处,足以安脏气而却病气也;各随其所不喜为病者,谓得其所禁所恶之气之味之处,足以忤脏气而助病邪也。病者素不应食,而反暴思之者,谓平素所不喜之物,而反暴思之,由病邪之气,变其脏气使然,食之则适以助病气而增发热也。

陈修园:有得之情志相胜者,如怒伤肝,得悲而愈,悲胜怒之类。有得之时日者,如病在肝,愈于忧喜,得于气,制其胜我之类。有得之饮食者,肝色青,宜食甘,心色赤,宜食酸,肺色白,宜食苦,脾色黄,宜食咸,肾色黑,宜食辛是也。有得之自得其位者,肝病愈于丙丁,起于甲乙,心病愈于戊己,起于丙丁,脾病愈于庚辛,起于戊己,肺病愈于壬癸,起于庚辛,肾病愈于甲乙,起于壬癸是也。五脏病各有所恶,心恶热,肺恶寒,肝恶风,脾恶湿,肾恶燥是也。

【解析】 此条为"关于五脏病的喜恶问题"。

对于五脏病"所得""所恶"的含义,尤、陈二人论述颇为精详。尤在泾认为,所谓喜恶是指"居处饮食而言";陈氏所论则涉及范围更广,包括了情志、饮食、季节时辰等内容,这样的理解是比较全面的。

第一,从饮食五味(包括药物)方面来说,五脏对于气味的要求是不同的,各有不同的喜恶。《素问·至真要大论》说:"夫五味入胃,各归所喜攻。"《素问·脏气法时论》说,肝"宜食甘"、心"宜食酸"、肺"宜食苦"、脾"宜食咸"、肾"宜食辛",并说"四时五脏,病随五味所宜也"。因此,当五脏发生病变时,必须选择适当的药味投治;同时还须根据五脏的喜恶,掌握饮食的宜忌,注意护理调养。如《灵枢·五味》说:"肝病禁辛,心病禁咸,脾病禁酸,肾病禁甘,肺病禁苦。"这是五脏所不喜的气味。该篇还具体指出:"脾病者,宜食秔米饭牛肉枣葵;心病者,宜食麦羊肉杏薤;肾病者,宜食大豆黄卷猪肉栗藿;肝病者,宜食麻犬肉李韭;肺病者,宜食黄黍鸡肉桃葱。"这是五脏相得的气味。

第二,从情志方面来说,情志的变化可以影响五脏疾病的变化。《素问·阴阳应象大论》说:"怒伤肝,悲胜怒;喜伤心,恐胜喜;思伤脾,怒胜思;忧伤肺,喜胜忧;恐伤肾,思胜恐。"不但说明了情志和五脏病变的关系,而且启示了利用情志相互制约的关系可以达到治疗的目的。这是从精神情志的得宜,辅佐五脏病的治疗方法。

第三,从气候环境方面来说。《素问·宣明五气》说:"心恶热,肺恶寒,肝恶风,脾恶湿,肾恶燥。"气候环境的变迁与疾病的关系甚为密切,五脏病变,需要合适的气候环境,才能有利于疾病的恢复,否则,逆其所喜或适其所恶,均可能导致病变加重。这类例子在临床实践中是屡见不鲜的。

第四,从季节时辰方面来说。时令的更换,气温的变化对疾病有直接或间接的影响,五脏之气各有所主的当旺时令。一般来说,五脏病适逢当旺的主令,则病情可能减轻或痊愈。如值所不胜的季节或时辰,病情就可能加重。《素问·脏气法时论》有比较详细的论述,如病在肝,愈于夏,甚于秋;病在心,愈在长夏,甚于冬;病在脾,愈在秋,甚于春;病在肺,愈在冬,甚于夏;病在肾,愈在春,甚于长夏,这是从季节而言。又如,肝病愈于丙丁,起于甲乙;心病愈于戊己,起于丙丁;脾病愈于庚辛,起于戊己;肺病愈于壬癸,起于庚辛;肾病愈于甲乙,起于壬癸,这是从时辰而言。这里"所得""所不喜"是指五脏所主时令的所胜、所不胜。"夫邪气之客于身也,以胜相加"(《素问·脏气法时论》),也就是五脏自得其位,则病愈,得其所不胜时则病甚。

综上分析,所谓五脏病的喜恶,其含义甚广,可以包括饮食、情志、环境居处、季节气候以及药味等的宜忌。凡是能够顺从五脏所喜(所得),疾病就可能痊愈;相反,违背五脏所喜(所恶),疾病就可能恶化。尤在泾说:"五脏病有所得而愈者,谓得其所宜之气之味之处,足以安脏气而却病气也;各随其所不喜为病者,谓得其所禁所恶之气之味之处,足以忤脏气而助病邪也。"在此,我们可以进一步理解本条的精神,即在对五脏病变进行药物治疗的同时,应在饮食、精神方面加强护理,对外界气候环境的影响加以调摄,才有助疾病的痊愈。

【原文】　夫诸病在脏①,欲攻②之,当随其所得③而攻之,如渴者,与猪苓汤。余皆仿此。(十七)

【注释】　①在脏:泛指在里。

②攻:作"治"字解。

③所得:指病邪与有形之邪如痰、血、水、食等相合。

【译文】　凡是病在内脏,进行治疗时,必须根据其所得的病邪施治,如水停于里的口渴症,就可给与猪苓汤,其余可照此例类推。

【提要】　本条举例说明祛邪治病,必先审因论治。

【选注】　尤在泾:无形之邪,入结于脏,必有所据,水血痰食,皆邪薮也。如渴者,水与热得,而热结在水,故与猪苓汤利其水,而热亦除。若有食者,食与热得,而热结在食,'则寅宜气汤下其食,而热亦去。若无所得,则无形之邪,岂攻法所能去哉。

赵以德:此概言诸病在脏之属里者,治法有下之、泄之、夺之、消之、温之、寒之、和以平之,各量轻重,从宜施治,务去其邪,以要其正,故引渴病以此类之,而是证之用猪苓汤,见卷十三消渴证中。

《医宗金鉴》:脏者里也,凡诸病在里有可攻之证,虽欲攻之,当随其所得之轻重丽攻之,不可率意而攻之也。如渴者小便不利,先与猪苓汤利其小便,俟小便利乃可攻之,余皆仿此,谓他证或有未可遽攻者,皆仿此也。

【解析】　本条以猪苓汤治疗热与水结的口渴一症为例,说明临证治病,必"当随其所得而攻之"的重要意义。所谓"所得",尤氏认为是"无形之邪,入结于脏"的依据,至于"攻之"者,赵氏之释比较全面,当包括"下之、泄之、夺之、消之、温之、寒之、和以平之"等各种祛邪之法。

欲祛其邪,必先求因,《素问·至真要大论》说:"必伏其所主,而先其所因。"临床上证候则是审因论治的依据。同是口渴,阳明经证热盛伤津者有之,太阳病蓄水证津不上承者有之,少阴病水热互结气不升津者亦有之。临证时务必通过证候表现,参合四诊所得,分析病因病机,进而立方遣药。

本条的基本精神在于通过对口渴一症的辨证分析,立审因论治之楷模,故云:"余皆仿此"。

# 结语

本篇认为疾病是体内环境或机体内、外环境的协调遭到破坏而引起,提出了未病前重预防、已病后防传变的治未病思想,论述了五种病邪的特点及中人致病后的一般规律;说明体内阴阳失去相对平衡协调是疾病发生的重要病理机制;对望、闻、问、切、四诊合参、疾病的预后判断等都做了示范性的介绍,对疾病的治疗强调有病早治、已病防传、整体调节、虚实异治、表里当分缓急、新久宜有先后、攻邪当随其所得等原则,并提出应注意病人的饮食居处等护理。

# 痉湿暍病脉证治第二

【题解】 本篇讨论痉病、湿病、暍病等三种疾病的病因病机、辨证治疗,故名篇。痉、湿、暍三种疾病都与感受外邪有关,初起皆可见太阳病表证,因此将其合为一篇论述。本篇内容也并见于《伤寒论》,又列于《金匮》各论之首,作为论述杂病的开端,具有伤寒和杂病的中介性质。

痉,《金匮》原刻本皆作"痓";痓(音至),《广雅》注"恶也",与本篇所论临床症状不符。《千金》《病源》均作"痉",后世医家疑"痓"乃"痉"之误,故皆改为"痉"。《说文》:"痉,强急也",与本篇所论内容相符,故从之。

痉病,以临床症状而命名,病在筋脉。以项背强急,口噤不开,四肢抽搐,甚则角弓反张,脉弦为主症。外感、内伤皆可致痉,本篇所论者以外感风寒,邪阻筋脉,加之津液亏损,筋脉失养者为主。仲景又以发病时汗之有无,分为柔痉、刚痉两种证型。

湿病,是以病因命名的疾病。作为病因,有外湿和内湿之分。外湿,多由淋雨涉水,居处潮湿,或长期水中作业等感受自然界湿浊邪气所致;湿由外来,易兼风、寒、热诸邪为患。内湿多因他病伤及脏腑,脾肾阳虚,失于温运,而水湿内停所致。外湿和内湿二者可以互相影响,如外湿伤人后易影响脾运而产生内湿,素有内湿之人又容易感受外湿。湿为阴邪,易遏伤阳气;湿性重浊粘滞,易留注关节困滞肌肉,这是湿邪的性质和致病特点。本篇所论者以外湿为主,病位主要在肌肉关节,临床以发热身重,骨节疼痛为主症。根据邪气之兼夹,又有风湿、寒湿之分。

预防湿病美味汤水

对湿病的治疗,《金匮》根据湿病邪气之偏表偏里,结合湿邪的性质,提出微汗祛表湿和利小便渗里湿的两大原则。

暍病,以病因命名。指夏季感受暑邪所患之伤暑。临床以发热自汗,烦渴尿赤,少气脉虚为主要表现。暍病的特点有三:第一具有明显的季节性,独见于夏令。《素问·热论》所云:"先夏至日为病温,后夏至日为病暑。"第二属热证,多见气阴两伤。盖暑为酷热之阳邪,其性炎热升散,易耗气伤阴。故其病性属热而多伴气阴两伤。第三易挟湿兼寒。夏季炎热,人多贪凉饮冷,或汗出入水中,容易使暑邪挟湿兼寒伤人,为患多从太阳之表开始。所以初起每见发热恶寒头痛等,此即原文皆

**【原文】** 太阳病,发热无汗,反恶寒者,名曰刚痉。(一)

**【译文】** 病人出现发热无汗、恶寒等太阳表实症状,又见项背强急不舒,口噤不开,甚至角弓反张者,称为刚痉。

**【提要】** 本条指出刚痉的主证。

**【选注】** 成无己:《千金》云,太阳中风,重感寒湿,则变痉,太阳病发热无汗为表实,则不当恶寒,今反恶寒者,则太阳中风重感于寒,为痉病也,以其表实有寒,故名刚痉。

尤在泾:痉者强也,其病在筋,故必兼有头项强急,头热足寒,目赤头摇,口噤背反等证。

章虚谷:太阳伤寒,邪在经络,发热无汗,则必恶寒,痉病邪深入筋,发热而不恶寒,今反恶寒者,邪既伤筋,又外寒闭其营卫也,故恶寒而无汗与伤寒同,其筋脉紧急,而脉沉则不同,以其无汗邪闭,则筋更急,乃名刚痉也。

高学山:太阳病,指头项强痛而言。太阳为寒邪所伤,邪从阳经之胜而化热,故发热。寒邪凝闭,则毛窍实,故无汗。恶寒者,太阳被邪之本症也。曰反恶寒者,正就痉病而言。痉病因津液短少,而阳热在经之症,理宜不该恶寒,故曰反也。发热无汗,其经络之拘强,更甚于有汗者,故曰刚痉也。此条之症,全曰伤寒,却曰刚痉者,当合后文伏坚之脉而言。盖痉与伤寒之外症颇同,唯伏坚与浮紧之脉为辨耳。此寒邪化热之痉,痉之正病也。

《医宗金鉴》:痉病既属太阳,当以太阳虚实例之,故曰太阳病发热无汗、恶寒为实邪,名曰刚痉者,强而有力也。

徐忠可:此条与下条即《伤寒论》辨寒伤荣风伤卫法也。取以为痉病刚柔之别,省文也。盖痉即痉,强直之谓也。痉病必有项背强直等的证,故曰痉。即省文不言。但治痉病,刚柔之辨,最为吃紧,故特首拈无汗反恶寒为刚,有汗不恶寒为柔,以示辨证之要领耳。

程林:痉病者,以太阳病发汗太多,荣血已亡,风寒易中,故筋脉劲急,作刚柔二痉也。寒邪内入于荣,郁于肌肤,则发热,凝其血脉,则无汗,无汗为表实,不应恶寒,今反恶寒者,以寒邪严厉,从卫入荣,卫亦因之而不阖,故反恶寒也,其痉故名曰刚。

**【解析】** 1.关于"痓"与"痉"

在《金匮要略方论》中,原文作"痓",而后世注家大多数认为"痓"字系"痉"字之误。故将"痓"字改成"痉"字。但亦有持相反意见者,认为无改动的必要。如高学山说:"鄙见以为不然,尝按古人名病或抉其病由,或肖其病状,不必尽仍从前之旧,即如仲景伤寒之名并其证之传变原从热病论来,而现易其名为伤寒,然则以仲景伤寒等字为热病之讹也得乎。当曰,痓病即《内经》痉病为合,不必抹却痓字。"黄树曾亦云:"痉者病名,痓者证名。痉乃痓之总号,痓乃痉之一端耳。"考《玉篇》:"痓,充玉切,恶也。意谓恶候。《说文解字》无痓字,仅有㾹字。云碍止也……痓盖屋之伪軟。"痉,"渠井切,音敬,风强病也"。它以项背强急、口噤不开,甚至角弓反张为其特征。由此看出,"痉"与"痓"音义根本不同。从本篇所述的内容来看亦与"痓"的含义不相符合。又且"痓"与"痉"二字相似,所以在历代流传过程中,传抄之误的可能性极大。故成无己说:"痓当作痉,传写之误也。痓恶也,非强也。"近人秦伯未指出:"痉,原文作痓。据《广雅》注是恶的意思,和本证不相符合。《诸病源候论》和《千金要方》都作痉,后来也有好多人疑是痉字传写错误。本人亦同意改为痉字,以归一致。"(引自"《金匮要略》杂病浅说"一文)。我们认为这种看法是有道理的,也是与临床实际相符合的。那种"痓者病名,痉者证名。痉乃痓之总号,痓乃痉之一端"的说法,颇为牵强附会,令人费解,故不可从。应改作痉为好。

2.关于"刚痉"

本节冠以"太阳病"三字,明示痉病发生的原因系外感六淫之邪,尤以风寒之邪为主。正如成无己所云:"太阳病,重感寒湿则变痉。"可知本篇所论述的痉病与后世所说的痉病,在概念上不完全相同。张景岳云:"中风之痉,必年力衰残,阴之败也;产妇之痉,必去血过多,冲任竭也;溃疡之痉,必血随脓化,营气涸也;小儿之痉,或风热伤阴为急惊,或吐泻亡阴为慢惊。"这些痉病是由于液燥津枯,肝风内动所引起,多属内伤之痉。故《金匮要略》中的痉病并非包括一切痉病在内。

文中既云"太阳病",则知痉病的病位在于肌表。由于风寒侵袭肌表,邪客太阳经脉,化燥生风,伤及津液,使筋脉不得其养,破坏了《内经》所说的"阳气者,精则养神,柔则养筋"的生理状态,出现了一系列因筋脉失养而产生的拘挛不柔和、背强反张、口噤不开等痉病之证。风寒郁闭营卫,毛窍闭塞不通,出现了发热恶寒、无汗的表实证,形成刚痉。所以章虚谷云:"邪既伤筋,又外寒闭其营卫也……以其无汗邪闭,则筋更急,乃名刚痉也。"刚痉之证,除有"头项强急,头热足寒,目赤头摇,口噤反张"等证外,必有"无汗"一证,此乃鉴别刚痉极为重要的一证。

"刚痉"与"伤寒"均有恶寒、发热、无汗等表实证,在临床上如何鉴别呢?章虚谷指出:"恶寒而无汗与伤寒同,其筋脉紧急,而脉沉则不同。"高学山亦指出:"痉与伤寒之外症颇同,唯伏坚与浮紧之脉为辨耳。"伤寒以"或已发热或未发热,必恶寒、体痛、呕逆、脉阴阳俱紧","头痛、发热、身疼腰痛、骨节疼痛"等为主证,而刚痉则除有头痛、发热、恶寒、无汗之外,尚有项背强急、口噤不开、脉"按之紧如弦,直上下行"或"伏弦"等痉病特有的脉证。根据这些特点,二者不难鉴别。

**【原文】** 太阳病,发热汗出,而不恶寒,名曰柔痉。(二)

**【译文】** 病人出现发热汗出,但不恶寒等太阳表虚症状,又见项背强急不舒,口噤不开,甚至角弓反张者,称为柔痉。

**【提要】** 本条指出柔痉的主证。

**【选注】** 程扶生:太阳病发热无汗恶寒为伤寒,发热汗出恶风为伤风,发热汗出不恶寒为温热,以症有颈项强急,甚则反张,故不谓之风寒温热病,而谓之痉也。

尤在泾:太阳病发热汗出为表虚,则当恶寒,今不恶寒者,风邪变热,外伤筋脉,为痉病也,以其表虚无寒,故曰柔痉。

陈修园：太阳病，病在标阳则发热，邪中肌腠，则肌腠实而肌表反虚，故汗出，标病而本不病，故但发热而不恶寒，以其表虚名曰柔痉。此言太阳病有刚柔二痉，推原痉之所自始，为辨证之法，非痉家之本证也。刚痉脉宜紧弦，柔痉脉宜浮弦，仲景未言，可以悟出。

高学山：太阳病同上。太阳为风邪所伤，风为阳热，故发热。风性疏洞，故汗出。不恶寒者，阳热在经，而无阴气在上在外故也。名柔痉者，以汗出而经气之劲直，少逊于寒邪也。此条全是太阳伤风，略并阳明之候，而曰柔痉者，当合后条沉迟之脉而言。盖痉与伤风之外症颇同，唯沉迟与浮缓之脉为辨耳。此风邪阳热之痉，亦痉之正病也。

《医宗金鉴》：发热汗出，不恶寒为虚邪，名曰柔痉者，强而无力也。

【解析】 论述痉病有刚、柔两种。太阳病指头痛、发热、恶寒等病证。风寒之邪滞郁经脉，影响津液的输布，则出现筋脉失养的项背强急、口噤不开等证，因其兼见太阳表实，故称为刚痉；风邪伤卫，腠理疏松，故汗出、恶寒，风邪袭表化热，热伤血脉，筋脉失养，则颈项强急，甚则反张，因其兼见太阳表虚，故称为柔痉。

刚痉与柔痉的区别要点在于有汗与无汗，临证当着眼于此，而不能拘泥于恶寒与否。

【原文】 太阳病，发热，脉沉而细者，名曰痉，为难治。（三）

【译文】 有太阳表证，发热，但脉沉而细，如果属于痉病者，较难治疗。

【提要】 本条指出痉病若见脉象沉细者为难治。

【选注】 徐忠可：古人以强直为痉，外证与伤寒相似，但其脉沉迟弦细，而项背反张，强硬如发癎状为异耳。如前二条，即以无汗有汗分刚柔为辨，此复以脉沉细为辨……痉脉本弦，弦细则元气愈，即难治，非痉病另有脉浮大者易治。而此之沉细为难治也。

张路玉：发热脉当浮数，而反沉细，知邪风为湿气所著，所以身虽发热，而脉不能浮数，是阳证见阴脉，故仲景指为难治也。

《医宗金鉴》：发热，太阳病也，脉沉细，少阴脉也，而名曰痉者，必有或刚或柔之证见也，以太阳痉证，而见少阴之脉，表里兼病也。夫太阳之邪郁于外，故病发热，少阴之邪凝于内，故脉沉细，然痉病而见弦紧之脉，是为本脉，即或沉迟，尚为可治，今沉而细，邪入少阴，阳气已衰，岂易治乎，故曰难治也。

章虚谷：太阳伤寒，其脉浮，以邪浅在营卫也，痉病邪深伤筋，故脉紧弦，直上下行也，其不弦紧而沉细，则邪入深而气血大虚，正不胜邪，邪何能出，故为难治。

高学山：太阳病，发热见上条。不言有汗无汗者，兼上二条之风寒而言。言太阳见发热之表证，其脉多浮者，以阴阳之气两出，而与邪搏故也。若见表证，而脉又沉，是里阴短少，不出而附其阳。而经络独得干热之应，故痉。然治经表干热之邪，非发表不能散其势。若沉而更见细。细为无阳之诊，发表以去邪热，刚柔之阳痉或解，而厥逆泻利之阴痉将复作矣。

黄树曾：此证名之曰痉，必有项背强直之证，脉重按始显曰沉，其形细如毛发曰细，沉细属阴，太阳发热脉不宜沉细，今脉见沉细，是阳证见阴脉，故难治。

【解析】 本条论述了痉病难治的脉象。虽只有"太阳病，发热"数字，但可以从中悟出，此痉病仍属外感之邪所引起。其病理变化与前二条无大的出入。虽未述及痉病的症状，但"颈项强急，卒口噤，背反张"等证，为必然之证。此为省文笔法，读者当读于无字之处。前后联系，细心体会。然既曰痉病，即未云"有汗""无汗"，是泛指或为"刚痉"，或为"柔痉"，并不专指其一。所以，高学山说："不言有汗无汗者，兼上二条之风寒而言。"《医宗金鉴》亦云："而名曰痉者，必有或刚或柔之证见也。"说明的重点并不在于鉴别柔痉刚痉，而是从脉象上来辨别痉病的预后。文中指出"脉沉而细者，名曰痉，为难治"，明确点出"脉沉而细"是本条的重点，辨证的关键，当于此处着眼。本篇第十条云："夫痉脉，按之紧如弦，直上下行。"指出痉病之脉以紧弦为其主脉，如此方为脉证相得，是为顺证，虽病痉亦易治。今脉反见"沉而细"，是以阳证而见阴脉，脉证不合，故为难治。因脉沉细主气血不足，正气虚衰，机体抗邪无力，邪盛正虚，治疗当然就较为困难。故徐忠可云："痉脉本弦，弦细则元气惫，即难治。"张路玉云："是阳证见阴脉，故仲景指为难治。"章虚谷云："其不弦紧而沉细，则邪入深而气血大虚，正不胜邪，邪何能出，故为难治。"诸家之说，文字虽不尽相同，但基本精神却一致。再者，痉病发生的原因乃外感风寒之邪，故其治疗方法亦应以解表为主。因在表之邪，非发表不能散，而气血不足，正气虚弱者，又不堪任发汗之法。对此，仲景在《伤寒论》中早已明示："不可发汗……以荣气不足，血少故也。"后人高学山指出："然治经表干热之邪，非发表不能散其势。若沉而更见细。细为无阳之诊，发表以去邪热，刚柔之阳痉或解，而厥逆泻利之阴痉将复作矣。"这种认识，虽只看到发汗亡阳的一面，未看到发汗亦可伤阴。似有欠缺，但告诫人们勿犯"虚虚之戒"，却可作为临证之借鉴。总之，对于正气不足，邪盛正虚的痉病，治疗比较棘手，预后大多不良。

【原文】 太阳病，发汗太多，因致痉。（四）

【译文】 太阳病，发汗太多，可以导致痉病。

【提要】 本条指出太阳病发汗过多引起痉病。

【选注】 张隐庵：太阳病者，风伤太阳之气也，发汗太多，则表外虚，津液内竭，不能营养其经脉，致骨属屈伸不利而成痉。

章虚谷：本太阳伤风寒，其气血虚者，仲景原有禁汗治虚之法，倘不如法而治，妄发其汗，汗太多，更伤津液，而筋脉枯燥，遂致拘急而成痉，此明误汗而成者也。

《医宗金鉴》：此承上文，详申发汗过多成痉之义也。太阳病当发汗，若发汗太过，腠理大开，表气不固，邪风乘虚而入，因成痉者，乃内虚所召入也。宜以桂枝加附子汤主之，固表温经也。由此推之，凡病出汗过多，新产、金疮破伤出血过多，而变生此证者，皆其类也。

高学山：此及下文三条，俱非痉病。因误治以伤阴，遂亦成痉者也。发汗太多，不特火熨等治，令其大汗。凡表药过剂，及发汗后更发汗者皆是。汗虽阳液，而经隧络脉，实赖以为和软，因致痉者，木出津而劲，土去水而板之象。

国学经典文库

中医四大名著

金匮要略·各论

图文珍藏版

黄树曾:汗为血所化,发汗太多,则血液凝泣,不能养筋,因之头项强急,目脉赤、头摇、口噤、背反张而成痉病矣。

【解析】 本条虽为痉病,但属妄用汗法所致的坏证。不能与因外感风寒所引起的痉病等同来看。究其病因病机,正如黄树曾所云:"汗为血所化,发汗太多,则血液凝泣,不能养筋,因之头项强急,目脉赤、头摇、口噤、背反张而成痉病矣。"章虚谷说:"妄发其汗,汗太多,更伤津液,而筋脉枯燥,遂致拘急而成痉,此明误汗而成者也。"高学山更形象地指出:"令其大汗……汗虽阳液,而经隧络脉,实赖以为和软,因致痉者,木出津而劲,土去水而板之象。"说明太阳病用发汗法施治,虽为正治之法,但却不能孟浪太过,应以仲景之"遍身漐漐微似有汗……不可令如水流漓"之训为其法则。若汗出过多,必致津液耗损,使筋脉失于滋养而导致痉病的发生。且过汗不仅亡阴,亦能亡阳。《素问·生气通天论》曰:"阳气者,精则养神,柔则养筋。"阳气衰微,筋脉不得其温煦,亦是痉病发生的原因之一。因此不论亡阴或亡阳,都可以使筋脉失养而变成痉病。至于《医宗金鉴》"发汗太过,腠理大开,表气不固,邪风乘虚而入,因成痉"的认识,亦属一家之言,可作为参考。但对于过汗成痉病变机理的解释,较前诸家为逊。

【原文】 夫风病,下之则痉,复发汗,必拘急。(五)

【译文】 外感风邪为病,本不当下,如果误用攻下,耗伤阴津,则可发生痉病,若再用汗法,必重伤津液,导致筋脉拘急。

【提要】 本条指出太阳中风误下、误汗后引起痉病。

【选注】 程林:风伤于卫,若下之虚其阴血,风乘其虚而陷于荣血之中,血不荣筋,因作痉。四肢为诸阳之本,复发汗以虚其阳,必令四肢拘急。

方中行:风必自汗,表固虚矣,下则又虚其里,所以痉也,仍复发汗,以更虚其表,是为重亡津液。拘急者,津液重亡,而强益甚也。

黄元御:风病木枯血燥,下之津内亡,则成痉病,复发其汗,津血外亡,必苦拘急。

《医宗金鉴》:以上论痉,皆外感风寒湿而为病也。亦有因风邪为病,不应下而下之伤液,不应汗而汗之伤津,以致津液枯燥,筋失所养,而病痉者。故曰风病下之则痉,复发汗必拘急,此不可以外感痉病治之,当以专养津液为务也。

黄树曾:风病指六经中风感证言,宜用桂枝法解肌。如误投下剂,必致亡阴,阴亡则风阳无所制,遂灼筋而成痉。再若发其汗,则卫阳亦虚,阳气者,精则养神,柔则养筋,筋受灼而阳气又虚,则身必拘急而不舒缓矣。

【解析】 对于"风病"的含义,诸家认识不尽相同。或认为"风病"系指外感六淫之风邪所伤,形成太阳中风之证。如《医宗金鉴》认为是"因风邪为病",黄树曾认为"风病指六经中风感证言",程林认为是"风伤于卫"。或认为"风病"当指"内风",如黄元御认为"风病木枯血燥"。我们认为,将"风病"的含义理解为外感风邪较为符合仲景原意。试观《伤寒论》条文有许多与此相类似的内容,如34条:"太阳病,桂枝证,医反下之……"78条:"伤寒五六日,大下之后……"还有"太阳病,先下之而不愈,因复发汗,以此表里俱虚……"等,都属太阳病误用下法,而后复汗,成为坏病。也说明当时的医疗水平还不甚高,容易对太阳表证误用下法,下之不愈便又复汗,造成不少错误。故仲景以"本发汗而复下之,此为逆也,若先发汗,治不为逆"明示后人治疗原则。所以这里的"风病"显然是指太阳病中风之证。

对于"成痉""拘急"的病变机理,诸家的认识基本一致。指出"误用下剂,必致亡阴",阴津耗损则筋脉不得濡养,因而成痉。妄发其汗,更伤津液,而筋脉枯燥,且"再若发其汗,则卫阳亦虚,阳气者,精则养神,柔则养筋,筋受灼而阳气又虚,则是必拘急而不舒缓矣"。

【原文】　疮家①虽身疼痛,不可发汗,汗出则痉。(六)

【注释】　①疮家:指久患疮疡或被金刃创伤之人。

【译文】　久患疮疡或被金刃创伤的人,虽然出现身体疼痛的表证,也不能单独使用汗法,汗出之后,津液更伤,则可发为痉病。

【提要】　本条指出久患疮疡(津血亏损之人),不可发汗,以免引起痉病。

【选注】　黄元御:疮家脓血亡失,筋脉不营,虽感风寒,不可发汗,汗出血枯,筋脉焦缩,则成痉病。

《医宗金鉴》:疮家初起毒热未成,法当汗散,已经溃后,血气被伤,虽有身痛表证,亦不可发汗,恐汗出血液愈竭,筋失所养,因而成痉,或邪风乘之亦令痉也。

黄树曾:素患疮疥者曰疮家。疮家脓血出多,故虽具肢体疼痛之表证,亦不可发汗更耗其血液。否则筋无血养,势必干枯,内风动而痉病作矣。

高学山:疮家素多脓血。脓血者,津液之所化也。夫身疼痛者,为邪在经络,法当发表,然其津液素伤于脓血,若再令汗出,则其经血益枯。亦上文因致痉之义也。

【解析】　对于本条的病理机制,诸家见解大体相同。不论是素患疮疡流脓流血者,或被刀剑金刃所伤而血去过多者,都属津血已亏。若误用汗法,发表祛邪,则犯"夺血者无汗"之戒,徒伤耗阴血。所以黄元御说:"汗出血枯,筋脉焦缩,则成痉病。"高学山也说:"脓血者,津液之所化也……若再令汗出,则其经血益枯。"此条与《伤寒论》第85条内容相同,再列于此以说明阴津亏损,营血不足之人,不可发汗,否则会发生痉病。当然对此不能机械理解,生搬硬套。临床上若遇此种患者,则根据具体情况辨证施治,采用滋阴、养血、发汗之法并非不可。方如葱白七味饮、加减葳蕤汤等。要理解为凡津血不足之人在发汗时都宜慎重,并非独指"疮家"。

【原文】　病者身热足寒,颈项强急,恶寒,时头热,面赤,目赤,独头动摇,卒口噤①,背反张者,痉病也。若发其汗者,寒湿相得,其表益虚,即恶寒甚。发其汗已,其脉如蛇。(一云其脉浛浛。)(七)

【注释】　①卒口噤:卒,同猝,突然之意。卒口噤,即突然牙关紧闭,不能说话。

【译文】　病人身热,足冷,颈项强直,转动不灵活,恶寒,时觉头部发热,面红目赤,唯头部常不自主地摇动,突然牙关紧闭,不能说话,腰背强直反张,这属于痉病。如果误用汗法,则汗出之湿与外来寒邪相互搏结,留滞于肌表。由于出汗,卫表更虚,所以恶寒加重。发汗以后,其脉亦会发生变化,呈现沉伏不利,屈曲如蛇的

【提要】　本条叙述痉病的主证，并指出汗法不当所产生的变证。

【选注】　成无己：太阳中风，重感寒湿，乃变为痉，身热足寒者，寒伤于下，时头热面赤目赤，风伤于上也。头摇者风主动也，独头摇者，头为诸阳之会，风伤阳也。若纯伤风者，一身尽摇，手足搐搦，此者内夹寒湿，故头摇也。口噤者，寒之急也，卒口噤者，不常口噤也，有时而缓，若风寒相搏则口噤而不时开，此者加之风湿，故卒口噤也。风寒客于足太阳，故筋脉拘急，头项强，背反张也。

赵以德：痉病之发其汗者，误也。误则阳气徒虚而邪不复出，且反以动其湿而湿不去，二气相聚，蒂固根深，遂使卫气更虚，较之未汗前之恶寒为尤甚矣。试言其脉，则因误汗，逼令真阳脱入湿中，所以形容其如蛇也，言脱出之阳，本疾急亲上，轻矫若龙，为湿气所阻，则迟滞如蛇之象，尽力奔进，究竟不能奋飞矣，此脉之至变，义之至精者也。

徐忠可：前言无汗反恶寒为刚痉，有汗不恶寒为柔痉，此辨痉之法，非痉家本证也，故复举痉证之最备者以言之。谓病者身热，太阳表邪本盛，乃因血液衰少之人，寒邪复夹湿搏结胃中，阳气不下而足寒，湿随太阳经下项，稍侵阳明而颈项强急，真阳不达于表而恶寒，于是太阳经无非寒湿，而挟热于上，为头热，面赤目赤，独头动摇。太阳主开，寒湿搏之，开阖不利，不能发声而口噤。液衰邪盛，筋失所养，而背反张，此痉病本然之形证也。因而发其汗，或寒为湿所缠而不去，徒汗虚其表耳，故曰寒湿相得，其表益虚，则恶寒益甚。若发汗已，脉上下不动而中行如蛇，正亏邪亦衰矣。

陈修园：经云诸暴强直皆属于风，因于风者，上先受之，故病痉者，上而身热，未及于下，故下而足寒，风伤太阳之经，故颈项强急，风伤太阳之气，故通身恶寒，阳气上行于头面，故时头热面赤。太阳之脉起于目内眦，风热伤于经脉，故目赤，颈项皆强急而不能动，独头呈风象而摇动，强急则筋不舒而牙关紧闭，且风客会厌而语言不出，所以卒然口噤背反张者，风邪入于经输也，此痉病本证而形状也。若不知为痉而误发其汗者，汗之沾濡，衣被为湿，湿之陆续不干而生寒，寒湿相得，其表因汗而益虚，即恶寒甚。盖痉之未成，太阳原有恶寒之证，而痉之既成，阳邪用事，热甚灼筋，何至恶寒之甚，此为误治而一变也。发其汗已，不独痉之一变，而其强直之脉，亦变屈曲如蛇，全失和缓之象矣。

曹颖甫：《内经》云肝主筋，肝藏血，虚生燥，则其脉弦急，后文所谓直上下行是也。发其汗，其脉如蛇，乃肝之真脏脉见。五脏风寒积聚篇所谓肝死脉浮之弱，按之如索不来或曲如蛇行者死是也。盖痉病脉本弦急，重发汗则经脉益燥，直上下行之弦脉一变而成屈曲难伸之状。

【解析】　本条内容颇为复杂，后世诸家见解不尽相同，争论商榷之地非为一处，现择其要者讨论如下。

1.关于病因、病理及治法

对于本条痉病的成因，诸家认识基本一致，皆以为是由外感之邪引起的。但对具体病邪及病理变化的认识却有出入。成无己认为是"太阳中风,重感寒湿,乃变为痉",徐忠可认为是"乃因血液衰少之人,寒邪复夹湿搏结胃中",陈修园认为"因于风者,上先受之……风伤太阳之经"。我们认为本条是在前面叙述"刚痉""柔痉"的基础上,详细论述痉病的主要症状,所以在理解经文内容时要前后联系起来看,不能割裂通篇内容,断章取义。将痉病的致病原因理解为外感风寒是符合本篇的精神的。当然,在致病因素中或许夹杂湿邪,但形成痉病的主要原因仍以风寒之邪为主。至于病者在感邪之前是否即属"血液衰少"之人,却不可成定论。血少液枯,感受风寒之邪,更易化燥生风,形成痉病。但素体津液不亏之人,感受风寒之邪亦可成痉。所以不必将"病者"二字强解为"血液衰少"之人。

对于本条的治法,是否可发汗?赵以德认为:"痉病之发其汗者,误也。"陈修园认为:"若不知其为痉而发其汗者……此为误治而一变也。"似乎本条痉病不可发汗。我们认为,本篇所指的痉病为外感风寒之邪伤及太阳,化燥生风损伤津液,筋脉失养而成痉。病位在于肌表必兼有表证,治疗之法宜从外解。试观后面条文之栝楼桂枝汤证和葛根汤证,即可知治外感之痉发汗原属正治。所以本条的"若发其汗者""发其汗已"等句,并非指不可发汗,其错在发汗的方法不适合或发汗太多,以致发生亡阳之变。即使阴亏津少之人,若因外感成痉,亦可采用滋阴养血发汗之法进行治疗。否则肌表之外邪由何而出?

2.关于"其脉如蛇"

赵以德认为:"则因误汗,逼令真阳脱入湿中,所以形容其如蛇也……迟滞如蛇之象,尽力奔进,究竟不能奋飞矣,此脉之至变,义之至精者也。"陈修园认为:"其强直之脉,亦变屈曲如蛇,全失和缓之象矣。"曹颖甫认为:"其脉如蛇,乃肝之真脏脉见……盖痉病脉本弦急,重发汗则经脉益燥,直上下行之弦脉一变而成屈曲难伸之状。"《金匮要略讲义》认为:"文义不属,理亦难明,存疑待考。"等,见仁见智,莫衷一是。我们认为,"其脉如蛇"是因痉病发汗不当所造成的变证在脉象上的反映。这种脉象应根据每个人素体不同而有各种不同的表现。所以"其脉如蛇"似应是形容脉象的变化有多种多样,并非仅指一种脉的形状,否则不易理解。

【原文】 暴腹胀大者,为欲解。脉如故,反伏弦者,痉。(八)

【译文】 痉病病人,突然腹部胀大,这是病情好转的征兆。如果脉象依然不变,反而更现伏弦之象者,说明痉病仍无好转。

【提要】 本条指出辨别痉病欲解与否的脉证。

【选注】 赵以德:此条暴腹胀大之先,不见叙证,遽曰欲解,必有所解之证在也。

徐忠可:暴腹胀大,是经络之邪欲从内出,故为欲解;若脉仍如故,反伏弦者,是寒邪留经,痉病仍在也。

章虚谷:此言发汗后之变证也,邪在太阳阳明之经络,为欲解之兆也,若邪外出,脉必浮而调出;倘脉如故,或反伏弦者,此痉病更深矣。盖筋为肝之合,其邪内侵,肝气郁逆,来犯脾土,其腹暴涨,故病更重也,弦为肝之本脉,伏弦则肝气沉郁可征矣。

唐容川：此当与上合为一节，言太阳痉病若发其汗而未合法者，寒湿相得，其表又因汗而益虚，即恶寒甚，其脉必紧急而痉不解矣；若发其汗而得法者，汗已后，其脉变紧急为缓曲如蛇状，谓不弦急也，变背反张为腹胀大，乃阴来和阳，其痉为欲解；若发汗后，脉仍紧如故，反加伏弦者，其痉不解也。作如此解，理甚通，割作两章则不可解。

【解析】　对于"暴腹胀大者，为欲解"一句，联系临床，尚缺乏实际病例可予说明。而对其含义的解释，徐忠可认为"是经络之邪欲从内出"，唐容川认为"乃阴来和阳"，章虚谷认为是"邪离筋而转入太阴阳明之经络"。诸家所言虽然各不相同，但总的精神却无本质的差别，都认为"暴腹胀大"是由于病邪外出。所以不论邪"从内出"或"传入太阴阳明"都是邪有外出之机，也只有邪气外出之后，机体阴阳才能调和，疾病才能痊愈。因此，对于"暴腹胀大"不能机械刻板地理解，牵强附会地解释，而要理解它的精神。

【原文】　夫痉脉，按之紧如①弦，直上下行②。（一作筑筑而弦。《脉经》云：痉家其脉伏坚，直上下）（九）

【注释】　①如：犹"而"也。古"如"与"而"可互相通用。

②上下行："上"指脉的寸部，"下"指脉的尺部，上下行，即自寸部至尺部。

【译文】　痉病的脉象表现为从寸部至尺部俱紧而弦。

【提要】　本条指出了痉病的主脉。

【选注】　魏念庭：弦者，风象也；紧者，寒象也。合紧与弦直上下行辨之，知风寒夹湿，留连于脉道，邪气有力，而脉见直上直下之诊也。并正脉失去真象，俱为邪气所侵夺，而以病脉之形为形矣。此仲景善于形容脉情，而示人因是以求病邪之情也。

章虚谷：按之者，脉沉而不浮也，紧者，如绞索之状，阴邪凝敛故也，条长如弓弦名弦，如弦之直而上下行者，有升降而无出入也。盖人身气血，表里周流，故脉有升降出入之象，自尺而上于寸为升，自寸而下于尺为降，自沉而浮为出，自浮而沉为入，因邪闭于筋，经络之气不得外达回流，故其脉在沉部上下行，有升降而无出入也，是为痉病之脉，与太阳风伤卫之脉浮缓，寒伤营之脉浮紧又不同矣。

黄树曾：此节补示痉病之脉，脉来有力，左右弹人手，刚劲之概可掬，谓之紧。紧强弦直上下行者，谓其长直挺硬也。因痉病筋脉强急，故有此脉。

《医宗金鉴》：痉之为病，其状劲急强直，故其脉亦劲急强直，按之紧，劲急之象也，如弦直行之象也。

【解析】　诸家一致认为本条指出了痉病的脉象。黄树曾云："此节补示痉病之脉。"若将本条与前第七条合看，则痉病脉证较为全面。对于"紧如弦"之脉的病变机理，魏念庭认为："弦者，风象也；紧者，寒象也。合紧与弦直上下行辨之，知风寒夹湿，留连于脉道，邪气有力，而脉见直上直下之诊也。"黄树曾认为："因痉病筋脉强急，故有此脉。"指出了外感风寒侵袭人体，筋脉强急是形成痉病之脉象的主要机理。

对于"按之"二字,应体会到含有沉伏之意。正如章虚谷指出"按之者,脉沉而不浮也",说明了痉病的脉紧弦须重按方能诊得,亦即沉而紧弦之意,并以此与太阳伤寒的浮紧之脉相鉴别。

【原文】 痉病有灸疮①,难治。(十)

【注释】 ①灸疮:因火灸所致的疮。

【译文】 素有灸疮的人如果患痉病,难治。

【提要】 本条指出痉病有灸疮为难治之证。

【选注】 赵以德:痉病由风热燥急其筋骨,不当复灸以火,且助火深入,风热得之愈固而不散,所以难治。

尤在泾:有灸疮者,脓血久渍,穴俞不闭,娄全善云:即破伤风之意,盖阴伤而不胜风热,阳伤而不任攻伐也。故曰难治。

章虚谷:灸疮因火为发,血液已损而内热也。又感外邪而成痉,若清热养血而闭其邪,攻邪则气血已损而邪不出,故为难治也。

徐忠可:治痉终以清表为主,有灸疮者经穴洞达,火热内盛,阴气素亏,即后栝楼桂枝汤、葛根汤嫌不远热,大承气汤更虑伤阴,故曰难治。

【解析】 本条指出了痉病有灸疮为难治之证。但在原文中仲景并未明确指出痉病与灸疮究竟谁先谁后。对此问题后世诸家见解不一。如赵以德说:"痉病由风热燥急其筋骨,不当复灸以火。"认为先有痉病,后成灸疮。章虚谷说:"灸疮因火为发……又感外邪而成痉。"是说先有灸疮后有痉病。我们认为,问题的重点并不在于痉病与灸疮谁先谁后,而是通过叙述"痉病有灸疮"这种津血亏损、邪盛正虚之证的治疗是困难的,告诫后学者临证凡遇此邪盛正虚者,切不可孟浪从事,只执一端,误药杀人,而当权衡利弊,全面考虑,方为万全之策。这是因为,疮本已津血亏虚,再患痉病势必血枯津竭,转增风燥加重病情,治疗时攻邪则伤正,扶正又碍邪,形成进退两难的局面,治之须审慎。

【原文】 太阳病,其证备,身体强,几几然①,脉反沉迟,此为痉,瓜蒌桂枝汤主之。(十一)

瓜蒌桂枝汤方:

瓜蒌根二两 桂枝三两 芍药三两 甘草二两 生姜三两

大枣十二枚

上六味,以水九升,煮取三升,分温三服,取微汗。汗不出,食顷,啜热粥发之。

【注释】 ①几几然:几本指小鸟伸颈欲飞,复不能飞的样子,此处形容病人身体强直,俯仰转侧不能自如。

【译文】 如果具备太阳病的症状,又同时出现身体强直,转侧俯仰不能自如,脉沉迟者,此属于痉病,当用瓜蒌桂枝汤主治。

【提要】 本条指出痉病使用栝楼桂枝汤的脉证。

【选注】 徐忠可:此为痉病有汗不恶寒者主方。太阳病其证备者,身热头痛汗出也,身体强即背反张之互辞。几几然,即颈项强之形状。脉反沉迟,谓阳证得阴脉,此痉脉之异于正伤寒也。

魏念庭:太阳病其证备,则所谓发热汗出而不恶寒也,且其人不止颈项强急,更身体亦强,几几然滞重不便周旋,乃风邪夹湿中于太阳之本证也。如为伤寒之太阳中风也,其脉必浮今则瓶,其脉必缓今则迟,是沉者浮之反,迟者缓之过也。单为风邪中太阳则浮缓,兼乎湿邪中太阳则濡滞之象,重着之形俱见于脉矣,此痉病之所以为痉病也。仲景示人曰,此证脉为痉,不得以沉为在里及在阴经,迟为阳微或为内寒也。

尤在泾:沉本痉之脉,迟非内寒,乃津液少而营血之行不利也。伤寒项背强几几汗出恶风者,脉必浮数,为邪风感于表。此证身体强几几然,脉反沉迟者,为风淫于外而津伤于内,故用桂枝则同,而一加葛根以助其散,一加栝楼根兼滋其内,则不同也。

沈明宗:此出柔痉之方也,虽不言有汗之柔痉,此用桂枝汤和营卫而解太阳卫分之邪,栝楼能清胸膈之热,不出有汗风伤卫之大法,可以意会。

喻嘉言:栝楼根味苦入阴,擅生津彻热之长者为君,合之桂枝汤和营卫养筋脉而治其痉,乃变表法为和法也。

【原文】 太阳病,无汗而小便反少,气上冲胸,口噤不得语,欲作刚痉,葛根汤主之。(十二)

葛根汤方:

葛根四两　麻黄三两(去节)　桂枝二两(去皮)　芍药二两
甘草二两(炙)　生姜三两　大枣十二枚

上七味,㕮咀,以水一斗,先煮麻黄、葛根,减二升,去沫。内诸药,煮取三升,去滓,温服一升,覆取微似汗,不须啜粥,余如桂枝汤法将息及禁忌。

【译文】 在太阳病表证存在的前提下,患者不出汗,小便却很少,自觉气逆上冲胸中,牙关紧急、口闭不开,不能言语。若病势继续发展,必将出现项背强急、角弓反张等证。此属痉病之刚痉的前兆,治疗用葛根汤发表散邪,生津舒筋。

【提要】 本条指出欲作刚痉的证治。

【选注】 尤在泾:无汗而小便反少者,风寒湿甚,与正气相持,不得外达,亦并不下行也,不外达不下行,势必逆而上冲,为胸满,为口噤不得语,驯至面赤头摇,项背强直,所在不待言,故曰欲作刚痉。

《医宗金鉴》:此申明刚痉在表以明其治也,太阳病为头项强痛发热等证也,无汗而伤寒也,太阳伤寒,小便不当少,今反少者,寒气盛而收引也。不当气上冲胸,今气上冲胸,是寒邪盛而上逆也。不当口噤不得语,今口噤不得语,是寒气盛,牙关紧急而甚也。以太阳伤寒而有此象,是欲作刚痉之病也。麻黄汤能治太阳,而不能治阳明,故以葛根汤兼太阳阳明之治,为刚痉无汗之正法也。

章虚谷:汗出而津液外泄,则小便少,今无汗而小便反少,是营卫三焦之气皆闭,外闭则内气不得转旋,而直上冲胸,邪侵入筋,阳明筋急而口噤不得语,欲作刚痉之先兆也。

　　黄树曾:此太阳病指脉浮头项强痛恶寒而言,无汗则小便当利,今小便亦少,故曰反。由于表实邪气不得外达下行使然。邪气不得下行,故气逆而上冲脑咽,因而口噤不得语,谓虽能发声而语未能,乃风阳在上所致。欲作刚痉,谓将成刚痉而未成也。

　　柯韵伯:葛根味甘气凉,能起阴气而生津液,滋筋脉而舒其牵引,故以为君;麻黄、生姜能开玄府腠理之闭塞,祛风而去汗,故以为臣。寒热俱轻,故少佐桂、芍,同甘草以和里,此于麻桂二汤之间,衡量轻重而为调和表里之剂也。

　　【解析】　"太阳病,其证备",指具有太阳中风发热、汗出、恶风、头项强痛等症状;"身体强,几几然"是指全身强急,转侧不能自如等证;太阳病其脉当浮,但此处却反见沉迟,乃津液不足而荣卫不利,故筋脉失养而作痉;这是风邪痹阻太阳在外,津液耗伤在内之证,治以解肌祛邪,生津滋液,方用瓜蒌桂枝汤。方中瓜蒌根清热生津,柔润筋脉;桂枝汤调和营卫,解肌祛邪,共使经气流畅,筋脉得润,而痉病自愈。

　　本证属于柔痉,原文虽未明确指出,但从方测证可知。方后注云"汗不出,食顷,啜热粥发之"的目的在于协助药物发汗,以利祛除风邪,调和营卫。

　　【验案】　郭某,女,50岁。2002年10月25日就诊。背部疼痛时作时止8年,每年发作数次,发作时背痛强直、怕冷、难瘥。始发时数周或10d能自行缓解。近2年来背痛发作经月不止,用镇痛药方能缓解一时。X线提示:强直性脊柱炎。时下:背痛强直,畏寒,入夜痛甚,饮食正常,二便尚利,舌苔薄白腻,脉细沉。此为阳虚寒凝太阳经脉,拟瓜蒌桂枝汤加附子治之:葛根30g,桂枝12g,白芍12g,炙甘草6g,红枣5枚,生姜5片,附片5g。3剂。水煎服,日1剂。服药后背痛大减,夜已能瘥,继用5剂症罢。

　　【原文】　痉为病,胸满,口噤,卧不着席①,脚挛急②,必齘齿③,可与大承气汤。(十三)

　　大承气汤方:

　　大黄四两(酒洗)　厚朴半斤(炙去皮)　枳实五枚(炙)芒硝三合

　　上四味,以水一斗,先煮二物,取五升,去滓,内大黄,煮取二升,去滓,内芒硝,更上火微一二沸,分温再服,得下止服。

　　【注释】　①卧不着席:形容背反张的程度。由于背反张较重,身躯反折如弓,以至平卧时脊背不能接触床面。

　　②脚挛急:脚,《说文》"胫也"。此指小腿肌肉疼挛的症状。

　　③齘齿:齘《说文》"齿相切也"。此指上下牙紧咬,甚或切齿有声。

　　【译文】　痉病发作时表现为胸部胀满,牙关紧闭,角弓反张,以致脊背不能接触床面,小腿肌肉痉挛,上下牙紧咬,甚或切齿有声者,可用大承气汤治疗。

　　【提要】　本条指出里热成痉的证治。

　　【选注】　徐忠可:前用葛根汤,正防其寒邪内入,转而为阳明也。若不早图,至项背强直,外攻不已。内入而胸满,太阳之邪仍不解,气闭而口噤,角弓反张而卧不着席,于是邪入内必热,阳热内攻而脚挛龂齿,盖太阳之邪并于阳明,阳明脉起于脚而络于齿也。故直攻其胃,而以硝黄枳朴清其热下其气,使太阳阳明之邪一并由中土而散。此下其热,非下其实也。

《医宗金鉴》:此申痉病入里以明其治也。痉病而更胸满,里气壅也,卧不着席,反张甚也,脚挛急,劲急甚也,必龂齿,牙紧急也,此皆阳明热盛灼筋,筋急而甚之象。故以大承气汤直攻其热,非攻阳明之实也。其曰可与,非尽言其可与,且有慎重之意。

芒硝

章虚谷:此即前条之证失于开泄,以邪深闭甚,胸满口噤,项背反张,故卧不着席,皆太阳阳明筋病之现证也。筋缩则脚挛急,龂齿者,咬牙啮齿也,是风火内闭阳明为多,故与大承气汤,通阳明之腑,急则治标之法,腑气通,必仍和其经脉,可想而知也。不曰主之,而曰可与,教人详审标本,随宜而施之意耳。前条用栝楼桂枝汤、葛根汤,皆为治本之法。虽止三方,更合以前各条观之,其辨别表里阴阳、虚实寒热大端已备,而治痉之法可以类推隅反矣。

黄树曾:胸间气塞满闷,曰胸满,胸满多属表证,此则由于里热气壅,卧不着席,反张甚也;筋为热灼故脚挛急;龂齿,磨牙作声乃胃热也。痉病本忌下,此证可与大承气汤者,以有胸满口噤龂齿之证,纯系阳明里热,乃痉之变证,故以变法治之,而用大承气汤泄热救阴,痉病在筋脉,亦可酌投也。

【解析】 本条论述了阳明里热成痉。其所以形成,首先是由于外感病邪虽经发汗解表,但未能逐邪外出,使邪传里化热。故徐忠可说:"太阳之邪仍不解,气闭而口噤,角弓反张而卧不着席,于是邪入内必热,阳热内攻而脚挛龂齿,盖太阳之邪并于阳明。"章虚谷也说:"此即前条之证失于开泄,以邪深闭甚,胸满口噤,项背反张,故卧不着席,皆太阳阳明筋病之现证也。"但这并非本证形成的唯一原因。若病者素体阳气偏旺,感受外邪之后容易入里化热,或者过于发汗,早用攻下,耗伤阴液,亦可形成里热壅遏,化燥成实。

阳明实热已成,必然耗伤阴液,使筋脉失于滋养,形成痉病。用大承气汤的目的在于急下存阴,使里实下,腑气通,里热从下而去,津液得以保存。属于紧急抢救之措施,并非痉病的常规治疗。对于大承气汤在痉病中的作用,徐忠可认为:"此下其热,非下其实也。"《医宗金鉴》认为:"以大承气汤直攻其热,非攻阳明之实也。"我们认为本条所指的痉病,其发生原因就是因阳明燥实而成,故取大承气汤泄其燥热,破其壅塞,俾阳明腑实得去,热势自然得消。用大承气汤,以方测证可知,除胸满口噤、卧不着席、脚挛急、必齘齿之痉病症状外,必有阳明腑实可下之证,否则岂有用大承气汤之理。也正因为采用攻下腑实的方法,才得以泄热存阴。所以采用攻下之法是治疗手段,而泄热存阴以止痉为其目的。章虚谷说:"与大承气汤,通阳明之腑,急则治标之法,腑气通,必仍和其经脉,可想而知也。"这种解释简洁明了,可谓深得其要领。

【原文】 太阳病,关节疼痛而烦①,脉沉而细(一作缓者),此名湿痹②。(《玉函》云中湿。)湿痹之候,小便不利,大便反快,但当利其小便。(十四)

【注释】 ①烦:此引申为剧烈之意,形容关节疼痛的程度。如《周礼·秋官·司隶》"邦有祭祀宾客丧纪之事,则役其烦辱之事",唐·郑玄注:"烦,犹剧也。"

②湿痹:痹,《说文》"湿病也"。湿痹,即湿病。

【译文】 病人具有太阳表证,并见骨节疼痛剧烈,脉沉而细者,称为湿痹。湿痹的主要证候是小便不利,大便溏薄而易于排解,其治法应当通利小便。

【提要】 本条指出湿痹的证治。

【选注】 喻嘉言:湿流关节疼痛,脉见沉细者,则非有外风与之相搏,只名湿痹。湿痹者,湿邪闭其阳气也,利其小便,则阳气通行无碍,而关节之痹并解矣。

周扬俊:经云:伤于湿者,下先受之。言足与地相亲,故先中其足,然后流入关节,故疼痛而烦,因湿气内壅,阻郁正气,而湿性沉着,阳气遏抑,故脉必沉细。因关节烦疼,故名曰痹。经云:湿胜则濡泄。小便不利,盖膀胱之气化先为湿壅,势必转趋大肠而大便反快,故曰治湿不利小便,非其治也,使小便得利,则阳气宣通,而水道自行,津液自化,将关节之湿尽泄矣。

尤在泾:湿为六淫之一,故其感人,亦如风寒之先在太阳。但风寒伤于肌膝,而湿则流入关节。风脉浮,寒脉紧,而湿脉则沉而细。湿性濡滞而气重着,故亦名痹。痹者闭也,其人平日土德不及而湿动于中,由是气化不速而湿侵于外,外内合邪,为关节疼烦,为小便不利,大便反快。治之者,必先逐内湿,而后可以除外湿,故曰当利其小便。

【解析】 本条指出利小便为治疗湿病的方法之一。湿病的产生,或伤于外感之湿邪,由皮毛肌表而入,出现恶寒发热、头项强痛的太阳表证,湿邪流注关节,痹阻不通,故有明显的关节疼痛。若其脉浮者,说明为外湿之证,可用发汗之法治之。或由于脾虚运化失健,水湿内停,产生内湿,内湿存在则易于感受外湿,而外湿亦易引动内湿,以其同气相求故也。本节所述之证,即因内外合邪所致,故尤在泾说:"其人平日土德不及而湿动于中,由是气化不速而湿侵于外,外内合邪,为关节疼烦,为小便不利,大便反快。"本证病位偏于里,故其证表现为"小便不利,大便反快",其脉表现为沉细。治疗重点,应利其小便,使小便通利,则里湿自去,阳气并通,湿痹亦除。所以周扬俊说:"治湿不利小便,非其治也,使小便得利,则阳气宣通,而水道自行,津液自化,将关节之湿尽泄矣。"

【原文】 湿家①之为病,一身尽疼(一云疼烦)。发热,身色如熏黄②也。(十

**【注释】** ①湿家:指患湿病的人。

②熏黄:形容色黄而晦暗,犹如烟熏之状。

**【译文】** 患湿病的人,周身疼痛,发热,皮色黄而晦暗,如烟熏一样。

**【提要】** 本条指出湿郁化热发黄的证候。

**【选注】** 成无己:身黄如橘子色者,阳明瘀热也,此身黄如熏黄,即非阳明瘀热。身黄发热者,栀子柏皮汤主之,为表里有热则身不疼痛,此一身尽疼,非伤寒客热也,知湿邪在经而使之。脾恶湿,湿伤则脾病而色见,是以身发黄者,为其黄如烟熏非正黄也。

尤在泾:湿外盛者,其阳必内郁。湿外盛则身疼,阳内郁则发热。热与湿合,交蒸互郁,则身色如熏黄。熏黄者,如烟之熏,色黄而晦,湿气沉滞故也;若热黄则黄而明,所谓身黄如橘子色也。

《医宗金鉴》:湿家谓病湿之人。湿之为病,或因外受湿气,则一身尽疼,或因内受湿病,则发热身黄。若内外同病,则一身尽疼发热,身色如熏黄也。湿家之身发黄,不似伤寒之身疼发黄者,以无六经之形证也。

高学山:凡言家者,俱指夙病,如酒家、风家、亡血家之类。上条是初病湿,此系湿久而成家者,故曰湿家也。湿流关节,故初病则关节烦疼,湿久化热,而充经表,故一身尽痛而发热也。黄为土色,身色如熏黄者,湿热伤脾,在上之汗孔不疏,在下之小便不利,故蒸其湿土之色于外也。

**【解析】** 本条论述了素有湿病之人发黄的病变机理,由于脾虚湿停,久郁化热,湿热熏蒸而见全身色黄如烟熏状。尤在泾认为:"热与湿合,交蒸互郁,则身色如熏黄。熏黄者,如烟之熏,色黄而晦,湿气沉滞故也。"高学山认为:"黄为土色,身色如熏黄者,湿热伤脾……蒸其湿土之色于外也。"指出了湿郁化热伤脾是发黄的根本原因。而此种黄色晦暗如烟熏,与身黄如橘子色不同,是因"湿气沉滞"之故。这种说法较为切合病情,试观临床所见湿邪久郁化热熏蒸发黄的患者,其色大多较为晦暗。

对于本条"一身尽疼"的解释,诸家意见不一。《医宗金鉴》认为是"因外受湿气,则一身尽疼"。其意为素有里湿,复感外湿,所以一身尽疼。成无己认为"此一身尽疼,非伤寒客热也,知湿邪在经而使之"。我们认为若感受外湿之邪,必有头痛、恶寒等表证,但从原文看并无此意。且湿为阴邪,在湿盛的情况下,湿邪郁于肌肉经络之间,阻遏阳气的流通,即可造成全身的疼痛。

**【原文】** 湿家,其人但头汗出,背强,欲得被覆向火①。若下之早则哕②,或胸满,小便不利(一云利),舌上如胎③者。以丹田④有热,胸上有寒,渴欲得饮而不能饮,则口燥烦也。(十六)

**【注释】** ①被覆向火:用病人想盖被、近火等取暖的欲望,形容其恶寒较重。

②哕:呃逆。

③舌上如胎:胎与苔通。此指舌上湿润白滑,似胎非胎。

④丹田:穴名,在脐下三寸,这里泛指下焦,与胸上对举。

**【译文】** 长期患湿病的人,出汗仅见于头部,项背部强直,恶寒怕冷,经常喜欢厚衣盖被,或烤火取暖。这是由于寒湿束表,阳郁不宣所致。假若误认为里实而施以苦寒攻下剂,病人就会出现呃逆,或自觉胸中满闷,小便量少不利,望其舌上出现一层白滑垢腻状物,好像舌苔一样。这是由于攻下后损伤中上二焦的阳气而胸中寒湿,下焦湿浊化热所致。下焦热郁,气化不行,津液不布,则口干燥而心烦;寒湿内盛,则又不能饮水。

**【提要】** 本条指出湿病误下的变证。

**【选注】** 程林:湿为阴邪,阴邪客于阴,则阳上越而不行于腠理肌肉,故但头汗出。背为阳,寒湿胜则阳虚,故背强、欲得被覆向火也。若当表邪未解之时,误以阳明内湿之热,上越之头汗而早下之,则虚其胃,湿干于胃则哕,寒客于上则胸满,亡其津液则小便不利,以寒湿在上故舌上如苔而实非苔也。丹田有热者以下后里虚,上焦阳气因虚而陷于下,为丹田有热。表中寒气乘虚而客于胸上,为胸上有寒。唯其丹田有热,则渴欲饮水,胸上有寒不能散水,虽得水而不能饮,故口燥烦也。

成无己:湿家有风湿有寒湿,此寒湿相搏者也,湿胜则多汗,伤寒胜无汗,寒湿相搏,虽有汗而不能周身,故但头汗出也。背阳也,腹阴也,太阳之脉夹背抵腰,太阳客寒湿,表气不利而背强也。里有邪者外不恶寒,表有邪者则恶寒。欲得被覆向火者,寒湿在表而恶寒也。若下之早则伤动胃气,损其津液,故丹田有热,表中寒湿乘虚而入于胸中,为胸上有寒,使舌上白苔滑也,脏燥则欲饮水,以胸上客寒湿,故不能饮而口燥烦也。

尤在泾:寒湿居表,阳气不得外通,而但上越为头汗出,为背强,欲得被覆向火,是宜驱寒湿以通其阳,乃反下之,则阳更被抑而哕乃作矣。或上焦之阳不布而胸中满,或下焦之阳不化而小便不利,随其所伤之处而为病也。舌上如苔者,本非胃热,而舌上津液燥聚如苔之状,实非苔也,盖下后阳气反陷于下,而寒湿仍聚于上,于是丹田有热而渴欲得饮,胸上有寒而反不欲饮,则口舌燥矣。

《医宗金鉴》:湿家头汗出者,乃上湿下热蒸而使然,非阳明内实之热蒸而上越之汗也。背强者,乃湿家重着之强,非风湿拘急之强也。欲覆被向火者,乃一时湿盛生寒,非伤寒之恶寒也。若误以阳明内热上越之头汗而遂下之,则湿从寒化,即乘虚于上,则肺气逆而胸满,入于中,则胃气不和而为哕,入于膀胱,气化不行,为小便不利。舌上白滑如苔者,盖以误下热陷,丹田有热也,寒聚于上,胸中有寒也,所以渴欲饮水而不能饮,由下有热而口生烦燥,由上有寒而不化生津液,虽口燥舌干而不能多饮也。

**【解析】** 大凡治湿之法,湿邪在表宜从汗解,湿邪在里则利小便,此为治湿之正法。本条论述了湿病误用下法造成的坏证。对于病变机理的解释,诸家认识大体相同。本证在误下之前所见的临床表现如"但头汗出,背强,欲得被覆向火",是因寒湿在表,阳气被郁之故。所以尤在泾说:"寒湿居表,阳气不得外通,而但上越为头汗出,为背强,欲得被覆向火。"成无己亦云:"欲得被覆向火者,寒湿在表而恶寒也。"医者不察,以为"但头汗出"是胃肠蕴结成实,故率用攻下,以致寒湿不去而徒伤胃气。胃寒气逆则见"哕"证,胸阳虚阴寒乘之则"胸满",下焦阳虚,气化失常,则"小便不利",故《医宗金鉴》指出:"若误以阳明内热上越之头汗而遂下之,则湿从寒化,即乘虚入于上,则肺气逆而胸满,入于中,则胃不和而为哕,入于膀胱,气化不行,为小便不利。"

对"丹田有热,胸上有寒"之形成机理,诸家明确指出系因误下之故,使"下焦阳气下陷,转变为丹田有热","外表的寒湿入里转变为胸上有寒"。正如《医宗金鉴》指出:"盖以误下热陷,丹田有热也,寒聚于上,胸中有寒也。"由于下热上寒才出现了口燥烦,不能多饮。

从本条可知,治外湿宜发汗,治内湿宜利小便。若非真正蕴结成实,湿去燥存而纯属里证的,下法断不可用。

【原文】 湿家下之,额上汗出,微喘,小便利①(一云不利)者死;若下利不止者,亦死。(十七)

【注释】 ①小便利:此指小便清长而频数。

【译文】 患湿病之人,若误用下法,见额上汗出,息微气喘,小便清长而频数的,预后不良;或者表现为大便泻下不止的,预后亦险恶。

【提要】 本条指出湿病误用下法造成"阴阳离决"的坏证。

【选注】 赵以德:此妄下之因致此逆,盖逆则真阳自上越,阴自下脱,其额上汗出微喘者,阳之越,小便利与下利不止者,阴之脱也,阴阳离决、必死之兆也。若大小便不利者,是阴气不退,而阳之根犹在也,下之虽大小便利,若额上无汗出与喘,是阳气不越,而阴之根犹在也,则非离决,可以随其虚而救之。

李玮西:前云湿家当利小便,以湿气内瘀于小便,原自不利,宜用药利之,此下后里虚,小便自利,液脱而死,不可以一例概之。

尤在泾:湿病在表者宜汗,在里者宜利小便,苟非湿热蕴积成实,未可遽用下法,额上汗出微喘,阳已离而上行,小便利,下利不止,阴复决而不走,阴阳离决,故死也。

唐容川:此总言湿证无下法也,上节言误下变证,为寒热郁结,此节言误下伤肾,则小便自利,气喘而死。误下伤脾,则大便下利不止而死。观仲景方,皆是补土以治湿,则知湿家无下法。

【解析】 寒湿在表,阻遏阳气,不能温煦肌表,故欲得被覆向火;阳气被郁,不得外达逆而上越,故病人但头汗出;寒湿滞留经脉,气血运行不畅,故项背强滞不舒,治当温散寒湿,宣通阳气。若误用攻下之法,更伤其阳,病非但不能除去,反而导致变证丛生。苦寒攻下,损伤中阳,胃气虚逆,则呃逆;表湿内陷,气化不行,在上则见胸满,在下则见小便不利。寒湿在上,阳郁不能升腾,故舌上湿润白滑,似胎非胎;上焦有寒,水津失布,而非津液不足,故渴欲得饮而不能饮,感觉口燥厉害。

若误用攻下,重伤阳气,虚阳上越,则额上汗出,微喘;肾阳衰惫,故小便清长而频数;若大便泄泻不止者,不仅阴液将竭,而且脾肾已败,亦属危候。

　　以上两条分别论述湿病误下之后的变证及危候,二者虽然表现不同,但均损及阳。湿为阴邪,本易伤阳,又用苦寒攻下,遂更伤其阳。由此可见,治疗湿病应当注意顾护阳气,如果不是湿邪化热化燥成实,切不可使用攻法。

　　【原文】　风湿相搏,一身尽疼痛,法当汗出而解,值天阴雨不止,医云此可发汗,汗之病不愈者,何也? 盖发其汗,汗大出者,但风气去,湿气在,是故不愈也。若治风湿者,发其汗,但微微似欲出汗者,风湿俱去也。(十八)

　　【译文】　外感风湿,风邪与湿邪相互搏结,客于肌腠,留注于关节,所以临床见全身肌肉、关节都疼痛。按照治疗原则,应当采取发汗祛风除湿法,使风湿邪气随汗出而解散。当时又正值天气晦暗,阴雨连绵不断,外界的湿气太重,足以使身体疼痛增剧,医生说此时正宜用发汗法来治疗。但是,发汗以后疾病并没有痊愈,这是什么原因呢? 这是由于汗法使用不当的缘故。因为本证系"风湿相搏",风性轻扬散漫而易于表散,湿性重浊粘滞而难以骤除。由于发汗剂药力太峻猛,出汗太急太多,仅仅散去了风邪,粘滞的湿邪仍在,所以病未痊愈。治疗这种风湿病,如果采用发汗法时,只宜使其微微出汗,续缓萌发,才能使风邪和湿邪全部祛除。

　　【提要】　本条指出治疗风湿病用汗法时应缓取微汗。

　　【选注】　徐忠可:此言风湿当汗解而不可过也。谓风湿相搏疼痛,原当汗解,值天阴雨则湿更甚,可汗无疑。而不愈何故? 盖风性急可骤驱,湿性滞当渐解,汗大出则风去而湿不去,故不愈。若发之微则出之缓,缓则风湿俱去矣。

　　尤在泾:风湿虽为六淫之一,然风无形而湿有形,风气迅而湿气滞,值此雨露湿胜之时,自有风易祛,而湿难治之势。而又发之速而驱之过,易其风去而湿不与俱去也。故欲湿之去者,但使阳气内蒸,而不骤泄,肌肉关节之间,充满流行,而湿邪自无地可容矣,此发其汗但微微似汗出之旨软。

　　《医宗金鉴》:发其汗,汗大出而病不愈者,此汗之不如法,所以不解也。若治风湿者,必俟天气晴明发其汗,但令其汗微微似欲出状,则风与湿俱去矣。

　　章虚谷:治风湿者,必通其阳气,调其营卫,和其经络,使阴阳表里之气周流,则其内湿随三焦气化,由小便而去,表湿随营卫流行,化微汗而解。阴湿之邪既解,风邪未有不去者。

　　【解析】　本条指出湿邪在表的治疗原则,应是微微发其汗。风湿俱为六淫之邪,但风邪四时常在,终岁皆有,故为百病之长,每与他邪相伙为患。风湿相互搏结,侵入肌表,而采用发汗之方法治疗,与本篇第十四条用利小便方法治疗内湿同属湿病的正治方法。但这种发汗只能用微汗法,而不能大汗。否则非但湿邪不去,反徒伤正气。究其原因,正如徐忠可指出的"盖风性急可骤驱,湿性滞当渐解"。尤在泾亦指出:"风无形而湿有形,风气迅而湿气滞……自有风易祛,而湿难治之势。"又指出:"故欲湿之去者,但使阳气内蒸,而不骤泄,肌肉关节之间,充满流行,而湿邪自无地可容矣。"章虚谷亦认为:"治风湿者,必通其阳气,调其营卫,和其经络,使阴阳表里之气周流……表湿随营卫流行,化微汗而解。"诸家从病邪性质、特点及机体的病理生理方面,具体论述了治疗风湿采用微汗法的道理。故后学者应将本条视为"治湿汗之严律"。

【原文】 湿家病身疼发热,面黄而喘,头痛鼻塞而烦,其脉大,自能饮食,腹中和无病,病在头中寒湿,故鼻塞,内药鼻中则愈。(《脉经》云:病人喘,而无湿家。病以下至而喘十一字)(十九)

【译文】 患湿病者身体疼痛,发热,颜面色黄,气喘,头痛,鼻塞不通,脉大,但饮食正常,表明脾胃调和,内脏无病,而是寒湿之邪伤于头部,所以引起鼻塞,只要将药纳入鼻孔,就可获愈。

【提要】 本条指出寒湿侵犯肌表的证治。

【选注】 沈明宗:此湿淫于上,与湿从下不同也。湿邪感于太阳,与肺气相合,气郁于表,故身疼发热,面黄而喘,头痛鼻塞而烦也。邪居于表,故脉大,自能饮食,腹中和无病,当发其在头中之寒湿,寒湿者,以湿属阴故也。盖鼻是为肺窍,肺气受湿则鼻塞,故当纳药鼻中,搐去黄水,俾肺气通调,大气一转,肌腠开而湿痹解矣。

喻嘉言:邪在上焦,里无别病者,但纳药鼻中,搐去湿热之所酿黄水而已。以鼻为脑之门户,故即从鼻中行其宣利之法,乃最神最捷之法也。

尤在泾:寒湿在上,则清阳被郁,身疼头痛鼻塞者,湿上甚也,发热面黄烦喘者,阳上郁也,而脉大则非沉细之比,腹和无病,则非小便不利,大便反快之比,是其病不在腹中而在头。疗之者宜但治其头而毋犯其腹,内药鼻中,如瓜蒂散之属,使黄水出则寒湿而愈,不必服药以伤其和也。

《医宗金鉴》:此申上条,详其义,出其脉,别其治也。湿家病,身疼发热,面黄而喘,此内生外受之湿病也。外宜羌活胜湿汤,内宜茵陈五苓散。喘甚,大陷胸丸,若更头痛鼻塞而烦,其脉大,证类伤寒,但其人里和能食,知非伤寒,不可发汗,乃头中寒湿之邪,故头痛鼻塞,唯纳药鼻中,取黄水从涕出,而寒湿以泄,病可愈也。所纳之药,如瓜蒂散之类。

【解析】 本条提出用"内药鼻中"的方法,治疗寒湿之邪在上部的病变。这是因为,所出现的症状表明了病邪为寒湿,病位在上在外,而其重点在头部,故"头痛鼻塞而烦"为其主证。"身疼发热,面黄而喘"均为寒湿伤及肌表,肺失宣肃所致。"其脉大"应理解为是与沉细之脉相对而言,说明脉不沉细。故尤在泾说:"脉大则非沉细之比。"再结合"自能饮食,腹中和无病",可知病变部位不在腹而在头部。

对于"面黄"一证,尤在泾认为:"寒湿在上,则清阳被郁,身疼头痛鼻塞者,湿上甚也,发热面黄烦喘者,阳上郁也……内药鼻中……使黄水出则寒湿而愈。"《医宗金鉴》认为:"面黄而喘,此内生外受之湿病也……取黄水从涕出,而寒湿以泄。"二者都认为"面黄"系由寒湿所致。喻嘉言认为:"但纳药鼻中,搐去湿热之所酿黄水而已。"认为面'黄是因湿热熏蒸而成。我们认为,若本证如喻氏所说的因湿热发黄,那么其表现就不会只见面黄,而必见眼目、全身都发黄,成了黄疸病证。但仔细阅读原文并无此意。而重点是说明病邪只在头部,胃肠无病,故可用纳药鼻中的方法治疗,而"不必服药以伤其和也"。所以这种面黄只是寒湿在外在上的一个兼证。至于本条所纳之药,书中并未出方,历代注家虽多主张用瓜蒂散,但未被证实。

【原文】 湿家身烦疼,可与麻黄加术汤发其汗为宜,慎不可以火攻①之。(二十)

麻黄加术汤方:

麻黄三两(去节) 桂枝二两(去皮) 甘草一两(炙) 杏仁七十个(去皮尖) 白术四两

上五味,以水九升,先煮麻黄,减二升,去上沫,内诸药,煮取二升半,去滓,温服八合,覆取微似汗。

【注释】 ①火攻:指用火法外治,迫使发汗。古代火法约有熏蒸、热熨、艾灸、温针等。

【译文】 湿病症见身体疼痛剧烈的,宜用麻黄加术汤发汗,慎不可用火法迫汗。

【提要】 本条指出寒湿在表属于表实证的证治及禁忌。

【选注】 赵以德:湿与寒合,故令人身疼。大法表实成热则可发汗,无热是阳气尚微,汗之恐虚其表,今是证虽不云发热,而烦已生,烦,有热也,所以服药不敢大发其汗。且湿亦非暴汗可散,故用麻黄汤治寒,加术去湿,使其微汗尔。然湿邪在表者,唯可汗之,不可火攻,火攻则增其热,必有发痉之变,所以诫人慎之。

魏念庭:湿家身烦疼,外感寒湿也。其内有湿,不必论其何因,唯以先治其表之寒湿为急也。仲景所以云可用麻黄加术汤,发其汗为宜也。麻黄散太阳表湿,杏仁降泄逆气,甘术燥补中土,更取以微汗,为治表之金针,此固以之治表邪也,而内因之湿为寒为热,俱兼里而无妨碍矣。故治湿病之里,以利小便为第一义;而治湿病之表,以取微汗为第一义也。

《医宗金鉴》:湿家外证身痛甚者,羌活胜湿汤,内证发黄甚者,茵陈五苓散。若唯身烦痛而不发黄者,则为外感寒湿,与麻黄加术汤发其汗,寒湿两解也。慎不可以火攻之者,谓不可以火劫大发其汗,必致变也。

【解析】 本条叙证简略,指出了寒湿在表属于表实证的治疗方法。以方测证,可知本证之病因为寒湿之邪伤及肌表,造成表实,必见有恶寒发热、头痛等症状。寒湿留滞肌肉故全身疼痛,烦扰不宁,治疗应采用发表散寒祛湿之法。魏念庭说:"湿家身烦疼,外感寒湿也……而治湿病之表,以取微汗为第一义也。"这正是仲景"若治风湿者,发其汗,但微微似欲汗出者,风湿俱去也"精神的具体体现。在治疗注意事项上明确指出"慎不可以火攻之",这就是说,不能用火攻发汗的方法治疗寒湿在表之证。因以火攻发汗,必有大汗亡阳耗津之弊,且火热与湿相合,会引起黄疸、衄血等证。

用麻黄加术汤治疗,其义取"用麻黄汤治寒,加术去湿,使其微汗尔"。喻嘉言指出:"麻黄得术,得兼发汗,不致多汗,而术得麻黄,并可行表里之湿,下趋水道,两相维持也。"这种配伍适合于病情,合乎取微汗治表湿之原则。

【原文】 病者一身尽疼,发热,日晡所①剧者,名风湿。此病伤于汗出当风,或久伤取冷②所致也。可与麻黄杏仁薏苡甘草汤。(二十一)

麻黄杏仁薏苡甘草汤方：

麻黄（去节）半两（汤泡）　甘草一两（炙）　薏苡仁半两　杏仁十个（去皮尖，炒）

上剉麻豆大，每服四钱匕，水盏半，煮八分，去滓，温服，有微汗，避风。

【注释】　①日晡所：晡，申时。所，不定之词，表约数。日晡所，指下午三至五时左右。

②久伤取冷：即过度贪凉。

【译文】　病人全身肌肉关节都疼痛，发热，每天午后明显加重，该病名叫风湿。其成因是出汗时不避风吹，湿气不得外泄，风邪乘虚入侵；或劳累过度而贪凉饮冷，风湿入侵，困滞于肌腠，留着于骨节所致。治疗可以用麻黄杏仁薏苡甘草汤轻清宣化，散风祛湿。

【提要】　本条指出风湿在表的证治。

【选注】　赵以德：《内经》太阴阳明篇曰：太阴阳明为表里，脾胃脉也，外合肌肉，故阳受风气，阴受湿气，所以风湿客之，则一身肌肉疼痛。夫阳气者，一日而主外，平旦阳气生，属少阳，日中阳气隆，属太阳，日西气门内闭，属阳明，故阳明之气主乎申酉，所以日晡而剧也。

徐忠可：日晡所剧，日晡为申酉时，金之气，肺主之，肺之合皮毛，明是风湿从肺之合而侵淫内者，至肺金旺时，助邪为虐而加甚，与湿从下受者不同。故曰：此为风湿。然皮毛受邪，风何以夹湿，所以知因汗出当风或久伤取冷所致。

程林：一身尽疼发热，风湿在表也。日晡，申酉时也。阳明旺于申酉戌，土恶湿，今为风湿所干，当其旺时，邪正相搏，则反剧也。

尤在泾：此亦散寒除湿之法，日晡所剧，不必定泥于肺与阳明，但以湿无来去，而风有休作，故曰：此名风湿。

《医宗金鉴》：病者谓一身尽痛之病人也。湿家一身尽痛，风湿亦一身尽痛，然湿家痛则重着不能转侧，风湿痛则掣痛时轻而不可屈伸，此痛之有别者也。湿家发热，早暮不分微甚，风湿之热，日晡必剧，原其由来，或为汗出当风，或为久伤取冷，相合所致。

【解析】　本条论述了风湿在表属于表实的证候和治疗方药。分析其发病原因，文中明确指出"此病伤于汗出当风，或久伤取冷所致"。由于汗出当风或劳作后贪凉，汗液不得外泄，着而为湿，风湿相搏，留滞肌表，形成一身尽疼无汗发热的表实证。湿家与风湿均有身体疼痛，二者鉴别如《医宗金鉴》所云："湿家一身尽痛，风湿亦一身尽痛，然湿家痛则重着不能转侧，风湿痛则掣痛时轻而不可屈伸，此痛之有别者也。"对于发热一证，本证日晡发热加剧，日晡属阳明，有化燥化热的倾向，这与湿家的发热有所不同。《医宗金鉴》对此做了很好的鉴别："湿家发热，早暮不分微甚，风湿之热，日晡必剧。"至于对"日晡所剧"含义的理解，徐忠可认为"日晡为申酉时，金之气，肺主之"，程林认为"日晡，申酉时也。阳明旺于申酉戌"。一说是肺主之，一说是阳明主之，争论不休。我们认为，"发热，日晡所剧"为风湿的特点,提示了风湿发热的热型,并以此与湿家发热相区别。诚如尤在泾所云:"日晡所剧,不必定泥于肺与阳明,但以湿无来去,而风有休作,故曰:此名风湿。"

麻杏薏甘汤与麻黄加术汤同是治外湿在表的表实证,但二者在主治和方剂配伍上有显著的不同。麻黄加术汤中麻黄为三两,桂枝二两,麻杏薏甘汤中无桂枝、白术,而麻黄仅用半两,又加薏苡仁,可见前者重在发汗以散寒利湿,而后者重在轻清宣化。从病情上讲,麻黄加术汤证比麻杏薏甘汤证表证要严重,故麻黄配桂枝以发汗散寒,配白术除肌表之湿,配杏仁宣利肺气,适用于寒湿在表之证。而麻杏薏甘汤以麻黄配杏仁、薏苡仁轻清宣化在表之风湿,且方中甘草用量倍于麻黄,使整个方子成为微汗之剂。

【原文】 风湿,脉浮、身重,汗出恶风者,防己黄芪汤主之。(二十二)

防己黄芪汤方:

防己一两　甘草半两(炒)　白术七钱半　黄芪一两一分(去芦)

上剉麻豆大,每抄五钱匕,生姜四片,大枣一枚,水盏半,煎八分,去滓,温服,良久再服。喘者加麻黄半两,胃中不和者加芍药三分,气上冲者加桂枝三分,下有陈寒者加细辛三分。服后当如虫行皮中,从腰下如冰,后坐被上,又以一被绕腰以下,温令微汗,差。

【提要】 本条指出风湿表虚的证治。

【选注】 尤在泾:风湿在表,法当从汗而解,乃汗不待发而自出,表尚未解而已虚,汗解之法,不可守矣。故不用麻黄出之皮毛之表,而用防己驱之肌肤之里,然非芪术甘草,焉能使卫阳复振而驱湿下行哉。

《医宗金鉴》:脉浮者,风也,身重,湿也,寒湿则脉沉,风湿则脉浮。若浮而汗不出恶风者为实邪,可与麻黄杏仁薏苡甘草汤汗之。浮而汗出恶风者为虚邪,故以防己白术以祛湿,黄芪甘草以固表,生姜大枣以和营卫也。

【解析】《医宗金鉴》认为"脉浮者,风也,身重,湿也",对本证的病理变化作了简单扼要的分析。风湿之邪侵袭肌表,湿乃阴邪,其性重滞,故见身重,此乃湿邪为患的特点。因有自汗出一证,则说明证属表虚,不得再用发汗之法更伤正气。所以尤在泾说:"风湿在表法当从汗而解,乃汗不待发而自出,表尚未解而已虚,汗解之法,不可守矣。"必须健脾益气,使卫阳复振,以驱风湿之邪。

防己黄芪汤,用黄芪甘温益气固表,白术甘草补中气以燥湿,防己通行十二经,开窍泻湿,相伍为用,共奏益气行湿之功效。

【原文】 伤寒八九日,风湿相搏,身体疼烦,不能自转侧,不呕不渴,脉浮虚而涩者,桂枝附子汤主之;若大便坚,小便自利者。去桂加白术汤主之。(二十三)

桂枝附子汤方:

桂枝四两(去皮)　生姜三两(切)　附子三枚(炮去皮,破八片)　甘草二两(炙)　大枣十二枚(擘)

上五味,以水六升,煮取二升,去滓,分温三服。

白术附子汤方:

白术二两　附子一枚半（炮去皮）　甘草一两（炙）　生姜一两半（切）　大枣六枚

上五味，以水三升，煮取一升，去滓，分温三服。一服觉身痹，半日许再服，三服都尽，其人如冒状，勿怪，即是术、附并走皮中，逐水气，未得除故耳。

【译文】　外感表证已出现八九天，但风与湿仍相互搏结，所以身体疼痛剧烈，转侧不利，不呕也不渴，脉象浮虚而涩的，用桂枝附子汤主治；如果大便坚硬，小便通利的，则于上方去桂枝加白术汤主治。

【提要】　本条论述了风湿而见表阳虚的证治。

【选注】　程林：风淫所胜，则身烦疼，湿淫所胜，则身重难转侧。风湿相搏于营卫之间，不干于里，故不呕不渴也。脉浮为风，涩为湿，以其脉近于虚，故用桂枝附子汤温经以散风湿。小便利者，大便必硬，桂枝近于解肌，恐大汗故去之，白术能祛肌湿，不妨于内，故加之。凡方后如有虫行，如醉如冒等状者，皆药势将行使然。

《医宗金鉴》：此条承上条，详申脉证以明其治也。谓此风湿之病，虽得之伤寒八九日，而不呕不渴，是无伤寒里病之证也。脉浮虚而涩，是无伤寒表病之脉也。脉浮虚，表虚风也。涩者，湿也。身体烦疼，风也。不能转侧，湿也。乃风湿相搏之身体疼痛，非伤寒骨节疼痛也。与桂枝附子汤，温散其风湿，从表而解也。若脉浮实者，则又当以麻黄加术汤，大发其风湿也。如其人有是证，虽大便硬，小便自利而不议下者，以其非邪热入里之硬，故仍以桂枝附子汤。去桂枝者，以大便坚，小便自利，不欲其发汗再夺津液也。加白术者，以其重着湿在肌分，用以佐附子逐水气于皮中也。

尤在泾：身体疼烦不能自转侧者，邪在表也。不呕不渴，里无热也。脉浮虚而涩，知其脉湿外持，而卫阳不正。故以桂枝汤去芍药之酸收，加附子之辛温，以振阳气而敌阴邪。若大便坚小便自利，知其在表之阳虽弱，而在里之气犹治，则皮中之湿自可驱之于里，使从水道而出，不必更发其表，以危久弱之阳矣。故于前方去桂枝之辛散，加白术之苦燥，合附子之大力健行者，予以并走皮中而逐水气，亦因势利导之法也。

【解析】　外感风寒湿邪，八九日不解，说明邪尚在表，故脉浮；"不呕不渴"说明未传经入里，亦未郁而化热；邪留肌表，卫阳表虚，故脉虚；风湿痹阻，营卫气血运行不畅，故脉涩。治当温经助阳，散寒除湿，方用桂枝附子汤。方中桂枝祛风散寒，合甘草辛甘助卫阳，附子温经化湿，生姜、大枣调和营卫，诸药合用，使卫阳振奋，风湿之邪从表而解。

若"大便坚，小便自利者"，说明湿邪在表未入里，与本篇所云"小便不利，大便反快"之里湿恰成对照。服用桂枝附子汤后，阳气通达，风邪已去；身体尚疼，转侧不便，仍是皮中湿痹所致，当以温经助阳，缓除其湿，于前方去桂枝之辛散，加白术以逐皮中水气。

历代医家对本条注解不一。有认为是论述风湿而见表阳虚，里气调和的证治，也有认为是风湿兼脾虚阳微阴盛的证治。

【验案】 冯某,男,47岁,农民。因清明祭墓,汗出当风,次日,恶风汗多,背冷如冰,寒战阵作,体温38~39℃。本村医生给予安痛定、吗啉胍等肌肉注射,又予石膏、金银花等中药水煎服,效不显。刻诊:苔薄白,脉浮缓,咽部不红。中医诊断:中风。证属卫阳不固,营卫不和。治宜温阳固表,调和营卫。方选桂枝附子汤:附子10g,桂枝10g,白芍药10g,生姜3片,大枣3枚。水煎服。服药1剂告愈。

丁某,男,42岁。主诉:腰腿酸痛3年。病人3年前出现腰痛,并放射至右腿。2年前发现左腿放射性疼痛,行牵引、药物等治疗效果均不明显。刻下:腰骶酸楚隐痛不适,牵引放射至双下肢后外侧,受寒、长时间侧卧、站立后加重,得热不能缓解;咽隐痛肿胀,口渴,大便干结;舌质淡嫩紫暗,舌苔薄白,脉不浮,中取乏力,沉取则无。诊为腰痛,证属寒湿凝滞;治以散寒除湿。拟桂枝加白术附子汤:桂枝15g,赤芍药6g,白芍药6g,炙甘草10g,生姜3片,大枣5枚,炒白术30g,熟附片15g。服用5剂后自觉腰部症状基本消失,腿部症状大大缓解;复诊两次,予以随证加减化裁,追访半年,病情稳定。

【原文】 风湿相搏,骨节疼烦掣痛①,不得屈伸,近之则痛剧,汗出短气,小便不利,恶风不欲去衣,或身微肿者,甘草附子汤主之。(二十四)

甘草附子汤方:

甘草二两(炙) 白术二两 附子二枚(炮,去皮) 桂枝四两(去皮)

上四味,以水六升,煮取三升,去滓。温服一升,日三服,初服得微汗则解,能食,汗出复烦者,服五合。恐一升多者,服六、七合为妙。

【注释】 ①掣痛:掣,牵拉之意。掣痛,即牵引作痛。

【译文】 风寒湿邪束表日久,搏结流注于筋骨关节之间,临床症见周身骨节疼痛剧烈而烦扰不宁,肢体呈抽掣状疼痛,以至于关节活动不利,不能屈曲伸展,稍盾触动就痛得更厉害。自汗出,短气,小便也不通利,畏寒恶风而经常喜欢穿着厚衣,部分患者身体稍微有些浮肿。这是由于风寒湿邪由肌腠侵入筋骨关节,久病表里阳气俱虚所致。治疗用甘草附子汤温阳益气,祛风散寒,除湿止痛。

【提要】 本条论述了风湿病表里阳虚的证治。

【选注】 喻嘉言:此条复互上条之意,而辨其证之较重者。痛不可近,汗出短气,恶风不欲去衣,小便不利,或身微肿,正相搏之最剧处。

沈明宗:此阳虚邪盛之证也。风湿伤于营卫,流行关节经络之间,邪正相搏,骨节烦疼掣痛,阴血凝滞,阳虚不能轻跷,故不得屈伸,近之则痛剧也。卫阳虚而汗出,里气不足则短气而小便不利,表阳虚而恶风不欲去衣。阳伤气滞,故身微肿,然表里阴阳正虚邪实,故用甘术附子助阳健脾除湿,固护而防汗脱,桂枝宣行营卫,兼祛其风,乃补中有发,不驱邪而风湿自除。盖风湿证须识无热自汗,便是阳气大虚,当先固阳为主。

钱天来:虽名之曰甘草附子汤,实用桂枝去芍药汤,以汗解风邪,增入附子白术,以驱寒燥湿也。

【解析】 本条所述之证属于风湿病而表里阳气皆虚,故在治疗上,自然有异于前面所述之证。风湿之邪侵犯机体,出现了"骨节疼烦,掣痛不得屈伸,近之则痛剧",表明了病邪不但侵袭肌表并已深入关节,在症状上较前数证为重。对其病理变化,沈明宗说:"风湿伤于营卫,流行关节经络之间,邪正相搏,骨节烦疼掣痛,阴血凝滞,阳虚不能轻跷,故不得屈伸,近之则痛剧也。""汗出""恶风不欲去衣"和"短气,小便不利"为表里阳虚之征,是为本条辨证的要点。所以选用甘草附子汤治疗,方中附子合白术以助阳胜湿,桂枝祛风和营,并能祛表之湿,共奏扶正祛邪、表里同治之功。所以沈明宗说:"用甘术附子助阳健脾除湿,固护而防汗脱,桂枝宣行营卫,兼祛其风,乃补中有发,不驱邪而风湿自除。盖风湿证须识无热自汗,便是阳气大虚,当先固阳为主。"

**【原文】** 太阳中暍①,发热恶寒,身重而疼痛,其脉弦细芤迟。小便已,洒洒然毛耸②。手足逆冷。小有劳,身即热,口开③,前板齿④燥。若发其汗,则恶寒甚;加温针,则发热甚;数下之,则淋甚。(二十五)

**【注释】** ①暍:《说文》:"伤暑也";《玉篇》"中热也"。

②洒洒然毛耸:洒洒然,寒栗貌;耸,高也,直立;全句形容小便后有寒栗感而毫毛竖起。

③口开:此指暑热内扰,气逆张口作喘之状。

④板齿:即门齿。

**【译文】** 太阳中暑可见发热恶寒,身体沉重而疼痛,脉沉细中空而迟。小便有寒栗感而毫毛竖起,手足发冷,稍事劳动便觉身热,张口气喘。门牙干燥,此种病证如果误用发汗,就会加重恶寒;使用温针,则发热加重;反复攻下,则会引起小便短涩疼痛的淋病。

**【提要】** 本条论述了太阳中暍的脉证及其误治的变证。

**【选注】** 魏念庭:太阳主表,六淫之邪,必先中之,故中暍亦为太阳病,虽所受之邪不同,而所感之分则同也。发热者,客邪在表;恶寒者,热盛于里;身重而疼痛者,夹湿则身重,夹寒则疼痛也。诊之脉弦细,弦者寒在表也;细者,热夹湿也。再见芤迟,芤者,中气之虚;迟者,腹中之寒。合脉证而谛之,而中暍之病可识矣。再征之于余证,小便已洒洒然毛耸,太阳之表有邪,则膀胱之腑应之,小便时气动于膀胱,必连及皮毛。洒洒然,恶风寒之状也。再验之于手足厥冷,内热极而寒见于四末,且内热为寒湿所郁,其气阻而不宣,亦可逆见手足,皆内热外寒之象也。小有劳,身即热,热病阴虚,动则生阳也。口开,前板齿燥,热盛于内,欲开口以泄其气,气出而内热熏灼于板齿,则齿燥也。此为内热积盛之证,若单感暍者,内外俱是阳邪,若兼寒湿者,内为阳邪,而外为阴邪,非兼治其内外不为功也。

柯韵伯:弦细芤迟,不得连讲,言暑夹寒之脉,或弦细,或芤迟,皆是虚脉。如脉浮而紧者,名曰弦,弦而细,则为虚矣。脉弦而大则为芤,芤固为虚,芤而迟更为寒矣。

**【解析】** 本条论述了太阳中暍的脉证及其治疗禁忌,虽未出方但清暑益气之法已寓于其中,可为中暍病之总纲。《素问·热论》云:"先夏至日者为病温,后夏至日者为病暑。"可知中暍病是因感受暑热之邪而成的热性病。暑为六淫之一，其中人每多夹湿，由肌表而入，故多见"发热恶寒，身重而疼痛"的太阳表证。但本病以气阴两伤之虚证表现为其特点。所以脉象出现"弦细芤迟"，症状出现"小便已，洒洒然毛耸，手足逆冷，小有劳，身即热，口开，前板齿燥"。由此，不难理解暑邪最易伤津耗气，造成气阴两虚之证。不能与一般热性病相提并论。

对于"脉细芤迟"，应理解为其脉或见弦细，或见芤迟，都属于虚象。正如柯韵伯所云："弦细芤迟，不得连讲，言暑夹寒之脉，或弦细，或芤迟，皆是虚脉。"这是由于人的体质和感邪的轻重不同，所以脉象亦不相同。

暑为阳邪，乃火热之气所化，其性主升散，故暑热伤人，则腠理开泄而多汗。《素问·举痛论》说："炅则腠理开，汗大泄，故气泄矣。"汗出过多，不仅耗气，亦可伤津。喻嘉言谓："夏月人身之阳以汗而外泄，人身之阴以热而内耗，阴阳两俱不足。"故暑病多呈现气阴俱虚之证。治疗应以清暑、益气、生津、除湿为其原则，忌用汗、下、温针之法。

【原文】 太阳中热者，暍是也。汗出恶寒，身热而渴，白虎加人参汤主之。（二十六）

白虎加人参汤方：

知母六两　石膏一斤（碎）　甘草二两　粳米六合　人参三两

上五味，以水一斗，煮米熟汤成，去滓，温服一升，日三服。

【译文】 暑热邪气中伤太阳，即暍病。由于暑热内盛，气阴两伤，故临床症见汗出，恶寒，身体发热，口渴等。治疗用白虎加人参汤清热祛暑，益气养阴。

【提要】 本条指出暍病的证治。

知母

【选注】 成无己：汗出恶寒，身热而不渴者，中风也；汗出恶寒，身热而渴者，中暍也。

李彣：热伤气，气泄则汗出，气虚则恶寒，热蒸肌腠则身热，热伤津液则作渴，此恶寒身热与伤寒相类，然所异者，伤寒初起无汗不渴，中暍初起，即汗出而渴也。

尤在泾：恶寒者，热气入则皮肤缓，腠理开，开则洒然寒，与伤寒恶寒者不同，发热汗出而渴，表里热烘，胃阴待涸，求救于水，故予白虎加人参以清热生阴，为中暑而无湿者之法也。

《医宗金鉴》：汗出恶寒，身热而渴，颇似太阳温热之病，但温热无恶寒，以热从里生，故虽汗出而不恶寒也。中暍暑邪，由表而入，故汗出恶寒也。究之于脉，温热之浮，浮而实，中暍之浮，浮而虚，以暑热伤气也。究之于渴，温热之渴，初病不过饮，中暍之渴，初病即大渴引饮也。

【解析】 本条论述了感受暑热之邪的证候及治疗方药。暑热之邪，其性升散，故人受之则肌腠开泄，汗出较多。然汗为津液所化，汗多必致阴津耗损，且暑热内盛灼伤阴液，所以出现身热、口渴较甚的症状。如尤在泾所说"表里烘热，胃阴待涸，求救于水"，这种口渴并非一般之渴，而是大渴引饮，且喜凉饮。其"汗出恶寒"一证并非太阳表证不解，而是暑热伤人，皮肤开泄，汗多气虚，毛窍空疏所致。李彣指出："热伤气，气泄则汗出，气虚则恶寒。"尤在泾亦指出："恶寒者，热气入则皮肤缓，腠理开，开则洒然寒，与伤寒恶寒者不同。"这种恶寒只是轻微洒淅恶寒，不像太阳表证不解的恶寒那样严重。从脉象来看，若太阳表证不解，其脉必浮紧或浮缓，而中暍之脉或见"弦细"，或见"芤迟"，以虚为主。临证之际必须明辨。

【原文】 太阳中暍，身热疼重，而脉微弱，此以夏月伤冷水，水行皮中所致也。一物瓜蒂汤主之。（二十七）

一物瓜蒂汤方：

瓜蒂二十个

上剉，以水一升，煮取五合，去滓，顿服。

【译文】 太阳中暍，出现发热而身体疼痛沉重，脉微弱者，此由夏季过度贪凉，或饮冷或沐冷水浴，以致水湿侵淫于肌肤，用一物瓜蒂汤主之。

【提要】 本条指出中暍夹湿的证治。

【选注】 成无己：经曰：脉虚身热，得之伤暑。身热脉微弱者，暍也，身体疼痛者，水也，夏时暑热，以水灌洗而得之，一物瓜蒂汤主之。

尤在泾：暑之中人也，阴虚而多火者，暑即寓于火之中，为汗出而烦渴，宜白虎加人参汤，以清热生阴。阴虚而多湿者，暑即伏于湿之内，为身热而疼重，故暑病恒以湿为病，而治湿即所以治暑，瓜蒂苦寒，能吐能下，祛身面四肢水气，水去而暑无所依，将不治而自解矣。此治暑兼湿者之法也。

程林：脉虚身热，得之伤暑，此证先中于热，再伤冷水，水气留于腠理皮肤之中，则身热疼重也。与瓜蒂汤以散水气。

《医宗金鉴》：太阳中暍之证，身热而倦者暑也，身热疼重者湿也。脉微弱者暑伤气也，以此证脉揆之，乃因夏月中暑之人，暴贪风凉，过饮冷水，水气虽输于皮中，不得汗泻所致也。此时即以香薷饮、大顺散汗之，可立愈矣。若稍缓，水气即不得外泄，势必内攻于中而喘肿胀矣，喘则以葶苈大枣汤，肿胀则以瓜蒂一物汤下之可也。

【解析】 本条所述为中暍夹湿证。其形成原因，文中指出"此以夏月伤冷水，水行皮中所致也"。指出了炎热夏季，贪凉饮冷，或用凉水洗周身，以求一时之快，而使暑热之邪夹水湿之气滞留于肌表，暑伏于湿内，暑湿互相搏结，不能随汗液的排出而解。水湿留滞肌表则肢体沉重而痛，暑热耗气伤阴则"身热""脉微弱"。

对本证的具体治疗，书中列出一物瓜蒂汤，尤在泾释为："瓜蒂苦寒，能吐能下，祛身面四肢水气，水去而暑无所依，将不治而自解矣。"程林认为："用之以散皮肤水气，苦寒又可胜热也。"但亦有注家认为本证用一物瓜蒂汤治疗，是药不对证。如丹波元简指出，此"方与证不对，恐是错出，《伤寒论》《玉函》《脉经》并不载，可以佐证矣"，陆渊雷认为"主一物瓜蒂汤，药证不对"。从临床实践来看，瓜蒂一般用来涌吐，很少用来治疗暑热夹湿病，所以《医宗金鉴》说"此时即以香薷饮、大顺散汗之，可立愈矣"，可作为临证参考。

# 结语

本篇论述了痉、湿、暍病的病因病机、证候、治疗及其预后。痉病的成因，由于外感风寒之邪，内因津液不足，伤及筋脉所致。轻则身体强，几几然，重则口噤不语，角弓反张。篇中重点论述了外感痉病，根据汗之有无，可分为刚痉、柔痉，其治疗以祛邪解肌、生津舒筋为大法。发热无汗者为刚痉，用葛根汤治疗；发热有汗者为柔痉，用瓜蒌桂枝汤治疗。至于外邪不解，化热入里成实之痉病，当用大承气汤以泄热存阴。总之，治疗痉病应考虑顾护津液，这是治疗痉病的一项重要原则。痉病的预后，与津伤正虚的程度有关。

湿病有外湿内湿之分，本篇论述重在外湿。外湿由湿邪兼挟风寒侵袭肌肉筋骨所致，以身体疼痛、重着，或兼见恶寒、发热为特点。亦有头中寒湿而鼻塞，或湿郁而发黄者。湿病的治疗宜分表里，湿邪在表者，当微发其汗，使阳气内蒸；湿邪在里者，当通利小便，以通阳化气，驱湿下行。至于寒湿局限于上部者，可用外治法因势利导，宣泄湿邪。总之，无论外湿内湿，当以顾护阳气为要。

寒湿表实者宜麻黄加术汤，风湿表实者宜麻黄杏仁薏苡甘草汤，风湿兼气虚者宜防己黄芪汤，风湿兼阳虚而风偏胜者宜桂枝附子汤，风湿兼阳虚而湿偏胜者宜白术附子汤，风湿两盛而表里阳气俱虚者宜甘草附子汤。

暍即伤暑，是因夏月感受暑热之气，或贪凉饮冷，汗出入水所致。以身热脉虚、烦渴多汗为特点；暑若挟湿，可见身重疼痛。篇中白虎加人参汤及一物瓜蒂汤，体现了暍病的治疗大法，即暑热耗气伤阴者，宜清解暑热，益气养阴；暑热挟湿者，宜祛湿解暑。暑为阳邪，易耗气伤津，其病多成气阴两伤，阴阳不足的脉证，故暍病皆不可妄施汗、下和温针，否则伤阳劫阴助热，将致变证迭出。

西医诊断的颈椎病、风湿、中暑等病出现痉、湿、暍病见证，均可参照辨证论治。

# 百合狐惑阴阳毒病脉证治第三

**【题解】** 本篇讨论百合病、狐惑病、阴阳毒三种疾病的辨证和治疗,故名篇。

百合病、狐惑病、阴阳毒三病虽各具特征,但有部分相类似的地方。从发病来说都与外感热病有关,或见于热病后期,或感受湿热疫毒而致;从临床表现来看,都有精神、神志忧伤等症状。因此将三病合为一篇论述,则有助于区别异同。

百合病,杂病名。命名含义有二:一谓本病病机为"百脉一宗,悉致其病",亦即"百脉合病"之意;二者本病的治疗以百合为主药。百合病多发生于热病后期,余热未尽,阴液耗伤;或忧思过度,七情不遂,暗耗阴血所致。心肺阴虚内热,百脉失养,神魄不安是其病机。临床以精神紊乱,神志恍惚不定,饮食、行为、言语、感觉失调,口苦、小便赤、脉微数为特征。百合病类似于西医学某些心因性精神紊乱,神经症(包括癔症、焦虑症、神经衰弱、抑制症等),感染性精神病等。

狐惑,赵本和《医统正脉》本皆作"惑"。清·唐容川《金匮要略浅注补正》认为"惑"是"蜮"之误。而将"惑"改为"蜮"(音域)。"蜮",别名"短狐""射工",古代相传是一种能含沙射影,致人生病的毒虫。《诗·小雅·何人斯》:"为鬼为蜮。"毛传:"蜮,短狐也"。陆德明释文:"状如鳖,三足,一名射工,俗呼之水弩,在水中含沙射影,一曰射人影。"狐蜮病,杂病名,以病证特点和病因命名。是由湿热虫毒内蕴所致,临床以咽喉、前后二阴腐蚀溃烂和目赤为主要表现。若单纯以咽喉溃烂为主者,称为"蜮";单纯以前后二阴粘膜溃烂为主者,称为"狐"。因其上部咽喉和下部前后二阴的病变此起彼伏,反发出现,所以合称"狐蜮"。本病类似于西医学之白塞氏综合征。

阴阳毒病是阴毒和阳毒的总称,是一种感染疫毒,侵犯血分所致的疾患。临床以皮肤出疹发癍,咽喉疼痛为主症。阳毒、阴毒,主要根据癍疹特点和病势而辨。如见面赤斑斑如锦纹,满面通红,癍疹红活显露者为阳毒;面目青,癍疹晦暗,血脉瘀滞较重者为阴毒。阴阳毒属急性热病范畴,类似于西医学某些出疹发癍类疾患。如麻疹、猩红热、斑疹伤寒、红斑性狼疮,血小板减少性紫癜等疾病。

**【原文】** 论曰:百合病者,百脉一宗,悉致其病也。意欲食,复不能食,常默默,欲卧不能卧,欲行不能行,饮食或有美时,或有不用闻食臭时,如寒无寒,如热无热,口苦,小便赤,诸药不能治,得药则剧吐利,如有神灵者,身形如和,其脉微数。每溺时头痛者,六十日乃愈;若溺时头不痛,淅然者,四十日愈;若溺快然,但头眩者,二十日愈。其证或未病而预见,或病四五日而出,或病二十日、或一月微见者,各随证治之。

**【注释】** ①百脉一宗:"宗",《广雅·释诂》卷三下曰"聚也","本也",即归聚、本源之意。百脉一宗,是指人身的血脉分之为众,合之则同出一源,皆归心肺所主。

②默默:指病人精神不振,沉默不语的样子。

③淅然:淅形容怕风、寒栗之状。

④预见:见同"现",显露之意。

【译文】 人身血脉,分之有百,合之则同出一源,皆源于心肺,源病则百脉皆病。百合病表现为想进食又吃不下,经常感觉精神不振而沉默不语,想睡又睡不着,想走却走不动,有时想进饮食,并且感觉其味馨香,有时却连食物的气味也不愿意闻,似乎像寒证却无明显的寒征,像热证却无明显的热征,唯独口苦,小便黄赤,用一般的汗、吐、下药物不能治愈,有时服药后反而出现严重的吐泻,该病这些变幻无常的症状,就好像有神灵作祟一样。但外表并无显著病态,仅脉微数。

如果小便时头痛者,一般六十天左右痊愈;如果小便时头不痛,只感觉怕风或寒栗者,常四十天左右获愈;若小便排解畅快,唯觉头眩者,大约二十天左右痊愈。

百合病的发病各有不同,有的在患伤寒热病之前就出现,有的患伤寒热病四、五天后表现出来,有的患伤寒热病二十天或一月后才逐渐显露,总之,应辨证论治。

【提要】 本条总论百合病的定义、病因、症状、诊断、预后和治疗原则。

【选注】 赵以德:所谓百脉一宗,悉致其病者,然则经脉十二,络脉十五,此之百脉,果何脉欤。盖脉者血之府,即是血行其脉,灌溉表里,联络俞会,遍布形体,言其百者,举夫数之众多也,犹言百骸尔,且又脉之循行,与天地合度,应水漏百刻,是故脉之流行者,各有定位,因之而为百脉亦宜矣。又何其一宗而悉致病耶,盖尽归于手心主也。手心主者,主血主脉,而心又为火之主。心,君也。君不用事而手心主代之,由是手心主得专行一身阴血之生化,因号之为母气,百脉皆宗之。若火淫则热,热蓄不散则积,积则毒生而伤其血,热毒之血流于脉,本因母气之淫邪,是故百脉一宗,悉致其病也。考之《内经》,有解㑊证,与此百合证无少异,解㑊即属之热中无血,百合岂非亦是热中无血者乎。请试逐病论之。血属阴,阴者肾水之所主,《内经》曰,肾虚则饥不欲食,故欲食复不能食也,阴虚者恶烦,所以常默默也。卫气者,夜行阴则寐,今卫气因阴虚不得降,故欲卧而不得卧也。足得血则能步,血既病,于是欲行不能行也。饮食者,由血气运化而后安,脾属血而喜香,血时和则食美,时不和则闻食臭也。气阳而血阴,若气盛则热,气衰则寒,今病在血,不干于气,所以虽为寒而无寒,虽为热而无热也。血气和合则流通,不和则塞,塞则热,上热为口苦,下热为便赤也。药虽治病,然必藉胃气以行之,若毒血在脾胃经络,而闭塞之,药虽入,亦莫行也,胃弱不安于药者,得药则反剧吐利,如有鬼神之为祟也。病不在皮肉筋骨,则身形和,唯热在于血而血虚,故脉微数也。脉之微弱,阴之虚也,阴虚则肾虚,肾与膀胱为表里,肾虚则膀胱不得引精于肾而亦虚,膀胱之使下入会阴,上至巅,为诸阳主气,今溺而膀胱之脉为气下泄,轻则不能举之于上而上虚,上虚则淅然,头眩重虚,气逆上于巅,而为头痛,以此之轻重,则可知愈日之远近也。夫病有定所,则可言定期,今以百脉之痛,流转无定处,故其证之发现,亦无定期,或未病而见,或数日一月而见,用是以察其病之表里浅深。

尤在泾:百脉一宗者,分之则为百脉,合之则为一宗。悉致其病,则无之非病矣。然详其证，意欲食矣，而复不能食；常默然静矣，而又躁不得卧；饮食或有时美矣，而复有不欲闻食臭时；如有寒，如有热矣，而又不见为寒，不见为热；诸药不能治，得药则剧吐利矣，而又身形如和。全是恍惚去来，不可为凭之象。唯口苦、小便赤、脉微数，则其常也。所以者何？热邪散漫，未统于经，其气游走无定，故其病亦去来无定。而病之所以为热者，则征于脉，见于口与便，有不可掩然者矣。夫膀胱者，太阳之腑，其脉上至巅顶，而外行皮肤。溺时头痛者，太阳乍虚，而热气乘之也；渐然、快然，则递减矣。夫乍虚之气，溺已即复；而热淫之气，得阴乃解。故其甚者，必六十日之久，诸阴尽集，而后邪退而愈；其次四十日；又其次二十日，热差减者，愈差速也。此病多于伤寒热病前后见之；其未病而预见者，热气先动也；其病后四五日，或二十日，或一月见者，遗热不去也。各随其证以治，具如下文。

《医宗金鉴》：百合病者，谓人百脉一宗，悉致其病也。曰百脉即一脉也，犹言百体一体也，是盖以周身言之也。周身之脉，分而言之曰百，合而言之则一，故曰百脉一宗。故曰百合之病，总脉病也。脉者谓十二经脉，三百六十五络脉也。伤寒大病之后，余热未解，百脉未和，或平素多思不断，情志不遂，或偶触惊疑，卒临景遇，因而形神俱病，故有如是之现证也。百脉周于身，脉病则身病，故身形如和不和，欲卧不能卧，欲行不能行也。百脉通于心，脉病则心病，故常默默也。如寒无寒，如热无热，似外感而非外感也。意欲食复不能食，或有美时，或闻食臭有不用时，似里病而非里病也。至脉数、口苦、小便赤者，是郁结之热，虽侵里而其热未甚也。方其初病之时，医者不识，误为表里之病，以药汗下之，故剧吐利也，虽剧吐利，不变诸逆，若有神灵，身形如前之和，而脉则比前微数，故其势即不能遽进，不觉加甚，而亦不能速愈也。试以缓愈之期，约略言之，重者不过六十日，轻者不过二十日，轻重之间者，不过四十日可愈也。然愈必以每溺时头痛不头痛，恶风不恶风，快然不快然辨者，以经脉之邪，莫不由太阳而愈也。头痛恶风，是其经之候也；溺时快然，是其腑之征也。其证或未病而预见者，其证指百合病等证言也。未病，言未病伤寒病也，犹言未病伤寒之前，而预先见百合欲食不食等证也。或病四五日而出，谓已病伤寒之后，而始见百合病证也。预先见者，是先有情志不遂，偶作惊疑而召病也，或病二十日或一月才见者，是因伤寒病后而才见也。故曰：各随证治之也。

魏念庭：百合病，用百合，盖古有百合病之名，即因百合一味而廖此疾，因得名也。

百合花

【解析】　百合病的病名，首见于《金匮要略》。其病名的由来有两种观点：一是以药命名，因百合能治愈百合病，如魏荔彤的解释："百合病者，肺病也。肺主气，肺病则气病，气病则脉病，可以递言也。百脉一宗，言周身之脉，皆一气为之宗主而已。……百合病用百合，盖古有百合病之名，即因百合一味而疗此疾，因得名也。"《医宗金鉴》中记载：百合，百瓣一蒂，如人百脉一宗，命名取治，皆此义也。……伤寒大病之后，余热未解，百脉未和，或平素多思不断，情志不遂，或偶触惊疑，卒临景遇，因而形神俱病，故有如是之现证也。百脉周于身，脉病则身病……百脉通于心，脉病则心病，故常默默也。如寒无寒，如热无热，似外感而非外感也。意欲食复不能食，或有美时，或闻食臭，有不用时，似里病而非里病也。至脉数、口苦、小便赤者，是郁结之热，虽侵里而其热未甚也。方其初病之时，医者不识，误为表里之病，以药汗下之，故剧吐利也。虽剧吐利，不变诸逆。若有神灵，身形如前之和，而脉则比前微数，故其势即不能遽进，不觉加甚，而亦不能速愈也。

二是以病机命名。如尤怡在《金匮要略心典》中记载："百脉一宗者，分之则为百脉，合之则为一宗。悉致其病，则无之非病也，然详其证，意欲食矣，而复不能食；常默然静矣，而又躁不得卧；饮食或有时美矣，而复有不用闻食臭时；如有寒如有热矣，而又不见为寒，不见为热；诸药不能治，得药则剧吐利矣，而又身形如和，全是恍惚去来，不可为凭之象。唯口苦、小便赤、脉微数，则其常也。所以者何？热邪散漫，未统于经，其气游走无定，故其病亦去来无定。而病之所以为热者，则征于脉，见于口与便，有不可掩然者矣。"

百合病症状复杂，百脉皆病。上述两种看法各有其理，可以互参。本病多发生于热病之后，为心肺阴液被耗损，或余热未尽所致；见于未病之前者，多为情志不遂，日久郁结化火，消铄阴液而成。肺有通调水道、下输膀胱的作用，而膀胱又外应皮毛，其脉上行至头，入络脑，故小便时有头痛或恶风或头眩的症状产生。在临诊时，可作为判断疾病轻重或痊愈时间的参考。其所记载的六十日，四十日，二十日，可作为诊断病情的轻重浅深，并非定数，不可拘泥。

【原文】　百合病发汗后者，百合知母汤主之。（二）

百合知母汤方：

百合七枚（擘）　知母三两（切）

上先以水洗百合，渍①一宿，当白沫出，去其水，更以泉水二升，煎取一升，去滓；别以泉水二升煎知母，取一升，去滓；后合和，煎取一升五合，分温再服。

【注释】　①渍：药物炮制方法之一，即将药物浸泡于水中。

【译文】　百合病误用汗法重伤津液的，用百合知母汤主治。

【提要】　本条论述百合病经误治后的治法。

【选注】　赵以德：若汗之而失者，是涸其上焦津液，而上焦阳也，阳宜体轻之药，故用知母佐以救之，知母泻火、生津液、润心肺。

徐忠可：其在汗后者，汗过伤阳，阳虚热郁，不可攻补，故以百合同知母之保肺清胃而滋润者以养其阴，加之泉水以清其热，而阳邪自化也。

尤在泾：人之有百脉，犹地之有众水也。众水朝宗于海，百脉朝宗于肺。故百脉不可治,而可治其肺。百合味甘平微苦,色白入肺,治邪气,补虚清热,故诸方悉以之为主,而随证加药治之。用知母者,以发汗伤津液故也。

《医宗金鉴》:百合病不应汗而汗之不解者,则致燥,以百合知母汤主之者,清而润之也。

【解析】　诸家认为汗后伤阴,虚热更甚,故用知母清滋。独徐忠可认为汗后伤阳,阳虚热郁,要保肺清胃。事实上,发汗既会伤阴,又可伤阳,然而阴虚内热之体,又经误汗,自然伤阴更为突出。而且此热并非实热之邪,而是阴虚内热,何称"阳虚热郁"?既是阳虚,何以方中无一味补阳药?徐氏此说与经义远矣。

【原文】　百合病下之后者,滑石代赭汤主之。(三)

滑石代赭汤方:

百合七枚(擘)　滑石三两(碎,绵裹)　代赭石如弹丸大一枚(碎,绵裹)

上先以水洗百合,渍一宿,当白沫出,去其水,更以泉水二升,煎取一升,去滓;别以泉水二升煎滑石、代赭,取一升,去滓,后合和重煎,取一升五合,分温服。

【译文】　百合病误用攻下法后,应该用滑石代赭汤主治。

【提要】　本条论述百合病误下后的治法。

【选注】　赵以德:若下之而失音,则损其阴,瘀血下积,而下焦阴也,阳宜重镇之剂,故用滑石代赭石佐以救之,滑石开结利窍,代赭除脉中风痹瘀血。

徐忠可:其在下后者,下多伤阴,阴虚火逆,故以百合同滑石之走窍,代赭之镇逆者以通阳气,加之泉水以泻阴火,而阴气自调也。

尤在泾:百合病不可下而下之,必伤其里,乃复以滑石代赭者,盖欲因下药之势,而抑之使下,导之使出,亦在下者引而竭之之意也。

《医宗金鉴》:百合病不应下而下之,不解者,则怯中,以滑石代赭汤清而镇之也。

魏念庭:下之后以滑石代赭汤主之者,以重坠之品随下药之势使邪气自下泄也,用代赭石之涩,涩大便也,用滑石之滑,利小便也。

【解析】　百合病主要由心肺阴虚内热所致,不可妄施攻法,见意欲食复不能食,口苦,小便赤等症,便视为里实热证而用下法,是犯"虚虚"之戒。误下之后,一则津液更伤,内热加重;一则苦寒攻下之品损伤胃之气阴,致胃和降失常。因而在百合病基本症状外,又可见小便短赤而涩、呕吐、呃逆、口渴等症。对此,以滑石代赭汤养阴清热,和胃降逆。百合清润心肺主治本病,代赭石降逆和胃,滑石、泉水清热利尿,四药相伍,清养心肺,平降胃气,使热从小便下泄。

百合病误下后使用滑石代赭汤,徐彬在《金匮要略论注》中这样解释:"其在下后者,下多伤阴,阴虚火逆,故以百合同滑石之走窍,代赭之镇逆者以通阳气,加之泉水以泻阴火,而阴气自调也。"《金匮要略心典》说:"百合病不可下而下之,必伤其里,乃复以滑石、代赭者,盖欲因下药之势,而抑之使下,导之使出,亦在下者引而竭之之意也。"《金匮要略本义》中记载:下之后,不用知母,而以滑石代赭石汤主之者,以重坠之品,随下药之势,使邪气自下泄也。用代赭石之涩,涩大便也;用滑石之滑,利小便也。

【验案】 周某,女,52 岁,教师。2001 年 5 月 17 日初诊。绝经半年,乍寒乍热,心烦少寐,易躁易怒,口干苦,泛恶,纳欲时好时坏,尿黄赤,舌红少苔,脉微数。追问病史,诉之年前丧偶,思念之情郁结在心,化火上烁肺金所致。因五志之中,心主喜,肺思悲,消烁营阴,症有百合之象,用百合 30g,滑石 9g,代赭石 6g,煎服,加少许蜂蜜冲服,5 剂。服药后,乍寒乍热得缓,口干苦亦好转,余症仍然,舌红少苔,脉微数。原方加宁心安神之品,龙齿 15g,茯神 10g,合欢皮 10g,夜交藤 15g,灯芯 3g,莲子芯 10g,服 15 剂,症状已基本控制,寒热除,心烦已不明显,夜已能寐,胃纳正常,善后以丸代煎,巩固治疗。后改服六味地黄丸以巩固疗效,并每晚服百合汤一小碗,随访未见异常。

【原文】 百合病,吐之后者,用后方主之。(四)

百合鸡子汤方:

百合七枚(擘) 鸡子黄一枚

上先以水洗百合,渍一宿,当白沫出,去其水,更以泉水二升,煎取一升,去滓,内鸡子黄,搅匀,煎五分,温服。

【译文】 百合病误用吐法后,用百合鸡子黄汤主治。

【提要】 本条论述百合病经用吐法后的治法。

【选注】 赵以德:若吐而失音,则损上中二焦之血,用鸡子黄补血,佐以救之。

徐忠可:吐伤元气,而阴精不上奉,故百合病在吐后者,须以鸡子黄之养阴者同泉水以滋元阴,协百合以行肺气,则血气调而阴阳自平。

尤在泾:《本草》:鸡子安五脏,治热痰。吐后脏气伤而病不去,用之不特安内,亦且攘外也。

《医宗金鉴》:百合病不应吐而吐之,不解者,则虚中,以百合鸡子黄清而补之也。

【解析】 诸家都认为误吐后,损伤肺胃气阴,故用百合鸡子黄清养肺胃,以安脏气。

以上三方都是百合地黄汤的变方,是针对汗、吐、下后出现变证的标本并治的变法。如果虽经汗、吐、下后,而未出现变证,病证如初,仍当用百合地黄汤治疗。仲景虽在条文中未述变证的症状,但从方药的出入可以知道,这是仲景的省笔之法。

【原文】 百合病,不经吐、下、发汗,病形如初者,百合地黄汤主之。(五)

百合地黄汤方:

百合七枚(擘) 生地黄汁一升

右以水洗百合,渍一宿,当白沫出,去其水,更以泉水二升,煎取一升,去滓,内地黄汁,煎取一升五合,分温再服。中病,勿更服。大便当如漆。

【译文】 百合病没有经过涌吐、攻下、发汗诸法误治,其病状仍与发病当初相同者,用百合地黄汤治疗。

【提要】 本条提出百合病的正治法是百合地黄汤。

【选注】 赵以德:若不经吐下发汗,未有所治之失,病形得如初者,但佐之生地黄汁,补血凉血,凉则热毒消,补则新血生,蕴积者行,而自大便出,如黑漆矣。

尤在泾:此则百合病正治之法也。盖肺主行身之阳,肾主行身之阴。百合色白入肺,而清气中之热;地黄色黑入肾,而除血中之热。气血既治,百脉俱清,虽有邪气,亦必自下。服后大便如漆,则热除之验也。《外台》云:大便当出黑沫。

《医宗金鉴》:百合一病,不经吐下发汗,病形如初者,是谓其病迁延日久,而不增减,形证如首章之初也。以百合地黄汤,通其百脉,凉其百脉,中病勿再服,恐过服生地黄,大便常如漆也。

【解析】 百合病未经吐、下、发汗等错误治法,日虽久而病情如初,仍如首条所述症状,应该用百合地黄汤治疗。因百合病的病机主要是心肺阴虚内热,治疗以清养、滋润为原则,百合地黄汤具有润养心肺,凉血清热,益气安神功效,是典型百合病的正治之方。本方由百合、地黄组成,用泉水煎服。百合味甘平,润肺清心,益气安神,不仅能补虚滋养,而且可镇静,祛邪,作用甚广,对体虚、功能紊乱、见症纷乱的百合病,既能补其虚,又能理其乱,故作为治疗该病的主药。地黄乃一味滋养上品,益心阴,清血热,滋肾水。泉水能下热利小便,以之煎汤,增养阴清热之力。方后云"中病,勿更服",乃因地黄性寒而润,多服可致泻利,且方中地黄汁用量甚大,故取效后当避免用药过量。又云"大便当如漆",服药后大便呈黑色,为地黄本色,停药后即可消失,不必惊惧。

百合病的主要症状为精神、饮食、睡眠的失调,与抑郁症的症状有相似之处。从病因看,百合病除有"热病之后,余热未清"的致病原因外,《医宗金鉴·订正仲景要略论》提出"或平素多思不断,情志不遂,偶触怀疑,卒临景遇",即忧愁过度,再加上感受精神刺激而诱发是百合病发病的主要原因之一。这与抑郁症的现代病因学研究相似,认为情绪不稳定、不开朗、好思虑等加上负性情感体验是抑郁症发病的主要原因。从病机上分析,百合病属心肺阴虚,百脉失养而造成。因此可影响到精神、饮食、睡眠等多方面的功能。在治疗上,以百合补益肺气,清热润燥为主药,配以麦冬、生地黄、五味子滋阴清热。若阴虚火旺,则加滑石、牡丹皮、知母增强清热之力;若气阴两虚则加黄芪、党参增强补气之效。

尤怡《金匮要略心典》:"此则百合病正治之法也。盖肺主行身之阳,肾主行身之阴,百合色白入肺,而清气中之热;地黄色黑入肾,而除血中之热。气血既治,百脉俱清,虽有邪气,亦必自下,服后大便如漆,则热除之验也。"

【验案】 李某,女,18岁,某中专学生。平素性格内向,多愁善感。1年前因感情问题,开始情绪低落、消沉、失眠,食欲下降,身体消瘦,整天昏昏沉沉,体倦乏力,对学习兴趣索然,无法集中注意力,病情持续半年后,无法正常学习而被迫休学。曾服多虑平治疗1个月,症状有所改善,但停药后症状复发,再服效果不显。就诊时,唉声叹气,精神恍惚,体倦乏力,舌淡,脉细弱。诊为抑郁症。治以百合地黄汤加减,处方:百合18g,生地黄、麦冬、五味子、黄芪、党参、芍药各15g,甘草7g。1剂/d,水煎服。连服2个疗程,并辅以心理疏导。患者症状基本消失,已返校正常学习。

**【原文】** 百合病一月不解,变成渴者,百合洗方主之。(六)

百合洗方:

上以百合一升,以水一斗,渍之一宿,以洗身。洗已,食煮饼①,勿以盐豉②也。

**【注释】** ①煮饼:饼,古代面食的通称。煮饼,《伤寒总病论》谓"煮饼是切面条,汤煮,水淘过,热汤渍食之。"

②盐豉:即豆豉,以盐和豆制成,古时用作调味品。

**【译文】** 百合病经过一月,仍然没有痊愈,并出现口渴的,用百合洗方外治。

**【提要】** 本条提出百合病兼见口渴的治法及禁忌。

**【选注】** 赵以德:其一月不解,百脉壅塞,津液不化而成渴者,故用百合洗,则一身之脉皆得通畅而津液行,其渴自止,勿食盐豉,以味咸而凝血,且走之也。

徐忠可:渴有阳渴,有阴渴,若百合病一月不解而变成渴,其为阴虚火炽无疑矣。阴虚而邪气蔓延,阳不随之而病乎? 故以百合洗其皮毛,使皮毛阳分得其平,而通气于阴即是肺朝百脉,输精皮毛,使毛脉合精,行气于腑之理。食煮饼假麦气以养心液也。勿食盐豉,恐伤阴血也。

尤在泾:病久不解而变成渴,邪热留聚在肺也。单用百合渍水外洗者,以皮毛为肺之合,其气相通故也。洗已食煮饼。

《医宗金鉴》:百合病本不渴,今一月不解,变成渴者,外以百合汤浸洗其身,通表泻热,内食煮饼,勿以盐豉,不致引饮,而渴自止也。

**【解析】** 诸家看法一致,认为用百合渍水外洗,可以通肺气,使留聚在肺的邪热得以清泄。

百合内服诸方,都说"以水洗百合,渍一宿,当白沫出,去其水……"而本条外洗方说"以百合一升,以水一斗,渍之一宿,以洗身"。可见,内服百合煎方时要去其白沫,而外洗不必去其白沫,是由于百合中的白沫对胃不利,因其味苦涩碍胃,故当去之。

**【原文】** 百合病,渴不差者,用后方主之。(七)

瓜蒌牡蛎散方:

瓜蒌根 牡蛎熬等分

上为细末,饮服方寸匕①,日三服。

**【注释】** ①方寸匕:匕,曲柄浅斗,状如今之羹匙。方寸匕,古代量取药末之器具,犹今之药匙。一方寸匕的量,为体积正方一寸之容量,其重量因药品的质量而异。

**【译文】** 百合病出现口渴,经内服外洗均未获愈的,用瓜蒌牡蛎散主治。

**【提要】** 本条提出百合病兼见口渴不止的内治法。

**【选注】** 赵以德:若渴不差,是中无津液,则以栝楼、牡蛎主之。

徐忠可:渴不差,是虽百合汤洗而益矣。明是内之阴气未复,阴气未复,由于阳亢也,故以栝楼根清胸中之热,牡蛎清下焦之热,与上平阳以救阴同法,但此从其内治耳,故不用百合而作散。

尤在泾:病变成渴,与百合洗方而不差者,热盛而津伤也。栝楼根苦寒,生津止渴;牡蛎咸寒,引热下行,不使上烁也。

《医宗金鉴》:与百合洗身而渴不差者,内热盛而津液竭也,栝楼根苦寒,生津止渴;牡蛎咸寒,引热下行也。

**【解析】** 诸家看法一致。必须注意,百合洗方和栝楼牡蛎散,都是权变之法,为口渴这一兼证临时而设。其治百合病仍当用百合地黄汤,或在服百合地黄汤同时加用临时变方。如果此时反舍去百合地黄汤不用,这是舍本逐末,与仲景之本意不相符合。

**【原文】** 百合病变发热者一作发寒热,百合滑石散主之。(八)

百合滑石散方:

百合一两(炙)① 滑石三两

上为散。饮服方寸匕,日三服。当微利者,止服,热则除。

**【注释】** ①炙:不作今之蜜炙,而作炒、烘、晒,使焦燥易于研末用。

**【译文】** 百合病出现明显发热的(或出现明显寒热的),用百合滑石散主治。

**【提要】** 本条提出百合病兼见发热的治法。

**【选注】** 赵以德:若变发热者,乃因脉塞郁而成热,以硝石通利,佐之滑石性凉,又可治热血之积塞者,自微利而出,故热除矣。

徐忠可:仲景尝谓发于阳部,其人振寒而发热,则知变发热者,内热不已,淫于肌肤,而阳分亦热,故以滑石清腹中之热,以和其内,而平乎外,兼百合清肺气以调之;不用泉水,热已在外,不欲过寒伤阴,故曰当微利,谓略疏其气,而阴平热则除也。

尤在泾:病变发热者,邪聚于里而见于外也。滑石甘寒,能除六腑之热,得微利,则里热除而表热自退。

《医宗金鉴》:百合病,如寒无寒,如热无热,本不发热,今变发热者,其内热可知也,故以百合滑石散主之,使其微利,热从小便而除矣。

**【解析】** 从本条可以看出一个问题,百合病的本质是阴虚内热,凡是阴虚内热之病,是汗吐下所不能治愈的,就是苦寒清热也不能解决问题,只有养阴清热,并要注意小便通畅,使内热下行,这样才能于病有益。

**【原文】** 百合病见于阴者,以阳法救之;见于阳者,以阴法救之。见阳攻阴,复发其汗,此为逆;见阴攻阳,乃复下之,此亦为逆。(九)

**【译文】** 百合病见到属阴的证候,应该用阳法治之;见到属阳的证候,应该用阴法治之。若见到属阴的证候反而攻伐其阳,再用汗法,此为误治法;见到属阳的证候反而攻伐其阴,继以下法,此亦属误治法。

**【提要】** 本条指出百合病的治疗原则。

**【选注】** 赵以德:伤寒治法,有谓阳盛阴虚,汗之则死,下之则愈。阴盛阳虚,汗之则愈,下之则死。今百合病,所云见于阴者,以阳法救之,见于阳者,以阴法救之,与《伤寒》之语意,大同而小异,在彼直言其盛,所以行汗下之法,此但言其见以救之，则是无汗下之宜施，何以知其然？所叙百合病，皆持两端，欲卧不卧，欲食不食，如寒无寒，如热无热，为其脉行表里之病，但当救之，非如伤寒阳气之变，见于内外，必行汗下者也。设用伤寒法，见病在表辄汗，入里辄下，虽表里不逆，然亦伤之，是以前条用方救之是也，其后所结汗下之逆者，为反表里汗下之逆者也。

尤在泾：病见于阴，甚必及阳；病见于阳，穷必归阴。以法救之者，养其阳以救阴之偏，则阴以平而阳不伤；补其阴以救阳之过，则阳以和而阴不敝。《内经》"用阴和阳，用阳和阴"之道也。若见阳之病而攻其阴，则并伤其阴矣，乃复发汗，是重伤其阳也，故为逆；见阴之病而攻其阳，则并伤其阳矣，乃复下之，是重竭其阴也，故亦为逆。以百合为邪少虚多之证，故不可直攻其病，亦不可误攻其病如此。

《医宗金鉴》：此承上条以明其治也。百合一病，难分阴阳表里，故以百合等汤主之。若病见于阴者，以温养阳之法救之；见于阳者，以凉养阴之法救之。即下文见阳攻阴，或攻阴之后，表仍不解，复发其汗者，此为逆；见阴攻阳，或攻阳之后，里仍不解，乃复下之者，此亦为逆也。

唐容川：仲景论脉，所谓阴阳，多指寸尺而言；仲景论证，所谓阴阳，多指表里而言。见于阴见于阳二字，是确指其界，谓血分与气分，表里之间也。见于阴，如上文变成渴而在里也，以阳法救之。如洗方从表治之是。见于阳，如上文变发热而在表也，以阴法救之，如滑石散从里治之是。故见阳之表证，而攻治其阴，乃正法也；若发其汗，则为逆；则阴而攻治其阳，亦正治也；乃复下之，此亦为逆。

高学山：见于阴，谓百合病之成于下后者，盖下后则真阴损伤而真阳涣散，阳法救之，即滑石代赭及百合洗方之类，其意在敛气归宗，故曰阳法也。见于阳，谓百合病之成于汗吐后者，盖汗吐后则阴液损伤而阴气涣散，阴法救之，即百合知母及栝楼牡蛎之类，其意在添精润脉，故曰阴法也。反此则逆。总见百合病之始终不可汗下，况用吐乎？

【解析】 诸家都认识到百合病为邪少虚多，不宜汗吐下攻伐，这是一致的。但对于"见于阴者以阳法救之，见于阳者以阴法救之"看法不一致。大致可归纳为两类：一说认为阴阳是指虚寒或虚热，当以补阳或补阴法治疗，如尤在泾、《医宗金鉴》。一说认为阴阳指表里，里证从表治，如百合洗方，表证从里治，如滑石代赭汤，此说以唐容川为代表。我们认为唐氏所说虽然是根据本篇中方治而来，但未免认识狭隘。仲景在《伤寒论》自序中说："撰用《素问》《九卷》《八十一难》……"仲景的这条总结应该与《素问·阴阳应象大论》"审其阴阳，以别柔刚，阳病治阴，阴病治阳"和《素问·至真要大论》"诸寒之而热者取之阴，热之而寒者取之阳，所谓求其属也"的精神相一致。再从临床看，也确实有用阴和阳、用阳和阴的实例，因此，尤氏和《医宗金鉴》之说其义较长。

【原文】 狐惑之为病，状如伤寒，默默欲眠，目不得闭，卧起不安，蚀①于喉为惑，蚀于阴②为狐，不欲饮食，恶闻食臭，其面目乍赤、乍黑、乍白。蚀于上部③则声喝④一作嗄，甘草泻心汤主之。（十）

甘草泻心汤方：

甘草四两　黄芩三两　人参三两　干姜三两　黄连一两大枣十二枚半夏半升

上七味，水一斗，煮取六升，去滓再煎，温服一升，日三服。

【注释】　①蚀：即腐蚀。

②阴：指肛门、生殖器前后二阴。

③上部：指喉部。

④声喝：喝，指说话声音嘶哑或噎塞不利。

【译文】　狐惑病的证候，某些与伤寒病相类似，沉默欲睡却又不能闭目安寐，常坐卧不宁。如果咽喉部溃烂的名为惑，前后二阴溃烂的称作狐。患狐惑病者，不思饮食，甚至连饮食物的气味都不愿闻。其面部与眼睛的色泽忽而发红、忽而变黑、忽而变白。咽喉部溃烂的就会出现声音嘶哑，当用甘草泻心汤主治。

【提要】　本条讨论狐惑病的证治。

【选注】　赵以德：狐惑病，谓虫蚀上下也，世谓风中有虫，凡虫自风生固矣，然风阳也，独阳不生，必有所凭而后化，盖因湿热久停，蒸腐气血而成瘀浊，于是风化所腐为虫矣。设风不由湿热，而从寒凉者，肃杀之气，纵然腐物，虫亦不化也。由是知此病也，虫生于湿热败气瘀血之中，其来渐矣，遇极乃发，非若伤寒一日而暴病者也。病发默默欲虑，目不得闭，卧起欠安者，皆五脏久受湿热，伤其阴精，卫不内入，神不内宁故也。更不欲食，恶闻食臭者，仓廪之府伤也。其面乍赤乍黑乍白者，由五脏不足，更为衰旺，迭见其色也。其虫者，从湿热之极，所发之处而蚀之，蚀上部者，内损心肺，外伤咽喉，肺者气之主，咽喉声音之户，由是其声嘎矣，故用甘草泻心汤主之，治其湿热，分利其阴阳，而黄连非唯治心脾热也，而亦治虫，后世方论谓是证，或初得，状似伤寒，或因伤寒所变也，然皆虫证也。又谓伤寒病，腹内热，饮食少，肠胃空虚，而虫不安，故随所食上下部，而病名狐惑也，以此二或字观之，则非独伤寒变是证，凡热病皆得生虫也。

尤在泾：狐惑，虫病，即巢氏所谓䘌病也。默默欲眠，目不得闭，卧起不安，其躁扰之象，有似伤寒少阴热证，而实为䘌之乱其心也；不欲饮食，恶闻食臭，有似伤寒阳明实证，而实为虫之扰其胃也；其面目乍赤、乍黑、乍白者虫之上下聚散无时，故其色变更不一，甚者脉亦大小无定也。盖虽虫病，而能使人惑乱而狐疑，故名曰狐惑。徐氏曰：蚀于喉为惑，谓热淫于上，如惑乱之气感而生䘌；蚀于阴为狐，谓热淫于下，柔害而幽隐，如狐性之阴也。亦通。蚀于上部，即蚀于喉之谓，故声嘎；蚀于下部，即蚀于阴之谓，阴内属于肝，而咽门为肝胆之候（出《千金要方》），病自下而冲上，则咽干也。至生虫之由，则赵氏所谓湿热停久，蒸腐气血而成瘀浊，于是风化所腐而成虫者当矣。甘草泻心，不特使中气运而湿热自化，抑亦苦辛杂用，足任杀虫之任。其苦参、雄黄，则皆清燥杀虫之品，洗之熏之，就其近而治之耳。

《医宗金鉴》：狐惑，牙疳、下疳等疮之古名也，近时唯以疳呼之。下疳即狐也，蚀烂肛阴；牙疳即惑也，蚀咽腐龈，脱牙穿腮破唇。每因伤寒病后，余毒与湿䘌之为害也，或生斑疹之后，或生癖疾下利之后，其为患亦同也。状如伤寒，谓发热憎寒也。默默欲眠，目不得闭，谓其病或在阴，亦或在阳，故卧起俱不安也。此病有虫，虫闻食臭而动,动则令人烦心,故不欲饮食,恶闻食臭也。面目乍赤、乍黑、乍白,亦由虫动交乱胃中,胃主面,故色无定也。惑蚀于上部之喉,故先声嗄,毒在喉也。狐蚀于下部之阴,故先咽干,毒在阴也。外治之法,苦参汤、雄黄散解毒杀虫,尚属有理。内用甘草泻心汤,必传写之误也,姑存之。

唐容川:狐惑二字对举,狐字着实,惑字托空,文法先不合矣。虫蚀咽喉,何惑之有? 盖是蟨字之误耳。蟨字,篆文似惑,传写滋误。

本病的命名,《金匮要略论注》曰:"狐蟨虫也,虫非狐蟨,而因病以名之,欲人因名思义也。大抵皆湿热毒所为之病……毒盛于上,侵蚀于喉为蟨,谓热淫如惑乱之气,感而生蟨也;毒偏在下,侵蚀于阴为狐,谓柔害而幽隐如狐性之阴也。蚀者若有食之而不见其形,如日月之蚀也。"《金匮要略心典》则说:"狐蟨,虫病,即巢氏所谓蟨病也。默默欲眠,目不得闭,卧起不安,躁扰之象,有似伤寒少阴热证,而实为蟨之乱其心也;不欲饮食,恶闻食臭,有以伤寒阳明实证,而实为虫之扰其胃也;其面目乍赤、乍黑、乍白者,虫之上下聚散无时,故其色变更不一,甚者脉亦大小无定也。盖虽虫病,而能使人惑乱而狐疑,故名曰狐蟨。"

本病的发病原因,古人认为与伤寒之后,余热未尽,湿热邪毒内蕴有关。《金匮要略论注》中记载:"狐蟨……大抵皆湿热毒所为之病……毒盛在上,侵蚀于喉为惑,谓热淫故惑乱之气感之生蟨也。毒偏在下,侵蚀于阴为狐,谓柔害而幽隐如狐性之阴也。……药用甘草泻心汤,谓病虽由湿热毒,使中气健运,气自不能逆而在上,热何能聚而在喉,故以参甘姜枣壮其中气为主,芩连清热为臣,而以半夏降逆为佐也。"

近代通过大量临床实践,对狐蟨病病因的认识不断发展,如认为久卧湿地,饱经风霜,产后郁热,情怀不畅等,均是发病的主要因素。而脾胃湿热,热毒蕴结,气血凝滞等,是其早期的基本病机;后期则以气血不足、脾肾亏虚或肝肾不足为主要病理变化。临证当据不同证情,随证施治。

【验案】 江某,女,38岁,推销员。2004年6月初诊。病人于10年前经常出现口腔黏膜溃疡,未加注意。近年来,上述症状日趋加重,并出现前后阴溃疡。某医院确诊为"口、眼、生殖器综合征",多次用激素治疗,未见明显效果,诸症时轻时重,缠绵难愈。诊见:前阴及肛门处溃疡,不能正坐,白带量多,呈黄绿色,伴心烦、燥热,面赤,食欲差,咽干口苦,口腔黏膜有溃疡,苔黄厚腻,时常便秘,小便黄赤,脉弦数。据其脉证,诊为狐蟨。证属:虫毒感染,肝胆湿热不化。治以:清热利湿、解毒杀虫。方用甘草泻心汤合龙胆泻肝汤加减:生甘草30g,党参20g,龙胆草6g,生姜6g。黄连3g,大枣12g,黄芩10g,泽泻10g,生地20g,车前子15g,大黄6g,半夏10g,蛇床子10g。8剂,每日1剂,水煎服。另用苦参、土茯苓煎水外洗。复诊时口腔及外阴溃疡有明显好转,其余诸症均减。由于患者使用激素日久,免疫力下降,故在原方中加黄芪30g,服至20剂后停药,其后2年未复发。

【原文】 蚀于下部则咽干,苦参汤洗之。(十一)

【译文】 狐惑病表现为前阴溃烂、咽喉干燥的,用苦参汤熏洗。

【提要】 本条提出蚀于前阴的外治法。

【选注】 赵以德：虫蚀下部则咽干者，下部肾之所在，任脉附焉。肾，水也，湿热甚于下，则虫蚀于上，而肾水受伤，经脉乏水以资之，挟湿热逆而燥其咽嗌，故用苦参汤洗。苦参能除热毒，疗下部䘌，因以洗之，虽然，此治之外者尔。若究其源，病则自内而外出，岂独治其标而已哉。试用上部服泻心汤者观之，则下部亦必有可服之药，自下部用洗法者观之，则上部咽喉亦必有可治之理，此仲景特互发之尔。不然，何后世方论有服下部药者，与内食五脏者乎。

尤在泾：蚀于下部，即蚀于阴之谓，阴内属于肝，而咽门为肝胆之候，病自下而冲上，则咽干也。

【解析】 赵氏认为病位在肾经，尤氏认为病位在肝经。根据《诸病源候论》在原文"咽干"下有"此皆由湿毒气所为也"九字。再结合经络循行和肝肾二脏特性来看，尤氏之说为是。

苦参汤方，疑有错简。原文谓"苦参一升，以水五升，煎取七升"，又谓"熏洗，日三服"，不免前后矛盾。我们认为当从《金匮要略心典》"苦参一升，以水一斗，煎取七升，去滓，熏洗，日三"为是。

【原文】 蚀于肛者，雄黄熏之。（十二）

雄黄：

上一味为末，筒瓦二枚合之，烧，向肛熏之。（《脉经》云：病人或从呼吸上蚀其咽，或从下焦蚀其肛阴，蚀上为惑，蚀下为狐，狐惑病者，猪苓散主之）

【译文】 狐惑病如果同时兼见肛门溃烂的，应当用雄黄外熏。

【提要】 本条提出蚀于肛的外治法。

【选注】 赵以德：蚀于肛，湿热在下，二阴虽皆主于肾，然肝脉循于肛，肛又为大肠之门户，大肠，金也，湿热伤之，则木来侮，是以虫蚀于此焉。雄黄本主䘌疮杀虫，又有治风之义，故用熏之。注引《脉经》猪苓散主之者，亦分别湿热尔。

【解析】 对于本条，诸家看法一致，雄黄有清热杀虫祛毒之功。

【原文】 病者脉数，无热[1]，微烦，默默但欲卧，汗出，初得之三、四日，目赤如鸠眼[2]；七、八日，目四眦[3]（一本此有黄字）黑。若能食者，脓已成也，赤豆当归散主之。（十三）

赤豆当归散方：

赤小豆三升（浸，令芽出，曝干） 当归

上二味，杵为散，浆水[4]服方寸匕，日三服。

【注释】 ①无热：指无寒热。

②鸠眼：鸠，鸟名，《说文》"鸠，鹘鸠也"，俗称斑鸠，其目珠色赤。

③四眦：眦眼角。四眦，指两眼内外眦。

④浆水：浆，酢也。《本草纲目》称之为酸浆，并引嘉谟云"炊粟米熟，投冷水中，浸五、六日，味酸，生白花，色类浆，故名"。此法现已少用。

【译文】 病人脉数，但无恶寒发热的表证，心中微微发烦，神情沉默欲睡，汗出。病初的三、四天,病人目珠发红,就像斑鸠的眼睛一样。至七、八天时,两眼的内外眦呈现黑色,如果此时病人能够饮食的,表明热毒蕴结血分,痈脓已成,故当用赤小豆当归散治疗。

【提要】 本条提出狐惑病眼部酿脓的证治。

【选注】 赵以德:凡脉数则发热而烦,此热在血,不在荣卫,故不发热,但微烦也。汗出者,以血病不与卫和,血病则恶烦,故欲默。卫不和则阳陷,故欲卧。腠理因开而津液泄也。三四日目赤如鸠眼者,热血循脉炎上,注见于目也,七八日四眦黑者,其血凝蓄,则色变成黑也。若能食脓已成者,湿热之邪散漫,则毒血流,伤其中和之气不清,故不能食。若能食,可知其毒血已结成脓;胃气无扰,故能食也。用赤豆当归治者,其赤小豆能消热毒、散恶血、除烦排脓、补血脉,用之为君;当归补血生新去陈为佐;浆水味酸,解热疗烦,入血为辅使也。

尤在泾:脉数微烦,默默但欲卧,热盛于里也。无热汗出,病不在表也。三四日目赤如鸠眼者,肝脏血中之热,随经上注于目也。经热如此,脏热可知,其为蓄热不去,将成痈脓无疑。至七八日目四眦黑,赤色极而变黑,则痈尤甚矣。夫肝与胃,互为胜负者也,肝方有热,势必以其热侵及于胃;而肝既成痈,胃即以其热并之于肝,故曰若能食者,知脓已成也。且脓成则毒化,毒化则不特胃和而肝亦和矣。赤豆、当归,乃排脓血、除湿热之良剂也。

魏念庭:仲景叙此条于阳毒、阴毒之首,正见当辨证知危,及早图救,岂料后人谬叙之于狐惑病中。

徐忠可:此言人病湿热侵阴,有类似狐惑者,非即指狐惑病也。

曹颖甫:此当是疮痈篇诸痈肿节后脱文,传写者误录于此。

【解析】 "无热""汗出"提示病不在表,"脉数""微烦"是里热已盛,心神受扰;"默默但欲卧"与条文(十)"默默欲眠"相类,乃湿热内郁所致;"目赤如鸠眼"是热入血分,血中之热随肝经上注于目之故,说明湿热邪毒不得化解,有成脓之征兆;如血分热毒壅遏日久,则血瘀热腐而脓成,可见面目两眦发黑;脓成之时,病势已集中于局部,对脾胃的影响减轻,所以"能食"。治用赤小豆当归散,取其渗湿清热,解毒活血排脓之功效。方中赤小豆渗湿,和血解毒,排痈肿脓血;当归活血,祛瘀生新;浆水清凉解毒。

根据近代临床观察,本病初期少见眼部症状,往往经二三年反复发作才出现,故对"初得之三四日""七八日"等语不可机械地理解,而应灵活看。本病的眼部症状可见目赤肿痛,畏光,视力减退,甚可形成前房积脓,最后可致盲。本病的成脓部位可以在眼部,结合《惊悸吐衄下血胸满瘀血病》赤小豆当归散治近血的记载看,成脓亦可发生在大肠下端的肛门处,上下部位有异,成脓机制相同,本方均可适用。

【验案】 李某,女,32岁。1969年8月22日入院,住院号:1069。自诉1960年即患白塞氏综合征,经积极治疗,口腔溃疡已愈。诊见:外阴湿疹,瘙痒溢水,双眼干涩,全身散发小脓疮,双下肢红斑累累,抓破流脓,形体瘦弱,面白无华,纳差口苦,小便灼热短黄,大便干结难下,每次经血量多,经潮时诸症减轻,经净后病又如故,舌红、苔黄厚腻,脉细缓。此亦狐惑病,舌红、苔黄腻乃湿热之象。湿热蕴结,蒸腐气血,泛滥周身则为脓疮,流注阴部则生溃烂、湿疹搔痒等,热毒迫血则经多,经行诸症减轻是湿热随经而泄,病久损伤气血,故脉细缓而形神俱不足也。此症虚中挟实,治当凉血解毒、清利湿热,调补气血,处方:赤小豆25g,当归10g,苦参12g,金银花12g,知母12g,薏苡仁25g,车前子10g(包),地榆炭18g,熟地炭18g,怀山药15g,党参12g,黄芩炭10g,1剂/d,水煎服。

【原文】 阳毒之为病,面赤斑斑如锦纹①,咽喉痛,唾脓血。五日可治,七日不可治,升麻鳖甲汤主之。(十四)

阴毒之为病,面目青,身痛如被杖②,咽喉痛。五日可治,七日不可治,升麻鳖甲汤去雄黄、蜀椒主之。(十五)

升麻鳖甲汤方:

升麻二两　当归一两　蜀椒(炒去汗)③一两　甘草二两雄黄半两(研)　鳖甲手指大一片(炙)

上六味,以水四升,煮取一升,顿服之,老小再服,取汗。(《肘后》《千金方》:阳毒用升麻汤,无鳖甲,有桂;阴毒用甘草汤,无雄黄)

【注释】 ①锦纹:本指华丽的花纹。此处形容面部有赤色的斑块,如同锦纹一样。

②身痛如被杖:杖,拷打之意。全句形容身体疼痛如同受过拷打一样难忍。

③去汗:即去水、去油。

【译文】 阳毒表现为病人面部有赤色斑块,就像华丽的花纹一

当归

样,咽喉痛,并唾出脓血。这种病证在发病五日之内,病情尚轻浅,故易治疗;若超过七天以后,病情深重,就难于治疗了。阳毒病当用升麻鳖甲汤主治。

阴毒表现为面目发青,身体如同被拷打过一样疼痛难忍,咽喉痛。阴毒也是在五天之内较易治疗,如果超过七天以上,病情发展,就不易治疗了。阴毒病应该用升麻鳖甲汤去雄黄、蜀椒治疗。

【提要】 本条提出阴阳毒的证治。

【选注】 赵以德:按古方书谓阳毒者,阳气独盛,阴气暴衰,内外皆阳,故成阳毒。谓阴毒者,阴气独盛,阳气暴衰,内外皆阴,故成阴毒。二者或伤寒初得,便为是证,或服药后变而成之。阳毒尽治以寒凉,阴毒尽治以温热,药剂如冰炭之异,何乃仲景用一方治之乎?虽曰阴毒,去雄黄、蜀椒,则是反去其温热者矣,且注曰《肘后》《千金方》,阳毒用升麻汤,无鳖甲,有桂。阴毒用甘草汤,无雄黄,岂非皆是热

毒之伤于阴阳二经络耶？在阳经络，则面赤斑斑如锦纹，吐脓血。在阴经络，则面青身如被杖，此皆阴阳水火动静之本象如此，岂是寒热之邪乎？尝以升麻鳖甲之药考之，《本草》谓升麻能解时气毒疠，诸毒攻咽喉痛，与热毒成脓，开壅闭，疗发斑。当归能破恶血，养新血，补五脏肌肤。甘草和中，利血脉，缓急止痛，调药奏功。鳖甲去恶血，雄黄破骨节积聚，辟鬼邪恶气，骨蒸热极。蜀椒通血脉，调关节，逐肌骨皮肤死肌，去留结破血，治天行时气，诸药所能者如此。即此观之，仲景于阴阳二毒之证，总用一方，盖可见矣。病形虽由阴阳发证，论邪则一属热毒与血病也，所以不分表里，俱以升麻解热毒为君，当归和血为臣，余者佐之而已。但雄黄、蜀椒，理阳气药也，故病在阴者去之，如《肘后》《千金》。阳毒去鳖甲有桂枝者，鳖，水族，乃阴中之阳，不如桂枝能调阳络之血。阴毒不去蜀椒者，蜀椒亦阴中之阳，非若雄黄阳中之阳，故留之以治阴也，方旨如此而已。所谓五日可治，七日不可治者，五日乃土之生数，热未极也，尚可以治。七日为火之成数，极之极，阴阳消灭，不可治矣，其邪比之伤寒，加之以毒，故伤寒至七日犹得再经，而此至七日，不唯灭其期，且火极亦自灭矣。

尤在泾：毒者，邪气蕴蓄不解之谓。阳毒非必极热，阴毒非必极寒。邪在阳者为阳毒，邪在阴者为阴毒也。而此所谓阴阳者，亦非脏腑气血之谓，但以面赤斑斑如锦纹、咽喉痛、唾脓血，其邪著而在表者谓之阳；面目青、身痛如被杖、咽喉痛、不唾脓血，其邪隐而在表之里者谓之阴耳。故皆得用辛温升散之品，以发其蕴蓄不解之邪；而亦并用甘润咸寒之味，以安其邪气经扰之阴。五日邪气尚浅，发之犹易，故可治；七日邪气已深，发之则难，故不可治。其蜀椒、雄黄二物，阳毒用之者，以阳从阳，欲其速散也；阴毒去之者，恐阴邪不可劫，而阴气反受损。

《医宗金鉴》：阴阳平，正气也；阴阳偏，邪气也；阴阳变，异气也。正气者，即四时令平之气也，中人为病，徐而浅；邪气者，即四时不和之气也，中人为病，速而危；异气者，非常灾疠之气也，中人为病，暴而死。所以过五日不治，以五脏相传俱受邪也。此气适中人之阳，则为阳毒；适中人之阴，则为阴毒，非后人所论阴寒极、阳热极之阴毒、阳毒也。观其所主之方，药不过升麻、甘草、当归、鳖甲、蜀椒、雄黄，而并不用大寒大热之药，则可知仲景所论阴毒阳毒，非阴寒极、阳热极之谓也。此二证即今世俗所称痧证是也。阳毒终属阳邪，故见面赤斑斑之锦纹，唾脓血之热证；阴毒终属阴邪，故见面目青，身痛如被杖之寒证。二证俱咽喉痛者，以此证乃邪从口鼻而下入咽喉，故痛也。

郭白云：升麻、甘草二汤，观其用药性甚缓，然诸家必先用之者，以古人治阴阳二毒者，唯此二汤，故须用之以去其毒势，而后辅之以他药也。

秦伯未：考巢氏《病源》有伤寒阴阳毒候和时气阴阳毒候等篇，当为时病之一，即后世所说的发斑症。发斑症可以出现两种不同的外候，习惯上把阳斑和阴斑区别来看。故过去注家将阳毒和阴毒对立起来，好像阳毒是热证，阴毒是寒证，因而怀疑阳毒用雄黄蜀椒，而阴毒反去雄黄蜀椒，于理不合。本人认为这样的看法是不合理的。阳毒和阴毒既然是在一种病中出现的两种不同外候，就不能用热毒和寒毒来划分，从"面赤斑斑如锦纹"来看，阳毒是一种正常的斑症，所说"面目青，身痛如被杖"的阴毒，是体虚不能诱发或被寒邪外袭而斑出不透的证候。斑出不透则瘀热壅遏，还是一个阳证，故巢氏《病源》也说："若发赤斑者十生一死，若发黑斑者十死一生。"明确指出了一种病的两个症状。总之，阳毒和阴毒的阴阳含义，不是指寒热，也不是指表里，而是从证候上的表现定出的。

【解析】 历代医家对阴毒的看法多有不同，如赵以德以邪毒在阴经和阳经之不同而分阴毒和阳毒，《金匮要略浅注》中记载："仲师所论阴毒阳毒，言天地之疠气中人之阳气，阴气非阴寒极阳热极之谓也。盖天地灾疠之气，便为毒气。……妙在使以蜀椒辛温，雄黄苦寒，禀纯阳之色，领诸药以解阳毒；其阴毒去雄黄、蜀椒者，以邪毒不在阳分，不若当归、鳖甲，直入阴分之为得也。"魏荔彤以邪毒深浅不同而分阳毒、阴毒；尤怡以邪之隐著、偏表偏里而分阴阳，《金匮要略心典》记载："毒者，邪气壅结不解之谓。阳毒非必极热，阴毒非必极寒，邪在阳者为阳毒，邪在阴者为阴毒也。而此所谓阴阳者，亦非脏腑气血之谓，但以面赤斑斑如锦纹，咽喉痛，唾脓血，其邪着而在表者谓之阳；面目青，身痛如被杖，咽喉痛，不唾脓血，其邪隐而在表之里者谓之阴耳。故皆得用辛温升散之品，以发其蕴蓄不解之邪，而亦并用甘润咸寒之味，以安其邪气经扰之阴。五日邪气尚浅，发之犹易，故可治；七日邪气已深，发之则难，故不可治。"曹家达则以寒热分阴阳。然细察原文，阳毒与阴毒都有咽喉痛和面色改变，区别是阳毒症状比较明显而阴毒较隐晦。因而阴、阳当以证情来划分，比较明了，易于掌握。阳毒与阴毒病因相同，以同一方治疗，但二者证情有异，故药有出入。

【验案】 陆某，女，35 岁，农民。1972 年 2 月 14 日初诊。生育过多，子宫垂脱，月经如崩已久，皮肤青紫块，面色灰青，时做咽痛，龈血鼻衄，身软肢酸，脉弱舌淡。宜先益血(当地医院诊断为血小板减少性紫癜，血小板 5 万以下)。升麻 3g，炙鳖甲 30g，炒当归 9g，甘草 4.5g，地黄 30g，玄参 15g，黄芪 9g，仙鹤草 30g，艾叶 3g，赤白芍各 6g，炒阿胶珠 12g，归脾丸 60g(包煎)。7 剂。3 月 18 日复诊。上方服 7 帖后，月经来时量较前为少。又续服 7 帖，咽痛、衄血已解，宫脱亦减轻，自感"有气力得多"，脉平，舌色转正，以丸剂缓进，以期巩固。黑归脾丸 1000g(服 3 次/d，每次 12g)，十灰丸 500g(每日临睡前服 9g)，连服 2 个月。

# 结语

本篇论述百合、狐蝄、阴阳毒三种疾病的病因病机、证治。

百合病多由热病之后，或情志不遂，引起心肺阴虚内热，百脉失和所致。临床可见精神恍惚不定，语言、行动、饮食、感觉异常，口苦、小便赤、脉微数等特征。治疗以养阴清热，润养心肺为原则，百合地黄汤为主方。本病在用药物治疗同时，还应配合语言开导、情志调畅和饮食调理。近代医家比较重视精神因素在发病中的作用，从本条对百合病所描述的症状来看，本病与现代医学的癔病，神经官能症的某些表现颇为相似，故其证属心肺阴虚内热者，可按本病治疗。此外心理治疗在本病的防治中亦占有重要地位。

百合病如误用汗下吐者，则分别选用百合知母汤、滑石代赭汤、百合鸡子黄汤。如未经误治，日久变渴者，配合百合洗方或瓜蒌牡蛎散；变发热者，用百合滑石散。总之，按病情随证施治，同时，亦应重视精神调摄及饮食护理。

狐蟚病是湿热所致的疾患。以咽喉及前后二阴溃烂和目赤为特征。以清热除湿解毒为治疗原则。可内外兼治，内治可服甘草泻心汤、赤小豆当归散，外治可用苦参汤洗、雄黄熏，二者配合，疗效更好。西医学诊断的口、眼、生殖器综合征及复发性口疮等可参照本病诊治。

阴阳毒病系感受疫毒所致，面赤斑斑如锦纹，咽喉痛，唾脓血，是阳毒的主症，主以升麻鳖甲汤；面目青，身痛如被杖，咽喉痛，是阴毒的主症，治疗用升麻鳖甲汤去雄黄、蜀椒以防损其阴气。五日可治，七日不可治，是指出早期治疗的重要意义。西医学诊断的斑疹伤寒、猩红热、咽部化脓性感染继发败血症、红斑狼疮、流行性出血热、肺结核、登革热、多发性肌炎、皮肌炎、银屑病、血小板无力症、血小板减少性紫癜等可参照本病诊治。

# 疟病脉证并治第四

**【题解】** 疟病,又名疟证。《说文》:"瘧,从广,从虐";《释名》:"瘧,酷虐也。"疟有残酷、暴虐之意。此病以病状命名,因其发病时寒战鼓颌,腰脊头身俱痛,令人痛苦不堪,故称"疟"。

疟病是因感受疟邪所致,临床以寒战壮热,头痛身痛,汗出脉弦,休作有时为特征。按照发病时寒热多少,分为瘅疟、温疟、牝疟等;根据发作时间,又分为一日疟、间日疟、三日疟等。诸疟未及时治疗,反复发作,疟邪深入,与痰瘀交结于胁下,则成为"疟母"。

疟病是一种独立性比较强的、古老的疾病。早在《内经》中,即有《素问·疟论》《素问·刺疟篇》;《金匮》将疟病独立成篇,《千金》《外台》等古籍均以较大的篇幅论述,都说明疟病十分古老,发病率极高,对人类的健康危害极大。现代随着气候环境条件的改善,医药卫生事业的发展,疟病的发病率已大大降低,在我国北方地区已很少见。

**【原文】** 师曰:疟脉自弦,弦数者多热;弦迟者多寒。弦小紧者下之差,弦迟者可温之,弦紧者可发汗、针灸也,浮大者可吐之,弦数者风发也①,以饮食消息②止之。(一)

**【注释】** ①风发:"风",泛指邪气。因风为阳邪,易于化热,故此处"风发",实指热盛之疟病。

②消息:斟酌之意。

**【译文】** 老师说:疟病多见弦脉。如果弦而兼数,其病热重;弦而兼迟,其病寒重。疟病若见脉弦小紧的,可用攻下法;脉弦而迟的,可用温法;脉弦而紧的,可用汗法或针灸治疗;脉大的,可用涌吐法;脉弦而数的,多为热盛,可用饮食调理控制其发展。

**【提要】** 本条从脉象上指出疟病的病机和治则。

**【选注】** 尤在泾:疟者少阳之邪,弦者少阳之脉,有是邪,则有是脉也。然疟之舍,固在半表半里之间,而疟之气,则有偏多偏少之异,故其病有热多者,有寒多者,有里多而可下者,有表多而可汗、可吐者,有风从热出而不可以药散者,当各随其脉而施治也。徐氏曰:脉大者为阳,小者为阴。紧虽寒脉,小紧则内入而为阴矣。阴不可从表散,故曰下之愈。迟既为寒,温之无疑。弦紧不沉,为寒脉而非阴脉,非阴故可发汗、针灸也。疟脉概弦,而忽浮大,知邪在高分,高者引而越之,故可吐。喻氏曰:仲景既云弦数者多热矣,而复申一义云弦数者风发,见多热不已,必至于热极,热极则生风,风生则肝木侮土而传其热于胃,坐耗津液,此非可徒求之药,须以饮食消息，止其炽热，即梨汁、蔗浆生津止渴之属，正《内经》"风淫于内，治以甘寒"之旨也。

丹波元坚：此条就脉候以示疟病证治之纲领……所言弦数者多热，即白虎加桂枝汤、柴胡去半夏加栝楼汤证也；弦小紧者下之差，鳖甲煎丸是也；弦迟者可温之，柴胡桂枝干姜汤是也；弦紧者可发汗，牡蛎汤是也；浮大者可吐之，蜀漆散是也。疗疟之法，实不能出于此数件矣。

喻嘉言：少阳乃东方甲木之象，故其脉主弦，此不但初病之脉乃尔，即久病正虚，脉不鼓指，而弦象亦隐然在内，所以仲景之疟脉自弦，由首及尾，弦之屡迁纵不同，而弦之一字实贯彻之也。

陈修园：此言疟证不离少阳，以弦脉为主，随其兼见者而施治也。末一句言治之不愈，求之脾胃，是为久疟、虚疟者立一大法也。以饮食消息止之，即《难经》所谓调其饮食，适其寒温之旨也。

《医宗金鉴》：疟之为病，寒热也，三阴三阳皆有之，因其邪伏藏于半表半里之间，故属少阳，脉自弦也。弦数者多热，弦迟者多寒，谓发作之时，多热为阳盛，多寒为阴盛也。夫伤寒少阳病，则有汗吐下三法之禁，而疟亦属少阳，何以有汗吐下三法之宜？是盖病属杂病，不可不知也。初发脉弦紧沉紧者，主乎里也，可下之；兼迟者，主乎寒也，可温之；兼浮紧者，主乎表也，可汗之；兼滑大者，主乎饮也，可吐之；兼数者，风发也，即风热之谓也，可清。若久发不止，则不可以此法治之，当以饮食樽节，调理消息止之。盖初病以治邪为急，久病以养正为主也。

弦小紧者之"小"字，当是"沉"字，则有可下之理。弦紧者，当是"弦浮紧"，则有可发汗之理。弦浮大者，当是"弦滑大"，则有可吐之理，且不遗本文疟脉自弦之意。

【解析】《素问·疟论篇》曰："此皆得之夏伤于暑，热气盛，藏于皮肤之内，肠胃之外，此荣气之所舍也。此令人汗空疏，腠理开，因得秋气，汗出遇风，及得之以浴。"可知疟病的病因是在夏季感受暑气，暑为阳邪，伤人则汗孔疏松，腠理开泄，热气藏于皮肤之内，肠胃之外，亦即是荣气居留所在，至秋遇风寒而引动内藏之暑气而发病。其病位在皮肤之内，肠胃之外的血脉经络中，即在人体的半表半里，半表半里少阳所主，弦为少阳主脉，条文云："疟脉自弦"，提示了疟病的主要病机为邪居于少阳之半表半里。

由于患者的体质有别，加之感邪兼夹的不同，故在病情上有偏寒偏热之异，病位有偏表、偏里、偏上等不同，这些都能从脉象上表现出来。本条即根据弦脉而兼见的不同脉象来推测病性和病位，提出相应的治法。脉弦数属热，治宜清解，兼饮食调理；弦迟属寒可用温法；弦小紧是病偏于里，多兼有食滞，可酌用下法；弦紧偏于表寒可用发汗法，或结合针灸治疗；如脉浮而大，是病偏在上，可酌用吐法。

《黄帝内经》以及本条对疟病的论述，与西医学的疟疾吻合。本病发作时症见寒战、发热、头身疼痛等，病势酷疟，令人十分痛苦，故名疟病。本条指出疟病主脉为弦脉，但据临床所见，又多随疟病寒热发作的不同阶段而有所差异，一般寒战期多现弦脉,高热期多转为洪大而数或滑数或弦数。因此,临证时当脉证合参,辨证施治。

关于"饮食消息止之",有人指出不但指脉弦数的疟病,而且包括所有的疟病,因为疟病后期都应从饮食上调理,这是符合临床实际的。

后世多认为疟病归属少阳,但根据《素问·刺疟篇》有六经疟、五脏疟、胃疟等的记载,结合本条治疗疟病用发汗、吐、下等法,可知疟病不局限于少阳。

【原文】 病疟以月一日发,当以十五日愈,设不差,当月尽解;如其不差,当云何?师曰:此结为癥瘕①,名曰疟母,急治之,宜鳖甲煎丸。(二)

鳖甲煎丸方:

鳖甲十二分(炙) 乌扇三分(烧) 黄芩三分 柴胡六分鼠妇三分(熬) 干姜三分 大黄三分 芍药五分 桂枝三分葶苈一分(熬) 石韦三分(去毛) 厚朴三分 牡丹五分(去心)

瞿麦二分 紫葳三分 半夏一分 人参一分 䗪虫五分(熬)阿胶三分(炙) 蜂窠四分(炙) 赤硝十二分 蜣螂六分(熬) 桃仁二分

上二十三味,为末,取煅灶下灰一斗,清酒一斛五斗,浸灰,候酒尽一半,着鳖甲于中,煮令泛烂如胶漆,绞取汁,内诸药,

鳖甲

煎为丸,如梧子大,空心服七丸,日三服。(《千金方》用鳖甲十二片,又有海藻三分,大戟一分,䗪虫五分,无鼠妇、赤硝二味,以鳖甲煎和诸药为丸)

【注释】 ①癥瘕:概指腹中的痞块。癥指腹中积块,坚硬不移;瘕指腹中痞块,时聚时散。此处实着眼于癥。

【译文】 疟病如果是阴历初一发病的,经过治疗,一般在十五天时就应痊愈。如果经过十五天还未愈,那么,到一个月亦应该痊愈了。假如经过三十天,疟病仍然未愈的,又称做什么病呢?老师回答说:这是由于病久正衰,疟邪与痰瘀互结于胁下,形成了癥块,称为疟母。应当抓紧时间治疗,可选用鳖甲煎丸。

【提要】 本条论述疟母的形成和治疗方剂。

【选注】 赵以德:《内经》云:天度者,所以制日月之行也,气数者,所以纪生化之用也。五日为一候,三候为一气,然人之三阴三阳上奉之,而为之应也,是疟有发于月一日者,至十五日则一气终,人气亦更,故疟气随变而散。设有未愈,则至月尽,又历第二气终,其天之月,以应人之血,月再生魄,血亦更新,邪当从其更新而解矣。若又不愈,则是营血内着,不得流行,与日月度数相应,而肝藏血,血并其邪,归之于肝,是以疟母多结左胁下。

喻嘉言:天气半月一更,天气更则人气亦更,疟邪自无可容矣,否则天人之气再

更，其疟纵盛，强弩之末，不能复振矣。设仍不解，以为元气未生耶？而月已生魄矣，元气何以不生？以为邪气不尽耶？而月已由满而空矣，邪气何以不尽？此必少阳经气衰弱，不能送邪外出，所主之胁肋，外邪盘踞其间，结为窠巢矣；设不急治，必至滋蔓难图，乃知仲景急治之法，真须臾不可缓也。

徐忠可：疟邪居少阳之分，不内不外，此卫气所往还也。卫行阴阳，疟邪凭之，更实更虚，则正邪之相胜，自不外天之阴阳为消长。天气以半月而更，天气更则人身之气亦更，则天人之气再更，其疟邪纵盛，亦强弩之末矣。故日以月一日发，当以十五日愈，设不差，当月尽解。谓月自亏而圆，自圆而亏，又进而生魄，则天气之生亦可知；自满而空，自空而满，又退而减，则邪气之消亦可知，设又不差，则正气渐充而不受邪，乃从胁肋肝分，假物成形，故日此结为癥瘕。然前此邪无依据，阴阳变易，愈日可期；既有癥瘕，则邪凭之以自固，而邪反有根，故日疟母。既可自无而有，则必自微而巨，将邪胜正消，漫无愈期，故日急治之。药用鳖甲煎者，鳖甲入肝，除邪养正，合煅灶灰所浸酒去瘕，故以为君。小柴胡、桂枝汤、大承气为三阳主药，故以为臣；但甘草嫌柔缓而减药力，枳实嫌破气而直下，故去之。外加干姜、阿胶，助人参、白术养正为佐。瘕必假血依痰，故以四虫桃仁合半夏消血化痰。凡积必由气结，气利则积消，故以乌扇、葶苈利肺气，合石膏、瞿麦清气热，而化气散结。血因邪聚则热，故以牡丹、紫葳去血中伏火、膈中实热为使。《千金方》去鼠妇、赤硝，而加海藻、大戟，以软坚化水更妙。

尤在泾：天气十五日一更，人之气亦十五日一更，气更则邪当解也，否则三十日天人之气再更，而邪自不能留矣。设更不愈，其邪必假血依痰，结为癥瘕，僻处胁下，将成负固不服之势，故宜急治。鳖甲煎丸，行气逐血之药颇多，而不嫌其峻，一日三服，不嫌其急，所谓乘其未集而击之也。

**【解析】** 中医认为，天人相应，自然界每十五天变更一个节气，人身之气亦随之变更，疟病患者此时最易驱疟邪外达，否则要等到下一个节气变更之日即月底方愈。如果月底亦未愈，则疟邪易假血依痰，痞结于胁下，形成癥瘕即所谓疟母，用鳖甲煎丸破瘀消癥，杀虫止疟。方中鳖甲合煅灶下灰所浸之酒软坚散结；大黄、桃仁、鼠妇、紫葳、赤硝、蜣螂、䗪虫等活血化瘀；葶苈、石韦、瞿麦等宣利水湿；柴胡、黄芩、半夏、干姜等理气机、调寒热；人参、桂枝、芍药、阿胶等调营卫，助正气；全方寒热并用，攻补兼施，行气化瘀，除痰消癥，成为治疗疟母的主方。

条文中"月一""十五日"等，均是强调节气变更对人体的影响，提示人体正气盛衰对疾病转归的影响，并非无需治疗、等待自愈。临床发现疟病应及时治疗，防止疾病发展变化。

**【验案】** 郭某，女，52岁。脾肿大4~5年，5年前曾患定期发寒热，经县医院诊断为疟疾，运用各种抗疟疗法治疗症状缓解，而遗留经常发低热。半年后，经医生检查，发现脾脏肿大2~3cm，给予各种对症疗法，效果不佳，脾脏继续肿大。近年来逐渐消瘦，贫血，不规则发热，腹胀如釜，胀痛绵绵，午后更甚，食饮不振，消化迟滞，胸满气促，脾大至胁下10cm，肝未触及，下肢浮肿，脉数而弱，舌胖有齿印。据此脉症,属《金匮要略》所载之疟母,试以鳖甲煎丸治之:鳖甲120g,黄芩30g,柴胡60g,鼠妇(即地虱)30g,干姜30g,大黄30g,芍药45g,桂枝30g,葶苈15g,厚朴30g,丹皮45g,瞿麦15g,凌霄花30g,半夏15g,人参15g,䗪虫60g,阿胶30g,蜂房(炙)45g,芒硝90g,蜣螂60g,桃仁15g,射干20g。以上诸药,蜜制为丸,每丸重10g,服2丸/d。服完10剂后,各种症状有不同程度的好转,下肢浮肿消失。此后又服10剂,诸症悉平,脾脏继续缩小,至肋下有6cm,各种自觉症状均消失。

【原文】 师曰:阴气孤绝,阳气独发,则热而少气烦冤①,手足热而欲呕,名曰瘅疟②。若但热不寒者,邪气内藏于心,外舍分肉之间,令人消铄③脱肉。(三)

【注释】 ①烦冤:即烦闷不舒。

②瘅疟:《广韵》"瘅,火起貌",通"燀"炽热炎热之意。瘅疟指邪热炽盛,但热不寒的一种疟病。

③消铄:铄意指消损。

【译文】 老师说:素体阴虚阳盛之人,患疟病则阴液愈亏而阳热偏盛,故表现为高热、短气、烦闷不适,手足发热,时时想呕,这称为瘅疟。其症高热而恶寒不明显,是由于邪热内伏于心,外留于肌肉之间的缘故,日久则使人体的肌肉消损。

【提要】 本条论述了瘅疟的病机和症状。

【选注】 程林:瘅,热也。《内经》曰:瘅疟者,肺素有热,气盛于身,厥逆上冲,中气实而不外泄,因有所用力,腠理开,风寒舍于皮肤之内、分肉之间而发,发则阳气盛,阳气盛而不衰则病矣。其气不及于阴,故但热而不寒,此肺素有热而成瘅疟也。今所云阴气孤绝者,以热邪亢盛,热盛则气消,故烦冤少气,表里俱病,令手足热而欲呕。心阳脏也,心恶热,邪气内藏于心,外舍于分肉之间,内外燔灼,故令人消铄肌肉,此热藏于心而为瘅疟也。然则瘅疟之所舍,属心肺两经者欤!

尤在泾:此与《内经》论瘅疟文大同。夫阴气虚者,阳气必发,发则足以伤气而耗神,故少气烦冤也。四肢者,诸阳之本,阳盛则手足热也。欲呕也,热干胃也。邪气内藏于心者,瘅为阳邪,心为阳脏,以阳从阳,故邪外舍分肉,而其气则内通心脏也。消铄肌肉者,肌肉为阴,阳极则阴消也。

张路玉:亦可以白虎汤治瘅疟也。

陈修园:师不出方,余比例而用白虎加人参汤。

陈灵石:似可借用竹叶石膏汤之类,而梨汁、甘蔗汁亦可以佐之。

【解析】 本条与《素问·疟论》对照,内容是一致的。程林认为"肺素有热而成瘅疟",又"热藏于心而为瘅疟",欠妥。本条关于"邪气内藏于心,外舍分肉之间",是泛指内外热盛,不是专指心脏与分肉而言。从《内经》原文来看,也没有把瘅疟分为"肺素有热"者和"热藏于心"者的意思。原意是解释内外热盛而致消铄肌肉的道理。尤在泾对本条内容进行了解释,基本正确。

张路玉、陈修园、陈灵石各自提出了治疗瘅疟的方剂,总的来说,治疗原则不外乎清热益阴,这是一致的。

【原文】 温疟者,其脉如平,身无寒但热,骨节疼烦,时呕,白虎加桂枝汤主

之。（四）

白虎加桂枝汤方：

知母六两　甘草二两（炙）　石膏一斤　粳米二合　桂枝（去皮）三两

上锉，每五钱，水一盏半，煎至八分，去滓，温服，汗出愈。

【译文】　温疟病人，其脉象与正常人的平脉差不多，全身发热而恶寒较轻，关节疼痛剧烈，时时呕吐，用白虎加桂枝汤治疗。

【提要】　本条介绍了温疟的证候和治法。

【选注】　程林：《内经》曰：温疟者，得之冬中于风寒，气藏于骨髓之中，至春则阳气大发，邪气不能自出，因遇大暑，脑髓烁，肌肉消，腠理发泄，或有所用力，邪气与汗皆出，此病藏于肾，其气先从内出之外也。如是者，阴虚而阳盛，阳盛则热矣，衰则气复反入，入则阳虚，阳虚则寒矣，故先热而后寒，名曰温疟。今但热不寒，则与瘅疟无异。意者《内经》以先热后寒为温疟，仲景以但热不寒为温疟也。脉如平，非平也；其气不及于阴，故但热无寒；邪气内藏于心，故时呕；外舍于肌肉，故骨节疼烦。今阳邪偏胜，但热无寒。加桂枝于白虎汤中，引白虎辛寒而出入营卫，制其阳邪之亢害。

尤在泾：此与《内经》论温疟文不同。《内经》言其因，此详其脉与证也。瘅疟、温疟，俱无寒但热，俱呕，而其因不同。瘅疟者，肺素有热而加外感，为表寒里热之证，缘阴气内虚，不能与阳相争，故不做寒也。温疟者，邪气内藏肾中，至春夏而始发，为伏气外出之证，寒蓄久而变热，故亦不作寒也。脉如平者，病非乍感，故脉如平时也。骨节烦疼时呕者，热从肾出，外舍于其合，而上并于阳明也。白虎甘寒除热，桂枝则因其势而达之耳。

陈修园：脉平而主以白虎加桂枝汤者，凭证不凭脉也。

【解析】　《素问·疟论篇》曰："温疟者，得之冬中于风，寒气藏于骨髓之中……因遇大暑……或有所用力，邪气与汗皆出，此病藏于肾，其气先从内出之于外也……故先热而后寒，名曰温疟。"可知温疟是内有伏邪，暑邪诱发，症见先热后寒。本条言温疟身无寒但热乃相对之词，只是热多寒少而已；骨节疼烦并非表寒，乃内藏之邪外达；时呕系热邪内盛于阳明，胃气上逆所致。治以白虎汤清热生津，加桂枝以"领邪外出，做向导之官，得热因热用之妙也"（《温病条辨》）。

"脉如平"的解释大体有二：一是脉弦数，温疟乃疟病之一，既然"疟脉自弦"，"弦数者多热"，温疟"无寒但热"，故脉多弦数；二是脉如平人，因"病非乍感，故脉如其平时也"（《金匮要略心典》）。从所用方药看，脉弦数较符合实际。

本条骨节疼烦亦有人认为是兼有表寒，用桂枝以解表寒；或伏寒在筋节，用桂枝以逐寒。亦通。

【验案】　谭某，男，31岁。患温疟，发作时微恶寒，继发高烧、头痛面赤、身疼、呕吐，持续8h之久，然后大汗自出，高烧始退，口渴喜冷饮，小便短赤，舌红无苔，脉弦大而数。前医曾用清脾饮，未效。此阳气独盛，阴气偏虚。治宜抑阳扶阴、清热抗疟，用白虎加桂枝汤：生石膏15g，知母10g，粳米10g，甘草5g，桂枝去皮5g，加瓜蒌根 15g,生牡蛎 30g。服 3 剂,病势减轻,但仍发作,后用清中驱疟饮(首乌、党参、柴胡、黄芩、天花粉、知母、贝母、醋炒常山、甘草)连服 5 剂,其疟遂止。

【原文】 疟多寒者,名曰牝疟①,蜀漆散主之。(五)

蜀漆散方:

蜀漆(洗去腥) 云母(烧二日夜) 龙骨等分

上三味,杵为散,未发前以浆水服半钱。温疟加蜀漆半分,临发时服一钱匕。一方云母作云实。

【注释】 ①牝疟:牝本指雌性鸟兽。此处指以寒为主的一种疟病。《医方考》云:"牝,阴也,无阳之名,故多寒名牝疟。"

【译文】 疟病发作时寒多热少者,称为牝疟,用蜀漆散主治。

【提要】 本条论述牝疟的症状和治疗方法。

【选注】 尤在泾:疟多寒者,非真寒也。阳气为痰饮所遏,不得外出肌表,而内伏于心。心牝脏也,故名牝疟。蜀漆能吐疟痰,痰去则阳伸而寒愈。取云母、龙骨者,以蜀漆上越之猛,恐并动心中之神与气也。

徐忠可:先寒后热,即为寒疟,乃有心气素虚,外邪袭之,夹有形之涎为依傍,邪困心包,气不能透肌表而多寒者,盖先伤无形之寒,邪复内入,并涎为有形之寒,寒实伤心,故名牝疟,心为牝脏故也。

张路玉:邪气内藏于心,则但热而不寒,是为瘅疟;邪气伏藏于肾,故多寒而少热,则为牝疟。以邪气伏结,则阳气不行于外,故外寒;积聚津液以成痰,是以多寒,与《素问》少阴经证之多热少寒不同。方用蜀漆和浆水吐之,以发越阳气;龙骨以固敛阴津;云母从至下而举其阳,取山川云雾开霁之意。盖云母即阳起石之极,性温而升,最能祛湿运痰,稍加蜀漆,则可以治太阴之湿疟。方后有云"湿疟,加蜀漆半分",而坊本误作温疟,大谬!

【解析】 尤在泾对牝疟病机的看法,认为是"阳气为痰饮所遏,不得外出肌表,而内伏于心"。张路玉认为"邪气伏藏于肾……阳气不行于外,'故外寒;积聚津液以成痰,是以多寒"。徐忠可认为是心气素虚,外邪夹有形之涎困于心包。几位注家对病位的见解很不相同,但因于痰饮、阳气郁遏的见解则是一致的。

关于牡疟、牝疟的病名之争,无实际意义。中医临证以证候为辨证的关键,不在乎病名如何。

方后服法强调服在未发前,来源于实践经验,是十分正确的。

【原文】 《外台》牡蛎汤:治牝疟。

牡蛎四两(熬) 麻黄四两(去节) 甘草二两 蜀漆三两

上四味,以水八升,先煮蜀漆、麻黄,去上沫,得六升,内诸药,煮取二升,温服一升。若吐,则勿更服。

【选注】 徐忠可:牡疟概由邪扰心包,使君火不能外达,故以牡蛎之咸寒软坚散结,兼能安肾而交心者为君,仍以蜀漆吐其邪,而加麻黄、甘草,以助外达之势。

尤在泾:此系宋·孙奇等所附,盖亦蜀漆散之意,而外攻之力较猛矣。赵氏云:

牡蛎软坚消结,麻黄非独散寒,且可发越阳气,使通于外,结散阳通,其病自愈。

【解析】　诸家对本方的解释,意见一致。肯定本方是治疗牡疟的方剂,并与蜀漆散方意相同,而外攻之力较猛,方中麻黄比蜀漆散中的云母、龙骨辛散力大。相比之下,蜀漆散要和缓得多。服法中提到"若吐,则勿更服",是恐损伤正气。

【原文】　《外台》柴胡去半夏加瓜蒌根汤:治疟病发渴者,亦治劳疟①。

　　柴胡八两　人参　黄芩　甘草各三两　瓜蒌根四两　生姜二两　大枣十二枚

上七味,以水一斗二升,煮取六升,去滓,再煎,取三升,温服一升,日二服。

【注释】　①劳疟:指久疟不愈,反复发作,以致气血虚弱之疟病。

【选注】　徐忠可:《伤寒论》寒热往来为少阳,邪在半表半里故也。疟邪亦在半表半里,故入而与阴争则寒,出而与阳争则热,此少阳之象也。是谓少阳而兼他经之证则有之,谓他经而全不涉少阳,则不成其为疟矣。所以小柴胡汤亦为治疟主方。汤易半夏加栝楼根,亦治少阳成法也。攻补兼施,故亦主劳疟。

【解析】　本方即《伤寒论》小柴胡汤加减,若渴者,去半夏加人参、栝楼根,只差人参未加量,仍按原方用量,余皆同。

【原文】　《外台》柴胡桂姜汤:治疟寒多。微有热,或但寒不热。(服一剂如神)

　　柴胡半斤　桂枝三两(去皮)　干姜二两　瓜蒌根四两　黄芩三两　牡蛎三两(熬)　甘草二两(炙)

上七味,以水一斗二升,煮取六升,去滓,再煎,取三升,温服一升,日三服。初服微烦,复服汗出便愈。

【选注】　尤在泾:赵氏曰:此与牡蛎相类而实非,牡蛎邪客心下,此风寒湿痹于肌表……是用柴胡为君,发其郁伏之阳;黄芩为佐,清其半里之热,桂枝、干姜所以通肌表之痹;栝楼根、牡蛎除留热,消瘀血;甘草和诸药,调阴阳也。得汗则痹邪散,血热行,而病愈矣。

喻嘉言:卫即表也,胸中之阳气,散行于分肉之间,今以邪气痹之,则外卫之阳,反郁伏于内守之阴,而血之痹者,愈瘀结而不散,遇卫气行阳二十五度而病发;其邪之入荣者,既无外出之势,而荣之素痹者,亦不出而与阳争,所以多寒少热,或但寒不热也。小柴胡汤本阴阳两停之方,可随疟邪之进退以为进退者,如桂枝干姜,则进而从阳,痹着之邪,可以开矣;再加牡蛎以软其坚矣,则阴阳豁然贯通,而大汗解矣,所以云一剂如神也。其加芩连以退而从阴,即可类推。

【解析】　本方特点之一是辛温与苦寒同用,喻嘉言解释本方谓桂姜进而从阳,黄芩退而从阴,与小柴胡汤的"阴阳两停"方义相符,用于牡疟是适合的。尤在泾也引用赵氏见解对本方进行了解释,认为本方与牡蛎散不同,但本方所治疟为寒多微有热或但寒不热,与蜀漆散、牡蛎汤所治相同,"相类而实非"之说,欠妥。

# 结语

　　本篇专论疟病,将疟病分为瘅疟、温疟、牝疟三种证型,前二种以热为主,但瘅疟是肺素有热,发于新感;温疟是邪藏于肾,发于伏气;牝疟多见于阳虚之人,内有痰饮(涎),阳气不能外达,以寒为主。若三者迁延日久,疟邪假血依痰,痞结于胁下可成为"疟母"。瘅疟、温疟、牝疟的临床表现,偏于寒者寒多热少;偏于热者热多寒少,或但热无寒;然均以寒战壮热,头痛汗出,休作有时为特征。在治疗上,牝疟用蜀漆散,温疟用白虎加桂枝汤,瘅疟虽未出方,后世提出择用白虎加人参汤或竹叶石膏汤,疟母用鳖甲煎丸。至于饮食调理,亦是辅助治疗所必不可少的。西医学诊断的疟疾可参照疟病诊治,肝脾肿大可参照疟母用鳖甲煎丸治疗。

# 中风历节病脉证并治第五

【题解】 本篇讨论中风病和历节病的病因病机、脉证及其治疗,故名篇。

中风病和历节病都属广义风病的范畴,其发病皆以正气亏虚为内因,临床都有经络肢体功能障碍的症状。故仲景将两病合为一篇讨论,有助于鉴别异同,掌握证治。

中风,杂病病名,又名"卒中"。以猝然昏仆、不省人事,伴口眼㖞斜,半身不遂,语言不利,或不经昏仆,而仅以㖞僻不遂为临床特征。因本病起病急骤,证见多端,变化迅速,与风性主动、善行数变的特征相似,故名"中风"。又因其发病于猝然之际,也称"卒中"。

早在《内经》中就有"中风"内容的记载。《内经》根据发病不同阶段的症状特点而有"大厥""薄厥""仆击""偏枯""偏风"等名称。在《金匮要略》中,张仲景首次根据邪中之浅深,病情之轻重,将中风区分为"中络""中经""入腑""入脏"四个层次,具有执简驭繁的意义。本病类似于西医学急性脑血管疾病。如短暂性脑缺血发作、高血压脑病、脑血栓形成、脑栓塞、脑出血、蛛网膜下腔出血等。

历节病,杂病病名。又名"历节风""白虎风""白虎历节""痛风"。历者,遍也;节,关节、骨节之意。该病以症状特点命名,以疼痛剧烈,遍历周身多个关节为特征,故名历节病。历节病以肝肾亏损为内因,感受风寒湿热诸邪为外因,邪气侵犯筋骨关节,痹阻气血,而致关节疼痛、或肿大、或变形,使其活动受限。因其疼痛呈游走性,波及全身多个关节,且发展很快,与善行数变的风性相似,故又称"历节风""痛风"。因其疼痛剧烈难忍,状如虎咬,故又有"白虎历节"之名。现代中医内科学已无历节病之名,而将其归于痹证范畴,相当于行痹和痛痹。但该病关节病变比较突出是其特征。此病类似西医学之风湿性关节炎、类风湿性关节炎、痛风等疾病。

【原文】 夫风之为病,当半身不遂①,或但臂不遂者,此为痹。脉微而数,中风使然。(一)

【注释】 ①半身不遂:指一侧肢体不能随意运动。

【译文】 凡属中风病,应当具有半身不遂的特征。有的病人表现为一侧手臂不能随意活动,这是风寒湿三气杂至而致的痹证,不属中风。由于中风属于正虚邪实之病,所以可见微而数的脉象,脉微主正虚,脉数主邪盛。

【提要】 本条论述中风病的脉证和病机。

【选注】 徐忠可:此段所重,不就风病详出其证,重在半身而臂辨其是风非风,庶不致误治也。谓风之为病,缘由阳虚外邪得以袭之,阳虚则不止一肢一节矣,即云各入其门户所中,而为偏风,不及全体,亦当半身不遂。不遂者,不用也。若但臂不遂，譬如树之一枝，何关全体阳气耶，故曰此为痹。痹者，闭也，不仁也，谓一节之气，偶闭而不仁也。于是证之于脉，必微而数，微者阳气之微也；数者风之数也。曰中风使然，谓风乘虚人，而后使之半身不遂也。

赵以德：此证半身不遂者，偏风所中也。但臂不遂者，风邪上受也。风之所客，凝涩荣卫，经脉不行，分肉筋骨俱不利，故曰此为痹。今因风著为痹，荣遂改微，卫遂变数，故脉微数也，此即《内经》风论谓风各入其门户所中者之一证耳，其余散于各篇。不言风而病偏枯者，则不可胜数。或得之汗出偏沮，或得之阳盛阴不足，或胃脉内外大小不一，或心脉小坚急，或肾水虚者，《灵枢》亦叙于热病篇中，皆能致偏枯瘖痱之病。观夫经旨不言其邪，唯从阴阳脏气有余不足之故，岂无深旨，是六淫七情饮食起居房劳，凡能伤其阴阳脏气之虚，致荣卫经脉痹而不能周流于身者，皆其邪也。

沈明宗：此分中风与痹也。风之为病，非伤于气，即侵于血，故当半身不遂。但臂不遂者，邪气入于肢节之间，故为痹。痹者，邪气闭塞经遂，气血不通，较之中风，则又轻也。然脉微为阳气微而受风，数则风邪化而为热，此气血虚而风客，故脉微而数，为中风使然。盖微数之脉，是血虚风热之实；若见浮缓，则为阳弱虚风矣。

尤在泾：风彻于上下，故半身不遂；痹闭于一处，故但臂不遂。以此见风重而痹轻，风动而痹著也。风从虚入，故脉微；风发而成热，故脉数。曰中风使然者，谓痹著亦是风病，但以在阳者则为风，而在阴者则为痹耳。

喻嘉言：岐伯谓各入其门户所中，则为偏风，门户指入络、入经、入腑、入脏言也。经言百病之生，必先于皮毛，邪中之则腠理开，开则邪入客于络脉，留而不去传入于经，留而不去传人于腑，廪于肠胃，此则风之中人以渐而深。其入之门户未至洞开，又不若急虚卒中入脏之骤也。仲景会其意，故以臂不举为痹，叙于半身不遂之下，谓风从上入，臂先受之，所入犹浅也。世传大拇一指独麻者，三年内定中风，则又其浅者矣。然风之中人必从荣卫而入，风入荣卫则荣脉改微，卫脉改数，引脉以见其人必血舍空虚而气分热炽。风之猋来，匪朝伊夕也。

《医宗金鉴》：其脉微者，正气虚也；数者，邪气胜也。故病中风之人，因虚而召风者，未有不见微弱之脉者也；因热而生风者，未有不见数急之脉者也。

**【解析】** 古今注家以"此为痹"一句，多认为本条是论"中风"与"痹证"的鉴别诊断，独喻嘉言指出臂不遂为半身不遂之浅，但不很明确。笔者认为，本条在于论述中风病的脉证和病机，指出其症状特点主要是半身不遂，或臂不遂，也就是运动障碍，"半身"和"臂"的区别说明证候的重轻不同，"痹"是指病机，经脉之气痹阻不通，不能认为"半身不遂"是中风，"臂不遂"是痹证。从临床来看，中风的主要特征是运动障碍，而少自觉痛苦；痹证的主要特征是肌肉和关节的疼痛酸麻重著。本条内"臂不遂"，明确指出是运动障碍，而非强调疼痛，是属中风之轻证，而非痹证。结合西医，中风多见于脑血管意外类疾病，重者（如脑出血、脑血栓形成、脑栓塞）多见于偏瘫，恢复较慢；轻者（如脑血管痉挛）可见于单瘫，恢复较快。它们和以关节疼痛为主的痹证是截然不同的。治疗方面，对于中风的运动障碍采用活血化瘀的治法，疗效是肯定的。可见，仲景指出的经脉之气痹阻不通的病机概括，也是有指导意义的。

注家意见,赵以德列举《内经》所论中风诸证,并指出其病因病机是"六淫七情饮食起居房劳,凡能伤其阴阳脏气之虚,致荣卫经脉痹而不能周流于身者";喻嘉言提出拇指麻木为中风先兆,臂不遂为半身不遂之浅者;《医宗金鉴》对"脉微而数"的注释,均较符合原文精神和临床实践,笔者认为可取。

"痹",在中医文献中有三种含义:①《素问·痹论》中泛指邪气闭阻肢体、经络、脏腑所引起的多种疾病。根据病邪偏胜分为行痹、痛痹、着痹,按病变部位分筋痹、脉痹、肌痹、皮痹、骨痹以及肝痹、心痹、脾痹、肺痹、肾痹、肠痹、胞痹等。②《证治汇补》中主要指风寒湿邪侵袭肢体经络而导致肢体疼痛、麻木、屈伸不利的病证,不包括上述的内脏痹证。本篇内讨论的历节病,有的文献认为属于此种痹证的行痹、痛痹,它和中风病的论治是截然不同的。③病理名。痹者,闭也,闭阻不通的意思。本条内的"痹"主要是这种含义,说明中风病引起的肢体运动障碍的病机是经脉之气闭阻不通。

【原文】 寸口脉浮而紧,紧则为寒,浮则为虚;寒虚相搏,邪在皮肤;浮者血虚,络脉空虚;贼邪不泻①,或左或右;邪气反缓,正气即急,正气引邪,喎僻不遂②。

邪在于络,肌肤不仁;邪在于经,即重不胜;邪入于腑,即不识人;邪入于脏,舌即难言,口吐涎。(二)

【注释】 ①贼邪不泻:贼邪,即虚邪贼风之意,代指外邪。泻,外出。此句意为外邪侵入人体后不能外出。

②喎僻不遂:指口眼歪斜,不能随意运动。

【译文】 寸口脉浮而紧的,其紧表示有寒邪,其浮提示正气虚。正气亏虚之人兼感外邪,其外邪首先滞于肌肤。由于络脉气血亏虚,正气无力祛邪,以致外邪深入络脉而不能外达,邪气或者滞留于人体的左侧,或者滞留于人体的右侧。总之,病邪侵犯的一侧,由于邪气损伤经脉,所以表现为弛缓状态,未受病邪侵犯的一侧,就相对显得要拘急一些,由于健侧牵引患侧,所以表现为口眼歪向健侧,而不能随意运动。

病邪侵犯络脉,则表现为肌肤麻木不仁;病邪侵入经脉,可见肢体沉重无力;病邪若深入到脏腑,则可出现神昏、语蹇难言、口吐涎等危候。

【提要】 本条论述中风病的病因、病机及其发展变化过程中的各种症状。

【选注】 赵以德:《内经》有谓十二经络脉者,皮之部也,百病之生,必先于皮毛,邪中之,腠理开,开则邪入,客于经络,留而不去,传入于经,留而不去,传入于腑,禀于肠胃,仲景今言是病,即此之谓也。络脉,盖经脉行气,皆在皮部,络脉浮近于皮肤,故善恶之色见于外,经脉伏行于隧道,故善恶之脉,朝于寸口而后见,络脉不自动,随经脉而动,此由络脉之血空虚,所以脉得见也。寒邪之气紧束,故浮紧之脉,并见于寸口,络脉从经脉,左右双行,当邪入之时不治,至于其邪随络脉流行,邪所在之侧,则血虚,虚则经气缓;邪所不在之侧,则血和,和则经气行如度而急,缓急牵引,故口缓喎僻不遂。邪在于络,其卫气循行于皮肤之中,分肉之间者,与之相过,则不荣于肌肤,故肌肤不仁。邪在于经,则荣气之行涩,内不养于骨,则骨重;外不滋于肉,则身重而不胜。仲景所谓入腑入脏者,腑六脏五,果何属也？意即《内经》之所谓廪于胃者也,夫胃者土也,水谷之海,十二经皆受气于胃,胃者六腑之总司,多气多血者也,心者神明之宅,五脏之主,由是诸腑经络受邪,变气则归于胃,胃得之则热甚,津液壅溢为痰涎,闭塞隧道,荣卫不行,胃之支,别脉上络于心者,并塞其神气出入之窍,故不识人也。诸脏受邪,极而变者,亦必归于心,于是心得邪,则神散而枢机息。舌者心之窍,机息则舌纵,廉泉开。舌纵,则难以言,廉泉开,则口流涎,此是俗所宗之说也。

徐忠可:此段主一紧字,言中风之偏于寒者,邪自外入,其证必以渐而深也。谓中风而寸口脉得浮而紧,紧是寒,脉浮为虚,故不能阴阳相调而令脉外见,则虚寒相搏,邪即结滞于外之皮肤矣。然浮因血虚,络者血所养也,虚则络空失养,无力御邪,邪乃不泻,盛于皮肤,其或左或右,与邪并者气多而缓,正之无病者,反气少而急,一急一缓,正邪相引,㖞僻不能如常人之遂意矣。此尚属皮肤近络之病也。若邪在络不去,则邪方人,卫气不得远,皮肤不仁,然犹在经脉之外;若在经,则邪入营脉之中,内骨外肉皆失所养故重着,然犹在躯壳之间。至入腑,腑邪必归于胃,胃为六腑之总司也,于是风入胃中,胃热必盛,蒸其津液,结为痰涎,气壅隧道,胃之支脉络心者,才有壅塞,即堵其神气出入之窍,故不识人。试观……按住颈间两人迎脉,气即壅逆不识人。人迎者,胃脉也,则不识人之由胃气壅,不信然哉。至入脏则诸脏受邪至盛,必并入于心而乱其神明,神明无主,则舌纵难言,廉泉开而流涎沫矣。

沈明宗:㖞僻者,邪犯阳明、少阳经络,口眼㖞斜是也。不遂者,半身手足不用也。周身之络,皆在肌肉皮肤之间,风邪痹于络脉,气血不行,则为不仁;羁持经气,不能周行运畅,即重不胜;邪入于腑,堵塞胸间,神机不能出入鉴明,则不识人;入于五脏,并凑于心,脏真不能灌溉于舌,即难言。

丹波元简:㖞僻不遂,《内经》所谓偏风、偏枯。《巢源》有风口㖞候,又有风偏枯、风身体手足不随、风半身不遂等候,即《外台》以下所谓瘫痪风也。肌肤不仁,《巢源》有风不仁候云:其状,搔之皮肤,如隔衣是也。重不胜,《巢源》有风腰腿候云:四肢不收,身体疼痛,肤肉虚满,骨节懈怠,腰脚缓弱,不自觉知。又有《风亸曳候》云:筋肉懈惰,肢体弛缓不收摄。盖此之类也。不识人,《内经》所谓击仆,《巢源》有风癔候云:其状奄忽不知人,喉里噫噫然有声。即卒中急风是也。舌难言,《内经》所谓瘖俳,《巢源》有风舌强不得语候云:脾脉络胃夹咽,连舌本,散舌下,心之别脉,系舌本。今心脾二脏受风邪,故舌强不得语也。由以上数义观之,正知此条乃是中风诸证之一大纲领也。

尤在泾:寒虚相搏者,正不足而邪乘之,为风寒初感之证也。浮为血虚者,气行脉外而血行脉中,脉浮者,沉不足,为血虚也。血虚则无以充灌皮肤而络脉空虚,并无以捍御外气,而贼邪不泻,由是或左或右,随其空虚而留着矣。邪气反缓,正气即急者,受邪之处筋脉不用而缓,无邪之处正气独治而急,缓者为急者所引,则口目为僻,肢体不遂,是以左㖞者邪反在右,右㖞者邪反在左。然或左或右,则有邪正缓急之殊,而为表为里,亦有脏腑经络之别。经云:经脉为里,支而横者为络,络之小者为孙,是则络浅而经深,络小而经大,故络邪病于肌肤,而经邪病连筋骨,甚而入腑,又甚而入脏，则邪递深矣。盖神藏于脏而通于腑，腑病则神窒于内，故不识人。诸阴皆连舌本，脏气厥不至舌下，则机息于上二，故舌难言而涎自出也。

丹波元坚：入腑入脏，其证似轻重相错，然细绎其理，不识人者，一时昏塞，暂时醒省，即卒中闭证之谓。舌难言，口苦涎，其病深固，必心神不收，而治难效者也。

【解析】　脉浮多主表证，但本条以寸口脉浮提示中风病人血气虚弱；紧脉主寒，由于血气虚弱，导致络脉空虚，卫外不固，外邪乘虚而入，初病邪浅，病在肌肤。正虚之处便为留邪之所，受邪之处经络之气不能正常运行而弛缓不用，健侧皮肤肌肉正常有力而相对紧张，患侧为健侧牵引，出现口眼㖞斜，故中风口眼㖞斜，向左者病反在右；向右者，病反在左。

由于中风邪气有轻重，体质有强弱，病邪中人则有轻重深浅之分。邪中络脉，病变较轻，症见肌肤麻木不仁；邪中经脉，病变较重，症见肢体沉重，半身不遂；邪气深入脏腑，影响脏腑功能，病情更重，出现昏不识人，不能言语，口吐涎等严重症状。

中风的病因病机，唐以前以"外邪所中"之论为主，至金元后开始注重内因。如刘河间认为实由内因"五志化火"所致；李东垣认为本气自病，正气内虚；朱丹溪认为气虚痰湿自盛而致；张景岳提出主要责之五脏真阴亏损；叶天士提出"水不涵木，木少滋荣，肝阳上亢，内风时起"；等等。总之，历代医家通过长期实践观察，对中风的病因病机认识逐步完善。现在认为内因是本病发病根本，外因是诱发因素，两者都不可忽视。

对于"邪入于腑""邪入于脏"，后世医家对脏、腑看法不同，如有人认为腑是胃，也有认为是脑，还有人认为是奇恒之腑。我们认为仲景用在络、在经、入腑、入脏来表示病情的轻重，即在经络者病轻易治，预后较好；入脏腑者病重难治，预后不良。现在对中风以有无神志障碍区分入脏腑、在经络，对邪入脏腑，出现昏不识人，首分闭、脱。闭证牙关紧闭，口噤不开，两手握固，大小便闭，肢体强痉；脱证目合口开，鼻鼾息微，手撒肢冷，二便自遗，脉微欲绝。还有结合西医学分为缺血性中风与中血陛中风。

【原文】　侯氏黑散：治大风①四肢烦重②，心中恶寒不足者。（《外台》治风癫）

菊花四十分　白术十分　细辛三分　茯苓三分　牡蛎三分　桔梗八分　防风十分　人参三分　矾石三分　黄芩五分　当归三分　干姜三分　芎䓖三分　桂枝三分

上十四味，杵为散，酒服方寸匕，日一服，初服二十日，温酒调服，禁一切鱼肉大蒜，常宜冷食，六十日止，即药积在腹中不下也。热食即下矣，冷食自能助药力。

【注释】　①大风：古代证候名。
②烦重：烦，甚也，烦重，形容四肢极其沉重。

【译文】　侯氏黑散主治四肢沉重，中阳不足，胸脘感觉怕冷的大风病证。

【方解】　本方主治中所谓的"大风"，注家或指为猝倒后的中风证，或指为直侵肌肉脏腑的大风。从方药推测本方的主治证候，可能为中风的轻证或后遗症，故方中以祛风养血、消痰降逆之品为生，佐以健脾之药，扶助中气，通过长期服用，以达填补镇静之效。

本力础菊花、防风驱表里之风，佐参、苓、归、芎补气血之虚，白术化湿，桔梗涤痰，且舟楫邪气得去，牡蛎开结，矾石化痰除湿、固涩填窍，借桂枝引导诸药达于四肢，黄芩芳清风化之热，干姜、细辛温化，助桂、防以开寒热之痹，细辛又祛风而通心肾之气，以温酒助药力并引诸药至周身经络。

至于本方的出处，据《金匮玉函要略辑义》云："此方主疗文法，与前后诸条异，先揭方名，而后治云云者，全似后世经方之例，故程、尤、《医宗金鉴》并云宋人所

桔梗

附。然《诸病源候论·寒食散发候》云：仲景经有侯氏黑散，《外台秘要》风癫门载本方，引《古今录验》，无桔梗，有钟乳、矾石。方后云：张仲景此方，更有桔梗八分，无钟乳、矾石，乃知此方隋唐之人以为仲景方，则非宋人所附较然矣。"丹波元简此说，可参考。

【选注】 沈明宗：直侵肌肉脏腑，故为大风。邪因于脾，则四肢烦重；阳气虚而风未化热，则心中恶寒不足，故用参、术、茯苓健脾安土，同干姜温中补气，以菊花、防风能驱表里之风，芎䓖宣血养血为助，桂枝引导诸药而开痹着，以矾石化痰除湿，牡蛎收阴养正，桔梗升提邪气，而使大气得转，风邪得去，黄芩专清风化之热，细辛祛风而通心肾之气相交，以酒引群药到周身经络为使也。

徐忠可：此为中风家夹寒而未变热者，治法之准则也。谓风从外入夹寒作势，此为大风，证见四肢烦重，岂非四肢为诸阳之本，为邪所痹而阳气不运乎？然但见于四肢，不犹愈体重不胜乎？证又见心中恶寒不足，岂非渐欲凌心乎？然燥热犹未乘心，不犹愈于不识人乎？故侯氏黑散用参、苓、归、芎补其气血为君；菊花、白术、牡蛎养肝脾肾为臣；而加防风、桂枝以行痹着之气，细辛、干姜以驱内伏之寒，兼桔梗、黄芩以开提肺热为佐；矾石所至，却湿解毒，收涩心气，酒力运行周身为使。庶旧风尽出，新风不受，且必为散酒服至六十日止，又常冷食使药积腹中不下。盖邪渐侵心，不恶热而恶寒，其由阴寒可知。若胸中之阳不治，风必不出，故先以药填塞胸中之空窍，壮其中气，而邪不内入，势必外消，此即《内经》所谓塞其空窍，是为良工之理；若专治其表里，风邪非不外出，而重门洞开出而复入，势将莫御耳。

尤在泾：此方亦孙奇等所附，而去风除热，补虚下痰之法具备，以为中风之病，莫不由是数者所致云尔，学者得其意，毋泥其迹可也。

【解析】 尤在泾由本方悟出治中风病诸法：祛风、清热、补虚、祛痰，实概括了治疗中风的原则，可谓深得要领，后世治疗中风的大法亦不外乎此。又以方测证，

风、热、虚、痰也是后世对中风病因病理认识的概括。据赵锡武老中医经验，本方可作为半身不遂善后方。如无大便干、热象时，血压已降，高血压症状已减，留麻木无力、屈而不伸、臂不能举等后遗症，可用本方。病愈后，还可用本方巩固疗效。

又本方菊花量独重，提示我们治疗中风轻证或后遗症要重用菊花。

【原文】 寸口脉迟而缓，迟则为寒，缓则为虚；营缓则为亡血[1]，卫缓则为中风。邪气中经，则身痒而瘾疹[2]；心气不足[3]，邪气入中，则胸满而短气。（三）

【注释】 ①亡血：此处指血虚。

②瘾疹：即风疹块（倍瘤），表现为皮肤上突然出现大小不等的团块，时隐时现，甚痒。

③心气不足：指胸中心肺正气不足。

【译文】 寸口脉迟而缓，脉迟揭示有外寒，脉缓反映正虚；沉而缓是营气不足，多致血虚，浮而缓是卫气不足，易受风邪。正气不足，外邪侵犯经脉，可出现身痒、瘾疹等病证；如果心肺气虚，外邪乘虚深入，则出现胸满、短气等症状。

【提要】 本条论述中风和瘾疹的发病机制。

【选注】 沈明宗：此卫阳气虚而招风中也，寸口脉迟者，真阳气虚，阴寒气盛，故曰迟则为寒。正气虚而受风，脉则缓而不紧，故曰缓则为虚。然缓在二辨，若见亡血，为缓在内，气虚不摄，则内病亡血；若见中风，为缓在外，乃阳虚卫弱而招风中。若营卫未至大虚，邪气不能内入，持于经络，风血相搏，风邪主病，则发身痒瘾疹，邪机外出之征，即风强而为瘾疹是矣。若心气不足，正不御邪，进而扰乱于胸，大气不转，津液化为痰涎，则胸满短气，是心肺中风为病也。盖贼风内入，最怕入心乘胃而成死证。

尤在泾：迟者行之不及，缓者至而无力，不及为寒，而无力为虚也。沉而缓者，为营不足，浮而缓者，为卫中风，卫在表而营在里也。经不足而风入之，血为风动则身痒而瘾疹；心不足而风中之，阳用不布，则胸满而短气，经行肌中而心处胸间也。

徐忠可：此段主一缓字，言中风之偏于风者，而有浅深之不同也，谓寸口脉迟，夹微寒也，缓本风脉，并迟而见，则为风虚，于是缓在荣，为血不充而亡；缓在卫，为气搏风而不鼓。邪既属风，所以中经则身痒而瘾疹。即水气篇曰：风强则为瘾疹，身体为痒，痒者为泄风，心气不足。即五脏风寒篇曰：心伤者其人劳倦之谓也，入中则胸满而短气。即胸痹篇曰：胸痹胸中气塞短气之谓也。

黄元御：寸口脉迟而缓，迟则为血气之寒，缓则为荣卫之虚。荣缓则为里，虚而亡血；卫缓则为表，虚而中风。邪气中于经络，风以泄之，而卫气愈敛，闭遏营血不得外达，则身痒而瘾疹，痒则气欲行而血不行也。血郁外热发于汗出之处，则成红斑。卫气外敛不能诱发，红点隐见于皮肤之内，是为瘾疹。营气幽郁不得畅泄，是以身痒。若心气不足，邪气乘虚而入，壅遏中气，则胸胁胀满而短气不舒也。

丹波元简：《医方集成》云：有中之轻者在皮肤之间，言语微謇，眉角牵引，遍身疮癣，状如虫行，目旋耳鸣，亦谓邪气中经也。

【解析】 寸口脉象迟而缓，说明营卫不足，表气不固，易中风邪，重者即发为中风病，其证候见前两条；轻者可发为风疹一类疾患，表现为身痒、瘾疹，甚至胸满、短气。风邪中经络，卫气愈敛，闭遏营血不得外达，则身痒而瘾疹，若胸中正气不足，风邪内传影响心肺，则胸闷而短气。临床上，荨麻疹、风疹、过敏性紫癜等疾患，往往是在营卫气血不足的基础上外感风邪，出现身痒而瘾疹，起伏无定，重者也可见胸闷及呼吸困难。所以，可认为此条主要是指这一类疾患，由于其发病突然，证候变化起伏无定，与风的特性"善行数变"相类似，故也列入中风篇。治疗方面，祛风养血通络，也的确有效。这类疾患和前两条提出的表现为口眼㖞斜、半身不遂，甚至神志不清的"中风病"相类似，但也有区别。类同之处：发病都是在营卫气血不足的基础上外感风寒之邪；都有发病急、变化快等特点；治疗方面，以祛风养血通络为主。不同之处：前两条所述的"中风病"病位较深入，从皮肤→经络→脏腑，本条所述的"身痒瘾疹"，主要在皮肤营卫；在病机方面，前者以脏腑功能失调的内因为主，后者则主要和外感风邪直接有关；证候方面，前者重，后者轻；治疗方面，后者重在调和营卫，前者要先按闭证、脱证抢救，然后重在调理脏腑功能失调。后世医家对中风病的认识逐步明确，把本条指出的"身痒瘾疹"一类疾患称为"外风"，把前两条指出的半身不遂、神志不清的疾患称为"类中风""内风"。

　　沈明宗将本条分为前后两部分注释，前述中风病机，后述瘾疹病机；黄坤载对"身痒而瘾疹"机制的阐述，沈明宗、尤在泾对"胸满而短气"的注释，丹波元简引《医方集成》指出"身痒而瘾疹"为中风轻者在皮肤之间，这些认识均较符合条文精神。

　　【原文】　风引①汤：除热瘫痫②。

　　大黄　干姜　龙骨各四两　桂枝三两　甘草　牡蛎各二两　寒水石　滑石　赤石脂　白石脂　紫石英　石膏各六两

　　上十二味，杵，粗筛，以韦囊③盛之，取三指撮，井花水④三升，煮三沸，温服一升。治大人风引，少小惊痫瘛疭⑤，日数十发，医所不疗，除热方。巢氏云：脚气宜风引汤。

　　【注释】　①风引：即风痫掣引，俗称抽搐。
　　②瘫痫：瘫即俗称风瘫，指半身不遂；痫指癫痫。
　　③韦囊：古时用皮革制成的药袋。
　　④井花水：清晨最先汲取的井泉水。
　　⑤惊痫瘛疭：瘛为筋脉拘急，疭为筋脉弛缓，瘛疭指抽搐。惊痫是小儿痫证的一种，瘛疭是其症状。

　　【译文】　风引汤主治热性的风瘫及癫痫出现抽搐者。

　　【方解】　本方为下热清热、重镇息风之剂。方中以诸石重镇之品为主，辅以龙牡之潜纳，大黄之泻下，使热极上盛之风得以平息，更佐以桂枝、干姜之温，以制诸石之寒。治疗属实证之热瘫痫者，临床有用来治疗痫病之属于痰火者及小儿高热惊痫者。中风之由于肝阳亢盛、虚风内动者，加减使用，亦可取法。

　　对于本方的出处，尚有争论，有人认为是宋人所附，但丹波元简考证为仲景之方。

　　【选注】　沈明宗：热风而乘血虚中人，邪正相搏，木火互征，风化为热，则心热炽盛，血脉痹着，故成热瘫痫也。是以大黄下彻心脾之热，龙牡收摄心肾相交，牡蛎用寒水石济水之主而镇阳光，赤白二脂、紫石英以养心脾之正，石膏专清风化之热，滑石以利窍通阳，桂枝、甘草和营卫而祛风外出，然以大黄、石膏、牡蛎、寒水石诸寒药为君者，因时令热风之制，恐寒凉太过致伤胃气，故用干姜温中为佐。巢氏治脚气，因其药性下达，龙牡收镇心肾故也。

尤在泾：此下热清热之剂，孙奇以为中风亦从热起，故特附于此欤？中有姜、桂、石脂、龙、牡者，盖以涩驭泄，以热监寒也。然亦猛剂，用者审之。

丹波元简：按此方，亦非宋人所附。《外台》风痫门引崔氏甚详，云：疗大人风引，少小惊痫瘈疭，日数十发，医所不能疗，除热镇心，紫石汤（方与本方同）右十二味，捣筛，盛以韦囊，置于高凉处。大人欲服，乃取水二升，先煮两沸，便内药方寸匕，又煮取一升二合，滤去滓，顿服之；少小未满百日，服一合，热多者，日二三服，每以意消息之。永嘉二年，大人小儿频行风痫之病，得发倒不能言，或发热，半身掣缩，或五六日，或七八日死。张思唯合此散，所疗皆愈。此本仲景《伤寒论》方，《古方录验》范汪同。由此观之，风引，即风痫掣引之谓，而为仲景之方甚明。但"除热瘫痫"四字，义未允。刘氏《幼幼新书》作"除热去瘫痫"。楼氏《纲目》作"除热癫痫"。其改瘫作癫，于理为得矣。

【解析】　本方以清热、重镇、息风为主。对于"治热瘫痫"诸家意见不一，有谓治疗热引起中风的，有谓治疗热引起痫的。笔者意见，本方既治属热的惊痫瘈疭，也治属热的中风，此即"热瘫痫"之义也。据赵锡武老中医经验，本方可治中风后遗症，以半身不遂为主。兼血压高者，用本方加磁石、龟板、鳖甲、生铁落。

【原文】　防己地黄汤：治病如狂状，妄行①，独语不休②，无寒热，其脉浮。

防己一钱　桂枝三钱　防风三钱　甘草二钱

上四味，以酒一杯，浸之一宿，绞取汁，生地黄二斤，咬咀，蒸之如斗米饭久，以铜器盛其汁，更绞地黄汁，和，分再服。

【注释】　①妄行：指行为反常。

②独语不休：不停地自言自语。

【译文】　防己地黄汤用于治疗狂躁不宁，行为反常，自言自语不休，脉浮，但不恶寒发热的病证。

【方解】　此方为养血息风之剂。方中重用生地黄二斤之多，又蒸绞浓汁，是侧重养血之意，其余防己四味，分量极轻，又系渍取清汁，是轻而又轻，将祛风药放在养血药中，是治血中之风，全方体现了治风先治血之旨。风何以入血？因血虚而受，从虚化热，扰乱心神，致如狂状妄行、独语不休。"无寒热，其脉浮"，可知浮脉在此不主外感表证，乃是血虚夹风热的表现。血虚夹风热上扰，神明错乱，而见精神症状。病从风而得，自应祛风为治，但血虚化热不容风药温燥；如纯养阴补虚，又将逗留风邪。于是兼筹并顾，使风去血宁，狂妄口丁止，立法轻灵，耐人寻味。此方主治血虚及阴虚的风病，开拓了养血息风的先河，后世地黄饮子、犀角地黄汤等，都是在此基础上发展而来的。

此方是否为仲景所拟，尚不可知。《千金要方·风眩门》载："治言语狂错，眼目霍霍,或言见鬼,精神错乱,防己地黄汤方。防己二两,甘草二两,桂心、防风各三两,生地黄五斤(别切,勿合药渍。疾小轻,用二斤)。上五味,咬咀,以水一升,渍之一宿,绞汁,着一面,取其滓,着竹簟上,以地黄着药滓上,于五斗米下蒸之,以铜器盛取汁,饭熟,以向前药汁合绞取之,再分服。"

本方以铜器盛其汗,系因生地忌铁,宜用铜器。

【选注】 徐忠可:此亦风之并入于心者也。风升必气涌,气涌必滞涎,滞涎则留湿,湿留壅火,邪聚于心,故以二防、桂、甘去其邪,而以生地最多,清心火凉血热,谓如狂状,妄行独语不休,皆心火炽盛之证也。况无寒热,则知病不在表,不在表而脉浮,其为火盛血虚无疑耳。后人地黄饮子、犀角地黄汤等,实祖于此。

尤在泾:狂走谵语,身热脉大者,属阳明也。此无寒热,其脉浮者,乃血虚生热,邪并于阳而然。桂枝、防风、防己、甘草,酒浸取汁,用是轻清,归之于阳,以散其邪;用生地黄之甘寒,熟蒸使归于阴,以养血除热。盖药生则散表,熟则补衰,此煎煮法,亦表里法也。

徐大椿:生渍取清汁,归之于阳,以散邪热;蒸取浓汁,归之于阴以养血;此皆治风邪归附于心而为癫痫惊狂之病,与中风风痹自当另看。又云:此方他药轻,而生地独重,乃治血中之风也,此等法最宜细玩。

【解析】 本方主治血虚夹风热之证,养血以息风。方后所云"治病如狂状,妄行,独语不休",系以精神症状为主,虽未明确提出治疗中风,但中风有此证者,亦可应用。宗养血息风之旨,《宣明论方》地黄饮子,将其发展,用以治中风脱证,肾阴大亏,虚阳浮越,足冷面赤者;亦治中风后遗舌喑不语,属肾虚精气不能上承者。

【原文】 头风①摩②散方:

大附子一枚(炮) 盐等分

上二味为散,沐了③,以方寸匕,已摩疾上,令药力行。

【注释】 ①头风:指日久不愈,时发时止的头痛头眩病证。

②摩:是涂搽外敷的意思。

③沐了:即洗头完毕。

【方解】 本方为外用剂,附子通阳散寒止痛,食盐祛皮肤风邪,适用于发作性的寒性头痛。此方即属于本书第一篇第二条所说的"膏摩"法。

本方亦见载于《千金要方·卷十三·头面风门》及《外台秘要·卷十五·头风及头痛门》。

【选注】 沈明宗:头风用摩散者,乃寒风入于经络,故用附子味辛大热,摩其患处以散寒,盐能引入血分祛邪故也。

张路玉:头风摩散治中风㖞僻不遂,专取附子以散经络之引急,食盐以治上盛之浮热,《千金》借此治头面一切久伏之毒风也。

陈修园:此言偏头风之治法也。附子辛热以劫之,盐之咸寒以清之,内服恐其助火,火动而风愈乘其势矣。兹用外摩之法,法捷而无他弊,且躯壳之病,《内经》多用外治,如马膏桑钩及熨法皆是。

【原文】 寸口脉沉而弱,沉即主骨,弱即主筋,沉即为肾,弱即为肝。汗出入

水中,如水伤心<sup>①</sup>,历节黄汗出,故曰历节。(四)

**【注释】** ①如水伤心:心主血脉,如水伤心,犹言水湿伤及血脉。

**【译文】** 寸口脉沉而弱,沉脉主骨病,肾主骨,故沉脉实揭示肾亏;弱脉主筋病,肝主筋,因此弱脉实反映肝虚。本肝肾亏虚,又于汗出之时,用冷水沐浴,致水湿由汗孔而入,流注筋骨、肌肉,伤及血脉,遂出现全身诸多关节疼痛,而且关节肿胀局部溢出黄水,此称为历节病。

**【提要】** 本条论述肝肾不足、寒湿内侵的历节病。

**【选注】** 程林:《圣济总录》曰:历节风者,由血气衰弱,为风寒所侵,血气凝涩,不得流通,关节诸筋,无以滋养,真邪相搏,所历之节悉皆疼痛,或昼静夜发,痛彻骨髓,谓之历节风也。节之交三百六十五,十二筋皆结于骨节之间,筋骨为肝肾所主,今肝肾并虚,则脉沉弱。风邪乘虚淫于骨节之间,致腠理疏而汗易出。汗者心之液,汗出而入水浴,则水气伤心,又流入关节交会之处,风与湿相搏,故令历节黄汗而疼痛也。

沈明宗:此肝肾虚而伤水病历节黄汗之因也。经以两手寸关尺皆为寸口,此寸口者,即两手脉沉而弱也。沉为肾气不足而主骨,弱为肝血虚而主筋;然肝肾气血不足,则寸口脉沉而弱,肾虚盗汗出入水,水湿伤而流于关节筋骨之间,为邪在表,则病历节而不病黄汗;或内入伤营,为入水伤心则病黄汗矣。然伤邪虽一,病分表里不同,此总结为历节黄汗出,故又曰历节也。盖观之下文,是非尽属外邪所致,或饮酒内湿,或汗出当风,风寒湿内外相合成痹……读者详之。

尤在泾:此为肝肾先虚而心阳受郁,为历节黄汗之本也。心气化液为汗,汗出入水中,水寒之气从汗孔入心,外水内火,郁为湿热,汗液则黄,浸淫筋骨,历节乃痛。历节者,遇节皆痛也。盖非肝肾先虚,则虽得水气,未必便入筋骨;非水内侵,则肝肾未虚,未必便成历节。仲景欲举其标而先究其本,以为历节多从虚得之也。又水气篇中云,黄汗之病,从汗出入水中浴,水从汗孔入得之,合观二条,知历节、黄汗为同源异流之病,其瘀郁上焦者则为黄汗,其并伤筋骨者则为历节也。

唐容川:汗出入水,水从汗孔入,是入膜腠膏油之间,蒸发脾土之色,则为黄汗,不为历节也。以水居气分之间,不干血分,故不发痛;唯水伤血分,血凝而气不得通,始发痛,故此云如水伤心历节痛。心主血脉,血分阻而不通,则历节痛,与黄汗之水入膜腠者不同。虽亦有兼黄汗者,然使其不伤血分,决不作痛。黄汗之与历节,其分别处正在血分气分之不同也。按下文言风血相搏,则知历节总属血分,有黄汗出者,乃兼气分者也。

**【解析】** 沉脉主病在里,在此主肾气虚弱,因肾主骨,所以说"沉即主骨","沉即为肾";弱脉是肝血不足之征,因肝主筋,所以说"弱即主筋","弱即为肝";说明肝肾不足,筋骨失养是历节发病的内因。汗出时腠理开泄,肌表疏松,若此时入水作业或沐浴,寒湿之邪易乘虚内侵,这是发生历节病的外因。寒湿乘虚内侵,浸淫筋骨,流入关节,阻碍经脉气血运行,以致关节肿痛,形成历节病;寒湿郁久化热,可见关节痛处溢出黄水。

本条说明所以发生历节,肝肾虚弱为本,寒湿外侵为标,为后世治疗历节补益肝肾奠定了基础。文中"汗出入水中"只是举例,居处潮湿、淋雨受寒等皆可致寒湿内侵,应注意防范。此外,还应注意历节黄汗与黄汗病的鉴别:黄汗病全身汗出色黄如柏汁,历节黄汗仅在关节局部,且伴有疼痛。

【原文】 跌阳①脉浮而滑,滑则谷气实,浮则汗自出。(五)

【注释】 ①跌阳:为胃脉,在足背上五寸骨间动脉处,即足阳明胃经的冲阳穴。

【译文】 足背跌阳脉浮而滑,滑揭示胃中谷气实而有热,浮表示里热外越,蒸发津液外泄,故汗出。

【提要】 本条论述胃有蕴热、外感风湿的历节病。

【选注】 尤在泾:跌阳脉浮者,风也;脉滑者,谷气盛;汗出于谷,而风性善泄,故汗自出。

徐忠可:此即言历节因风湿,其在胃在肾不同,而皆因饮酒汗出当风所致,乃历节病之因于风者也。谓跌阳脾胃脉也,滑为实,知谷气实,浮为热盛,故汗自出;然谷何以不行而实,岂非酒湿先伤之乎?谓何以致热,岂非风搏其湿乎?

沈明宗:此诊跌阳则知胃家内湿招风为病也。跌阳脉浮,浮为风邪入胃,滑属水谷为病,此显脉浮而滑者,乃素积酒谷湿热招风为谷气实;然内湿外风相蒸,风热外越,津液随之,故汗自出也。

《医宗金鉴》:跌阳,胃脉也;谷气,胃气也。浮则为风外搏,滑则为胃实热。风热蒸于肌肤之间,故汗自出。此发明黄汗亦有因风热之义也。

【解析】 本条各注家意见不一。徐忠可、沈明宗释为以跌阳脉浮而滑论述胃蕴湿热而外感风湿致成历节病。尤在泾释为跌阳脉浮乃外感风邪,滑为谷气盛,由于谷气充盛,所以虽感风邪,电能够通过汗出而排除,可以不病历节。《医宗金鉴》释为黄汗亦有因风热而成者。

本条语气未完,疑有脱简。在"浮则汗自出"之下,当有汗出入水中,或汗出当风,内热与外邪相搏,形成历节痛或不可屈伸等语。

【原文】 少阴①脉浮而弱,弱则血不足,浮则为风,风血相搏,即疼痛如掣。(六)

【注释】 ①少阴脉:包括手少阴神门脉,在掌后锐骨端陷中,足少阴太溪脉,在足内踝后五分陷中。

【译文】 少阴脉浮而弱,弱脉表示阴血不足,浮脉说明外受风邪,风邪乘阴血之虚侵袭筋骨关节,导致关节如同抽掣一样的疼痛,遂成为历节病。

【提要】 本条论述肾虚精血不足、风邪外侵的历节病。

【选注】 尤在泾:风血相搏者,少阴血虚而风复扰之,为疼痛如掣也。跌阳、少阴二条合看,知阳明谷气盛者,风入必与汗偕出;少阴血不足者,风入遂着而成病也。

程林:少阴肾脉也,诊在太溪。若脉浮而弱,弱则血虚,虚则邪从之,故令浮弱。风血相搏,则邪正交争于筋骨之间,则疼痛如掣。

徐忠可:若少阴脉左尺也,主肾主阴,弱则阴不强,故知血不足;肾脉本沉,无故而浮,故知为风。风血相搏,而邪与正争,故疼痛如掣,有似抽掣也。然风何以得至少阴,岂非因酒湿夹风而乘之乎。

《医宗金鉴》:李彣曰:风在血中,则慓悍劲切,无所不至,为风血相搏。盖血主营养筋骨者也,若风以燥之,则血愈耗而筋骨失所养,故疼痛如掣。昔人曰:治风先养血,血生风自灭,此其治也。

【解析】 此条各注家意见基本一致,其精神如释义部分所述。《医宗金鉴》引李彣所云,从本条悟出"治风先养血,血生风自灭"的治则,对临床有指导意义。如独活寄生汤治肝肾两亏、气血两虚的风寒湿痹,方中即用四物汤和营养血。

【原文】 盛人①脉涩小,短气,自汗出,历节痛,不可屈伸,此皆饮酒汗出当风所致。(七)

【注释】 ①盛人:指外形肥胖的人。

【译文】 外形肥胖之人出现涩小的脉象,同时伴短气、自汗、关节疼痛,屈伸不利,这都是由于嗜酒过度,复加汗出感受风邪所致。

【提要】 本条论述盛人素体湿盛,饮酒汗出当风所致的历节病。

【选注】 赵以德:肥人本多气多血,其脉充盛,今反涩,由其血不足也,小者气衰也。由饮酒所致,盖因酒湿热有毒,饮之过则伤卫伤荣,迫津为汗,汗出当风,乘虚入客,与卫相干,则短气自汗出;入伤筋骨,则历节疼痛,不可屈伸。

徐忠可:若盛人,肥人也。肥人湿多,脉得涩小,此痹象也。于是,气为湿所搏而短,因风作而使自汗,气血为邪所痹,而疼痛不可屈伸。然肥人固多湿,何以脉骤涩小,岂非酒湿困之乎?何以疼痛有加而汗出不已,岂非湿而夹风乎?脉证不同,因风则一,故曰:此皆饮酒汗出当风所致。

魏念庭:盛人者,肥盛而丰厚之人也。外盛者中必虚,所以肥人多气虚也,气虚必短气,气虚必多汗,汗出当风入筋骨之间,遂历节疼痛之证见矣。

尤在泾:盛人脉涩小短气者,形盛于外而气歉于内也。自汗出,湿复盛也。缘酒客湿本内积,而汗出当风,则湿复外郁,内外相召,流入关节,故关节痛不可屈伸也。合三条观之,汗出入水者,热为湿郁也;风血相搏者,血为风动也;饮酒汗出当风者,风湿相合也。历节病因有是三者不同,其为从虚所得则一也。

【解析】 本条脉涩小,徐忠可释为"痹象",赵以德和尤在泾释为气血不足,按下文短气、自汗出等症状,显然为阳虚气不足之象,可见是肥人湿盛而阳虚气不足的表现。历节疼不可屈伸,赵以德、魏念庭均指出是风湿内搏入伤筋骨。不通则痛,由于阳虚气血不足,再加风湿内搏,导致气血运行受阻,故历节疼痛剧烈而不可屈伸。

尤在泾指出合前三条观之,"历节病因有是三者不同,其为从虚所得则一也"。此四条指出历节的病因分内因、外因两方面,内因以虚为主,如肝肾不足、阴血先亏、盛人阳虚以及胃蕴湿热。外因以风寒湿为主,如汗出入水、风邪侵入、汗出当风等。决定历节发病与否的关键在于内因之虚,特别是肝肾之虚,这对指导临床实践很有意义。

仲景继承了《内经》内因为主的发病学说。历节属痹证的一种,《素问·痹论》云:"风寒湿三气杂至,合而为痹也。"《灵枢·百病始生》云:"风雨寒热不得虚,邪不能独伤人卒然逢疾风暴雨而不病者,盖无虚,故邪不能独伤人。此必因虚邪之风,与其身形,两虚相得,乃客其形。"历节病正是在肝肾气血不足的基础上,风寒湿等外邪入侵而发病的,故肝肾气血不足是发病的关键。

综合四条来看,虽同是历节病,但因体质不同,病情亦有虚实。如肝肾先虚,脉象沉弱;湿热交蒸,脉浮滑;少阴不足,脉象浮弱;阳气素虚,脉涩小。总之,沉溺、浮弱、涩小俱为虚证,浮滑则为实证。这里仲景既从脉象来说明病因病机,又是教人从脉辨证、从证审治的方法。

【原文】 诸肢节疼痛,身体魁羸①,脚肿如脱②,头眩短气,温温③欲吐,桂枝芍药知母汤主之。(八)

桂枝芍药知母汤方:

桂枝四两　芍药三两　甘草二两　麻黄二两　生姜五两　　白术五两　知母四两　防风四两　附子二枚(炮)

上九味,以水七升,煮取二升,温服七合,日三服。

桂枝

【注释】 ①身体魁羸:魁,《博雅》"大也",《尔雅·释木》:"魁,瘣,谓树木丛生,根枝节目,盘结魁磊。"羸,《说文》"瘦也。"此处魁羸连用,指身体瘦弱,骨关节肿大变形。沈氏、尤氏、《金鉴》本俱作"尪羸",尪亦即身体瘦弱之意。

②脚肿如脱:形容两小腿肿胀,且又麻木不仁,似乎和身体要脱离一样。

③温温:作蕴蕴解,指心中郁郁不舒。

【译文】 症见多处关节疼痛,身体消瘦,骨关节变形,两脚肿大,头眩,短气,心中郁郁不舒,时或想呕吐的,应该用桂枝芍药知母汤治疗。

【方解】 桂枝芍药知母汤,以桂枝通阳达四肢,芍药定痛,知母消肿为主,佐以麻黄、防风以祛风逐湿,生姜和胃降逆止呕,附子通阳散寒止痛,白术健脾胜湿,甘草和中。以桂枝、麻黄、防风通阳祛风,以解其表;芍药、知母、甘草养阴清热,以和其里;桂枝、麻黄配白术,能除表里之湿;白术、附子合用,温经除湿止痛。从剂量看,因脚肿如脱,所以重用白术;因温温欲吐,所以重用生姜,以使在里的湿毒外出达表而解。

【提要】 本条论述风湿历节的证治。

【选注】 赵以德:此风寒湿痹其荣卫、筋骨、三焦之病。头眩短气,上焦痹也;温温欲吐,中焦痹也;脚肿如脱,下焦痹也;诸肢节疼痛,身体魁羸,筋骨痹也。《韵书》以魁为火,以羸为筋结也。然湿多则肿,寒多则痛,风多则动,故用桂枝治风,麻黄治寒,白术治湿,防风佐桂枝,附子佐麻黄、白术。其芍药、生姜、甘草,亦和发其荣卫,如桂枝汤例也。知母治脚肿,引诸药祛邪益气力,附子行药势为开痹大剂,然分量多而水少,恐分其服而非一剂也。《三因方》云:每服四钱。

徐忠可:此言历节病由风湿外邪而兼肝肾俱虚之方也。谓诸肢节疼痛湿流关节也,因而身体为邪所痹则尪羸,湿从下受,亦或自上注之,总是湿喜归下,故脚肿如脱;肾虚夹风故头眩;卫气起于下焦,肾元既亏,三焦无主,致太阳与阳明相率制为病,故胃气欲下行,而太阳掣其气在上,太阳欲上行而胃湿相搏不利,故短气温温欲吐。用桂枝汤去枣加麻黄以助其通阳,加白术、防风以伸脾气,加知母、附子以调其阴阳。谓欲制其寒,则上之郁热已甚;欲治其热,则下之肾阳已痹,故并加之耳。

沈明宗:此久痹而出方也。肢节疼痛,邪气痹于骨节表里之间,而脾主肌肉,胃为表里,胃受痹邪,脾气亦不充于肌肉,故身体尪羸;风湿下流,脚肿如脱;上行则头眩短气;扰胃则温温欲吐。乃脾胃肝肾俱虚,足三阴表里皆痹,难拘一经主治,故用桂枝、芍药、甘、术调和营卫,充益五脏之元;麻黄、防风、生姜开腠行痹而驱风外出;知母保肺清金以使治节。经谓风寒湿三气合而为痹,以附子行阳燥湿除寒为佐也。

尤在泾:诸肢节疼痛,即历节也。身体尪羸,脚肿如脱,形气不足而湿热下甚也;头眩短气,温温欲吐,湿热且从下而上冲矣,与脚气冲心之候颇同。桂枝、麻黄、防风散湿于表;芍药、知母、甘草除热于中;白术、附子祛湿于下,而用生姜最多,以止呕降逆,为湿热外伤肢节而复上冲心胃之治法也。

丹波元简:历节即痹论所谓行痹、痛痹之类,后世呼为痛风,《三因》《直指》称白虎历节风是也。盖风寒湿三气杂至合而所发,痛久则邪盛正弱,身体即尪羸也。

【解析】 风寒湿邪流于筋骨,结于关节,气血运行受阻,故肢节疼痛肿大;病久不解,正气日衰,故身体逐渐消瘦;邪阻中焦可见短气呕恶;邪气上犯,则头昏目眩;湿流于下则膝关节肿大突出。风寒湿邪久留不去,可化热伤阴,故用桂枝芍药知母汤祛风除湿,温经散寒,兼滋阴清热。方中麻黄、桂枝祛风通阳;附子温经散寒止痛;白术、防风除湿祛风,白术并有益气固表之用,可防麻黄、桂枝、附子等过于辛散之弊;知母、芍药养阴清热;生姜祛风散寒,和胃止呕;甘草和胃调中。

脚肿如脱,有教材解释为形容两脚肿胀,且又麻木不仁似乎要和身体脱离一样。也有人根据前人对《尔雅》《庄子》中“脱”是蝴蝶蜕变生出,皮薄嫩光泽的注解,认为本句比喻脚肿较甚,皮肤显得薄嫩光亮之状。但根据《说文解字》,脚在古代指胫,即小腿,结合临床本句解为膝关节肿大突出较为合适。

桂枝芍药知母汤寒温并用,为临床治疗关节疼痛、久病不愈的常用有效方药,若病人肝肾气血亏虚突出,应酌以补益肝肾。

【原文】 味酸则伤筋,筋伤则缓,名曰泄。咸则伤骨,骨伤则痿,名曰枯。枯泄相搏,名曰断泄。营气不通,卫不独行,营卫俱微,三焦无所御[①],四属断绝[②],身体羸瘦,独足肿大,黄汗出,胫冷。假令发热,便为历节也。(九)

【注释】 ①御:作统领、统驭解。

②四属断绝:指皮、肉、脂、髓四者得不到精气血的充养。

【译文】 偏嗜酸味则伤筋,筋伤则弛缓不用,称之为“泄”;偏嗜咸味则伤骨,骨伤则痿软无力,称之为“枯”。肝肾俱虚,筋骨痿软,则称为“断泄”。营虚不濡,卫虚不煦,营卫俱衰,则三焦功能失职,而肢体的皮、肉、脂、髓失去充养,所以全身消瘦,唯独两足肿大。如果两胫发冷,身出黄汗的,属于黄汗病;两胫发热,关节局部出黄汗的,则属历节病。

**【提要】** 本条论述过食酸、咸,内伤肝肾所致历节病,并与黄汗病相鉴别。

**【选注】** 赵以德:《内经》云:味过于酸,肝气以津,味过于咸,大骨气劳短肌,以津盖谓津液小仁而内溢,短肌谓走血而肌缩,大骨气劳,谓咸入骨走血,髓无养也。由是知此之谓泄即溢也。津液不溢,蓄而成湿,筋得湿则弛张而缓,故名曰泄。咸多伤骨,因致痿而为枯,髓无血也。血走绝而不流,谓之断,湿胜谓之泄,血不流则荣不通,荣与卫相将,荣不通则卫不独行也。三焦形体皆借血以养,血亡则三焦无所依。四属者,皮肉脂髓也,无血以蠹则身体羸瘦,独有所蓄之湿下流伤肾,肾主下焦,故脚肿大。湿胜则多汗,脾色黄,湿奉于脾,故黄汗出。肾虚而阳不下降,则胫冷。假令阴虚湿郁变热,则湿不泄而流于筋骨关节也。夫仲景诚善于立言者矣,则历节一证各分其因,以水、以酒、以天气,此又以饮食之味,然独出治天气一方,人或怪其不具,噫! 方可俱哉。病有不常,体有强弱,时有寒暑,已出之方尤具准绳而已,又焉可执而不变哉。若能求经气,辨邪正,明药性,亦何患其有证而无方软。

尤在泾:此亦内伤肝肾,而由于滋味不节者也,枯泄相搏,即筋骨并伤之谓。曰断泄者,言其生气不续,而精神时越也。营不通因而卫不行者,病在阴而及于阳也。不通不行,非壅而实,盖即营卫涸流之意。四属,四肢也。营卫者,水谷之气,三焦受气于水谷,而四肢禀气于三焦,故营卫微则三焦无气而四属失养。由是精微不化于上,而身体羸瘦,阴浊独注于下,而足胫肿冷黄汗出,此病类似历节黄汗,而实非水湿为病,所谓肝肾虽虚,未必便成历节者是也。而虚病不能发热,历节则未有不热者,故曰假令发热,此属历节,盖即黄汗历节而又致其辨也。

徐忠可:此论饮食伤阴,致营卫俱痹,足肿胫冷,有类历节,但当以发热别之也。酸为肝之味,过酸则伤筋,筋所以束骨而利机关,伤则缓慢不收,肝气不敛,故名曰泄。咸为肾之味,过咸则伤肾,肾所以华发而充骨,伤则髓竭精虚,肾气痿愈,故名曰枯。肝肾者,人之本也,肾不荣而肝不敛,根销源绝,故曰断泄。又曰:历节与黄汗最难辨,观仲景两言,假令发热,便为历节,似历节有热而黄汗无热,然仲景叙黄汗,又皆曰身热,则知黄汗亦可有热,总无不热之历节耳。若黄汗由汗出入水中浴,历节亦有由汗出入水而伤心,故黄汗汗黄,历节或亦黄汗,则知历节之汗亦有不黄,总无汗不黄之黄汗耳。若历节言肢节疼,言疼痛如掣,黄汗不言疼痛,知肢节痛历节所独有也。若黄汗言渴,言四肢头面肿,言上焦有寒,其口多涎,言胸室不能食,反聚痛,暮躁不得眠,而历节但有足肿黄汗,则知上证皆黄汗所独也。若是者何也? 黄汗历节皆是湿郁成热,逡巡不已,但历节之湿邪流注关节,黄汗之湿邪聚膈间,故黄汗无肢节痛,而历节少上焦证也。

《医宗金鉴》:此详申上条,互发其义,以明其治也。历节之病,属肝肾虚。肝肾不足于内,筋骨不荣于外,客邪始得乘之而为是病也。究其所以致虚之由,不止一端也。如饮食之味过伤,日久亦为是病也。味过于酸则伤肝,肝伤则筋伤,筋伤则缓不收持,名曰泄也。味过于咸则伤肾,伤肾则骨伤,骨伤则枯不能力,名曰枯也。枯泄相搏,名曰断绝。断绝者,即荣气不通,卫不独行,荣卫俱虚,三焦失所,四维断绝,身体羸瘦也。若独足肿胫冷,寒胜凝于下也;黄汗自出,湿胜发于中也。假令发热,则属风,便为历节也。

**【解析】** 本条进一步申述历节病的病机,所举过食酸、咸,伤及肝、肾,仅是举例而已,在于说明历节的内因是肝肾不足。前面以寸口脉沉而弱来说明肝肾内虚,与本条互发其义,应当参看。本条又解释了身体羸瘦和独足肿大的病机,也是对前面的发挥。

多位注家指出了黄汗病和历节病的鉴别要点。黄汗病的论述主要在《金匮要略·水气病脉证并治》,本篇所提及的黄汗仅是历节病的一个症状,举出来以资鉴别。本篇指出历节病的病因是"汗出入水",《金匮要略·水气病脉证并治》说"黄汗之病,以汗出入水浴,水从汗孔入得之"。可见黄汗病和历节病的发病都和湿热有关,湿热郁滞于上焦的,则为黄汗;伤及筋骨的,则为历节。历节病的主证是关节痛,历节病的黄汗仅见于关节痛处;黄汗病的主证是身体肿,遍身出黄汗,有时也兼见身疼。兹将历节与黄汗的证候鉴别列表如下。见表5-1。

表5-1 　　　　　　　　　　　历节与黄汗的证候鉴别

| 历 节 | 黄 汗 |
| --- | --- |
| 1.诸肢节疼痛历节痛,疼痛如掣,不可屈伸 | 1.身疼重,状如周痹 |
| 2.关节痛处时有黄汗 | 2.汗沾衣,色正黄如柏汁 |
| 3.发热 | 3.两胫自冷,反发热者,久久其身必甲错;发热不止者,必生恶疮 |
| 4.脚肿如脱 | 4.身体肿,状如风水 |
| 5.头眩,短气,温温欲吐 | 5.胸中窒,不能食,反聚痛,暮躁不得眠 |
| 6.寸口脉沉弱,或趺阳脉浮滑,或少阴脉弱,或盛人脉涩小 | 6.脉沉 |

**【原文】** 病历节不可屈伸,疼痛,乌头汤主之。(十)

**乌头汤方:**治脚气疼痛,不可屈伸。

麻黄　芍药　黄芪各三两　甘草二两(炙)　川乌五枚(㕮咀,以蜜二升,煎取一升,即出乌头)

上五味,㕮咀四味,以水三升,煮取一升,去滓,内蜜煎中,更煎之,服七合。不知,尽服之。

**【译文】** 历节病,关节疼痛剧烈,屈伸不便的,用乌头汤主治。

**【方解】** 本方重用乌头,温散寒湿,以麻黄通阳开痹,芍药、甘草养血定痛,黄芪达表培养正气,驱逐寒湿。本方的川乌,不是生用,也不是熟用,而是与蜂蜜合煎,煎后去川乌存蜜汁,利用川乌之温。蜂蜜之守,使温药能在体内留存较长时间,使川乌能有持久的疗效,同时用蜜亦可缓解乌头的毒性。麻黄配黄芪,益气祛湿行痹且防其过汗。

**【提要】** 本条论述寒湿历节的证治。

**【选注】** 赵以德：此汤概治历节不可屈伸疼痛，于方下又复言治脚气疼痛，必仲景书历节条下有言而无药石，见脚气中方名同而有药，集书者遂两出之。且二病皆因风寒伤于筋。麻黄开玄府，通腠理，散寒邪，解气痹；芍药以理血痹；甘草通经脉而和药；黄芪益卫气，气壮则邪退；乌头善走，入肝筋逐风寒；蜜煎以缓其性，使之留连筋骨，以利其屈伸，且蜜之润，又可益血养筋，并制乌头燥热之毒也。

徐忠可：历节病即行痹之属也，乃湿从下受夹风流注，故或足肿而必发热，且更不可屈伸而疼痛，故以甘、芍和阴，麻黄、黄芪通肌肉之阳气，而借川乌之速发，以行其痹着。

尤在泾：此治寒湿历节之正法也，寒湿之邪，非麻黄、乌头不能去，而病在历节，又非皮毛之邪可一汗而散者，故以黄芪之补、白芍之收、甘草之缓，牵制二物，俾得深入而去留邪。

沈明宗：此寒湿历节之方也。经谓风寒湿三气合而为痹，此风少寒湿居多，痹于筋脉肌肉关节之间，以致不可屈伸疼痛，即寒气胜者为痛痹是也。所以麻黄通阳，出汗散邪以开痹着；乌头驱寒而燥风湿；芍药收阴之正；以蜜润燥，兼制乌头之毒；黄芪、甘草固表培中，使痹着开而病自愈。谓治脚气疼痛者，亦风寒湿邪所致也。

张路玉：乌头善走入肝，逐风寒，故筋脉之急者，必乌头治之，然以蜜煎，取缓其性，使之留连筋骨以利其屈伸，且蜜之润，又可益血养筋，兼制乌头燥热之毒。

**【解析】** 本条叙证比较简略，从乌头汤的作用看，本条历节疼痛不可屈伸是由寒湿所致。寒为阴邪，其性收引，凝滞主痛；湿邪易阻遏气机；寒湿留滞关节，经脉痹阻，气血运行不畅，故关节疼痛剧烈，不可屈伸，并可见手足、肢体不温，舌淡苔白腻，脉沉细等。治以乌头汤温经散寒，除湿止痛。方中麻黄发汗温散寒邪；乌头温经散寒止痛；芍药、甘草缓急止痛，且酸甘化阴可护营阴，以防乌头、麻黄温热之品化燥伤阴；黄芪益气固表除湿，既可助麻黄、乌头温经散寒，并可防其过于辛散，具有扶正祛邪之效；乌头有毒，白蜜甘缓，能解乌头之毒，故二药同煎；诸药配伍，能使寒湿之邪微汗而解，病去而正气不伤。

乌头汤中乌头为有毒之品，除用时配伍白蜜外，久煎亦可减少毒性，煎煮时间应超过 1h。纯正蜂蜜含水分较少，若按原文以蜜二升煎乌头取一升较为困难，使用时应灵活改进，可在蜂蜜中加水或改为用水先煎。此外要掌握用量，一般从小剂量开始，并注意观察服药后情况。如病人服药后出现口唇、肢体麻木或头晕目眩，呕吐腹泻症状及脉搏间歇、呼吸急促、心跳加快，甚至神志昏迷则为中毒现象，应予解救。若只有头晕、肢体发麻者，可能是服药后的瞑眩现象，为起效之征。轻度中毒可用甘草、绿豆水煎服，或用生姜、甘草各 15g，金银花 18g，水煎服。病情危重者，当入院救治。

桂枝芍药知母汤与乌头汤均可治历节病，但适应证的病机、症状和两方作用有所不同，前者为风寒湿痹阻关节化热伤阴，症见关节肿痛，可伴发热，身体消瘦，治以祛风除湿,温经散寒,兼滋阴清热;后者为寒湿痹着关节,损伤阳气,以关节剧痛、不可屈伸伴畏寒为特征,治以温经散寒,益气逐湿。

历节与前第2篇所论湿病虽均可见关节疼痛,但在病因、病位、主症等方面有异,湿病主要责之风寒湿邪侵袭、脾虚湿盛,病位主要在肌肉、关节,可见发热、身重、全身肌肉及关节疼痛,一般关节不变形;历节主要以肝肾气血亏虚、筋骨失养为内因,风寒湿侵袭是外因,病位在筋骨关节,以关节疼痛为主症,关节可变形。因此,乌头汤与麻黄加术汤虽均可治疗寒湿引起的疼痛,但乌头汤主治寒湿历节,以关节疼痛剧烈、不可屈伸为特点,病位主要在筋骨;麻黄加术汤主治寒湿在表的湿病,以身体疼痛剧烈而致烦扰不宁为主症,可伴恶寒发热、无汗等表实证,病位主要在肌腠。

【验案】 吴某,男,25岁。1983年9月2日就诊。病人于一个月前,夜卧湿地,遂觉左侧肋下及胸背引痛,当时未加重视。昨晚起,肋痛加剧,又增寒热。深吸气或咳嗽时痛不可忍。诊为肋间神经痛。中医辨证属寒湿侵犯肝络,投以乌头汤加春柴胡:制川乌12g,麻黄6g,赤白芍各12g,甘草24g,生黄芪12g,春柴胡3g,蜂蜜30g,加冷水泡透后煎0.5h,温服。再喝一小杯白酒,覆被而卧。约1h周身汗出,自觉痛减大半。两小时后饮二汁,热退痛除,仅留少许不适,继以养血舒肝之品调理两周而愈。追访至今,亦未复发。

【原文】 矾石汤:治脚气冲心[1]。

矾石二两

上一味,以浆水一斗五升,煎三五沸,浸脚良。

【注释】 [1]脚气冲心:是指脚气病而见心悸、气喘、呕吐诸症者。

【提要】 指出脚气冲心的外治法。

【方解】 此为脚气冲心的外治方。脚气冲心为湿伤于下,邪毒上冲于心。故用矾石味酸涩性温,善能祛水收湿、清热解毒,毒解湿收,则上冲自止。

《千金要方》第七卷论风毒状云:"魏周之代,盖无此疾。"《外台秘要》苏长史云:"晋宋以前,名为缓风,古来无脚气名。"可知脚气之病,始自永嘉以后,脚气之名,始自隋唐之后。本方主治为"脚气冲心",可知此方为后人所附。

古代医家应用本方经验:①《御药院方》:治脚膝风湿,虚汗少力,多疼痛及阴汗湿痒,烧矾作灰,细研末一匙头,沸汤投之,淋洗痛处。②《孙真人食忌》:主蝎螫,以矾石一两,醋半升煎之,投矾末于醋中,浸螫处。③《千金要方》:治小儿口疮,不能吮乳汁,取矾石如鸡子大,置醋中,研涂儿足下,三七遍,立愈。④《灵苑方》:折伤止痛,白矾末一匙,泡汤一碗,帕蘸乘热熨伤处,少时痛止,然后排整筋骨点药。⑤《兰室秘藏》:独圣散治汤泡破、火烧破、疮毒疼痛,生白矾为细末,芝麻油调扫疮破处,不拘时候。⑥《寿世保元》:治无名肿毒,发背,痈疽疔疮等毒,白矾不拘多少为末,入新汲水内,用粗纸三张浸内,将一张搭患处,频频贴之,更贴十数次,立消。⑦《经验良方》:治脚汗不止,用白矾一两,水煎洗服。⑧《汉药神效方》:平素脱肛微者,用白矾汤蒸之,则复元。

【选注】 赵以德:若天之六淫饮食寒热劳逸之气,凡留滞于下者,皆足以致其肿痹不行,屈伸不利,气逆上冲也。白矾味酸涩性燥,可去湿消肿,收敛逆气,然脚气冲心,水克火也。

尤在泾:脚气之病,湿伤于下而气冲于上,矾石味酸涩性燥,能却水收湿解毒,毒解湿收,上冲自止。

陈修园:此脚气外治之方也,前云疼痛不可屈伸以乌头汤主之,至于冲心重证,似难以外法幸功;然冲心是肾水挟脚气以凌心,而矾能却水,兼能护心,所以为妙,想必以乌头汤内服,又以此汤外浸也。

【原文】《古今录验》①续命汤:治中风痱②,身体不能自收持,口不能言,冒昧不知痛处,或拘急不得转侧。(姚云:与大续命同,兼治妇人产后出血者,及老人小儿)

麻黄　桂枝　当归　人参　石膏　干姜　甘草各三两　芎䓖一两　杏仁四十枚

上九味,以水一斗,煮取四升,温服一升,当小汗,薄覆脊③,凭几坐,汗出则愈;不汗,更服。无所禁,勿当风。并治但伏不得卧,咳逆上气,面目浮肿。

【注释】　①《古今录验》:书名,作者甄权,隋唐人。《中国医籍考》
②痱:病名,又称风痱、中风痱。以身体活动不能自如及不知痛痒为主症。
③薄覆脊:以薄衣、被覆盖脊背。

【译文】　《古今录验》续命汤主治因外受风邪导致的痱病,症见身体弛缓不能自如活动(或拘急不能自转侧),口不能言语,昏冒不知痛痒者。

【方解】　本方麻、桂同用,祛外表风寒使出小汗,佐参、草补气,归、芎补血,干姜、石膏调其寒热,杏仁宣肺止喘。从药效推证,本方当为中风有表证而设,即所谓真中风证。据赵锡武老中医经验,本方也可用治类中风,如脑出血。

【选注】　徐忠可:痱者,痹之别名也。因营卫素虚,风入而痹之,故外之营卫痹,而身体不能自收持,或拘急不得转侧;内之营卫痹,而口不能言,冒昧不知痛处。因从外感来,故以麻黄汤行其营卫,干姜、石膏调其寒热,而加芎、归、参、草以养其虚。必得小汗者,使邪仍从表出也。若但伏不得卧,咳逆上气,面目浮肿,此风入而痹其胸膈之气,使肺气不能通行,独逆而上攻面目,故亦主之。

尤在泾:痱者,废也。精神不持,筋骨不用,非特邪气之扰,亦真气之衰也。麻黄、桂枝所以散邪,人参、当归所以养正,石膏合杏仁助散邪之力,甘草合干姜为复气之需,乃攻补兼行之法也。

【原文】《千金》三黄汤:治中风手足拘急,百节疼痛,烦热心乱,恶寒,经日不欲饮食。

麻黄五分　独活四分　细辛二分　黄芪二分　黄芩三分

上五味,以水六升,煮取二升,分温三服,一服小汗,二服大汗。心热①加大黄二分,腹满加枳实一枚,气逆加人参三分,悸加牡蛎三分,渴加瓜蒌根三分,先有寒加附子一枚。

【注释】　①心热:实指胃肠实热积滞。
【译文】　《千金》三黄汤主治外受风邪,手足拘急,周身肢节疼痛,心中烦热,恶寒,数日不欲饮食者。

【方解】 本方麻黄通阳祛表寒,黄芩清里热,黄芪宜生用以走肌表,独活、细辛入肾并引诸药以达百节,为祛风邪外出之剂。

【选注】 徐忠可:此风入营卫肢节之间,扰乱既久,因而邪袭肾府,手足拘急,阳不运也;百节疼痛,阴不通也;烦热心乱,热收于心也;恶寒经日不欲饮食,肾家受邪,不能交心关胃也。故以麻黄通阳开痹,而合黄芪以走肌肉,合黄芩以清邪热,独活、细辛专攻肾邪为主,而心热、腹满、气逆、悸、渴及先有寒各立加法,为邪入内者治法之准绳也。

魏念庭:亦为中风正治而少为变通者也。以独活代桂枝,为风入之深者设也;以细辛代干姜,为邪入于经者设也;以黄芪补虚,以息风也;以黄芩代石膏清热,为湿郁于下,热盛于上者设也。大汗心热加大黄,以泄热也;腹满加枳实,以开郁行气也;气逆加人参,以补中益胃也;悸加牡蛎,防水邪也,即治湿热也;渴加栝楼根,以肃肺生津除热也,大约为虚而有热者言治也;又云先有寒加附子一枚,先有寒即素有寒也,素有寒则无热可知,纵有热亦内真寒外假热而已,云加附子,则凡大黄、枳实、栝楼根俱不可用,原方中之黄芩亦应斟酌矣,此又为虚而有寒者言治也。

【解析】 此方出《千金要方·卷八·偏风门》,名仲景三黄汤。但是否为仲景方,尚待考。《三因极一病证方论》载三黄汤兼治贼风、偏风、猥退风、半身不遂、失音不言。

【原文】 《近效方》术附汤:治风虚头重眩,苦极,不知食味,暖肌补中,益精气。

白术二两　甘草一两(炙)　附子一枚半(炮去皮)

上三味,剉,每五钱匕,姜五片,枣一枚。水盏半,煎七分,去滓,温服。

【译文】 本方治正虚外受风寒,感觉头重,眩晕不已,饮食乏味者。法宜温阳补中,益精气。

【方解】 本方主治阳虚夹风寒的头重、头晕,以温补脾胃为主以达祛邪的目的。用附子温肾,术、草补脾,加姜、枣内和脾胃、外调营卫。本方主治病证与一般的外感风寒、外感风湿或阴虚阳亢风动引起的头重、头晕大不相同,临证时应注意,使用本方应有阳虚的兼证,脉应为沉微或浮虚。

【选注】 徐忠可:肾气空虚,风邪乘之,漫无出路,风挟肾中浊阴之气,厥逆上攻,致头中眩苦至极,兼以胃气亦虚,不知食味,此非轻扬风剂可愈,故用附子暖其水脏,白术、甘草暖其土脏。水土一暖,犹之冬月井中,水土既暖,阳和之气可以立复,而浊阴之气不驱自下矣。

喻嘉言:此方全不用风药,但以附子暖其水脏,术、草暖其土脏,水土一暖,则浊阴之气尽趋于下,而头重苦眩及食不知味之证除矣。经谓内夺而厥,则为风痱,仲景见成方中有治外感风邪兼治内伤不足者,有合经意,取其三方,以示法程,一则曰《古今录验》续命汤;再则曰《千金》三黄汤;三则曰《近效》白术附子汤。前一方,治营卫素虚而风入者;中一方,治虚热内炽而风入者;后一方,治风已入脏,脾肾两虚,兼诸痹类风状者。学者当会仲景意,而于浅深寒热之间,以三隅反矣。

**【解析】** 喻嘉言指出以上三个附方均治外感风邪兼内伤不足，并分别说明其适应证，所论确当。至于此三方是否仲景方，尚待考。

北京医院老中医魏龙骧用本方治愈一例眩晕患者。陈某，阵发性眩晕已一年，每周二或周三发，突然而来，荡漾如坐舟中，开目则恍同天地旋转，屋舍如倾，卧床闭目，则头难少动，未敢翻身，继之恶心，冷汗随之而至。平素易感冒，失眠纳减，不梦自遗，大便不实，腰痛足跟酸痛，曾用中西药久治不效。诊时脉沉细而微结，尺部微不应指，舌淡苔薄腻而滑，属脾肾阳虚，浊阴不化，上干清阳所致，投《近效方》术附汤加味：川附片二钱、白术一两、生姜三钱、茯苓四钱、生龙牡各一两、大枣六枚、磁石六钱。服三十余剂而愈，四年后追踪观察未复发。

**【原文】** 崔氏八味丸：治脚气上入，少腹不仁。

干地黄八两　　山茱萸四两　　薯蓣四两　　泽泻　　茯苓　　牡丹皮各三两　　桂枝一两　　附子一两（炮）

上八味，末之，炼蜜和丸，梧子大。酒下十五丸，日再服。

**【译文】** 崔氏八味丸主治脚气病，肾虚寒湿上逆，少腹不仁，拘急不舒者。

**【方解】** 本方即《金匮》肾气丸，为治疗肾阴阳两虚的主方，方以地黄、山萸肉、薯蓣、泽泻、茯苓、牡丹皮六味补肾阴，附子、肉桂补肾阳，合用则阴阳两补。临床以补肾气，补肾阳为主，疗效确凿。《景岳全书》云："善补阳者，必于阴中求阳，则阳得阴助而生化无穷。"本方即在补肾阴的基础上补肾阳，深得《内经》阴阳互根之旨。

本方在此处主治脚气上入，少腹不仁。主要因肾虚，寒湿之气随经上入，聚少腹为之不仁，用本方可温阳化湿。在本书的虚劳、消渴、痰饮、妇人杂病各篇中也分别提及本方。肾为先天之本，中寓命门之火，如肾阳不足，不能温养下焦，则腰痛脚弱，少腹拘急；肾阳虚弱，不能化气行水，则小便不利，水泛为痰饮；肾阳不足，不能蒸化津液，导致肾消；肾气不举，以致妇人转胞；肾不纳气，以致气喘。上述诸证，溯其源均因肾阳不足，故皆可用肾气丸温补肾阳为治。

王冰所云"益火之源，以消阴翳"，可概括本方功用。《名医方论》柯韵柏云："命门之火，乃水中之阳。夫水体本静，而川流不息者，元气动，火之用也，非指有形者言也，然少火则生气，壮火则食气，故火不可亢，亦不可衰。所云火生土者，即肾家之少火，游行其间，以息相吹耳。若命门火衰，少火几于熄矣，欲暖脾胃之阳，必先温命门之火，此肾气丸纳桂附于滋阴剂中，是藏心于渊，美厥灵根也。命门有火则肾有生气矣，故不曰温肾，而名肾气，斯知肾以气为主，肾得气而土自生也。且形不足者，温之以气，则脾胃因虚寒而致病者固痊；即虚火不归其部，而失血亡阳者，亦纳气而归封蛰之本矣。"

现常用此方治疗慢性肾炎、糖尿病、阳痿、滑精、肾虚腰痛、慢性气管炎等病证表现为肾阳不足者。

原文方名崔氏八味丸，据丹波元简考证，崔氏即崔知悌，此八味丸就是仲景的肾气丸，而实非崔氏方。丹波元简《金匮玉函要略辑义》云："《外台·脚气不随门》载崔氏此方丸五条。第四条云：若脚气上入少腹，少腹不仁，即服张仲景八味丸。

《旧唐书·经籍志》:《崔氏纂要方》十卷,崔知悌撰(《新唐书·艺文志》崔行功撰)。所谓崔氏其人也,不知者或以为仲景收崔氏之方,故详及之。"

【选注】 徐忠可:历节病源于脚气相通,故前治历节乌头方兼治脚气,此方主治脚气,可与历节相参。谓历节之因,概多足肿胫冷,是病在下焦。下焦属阴,阴虚而邪乘之,正未可知。脚气上入少腹不仁,以八味丸为主,盖脚气不必兼风,行阳去湿,治正相类。

尤在泾:肾之脉起于足而入于腹,肾气不治,湿寒之气随经上入,聚于少腹,为之不仁,是非驱湿散寒之剂所可治者,须以肾气丸补肾中之气,以为生阳化湿之用也。

【原文】 《千金》越婢加术汤:治肉极①,热则身体津脱,腠理开,汗大泄,厉风气②,下焦脚弱。

麻黄六两　石膏半斤　生姜三两
甘草二两　白术四两　大枣十五枚

上六味,以水六升,先煮麻黄去沫,内诸药,煮取三升,分温三服。恶风加附子一枚,炮。

【注释】 ①肉极:病名,指四肢肌肉消瘦,疲困乏力。

②厉风气:古病名,与疬风不同。

【译文】 《千金》越婢加术汤主治肉极,由于腠理开泄,多汗伤津,形成厉风气,下肢软弱者。

【方解】 此方以越婢汤治肌肉风热,白术祛肌肉风湿。风热、风湿被驱

麻黄

除则汗止,且肌肉不再被消铄。恶风者加附子,因汗多阳伤,防其亡阳,用附子复阳、止汗。

本方也见于《金匮要略·水气病脉证并治》"里水者,一身面目黄肿,其脉沉,小便不利,故令病水。假如小便自利,此亡津液,故令渴也。越婢加术汤主之。""风水恶风,一身悉肿,脉浮而渴,续自汗出,无大热,越婢汤主之……风水加术四两。"方剂的组成、剂量、煎服法及恶风加附子等都和本条相同,可见此方即仲景原方,至于以此方治肉极等语,可能为后人所加。

临床用此方治疗急性肾炎有效。

【选注】 徐忠可:此治风极变热之方也。谓风胜则热胜,以致肉极热而汗多,将必津脱,津脱则表愈虚,则腠理不能复固,汗泄不已,将必大泄。风入荣为厉,《内经》云:厉者有荣气热胕。今风入荣为热,即是厉风气矣。盖风盛气浮,下焦本虚,至厥阳独行而浊阴不降,无以养阴而阴愈虚,则下焦脚弱,故以麻黄通痹气,石膏清气分之热,姜枣以和营卫,甘草、白术以理脾家之正气。汗多而用麻黄,赖白术之扶正,石膏之养阴以制之,故曰越婢加术汤……汗大泄而加恶风,即防其亡阳,故加

附子。

# 结语

　　本篇论述中风、历节两种疾病的主治。中风是气血不足，感受风邪，经络脏腑功能失常所致，以口眼㖞斜、半身不遂为主症，甚则神志不清。与《伤寒论》中"太阳病、发热、汗出、恶风、脉缓者，名为中风"不可混淆。《伤寒论》"中风"属于外感风邪表证，本篇论述中风乃杂病范畴。杂病中风根据临床表现区分病情轻重：邪在于络，肌肤不仁；邪在于经，即重不胜；邪入于腑，即不识人；邪在于脏，舌即难言，口吐涎。现在对中风分类，除以有无神志障碍区分入脏腑、在经络外，并结合西医学，进一步分为出血性中风与缺血性中风。治疗方面，虽未出方，但所附侯氏黑散、风引汤、防己地黄汤均有扶正祛邪，清热息风，养血祛风之功，可用于中风的治疗，另外还应参考后世医家治法。西医学诊断的脑血管痉挛、脑栓塞、脑出血等病可参照中风诊治。

　　历节病以多个关节肿痛甚则变形、身体魁羸为主症。其形成以肝肾亏虚、胃有蕴热、气血不足，或阳气虚弱等为内因，加之汗出入水中浴、饮酒汗出当风等外因，以致风寒湿邪痹阻关节，气血运行受阻，形成本病。风寒湿邪痹阻兼有阴伤者宜用桂枝芍药知母汤祛风除湿，温经散寒，滋阴清热；寒湿偏胜者治用乌头汤温经散寒，除湿止痛。本篇对历节治疗用黄芪、白术益气固表，芍药养血敛阴，体现了补益气血的精神。但所出两方毕竟偏于温燥，若病人肝肾气血亏虚突出，应以补益肝肾为主。西医学诊断的类风湿性关节炎、风湿性关节炎、痛风、坐骨神经痛等可参照历节病诊治。

# 血痹虚劳病脉证并治第六

【题解】 本篇讨论血痹和虚劳两种疾病的病因病机、脉证及其治疗,故名篇。血痹病和虚劳病虽然是两类不同的疾病,但皆因正气不足、气血虚损所致,故合为一篇讨论。

血痹,杂病病名。主要因营卫气血不足,感受风邪,使阳气不畅,血行不利,痹阻于肌肤所致。临床以肢体局部肌肤麻木不仁为特征。血痹的病名始见于《内经》。如《素问·五脏生成论》说:"卧出而风吹之,血凝于肤者为痹。"《灵枢·九针论》又说:"邪入于阴,则为血痹。"《金匮要略》在继承《内经》理论的基础上,进一步讨论血痹病的成因病机、脉证,并补充了内外治法。血痹类似于现代医学之多发性神经炎、面神经炎、神经麻痹、神经根炎等疾病所致之感觉障碍。

虚劳,是"虚损劳伤"的简称,故又称"虚损"。本病是由劳伤等多种原因引起的,以脏腑精气亏损,阴阳气血不足为主要病机的多种慢性衰弱性证候的总称。早在《内经》《难经》中就有虚证的概念,曾提出"五劳""五损"之说,但尚不系统、不完善。张仲景在《金匮要略》中,首先提出了"虚劳"病名,并将其作为独立的疾病系统论述,开创了虚劳病辨治的先河。虚劳的病因较复杂,凡先天禀赋不足,后天失养,积劳内伤,病久体虚不复等皆可致本病。虚劳以脏腑气血阴阳亏损为基本病机,临床涉及的范围很广,证候十分复杂。在本篇中,张仲景主要以五脏气血阴阳虚损的病机为根据,把虚劳病概括为气虚、血虚、阴虚、阳虚、阴阳两虚、虚中兼实等证候类型予以辨治。

虚劳涉及现代医学多个系统的疾病,包括造血功能障碍、营养缺乏、内分泌功能紊乱、代谢紊乱、自身免疫功能低下或失调、神经系统功能失调,以及脏器功能衰退或衰竭等疾病。最常见者如各种贫血、低血压、营养不良综合征、慢性疲劳综合征、神经衰弱等。

【原文】 问曰:血痹病从何得之? 师曰:夫尊荣人①骨弱肌肤盛,重困疲劳汗出,卧不时动摇,加被微风,遂得之。但以脉自微涩,在寸口,关上小紧,宜针引阳气。令脉和紧去则愈。(一)

【注释】 ①尊荣人:指养尊处优,好逸恶劳之人。

【译文】 问:血痹病是怎样形成的? 老师答道:那些养尊处优、好逸恶劳的人,外表看来似乎很丰满,但实际上其筋骨脆弱,若因疲劳出汗,加之睡觉时辗转反侧,受风着凉,就会发病。如果血痹病人脉象微涩,在寸口、关部脉微紧的,应该用针刺疗法引动阳气,使其气血畅行,脉来平和不紧,血痹病也就痊愈了。

【选注】 《诸病源候论》:血痹者,由体虚邪入于阴经故也。血为阴,邪入于血而痹,故为血痹也。其状形体如被微风所吹,此由忧乐之人,骨弱肌肤盛,因疲劳汗出,卧不时动摇,肤腠开,为风邪所侵也。

周扬俊:阳所以统夫阴者也。统阴则血必随气行矣,乃经言血痹而不言气何哉?不知血之痹,由于气之伤也。经曰:入于脉则血凝而不流。夫所以不流者,气为邪阻也;然邪之足以伤者,必因于作劳,则卫气不能固外,而后邪得以入之,故仲景发其不流之故,以明得病之由。言天下唯尊荣人为形乐志苦,形乐,故肌肤盛,志苦,故骨弱。骨弱则不耐劳,肌盛则气不固。稍有劳困,汗易出也。夫汗者,血之液也。卫不固,斯汗出,汗出斯阳气虚,虽微风且得以袭之,则血为之痹。故一见脉微,则知其阳之不足。一见脉涩,则知其阴之多阻,此血痹之本脉也。而其邪入之处,则自形其小紧,小为正气拘抑之象,紧为寒邪入中之征。然仲景明言微风,何以反得寒脉耶?盖邪随血上下,阻滞汁沫,未有不痛者,故痛为脉紧也。针以泄之,引阳外出,则邪去而正自伸也,否则终于痹也。

尤在泾:阳气者,卫外而为固也。乃因疲劳汗出而阳气一伤;卧不时动摇,而阳气再伤。于是风气虽微,得以直入血中而为痹。经云:邪入于阴则痹也。脉微为阳微,涩为血滞,紧则邪之征也。血中之邪,始以阳气伤而得入,终必得阳气通而后出;而痹之为病,血既以风入而痹于外,阳亦以血痹而止于中,故必针以引阳使出,阳出而邪去,邪去而脉紧乃和,血痹乃通。以是知血分受痹,不当独治其血矣。

《医宗金鉴》:历节属伤气也,气伤痛,故疼痛也。血痹属伤血也,血伤肿,故麻木也。前以明邪气聚于气分,此以明邪气凝于血分,故以血痹名之也。尊荣人,谓膏粱之人,素食甘肥,故骨弱肌肤盛,是以不任疲劳,疲劳则汗出,汗出则腠理开;亦不胜久卧,卧则不时动摇,动摇即加微风,亦遂得以干之。此言膏粱之人,外盛内虚,虽微风小邪,易为病也。然何以知病血痹也?但以身体不仁,脉自微涩,则知邪凝于血故也。寸口关上小紧,亦风寒微邪应得之脉也。针能导引经络取诸痹,故宜针引气血,以泻其邪,令脉不涩而和,紧去邪散,血痹自通也。

张路玉:血痹者,寒湿之邪,痹着于血分也。辛苦劳动之人,皮腠致密,筋骨坚强,虽有风寒湿邪,莫之能容。唯尊荣奉养之人,肌肉丰满,筋骨柔脆,素常不胜疲劳,行卧动摇,或遇微风,则能痹着为患,不必风寒湿之气杂至而为病也。夫血痹者,即《内经》所谓在脉则血凝不流。仲景直发其所不流之故。言血即痹,脉自微涩。然或寸或关或尺,其脉见小急之处,即风入之处也。故以针药所施,皆引风外出之法也。

【提要】 本条论述血痹的病机、脉象和针治原则。

【原文】 血痹阴阳俱微①,寸口关上微,尺中小紧,外证身体不仁,如风痹状②,黄芪桂枝五物汤主之。(二)

黄芪桂枝五物汤方:

黄芪三两 芍药三两 桂枝三两 生姜六两 大枣十二枚

上五味,以水六升,煮取二升,温服七合,日三服。一方有人参。

【注释】 ①阴阳俱微:包括两层含义,既代表脉象,指寸、关部浮取、沉取脉皆微,亦表示病机,指营卫气血俱虚。

②风痹:以肌肉麻木和疼痛为主症的疾病。丹波元简谓:“风痹乃顽麻疼痛

兼有。"

**【译文】** 血痹病由于营卫气血俱虚,所以寸、关部浮,沉取脉皆微,尺部稍现紧象。症见身体麻木不仁,就像风痹一样的,当用黄芪桂枝五物汤治疗。

**【解析】** 养尊处优的人,平时缺乏劳动或锻炼,虽然外表肌肉丰盛,但筋骨脆弱,营卫不足,腠理不固,因而抵抗病邪的能力薄弱。这种人稍事劳动则容易汗出腠理疏松,再因无事多思,睡眠不好,辗转反侧,身体抗病能力低下,即使感受轻微风邪,亦可引起血行不畅而成血痹之病,如《素问·五脏生成论》曰

黄芪

"卧出而风吹之,血凝于肤者为痹"。脉微为卫阳虚弱,脉涩为血行涩滞;紧脉主风寒,由于邪轻病浅,故脉小紧且只表现在寸口、关上。

血痹病的形成,内以阳气不足为主因,外以风邪为诱因,病机主要责之肌肤血行不畅,由于血的运行赖于阳气推动,故血痹病轻证治法,只需用针刺导引阳气,阳气行则血行通畅,紧脉去而病愈。

所谓"针引阳气",即用针法调动、振奋阳气,以推动血脉运行,从而使血痹得解。如何针引阳气本条无详述,《灵枢·根结》篇指出王公大人,血食之君,身体柔脆,肌肉软弱,刺应"微以徐之",即用小针轻刺慢刺。《灵枢·官针》篇曰:"毛刺者,刺浮痹皮肤也。"即治疗皮肤表层的痹病,可仅在皮肤上浅刺,即现代所称的皮肤针,又名梅花针、七星针,在麻木的局部轻轻叩打,促使阳气运行,血气流畅,驱邪外出,达到针引阳气目的。

**【验案】** 刘某,女,60岁,农民。1988年11月5日初诊。病人1988年秋天劳动中发病,开始右侧躯体腰以下到足尖麻木,逐渐加重,不知痛痒,后即不能独自行走。曾就诊于河北省职工医学院附院,诊为脊髓空洞症,治疗不详,疗效不著,而转我处治疗。初诊时,右侧腰以下肢体麻木,皮肤无痛温觉,无汗,患腿无力,舌淡苔白,脉滑细弱。证属血痹,治以养血活血,疏经通络。叩刺方法以梅花针叩刺为主循经叩刺和局部漫刺相结合,辅以体针、电针治疗。1次/d,1周1个疗程。经过一年治疗,症状大为改善,可独自行走到医院就诊,其他症状亦有不同程度减轻。守法治疗,到1990年5月,病人肢体功能已趋于正常,能从事家庭劳动,患肢无汗症状亦得到改善,局部出现痛觉。嘱坚持锻炼,巩固疗效。

**【提要】** 本条论述血痹的主证和治疗方药。

**【选注】** 周扬俊:此条是由上条既痹之后,未能针引以愈,遂令寸口微者,今则阴阳俱微,且寸关俱微矣,且尺中小紧矣。夫小紧既见于尺,则邪之入也愈深,而愈不得出何也? 正虚之处,便是容邪之处也。

尤在泾：阴阳俱微，该人迎、趺阳、太溪而言。寸口关上微，尺中小紧，即阳不足而阴为痹之象。不仁者，肌肤顽痹，痛痒不觉，如风痹状，而实非风也。黄芪桂枝五物，和营之滞，助卫之行，亦针引阳气之意，以脉阴阳俱微，故不可针而可药，经所谓阴阳形气俱不足者，勿刺以针而调以甘药也。

《医宗金鉴》：第二条承上条互详脉证，以明其治也。上条言六脉微涩，寸口关上小紧，此条言阴阳寸口关上俱微，尺中亦小紧，合而观之，可知血痹之脉浮沉，寸口、关上、尺中俱微、俱涩、俱小紧也。微者虚也，涩者滞也，小紧者邪也，故血痹应有如是之诊也。血痹外证，亦身体顽麻，不知痛痒，故曰如风状，但不似风痹历关节流走疼痛也。主黄芪桂枝五物汤者，调养营卫为本，祛风散邪为末。

丹波元简：风痹诸家不注，唯《金鉴》云，不似风痹历关节流走疼痛也。此以风痹为历节，恐误也。《巢源·风痹候》云，痹者风寒湿三气杂至，合而成痹。其状肌肉顽厚，或疼痛。由人体虚，腠理开，故受风邪也。据此则风痹乃顽麻疼痛兼有，而血痹则唯顽麻而无疼痛，历节则唯疼痛而不顽麻。三病各异，岂可混同乎。

秦伯未：血痹既然由于阳虚不能卫外，营血因而涩滞，病在于表，不在于里，治法应以调和营卫为主，故用黄芪桂枝五物汤。五物汤为桂枝汤的变方，目的亦在用桂、芍以舒畅血行，姜、枣以温阳辛散。和桂枝汤不同的地方是，除去甘草的补中，倍用生姜，加入黄芪，这样就偏重于走表益卫，温阳行痹，与用针刺来引动阳气同一意思。

**【解析】** 阴阳俱微有两种看法：一指脉象，阴阳俱微，是指人迎、趺阳、太溪而言；二指病机，是指患者营卫气血俱不足。

本条说明阴阳气血俱虚、体质虚弱较甚的血痹病人，受邪较深，症状较重，不仅肌肤麻木，并可有疼痛感，类似风痹，但血痹一般以肌肤麻木为主症，而风痹以肌肉关节游走性疼痛为主症，二者应予鉴别。

本篇治疗血痹重在振奋卫气，温通阳气。因气行则血行，故病轻用针刺以通阳行痹，病重用黄芪桂枝五物汤益气通阳以行血痹，本方以益气之黄芪为君，后世著名的补阳还五汤即从本方衍化而出。

关于第一条的断句有人认为应为"但以脉自微涩在寸口，关上小紧"。因第一条病轻，故微涩之脉仅见于寸口，用针灸即可，第二条正虚重，故微脉见于寸关两部，故用药物治疗，证治理义均符。若将句断在"自微"或"自微涩"之下，理解为寸、关、尺三部俱微，则与第二条有矛盾，因第二条病重"微"脉仅见寸、关两部，第一条病轻却三部俱微，与理不合。此说言之有理，可供参考。

**【原文】** 夫男子平人①，脉大为劳，极虚亦为劳。（三）

**【注释】** ①平人：这里是指从外形看好像无病，而实是内脏气血已经虚损者。亦即《难经》"脉病形不病者"。

**【译文】** 男子虽从外表看无明显病态，但如果其脉浮大无力或极虚的，则属虚劳病。

**【提要】** 本条说明虚劳病总的脉象。

**【选注】** 《医宗金鉴》：男子平人，应得四时五脏平脉，今六脉大而极虚，非平人之脉也。然大而无力,劳役伤脾气也,极虚者,内损肾阴精也,此皆欲作虚劳之候,故有如是之诊也。

李彣:平人者,形如无病之人,经云:脉病人不病者是也。劳则体疲于外,气耗于中,脉大非气盛也,重按必空濡,乃外有余而内不足之象,脉极虚则精气耗矣。盖大者,劳脉之外暴者也;极虚者,劳脉之内衰者也。

魏念庭:虚劳者,因劳而虚,因虚而病也。人之气通于呼吸,根于脏腑。静则生阴,动则生阳。阴阳本气之动静所生,而动静复能生气之阴阳,此一神二化之道也。故一静一动,互为其根,在天在人,俱贵和平,而无取于偏胜。偏则在天之阳愆阴伏而化育乖;在人则阳亢阴独而疾病作。然则虚劳者,过于动而阳烦,失于静而阴扰,阴日益耗而阳日益盛也。是为因劳而虚,因虚而病之由然也。

陈修园:此以大虚二脉,提出虚劳之大纲,意者肾精损则真水不能配火,故脉大。脾气损者谷气不能内充,故脉虚。二脉俱曰为者,言其势之将成也。《难经》云:损其脾者,调其饮食,适其寒温。损其肾者,益其精。未雨绸缪,其在斯乎。

陆渊雷:盖五劳六极,男子为多,七伤又全是男子生殖器病,虚劳多标男子者,殆以此也。

【解析】 本条以"大"与"虚"来概括虚劳病总的脉象。注家对"大"脉与"虚"脉的解释不尽相同。如李彣和《医宗金鉴》认为,大脉是由于过劳伤脾气所致,极虚脉是由于肾精损耗。陈修园则主脉大为肾精损,脉极虚为脾气损。结合本篇所列举之诸脉与证,以陈修园之说为妥。但各家所见,有其共同之处,即由脉论及虚劳病的病理改变当见之于脏腑。脏腑的病变,又着重于脾肾的损伤。因此,也就提示了虚劳的治疗原则,当以培补脾肾为主。这些阐述,和《金匮要略》治疗虚劳病立足于培补脾肾的观点,是完全一致的。

【原文】 **男子面色薄①者,主渴及亡血,卒喘悸②,脉浮者,里虚也。(四)**

【注释】 ①面色薄:指面色淡白而无华。
②卒喘悸:"卒"同"猝"。卒喘悸,指病人稍一活动,即感气喘心悸。

【译文】 男子面色淡白无华,并见口渴及失血现象,稍一活动则气喘心悸,脉浮无力的,这是里虚的缘故。

【提要】 本条以色脉合参诊断虚劳病。

【选注】 陈修园:此言望色而得其虚,又当参之于脉,而定其真虚与否也。

《医宗金鉴》:面色白不因衄者,是血不内生也;因衄者,是血亡于外也。今曰面色薄,谓面色淡淡不华,亦不足之色也。故主津液不足之渴及吐衄亡血气虚卒喘,血虚卒悸也。

李彣:此节以亡血为主。《内经》云:精明五色者,气之华也。又云:心之华在面,其充在血脉,劳则气耗火动,逼血妄行,必致亡血。盖血主濡之,血亡则精彩夺而面色薄,津液去而烦且渴矣。又劳,则气血俱耗,肺主气,气虚则喘,心主血,血虚则悸。卒者,猝然见此病也。

曹颖甫:此节为望色审证及脉而知虚劳之病也。面色之厚薄,视其人之气血为转移,气血充,则颊辅丰腴,无论赭如渥丹为厚,即肤如凝脂亦为厚;气血不充,则枯不华，无论面如削瓜为薄，即肥白如瓠者亦为薄，为其精亏而血少也。精亏则生内热，而引水自救，故主渴。血少则色夭不津，故主亡血。此一望而知之也。肾不纳气则喘，心营虚耗则悸。虽喘与悸皆有虚实之辨，要唯虚劳之喘，坐卧则略定，稍动则肩摇而息粗，是为猝然而喘，与汗出饮水之喘，痰饮之喘，静处不能暂停者，因不同也。虚劳之悸，略无惊恐，则坦坦如平人。若据梧沉思，急闻对座高声，或凝神夜坐，急见灯旁物影，不觉怦然大动，是为猝然而悸。与水气凌心之悸，烦热之悸，绝无间断者，又不同也。

魏念庭：仲景再为验辨之于色、于证、于脉以决之。男子面色薄即不津也。此五脏之精夺，而面色失其光润也。然光必在面皮内蕴，润必在面色内敷方为至厚，若大见呈耀，则亦非正厚色矣。今言薄，则就无光润者言也。其人必患消渴，及诸失亡其血之疾。因而喘于胸，而悸于心。卒者，忽见忽已之谓。

【解析】　观各家所注，以李彣所释最为明确。他指出本条所述之虚劳，当以血虚为主。对由劳而致耗气亡血伤津的机理，阐述也比较深刻，故《医宗金鉴》《金匮要略心典》等均引李注。对"卒喘悸"的解释，曹颖甫将虚劳所致的卒喘悸与痰饮之喘、水气凌心之悸加以比较鉴别，确有发其精微之妙。至于脉浮主里虚，注家多从略。可见历代医家并不独重于脉，而主以证、色、脉合参，这也是符合本条经文脉证合参之旨意的。对"亡血"的解释，"亡"字宜看作是一种严重的耗伤。亡血，应该包括各种原因引起的贫血和出血，即《医宗金鉴》所述之"血不内生"和"血亡于外"两个方面。至于为什么主渴，由于津血同源，可以由亡血引起口渴，也可由血虚导致阴虚生热耗伤津液而致口渴。

【原文】　男子脉虚沉弦，无寒热，短气里急[1]，小便不利，面色白，时目瞑[2]，兼衄，少腹满，此为劳使之然。（五）

【注释】　[1]里急：指腹中拘急而痛。

[2]时目瞑：瞑，《集韵》"目不明也"。时目瞑，指时而视物不清。

【译文】　男子脉沉弦无力，无恶寒发热的症状，而见短气，少腹拘急，胀满不适，小便不利，面色白，时觉视物不清，兼衄血等证候者，属于虚劳病。

【提要】　本条论述阴阳两虚的虚劳病之脉证。

【选注】　尤在泾：脉虚沉弦者，劳而伤阳也，故为短气里急，为小便不利，少腹满，为面色白；而其极则并伤其阴，而目瞑兼衄，目瞑，目不明也。

徐忠可：短气里急，仍是元气内虚也，小便不利，肾不能主出也，面色白，血不能荣也，时目瞑，阴火不耐动也，兼衄，阴火迫清道之血也，少腹满，肾不治也，非下元虚极，何以使然。

周扬俊：人之身以阳气为主，唯作劳则动伤元气，故于此先言脉，并言证，以见男子之阳虚也。夫虚者，劳之本脉也，举按不实之中，而复见少厥二阴之象，则其为内伤阳气何如；而阳虚者必恶寒，内伤者多发热，故《脉经》云：假令寸口脉微，名曰阳不足，阴气上入阳中，则洒渐恶寒也；假令尺中脉弱，名曰阴不足，阳气下陷入阴中，则发热也。今三部同等，已非上入下陷之候，则其无寒热可知。然膻中者，气之海也，谷之精气，浊者化卫，而一为宗气，行胸中以司呼吸，于是呼出者心肺主之，吸入者肾肝主之。心肺阳也,肾肝阴也。夫以举按豁然之脉,而止见其有阴无阳,是中之宗气不能为之资,斯呼者无以壮其出,而吸者不能深其入,遂令升降无力,而短气不足以息也。中州之气既虚,使水谷未能消腐,而清气不能上升,则肾阳未旺,肝气下乘,故频圊而里急。膀胱为州都之官,气不化而水道不出,至如经谓十二经脉,三百六十五络,皆上于面;然肺为气之总司,若气虚则肺亦虚,故面虽诸阳之会,而色独如金也。且阴气盛则目瞑,今阳衰,有不为之目瞑者乎? 兼衄者,阳络伤则血外溢而为衄也。少腹满者,因小便不利也。此为劳伤元阳,所以至此。然则仲景即不言治法,自当调以甘药,培中土以益元阳,不待言矣。若舍黄芪建中,又何以为法耶。

【解析】 各家所注,以尤在泾之论最为言简意赅,指出本条所述一系列虚弱证候在于劳而伤阳,阳伤极而损及阴,故表现为阴阳两虚的证候。

【原文】 劳之为病,其脉浮大,手足烦,春夏剧,秋冬瘥,阴寒①精自出,酸削②不能行。(六)

【注释】 ①阴寒:阴,指前阴。阴寒即前阴觉冷。

②酸削:指两腿酸痛。《周礼·天官疾医》"春时有痟首疾",汉·郑玄注:"痟,酸削也;首疾,头痛也。"唐·贾公彦疏:"言痟者,谓头痛之外,别有酸削之痛。"

【译文】 虚劳病人表现为脉浮大无力,手足心热,春夏季节病情加重,秋冬季节则病情减轻。前阴觉冷,并有滑精现象,双下肢酸痛且无力行走。

【提要】 本条说明以阴虚为主的虚劳病之脉证,并指出病之轻重与季节有关。

【选注】 尤在泾:脉浮者,劳而伤阴也,故为手足烦,为酸削不能行,为春夏剧而秋冬瘥;而其极则并伤其阳,而阴寒精自出。此阴阳互根,自然之道也。

《医宗金鉴》:此言浮大为劳,以详其证也。手足烦,即今之虚劳,五心烦热,阴虚不能藏阳也。阴虚精自出,即今之虚劳遗精,阴虚不能固守也。酸削不能行,即今之虚劳膝酸,削瘦骨痿不能起于床也。夫春夏阳也,阴虚不胜其阳,故剧;秋冬阴也,阴虚得位自起,故瘥。

"阴寒精自出"之"寒"字,当是"虚"字,是传写之讹。

李彣:脉浮大者,里虚而气暴于外也。四肢者,诸阳之本,劳则阳耗,阴虚而生内热,故手足烦。凡劳伤多属阴虚,当春夏木火盛炎之际,气浮于外则里愈虚,故剧;秋冬金水相生之候,气敛于内则外不扰,故瘥。肾藏精,精自出者,肾水不藏也,肾主骨,故酸削不能行也。

徐忠可:脉大既为劳矣,更加浮,其证则手足烦,盖阴既不足而阳必盛也。于是春夏助其阳则剧,秋冬助其阴则瘥。阴虚而精自出者,久则酸削不能行矣。

程林:"寒"字作"虚"字看,阴虚则气不守,而精自出矣。

魏念庭:邪本阴亏阳亢,内生之焰也。然亦随天时为衰旺。春夏者阳时也,阴虚之病必剧。秋冬者阴时也,阴虚之病稍瘥……火盛于上,则必阳衰于下,于里急少腹满已明之矣。于是胃阴不足而邪火炽于上焦,嗣肾阳不足而邪寒凝滞于下焦,阴寒即内迫,阳精自外出,为白浊,为遗精,为鬼交,皆上盛下虚之必致也。精既出夺,必益虚寒。腿脚酸软,肌肉瘦削,遂不可行立,而骨痿不能起于床矣。

黄元御：脉浮大，手足烦者，阳气内虚而外盛也，春夏阳气浮升，内愈寒而外愈热，故剧；秋冬阳气沉降，故热轻而内寒减，故瘥。缘中气虚败，不能交济水火，火炎上热，水渐下寒。肾者，蛰闭封藏之官也，水冷不能蛰藏阳气，则阴寒精自出。水寒不能生发肝木，则酸削不能行也。

唐容川：脉浮大为在表，阳浮于外也。阳外浮则阴孤于内，故阴寒精自出。其外虽见手足烦，而其内阳虚也。旧注多解为阴虚，于脉证不合。

丹波元简：阴寒，程云"寒"字作"虚"字看。《金鉴》直以为传写为伪，误甚矣。阴寒者，阴冷也，乃七伤之一。《巢源》云，肾主精，髓开窍于阴，今阴虚阳弱，血气不能相荣，故使阴冷也。久不已，则阴萎弱，是也。魏为阴寒之气，亦非。酸削，《巢源》作痠嘶。《周礼》，疾首疾注云，痟，酸削也。疏云，人患头痛，则有酸嘶而痛。《千金》妇人门，酸嘶恍惚，不能起居。刘熙释名云，酸，逊也，逊遁在后也。言脚疼力少，行遁在后，以逊遁者也。消，弱也。如见割削，筋力弱也。即酸削、痠嘶、酸嘶，酸嘶与酸削同。

【解析】　各注家对本条的见解颇不一致，有主阳虚者，如黄元御、唐容川等；有主阴虚者，如李彣、徐忠可、程林、魏念庭、《医宗金鉴》等；有主阴虚为主而阴虚及阳者，如尤在泾、丹波元简等。主阳虚者，所释文义似通，实则似是而非。如解释阳虚患者春夏剧而秋冬瘥，小但说理牵强，而且与临床实际多不相合，不足取。主阴虚者，对脉证解释都很妥当，唯对"阴寒精自出"一证的"寒"字，或避而不释，或以"虚"易"寒"，如程林、《医宗金鉴》，但未见校勘依据，不好相从。主阴虚为主，阴虚及阳者，认为阴阳互根，阴虚精亏日久，必损及阳而肾气不固，则出现阴虚为主，兼有阳虚表现的证候，如"阴寒精自出"。三说相较，以后说为全面且妥切。

【原文】　**男子脉浮弱而涩，为无子，精气清冷。一作冷。(七)**

【译文】　男子出现浮弱而涩的脉象，表示其无生育能力，这是由于精液清稀而冷的缘故。

【提要】　本条论述精冷无子之虚劳病。

【选注】　《诸病源候论》：丈夫无子者，其精清如水，冷如冰铁，皆为无子之候。

沈明宗：此以脉断无子也。男精女血，盛而成胎；然精盛脉亦当盛，若浮弱而涩者，浮乃阴虚，弱为真阳不足，涩为精衰，阴阳精气皆不足，故为精气清冷，则知不能成胎，谓无子也。盖有生而不育者，亦是精气清冷所致，乏嗣者可不知之而守养精气者乎。

尤在泾：若脉浮弱而涩，则精气交亏而清冷不温，此得之天禀薄弱，故当无子。

曹颖甫：若男子之脉，以阳气不足而浮弱，以精血不足而涩，则其肾藏元阳必虚，而交感之时，精冷而不能有子。此证唯羊肉当归汤为疗治，冬令服二三剂，定当黍谷回春。

【解析】　虚劳病表现为精冷无子者，沈、尤二人认为是阴阳精气皆不足。曹颖甫以当归生姜羊肉汤加生附子一枚治疗每获良效。从而提示本病当以肾阳不足为主。

【原文】　**夫失精家①少腹弦急②，阴头寒③，目眩一作目眶痛，发落，脉极虚芤**

迟,为清谷④亡血,失精。脉得诸芤动微紧,男子失精,女子梦交⑤,桂枝加龙骨牡蛎汤主之。(八)

桂枝加龙骨牡蛎汤方(《小品》云:虚弱浮热汗出者,除桂,加白薇、附子各三分,故曰二加龙骨汤)

桂枝　芍药　生姜各三两　甘草二两　大枣十二枚　龙骨　牡蛎各三两

上七味,以水七升,煮取三升,分温三服。

【注释】　①失精家:指经常梦遗、滑精之人。

②少腹弦急:少腹部有拘急不舒感。

③阴头寒:指前阴寒冷。

④清谷:指泻下清冷,完谷不化。

⑤梦交:夜梦性交。

【译文】　经常梦遗或滑精的人,少腹拘急不舒,前阴寒冷,两目昏花,头发脱落,其脉可见极虚而中空,且往来迟缓,失血及下利清谷之人亦可出现这种脉象。失精病人还可出现芤动或微紧的脉象,如果男子梦遗,女子梦交的,可用桂枝加龙骨牡蛎汤主治。

【提要】　本条论述以失精为主证的虚劳病脉证及治疗。

【选注】　《诸病源候论》:肾气虚损,不能藏精,故精漏失,其病少腹弦急,阴头寒,目眶痛,发落,今其脉数而散者,失精脉也,凡脉芤动微紧,男子失精也。

肾虚为邪所乘,邪客于阴,则梦交接,肾藏精,今肾虚不能制精,因梦感动而泄也。

魏念庭:失精家肾阳大泄,阴寒凝闭,小腹必急,小腹中之筋,必如弦之紧而不能和缓。阴头必寒,下真寒如是,上假热可证矣。火浮则目眩,血枯则发落,诊其脉必虚极,或浮大,或虚涩不待言矣。更兼芤迟,芤则中虚,胃阳不治,迟则里寒,肾阳无根。或便清谷,中焦无阳也;或吐衄亡血,上焦浮热也;或梦交失精,下焦无阳也。此虚劳之所以成,而精失亡血,阴阳俱尽矣。

程林:肾主闭藏,肝主疏泄,失精则过于疏泄,故少腹弦急也;阴头为宗筋之所聚,真阳日亏,故阴头寒也;目眩则精衰,发落则血竭,是以脉极虚芤迟,而虚主失精,芤主亡血,迟主下利清谷也。

脉芤而厥厥动摇转索无常,故曰芤动微紧。此皆虚脉,男子得之则失精,女子梦交,亦失精也。

桂枝、生姜之辛以润之,龙骨、牡蛎之涩以固之,甘草、大枣之甘以补之,芍药之酸以收之,则梦交失精可愈。

尤在泾:脉极虚芤迟者,精失而虚及其气也,故少腹弦急,阴头寒而目眩。脉得诸芤动微紧者,阴阳并乖而伤及其神与精也,故男子失精,女子梦交,沈氏所谓“劳伤心气,火浮不敛,则为心肾不交;阳泛于上,精孤于下,火不摄水,不交自泄,故病失精;或精虚心相内浮,扰精而出,则成梦交者是也”。徐氏曰:“桂枝汤外证得之,能解肌去邪气;内证得之,能补虚调阴阳;加龙骨、牡蛎者,以失精梦交为神经间病,非此不足以收敛其浮越也。”

《医宗金鉴》：失精家，谓肾阳不固精者也。少腹弦急，虚而寒也。阴头寒，阳气衰也。目眩，精气亏也。发落，血本竭也。若诊其脉极虚而芤迟者，当知极虚为劳，芤则亡血，迟则为寒，故有清谷、亡血、失精之证也。

李彣：肝主藏血，肾主藏精，亡血失精，则肝肾俱虚矣。少腹者，肝、肾之部，今少腹弦急，以肝肾两亏，则里气虚而张急如弦也。肝主筋，前阴者，宗筋之所聚，肝衰故阴头寒也。肝藏血开窍于目，肾主骨，骨之精为瞳子，又肾之华在发，发者血之余，此肝肾两虚，故目眩发落也。芤脉者，浮沉有，中间无，似中空芤草，故名芤脉，此亡血之脉，以脉者血之府，血虚则脉亦虚也。迟为在脏，迟则为寒，脉极虚芤迟，则其证亦虚。清谷者，大便完谷不化也，此虚劳在肝、肾二经者也。

徐忠可：桂枝芍药通阳固阴，甘草姜枣和中上焦之营卫，使阳能生阴，而以安肾宁心之龙骨牡蛎为辅阴之主，后世喜用胶麦而畏姜桂，岂知阴凝之气非阳不能化耶。

丹波元简：小品之文，出于《外台·虚劳梦泄精门》，云小品龙骨汤，疗梦失精，诸脉浮动心悸少急，隐处寒，目眶痛，头发脱者，常七日许一剂。至良。方同。煮法后云，虚羸浮热汗出云云。又深师桂心汤，疗虚喜梦与女邪交接，精为自出方。一名喜汤，亦与本方同。

程氏《金鉴》，并删此方（指天雄散方，下同）。《外台》载范汪疗男子虚失精，三物天雄散，即本方，无龙骨。云，张仲景方，有龙骨，文仲同。知是非宋人所附也。天雄，本草大明云助阳道暖水脏，补腰膝益精。

陈修园：小品云虚弱浮热汗出者，此方除桂枝，加白薇附子各三分，名曰二加龙骨汤。盖以桂枝升发，非阴虚火亢者所宜。况现证之汗，因虚阳鼓之而外溢，必得白薇之苦寒泻火，即是养阴，附子之辛热导火，亦是养阴，功用肾气丸，但肾气丸《金匮》中五见，皆从利小便中而治各证，不若此方之泛应曲当也。究之偏于阴虚者宜此。否则原方及小建中等方，阴阳并理，面面周到，可谓入神。

《金匮》于桂枝龙骨牡蛎汤后，突出天雄散一方，与前后文不相连贯，论中并无一言及之。以致各注家疑为后人所附，而不知此方绝大议论。方中白术为补脾圣药，最得土旺生金，水源不竭，纳谷者昌，精生于谷之义。且又得桂枝化太阳之水腑，天雄温少阴之水脏。水哉水哉，其体本静，而川流不息者，气之动，火之用也。更佐以龙骨者，盖以龙属阳，而宅于水。同气相求，可以敛纳散漫之火而归根，以成阴阳平秘之道。

魏念庭：天雄散一方，纯以温补中阳为主，以收涩肾精为佐，想为下阳虚甚而上热较轻者设也。

【解析】　遗精初起多由梦引起，所谓梦遗，多由相火妄动所致；若日久未愈，逐渐会出现无梦亦遗，称为滑精。久患遗精的病人，不仅阴精耗损，且可损及阳气，而见阴阳两虚之证。下焦阳虚，失于温煦，故少腹紧急不舒，阴头有寒冷感；目眩即头晕眼花，为精血衰少，不能上荣头目之征；发为血之余，精血亏损，发失所养，故发落；失精家阴阳两虚，阴失去阳的固摄，走而不守则为失精；阳失去阴的涵养，浮而不敛，心火不能下交于肾，肾水不能上济于心，心肾不交，心神浮动，则为梦交。脉极虚为精血不足;芤脉即大而中空,多是严重失血失精所致,为阴虚阳浮之征;迟为脉搏至数不足,多为阳气虚弱引起;"微紧"即虚弦之象,主虚寒。上述脉象既可见于失精家,亦可见于亡血、下利清谷、梦交等阴阳两虚者。

桂枝加龙骨牡蛎汤调补阴阳,镇潜固涩,用于治疗阴阳两虚之梦交失精。方中桂枝温阳,芍药敛阴,桂芍合用能调补阴阳;生姜、大枣助桂芍以和营卫;甘草调药和中;龙骨、牡蛎重镇固涩,又可潜阳入阴,使阴精不致下泄,虚阳不致上浮,阴阳相济,心肾交通则诸症可愈。

本条除论述阴阳两虚的脉症外,还说明同一疾病可出现不同的脉象,如失精家既可出现极虚脉,也可出现芤脉或迟脉、微紧脉;不同的疾病可以出现相同的脉象,如失精家或下利清谷、亡血的病人均可出现极虚或芤或迟之脉。

【原文】 男子平人,脉虚弱细微者,喜①盗汗也。(九)

【注释】 ①喜:此经常之意。

【译文】 男子外形无明显病态,但脉象虚弱细微的,则经常出盗汗。

【提要】 本条论述证见盗汗的虚劳病及其脉象。

【选注】《诸病源候论》:盗汗者,因眠睡而身体流汗也。此由阳虚所致,久不已,令人羸极枯瘦,心气不足,亡津液故也。诊其脉,男子平人,脉虚弱微细,皆为盗汗脉也。

魏念庭:男子平人,为形若无病者言也。其形虽不病而脉病,则病必踵至矣。设平人而见脉虚弱,兼以细微,虽未至于脉极大极虚,而已兆其渐矣。其脉之虚而弱,则阳已损也;细而微,则阴已消也。阳损必驯至于失精,阴耗必驯至于亡血。验其外证,必喜盗汗。阳损斯表不固,阴损而热自发。皆盗汗之由,而即虚劳之由也。

尤在泾:平人,不病之人也。脉虚弱细微,则阴阳俱不足矣。阳不足者不能固,阴不足者不能守,是其人必善盗汗。

曹颖甫:凡人醒时,则阳气外达,寐时则阳气内守,卫所以夜行于阴也。卫气内守,营气当夜行于阴之时不能外泄,故寐者无汗;唯卫气不守,营气从之,乃为盗汗。盗汗者,卫不与营和也。按伤寒之例,卫不与营和,先时以桂枝汤发汗则愈,更加龙骨以镇浮阳,牡蛎以抑上逆之水气,则盗汗当止。师虽不出方治,读者当观其通也。

《医宗金鉴》:此节脉证不合,必有脱简,故不释。

【解析】 本条叙述由阴阳两虚致盗汗一证。盗汗有内伤外感之别。本条为内伤盗汗,由虚劳所致。虚劳盗汗的病机,从本条所述之脉象,当为阴阳俱不足。各注家也多从阴阳不足解释,如尤在泾认为:"脉虚弱细微,则阴阳俱不足矣。阳不足者不能固,阴不足者不能守,是其人必善盗汗。"曹颖甫从营卫不和来解释,临床以桂枝加龙骨牡蛎汤主治,每获良效。但后世对盗汗的病机,多从阴虚立论,其脉象当是细数,以当归六黄汤主治,亦有良效。《医宗金鉴》主阴虚盗汗,故认为本条脉证不合,疑有脱简而不释。其实,对盗汗一证的病机,不应执于一理,五脏虚衰,皆能致汗。阴虚不守固常导致盗汗,阳虚不固,也可导致盗汗。如沈金鳌说:"经曰,肾病也者,寝汗出,憎风。盖肾伤则阳衰,阳衰则卫虚。所虚之卫行于阴分,当目瞑之时,无气以固其表,则腠理开而盗汗出;醒则行阴之卫气复于表,而盗汗止。"

临床还当结合其他见证,辨证论治。

【原文】 人年五六十,其病脉大者,痹侠背行①,若肠鸣,马刀侠瘿②者,皆为劳得之。(十)

【注释】 ①痹侠背行:痹,即麻木不仁;侠,同夹,即感觉脊柱两旁麻木不适。

②马刀侠瘿:结核生于腋下名马刀,生于颈旁名侠瘿。二者常相联系,或称瘰疬。

【译文】 年届五六十岁,出现脉大而无力,脊柱两旁麻木不适,或伴肠鸣,或见腋下、颈旁生瘰疬的,皆属虚劳病范围。

【提要】 本条举例论述虚劳病同脉异证的情形。

【选注】 周扬俊:人生五十始衰,六十天癸竭,则已精少肾衰矣。使复有动作,遂令阳虚而邪得以客之,痹太阳经道。盖太阳行于背者也。经谓阳气者,精以养神,柔以养筋,开阖不得,寒气从之,乃生大偻,故病痹侠背行也。又云,中气不足,肠为之苦鸣。至陷脉为瘘,留连肉腠,为马刀侠瘿。瘿者,即瘰疬也。以其形长如蛤,为马刀。或在耳前后,连及颐颔头下,或下连缺盆,以及胸胁,皆谓之马刀。此手足少阳经主之也。总以动作愤怒,忧悠气郁过甚,而为风邪内腠,故其脉则大而举按不实,其因劳而元气不足。仲景言之,恐后人复疑为有余而误攻其邪耳。

尤在泾:人年五六十,精气衰矣,而病脉反大者,是其人当有风气也。痹侠背行,痹之侠脊者,由阳气不足,而邪气从之也。若肠鸣、马刀、侠瘿者,阳气以劳而外张,火热以劳而上逆。阳外张则寒动于中而为肠鸣,火上逆则与痰相搏而为马刀、侠瘿。

丹波元简:《灵枢·经脉》篇,少阳所生病云,腋下肿马刀侠瘿。而痈疽篇云,其痈坚而不溃者,为马刀侠瘿。潘氏《医灯续焰》释之云,马刀蛤蛎之属,痈形似之。挟缨者,发于结缨之处,大迎之下颈侧也。二痈一在腋,一在颈,常相连络,故俗名疬串。义尤明显。知是瘿当依痈疽篇而作缨。马刀侠缨,即《灵枢·寒热》篇所谓寒热瘰疬,及鼠瘘寒热之证。张氏注云,结核连续者为瘰疬,形长如蚬蛤者为马刀。又张氏六要云,马刀,小蚬也,圆者为瘰疬,长者为马刀,皆少阳经郁结所致,久成疬劳是也。盖瘰疬者,未溃之称。已遗漏而不愈者为鼠瘘。其所由出于虚劳。瘿者,考《巢源》等,瘤之生于颈下,而皮宽不急,垂�然者。故《说文》云:瘿,项瘤也。与瘰疬迥别,瘿乃缨之讹无疑矣。又案,痹侠背行,若肠鸣,马刀侠瘿,各是一证,非必三证悉见也,故以皆字而断之。

《医宗金鉴》:"若肠鸣"三字,与上下文不属,必是错简。侠瘿之"瘿",字,当是"瘰"字。每经此证,先劳后瘰,先瘰后劳者有之,从未见劳瘿先后病也,必是传写之讹。

《金匮要略讲义》:人年五六十,精气内衰,而脉反大,如无其他症状可据,只觉脊背有麻木感的,这不属于虚劳,而属于风气。假如脉大而兼有肠鸣,是阳气外张,寒动于中使然;如脉大而兼患马刀侠瘿,是虚火上炎,与血相搏所致,皆属于虚劳范围。

【解析】 历代注家对本条的注释,没有大的不同。对马刀侠瘿之"瘿"字,丹波元简和《医宗金鉴》均认为传写有误,前者主为"缨"字,后者主为"瘰"字,是有道理的。"瘿"指瘿瘤,即甲状腺之肿瘤,而本条指的是颈腋部淋巴结结核。

《金匮要略讲义》认为"痹侠背行……不属于虚劳,而属于风气",似不够妥当。第一,从病因病机来看,条文首先提示"人年五六十",说明年老体虚,阳气衰太阳经气不固而邪得以入,应属于虚夹风气,治疗亦当扶正以驱邪。如认为竟属风气,不为虚劳,则治当攻邪而必更伤其阳。故周扬俊提示:"仲景言之,恐后人复疑为有余而误攻其邪耳。"第二,从全篇内容来看,全部条文均列举并论述虚劳证候,并没有列举其他证候作为鉴别诊断。第三,从上下文看,句末"皆为劳得之"之"皆"字,当总括以上全部证候,当然也包括"痹侠背行"在内。总之,认为"不属于虚劳,而属于风气"与经文原旨是不相符合的。

学习本条应注意以下几点:

(1)本条补充了"脉大为劳"的见证。

(2)列举了一种大脉可出现三种不同的虚劳证候:痹侠背行、肠鸣、马刀侠瘿,说明脉同证可异。

(3)条文冠以"人年五六十",在于提示,对于年老体衰之人,对这些虚劳证候的辨证治疗,勿犯虚虚之戒。

**【原文】** 脉沉小迟,名脱气①,其人疾行则喘喝②,手足逆寒,腹满,甚则溏泄,食不消化也。(十一)

**【注释】** ①脱气:在这里指病机,即阳气虚衰之意。

②喘喝:即气喘有声。

**【译文】** 脉沉小而迟,主阳气虚衰,所以病人稍一动作或行路略快,就感觉呼吸喘促,手足逆冷,腹中胀满,严重者甚至大便稀薄,饮食物不能消化。

**【提要】** 本条论述以脾阳虚衰为主的虚劳病脉证。

**【选注】** 尤在泾:脉沉小迟,皆阴象也。三者并见,阴盛而阳乃亡矣,故名脱气。其人疾行则喘喝者,气脱而不固也。由是外无气而手足逆冷,胃无气而腹满,脾无气而溏泄食不化,皆阳微气脱之证也。

徐忠可:沉小迟三脉相并,是阳气全亏,气脱则躯乃空壳,疾行则气竭而喘喝,四肢无阳而寒,腹中无阳而满,甚则胃虚极而溏泄,脾虚极而食不化也。

《医宗金鉴》:脉沉小迟,则阳大虚,故名脱气。脱气者,谓胸中大气虚少,不充气息所用,故疾行喘喝也。阳虚则寒,寒盛于外,四末不温,故手足逆冷也。寒盛于中,故腹满溏泄,食不消化也。

李彣:此肺、脾、肾三经俱病也。肺主气,气为阳,沉、小、迟皆阳气虚衰之脉,故名脱气。疾行则喘喝,以肺主出气,而肾主纳气,为生气之原,呼吸之门,若真元耗损,则气虚不能续息,肺无所出,肾无所纳,故喘喝,此肺肾病也。又脾主四肢,四肢者,诸阳之本。逆寒者,阳虚不温四末也。腹满者,脾经入腹,气虚中满也。溏泄不化者,此脾虚不能运磨水谷,多见鹜溏飧泄之证也。

**【解析】** 对本条所述证候的辨析,各注家均主阳气虚衰。如见之于脏腑,徐忠可认为是脾肾阳虚,李彣更从五脏相关的整体观出发,提出"肺、脾、肾三经俱病"，并加以具体分析，不但有助于辨证，而且对治疗也很有启发意义。本条所述阳气虚衰诸证，多为脾阳虚衰，但肾为五脏之本，因此对脾阳虚衰的治疗，有时治脾，有时温肾以补脾，有时脾肾同治。本条有证无方，前人多主张用理中汤加附子以温脾肾之阳，可供参考。

**【原文】** 脉弦而大，弦则为减，大则为芤，减则为寒，芤则为虚，虚寒相搏，此名为革。妇人则半产漏下①，男子则亡血失精。（十二）

**【注释】** ①半产漏下：半产，即小产，详见妊娠病篇第四条；漏下指非月经期间前阴下血，淋漓不断。

**【译文】** 脉象弦而大，其弦重按则无力，故主里寒；其大而中空如芤，故主精血虚。以上两种脉象并见者，称为革脉。妇女出现革脉，多见于半产漏下之病，男子出现革脉，则多见失血或梦遗、滑精等证。

**【提要】** 论述虚劳病革脉形成的机制及其形态特点与主病。

**【提要】** 本条论述虚劳病出现革脉的机理和证候。

**【选注】** 程林：人之所以有身者，精与血也。内填骨髓，外溉肌肤，充溢于百骸，流行于脏腑，乃天一所生之水，四大藉此以成形。是先天之神气，必恃后天之精血，以为运用，有无相成，阴阳相生，毋令戕害。若其人房室过伤，劳倦过度，七情暗损，六淫互侵，后天之真阴已亏，先天之神气并竭，在妇人则半产胞胎，或漏下赤白，在男子则吐衄亡血，或梦交泄精。诊其脉，必弦而大。弦为寒，而大为虚，既寒且虚，则脉成革矣。革者如按鼓皮，中空之象，即芤大之脉。《内经》曰，浑浑革至如涌泉，病进而危弊。故仲景一集中，前后三致意焉。

尤在泾：脉弦者阳不足，故为减为寒；脉大者阴不足，故为芤为虚。阴阳并虚，外强中干，此名为革。又变革也，妇人半产、漏下，男子亡血、失精，是皆失其产乳生育之常矣，故名曰革。

曹颖甫：脉弦为阳气衰，脉大而芤为阴气夺。阳衰则中寒，阴夺则里虚。两脉并见，其名曰革。浮阳不降，则阳不摄阴；阴不抱阳，则精血寒陷。此条见妇人杂病篇，治妇人半产漏下则有旋覆花汤，而男子亡血失精独无方治，而补阳摄阴之法，要以天雄散为最胜。天雄以温下寒，龙骨以镇浮阳，白术、桂枝以扶中气，而坎离交济矣。

**【解析】** 革脉主虚寒。由于亡血失精，虚则毋庸置疑，寒却从何而来？由于阴阳互根，气血相依，阴损必及阳，亡血必耗气，气随血脱，因此表现为虚寒，在大失血的危急时刻，尤其突出。在治疗上，中医往往不是滋阴养血，而是急补其气以摄阴固脱，所谓"有形之血不能速生，无形之气所当急固"。这种阴阳气血相互依存、相互转化的关系，在本篇中是很突出的。在学习时不可机械地孤立地理解和凿分阴虚阳虚、气虚血虚。

以上十条，除第三条专言脉而无证，意在提示虚劳病脉之纲外，其余诸条均详细列举了虚劳的各种脉和证，其重点在于辨证，言脉亦为辨证。以下六条，重点在于论治。每条除言证外，均立有主方，略于脉而详于治。至于辨证，则不厌其详，贯穿于全篇之中，足见辨证实为论治的基础，当力求准确无误。

【原文】 虚劳里急①,悸,衄,腹中痛,梦失精,四肢酸疼,手足烦热,咽干口燥,小建中汤主之。(十三)

小建中汤方:

桂枝三两(去皮) 甘草三两(炙) 大枣十二枚 芍药六两 生姜三两 胶饴一升

上六味,以水七升,煮取三升,去滓,内胶饴,更上微火消解,温服一升,日三月艮。呕家不可用建中汤,以甜故也。

《千金》疗男女因积冷气滞,或大病后不复常,若四肢沉重,骨肉酸疼,吸吸少气,行动喘乏。胸满气急,腰背强痛,心中虚悸,咽干唇燥,面体少色,或饮食无味,胁肋腹胀,头痛不举,多卧少起,甚者积年,轻者百日,渐至瘦

芍药

弱,五脏气竭,则难可复常,六脉俱不足,虚寒乏气,少腹拘急,邪人痈百病,名曰黄芪建中汤,又有人参二两。

【注释】 ①里急:指腹部有挛急感,但按之不硬。

【译文】 虚劳病出现腹中拘挛不舒,但按之不硬,心悸,衄血,腹中痛,梦遗,四肢酸疼,手足心烦热,咽干口燥等症者,用小建中汤主治。

【提要】 本条论述补脾建中治疗虚劳的方证。

【选注】 尤在泾:此和阴阳、调营卫之法也。夫人生之道,曰阴曰阳,阴阳和平,百疾不生。若阳病不能与阴和,则阴以其寒独行,为里急,为腹中痛,而实非阴之盛也;阴病不能与阳和,则阳以其热独行,为手足烦热,为咽干、口燥,而实非阳之炽也。昧者以寒攻热,以热攻寒,寒热内贼,其病益甚,唯以甘酸辛药,和合成剂,调之致和,则阳就于阴,而寒以温;阴就于阳,而热以和。医之所以贵识其大要也。岂徒云寒可治热,热可治寒而已哉。或问和阴阳、调营卫是矣,而必以建中者何也?曰中者脾胃也,营卫生成于水谷,而水谷转输于脾胃。故中气立则营卫施行而不失其和。又,中者四运之轴而阴阳之机也。故中气立则阴阳相循,如环无端,而不极于偏。是方甘与辛合而生阳,酸得甘助而生阴,阴阳相生,中气自立。是故求阴阳之和者必于中气,求中气之立者必以建中也。

徐忠可:上章所论证,概属阳虚。阳虚者气虚也。气虚之人,大概当助脾,故以小建中汤主之。谓虚劳者,元阳之气不能内统精血,则营枯而虚,里气乃急,为悸、为衄、为腹中痛、梦失精;元阳之气不能补充四肢口咽,则阳虚而燥,为四肢酸疼,为手足烦,为咽干口燥。假令胸中之大气一转,则燥热之病气自行,故以桂、芍、甘、

姜、枣大和其营卫,而加饴糖一味,以建中气,此后世补中益气之祖也。虽无升柴,而升清降浊之理,具于此方矣。

沈明宗:此营卫两济之方也,虚劳病非伤先天阴阳,即伤后天营卫。若伤后天中气,则营卫不充于五脏,脏腑无赖,精血渐损,则脏腑各自为病,显证百出也。因营血不灌于冲脉,则逆气里急;肾阴不能既济,心包火气内动,则悸衄;肝脾不和则腹中痛;相火妄动,扰于阴中,则梦失精;营气不充于四肢,则四肢酸疼,手足烦热;胃津不输于上,则咽干口燥。此因中气不充,故显以上诸证。所以建中汤之桂枝行阳,芍药收阴,一阴一阳,和调营卫;以甘草、胶饴一阴一阳,补和营卫;姜、枣一阴一阳,宣通营卫,俾营卫冲和,灌溉脏腑,而脏腑受济,则诸虚恢复也。盖营卫阴阳两建之方,欲补其血,则加归、芍之类;欲补其气,则加参、芪、甘、术之类;欲补其阴,则加地黄、知、柏之类;欲补其阳,则加桂、附之类。以此类推,变化无穷矣。

程林:里急、腹中痛、四肢酸疼、手足烦热,脾虚也。悸,心虚也。衄,肝虚也。失精,肾虚也。咽干口燥,肺虚也。此五脏皆虚,而土为万物之母,故先建其脾土。

大枣甘草胶饴之甘,所以建中而缓诸急。通行卫气,必以辛,姜桂之辛,用以走表而通卫。收敛营血者必以酸,芍药之酸,用以走里而收营。营卫流通,五脏不失权衡,而中气斯建矣。

丹波元坚:此条即虚劳之正证。实属斫丧太过,虚火上亢者。筋失所养,故里急。血脉衰乏,故悸。悸即动筑,验之病者,知其非心动。血随火上,故衄。寒盛于下,故腹中痛。下元不固而心神不宁,故失精。血道涩滞,故四肢酸疼,犹桂枝加芍药生姜人参新加汤证身疼痛之理。虚阳外泛,故手足烦热。上焦液枯,故咽干口燥。皆是莫不自阴虚所致。阴虚,故不与阳谐。是以用小建中汤,和调阴阳。盖桂枝汤营卫均和,而此方则倍芍药,专滋其阴,以配于阳,为虚劳正对之治矣。

**【解析】** 人体阴阳互相维系,虚劳病初起,阴虚阳虚往往有所侧重,但随着病情的发展,则可由阴虚及阳,或由阳虚及阴,形成阴阳两虚之证,因而出现寒热错杂表现。阴虚生热,故有手足烦热、咽干口燥、衄血等热证;阳虚则寒,可见里急、腹中痛等失去阳气温煦之象;心营不足则心悸;气血不足,不能濡养四肢,则四肢酸疼;肾虚不能内守,故失精。阴阳两虚,寒热错杂,治疗不能简单地以热治寒,以寒治热,而应调补脾胃,建立中气,调和阴阳。因脾胃为后天之本,气血生化之源,如脾胃虚弱,势必影响气血的生成,而气血不足是导致阴阳失调的主要因素;脾胃强健,化生气血充盛则阴阳可以协调,寒热错杂之证可除。

小建中汤乃建立中气之方,系桂枝汤倍芍药加饴糖所成。方中重用饴糖甘温补脾,缓急止痛;芍药酸甘,滋阴敛营,补阴之虚又可助饴糖缓急止痛;桂枝辛甘温通阳气,得饴糖辛甘养阳,与芍药同用可和营卫,调阴阳;生姜、大枣调营卫,且生姜能和胃调中,大枣补中益气,合用能调补脾胃;甘草补中调脾胃,与芍药同用甘酸化阴;本方调补脾胃,且甘温与甘酸合用,又可调补阴阳。因方中重用饴糖,又加芍药敛阴,故呕家不可用建中汤,以免加重胃气壅滞、上逆。

《灵枢·始终》篇曰:"阴阳俱不足,补阳则阴竭,泻阴则阳脱,如是者将以甘药。"《金匮要略心典》曰:"欲求阴阳之和者,必求于中气,求中气之立者,必以建中也。"均是对本证用小建中汤的很好说明。小建中汤甘温建中,调补阴阳,这是本篇治疗虚劳病的特点之一。需要注意的是,本方调补阴阳以甘温为主,故偏于阳虚见里急腹痛,喜温喜按,短气心悸,畏寒,舌淡红苔白等,较为适宜。如见衄血色鲜,烦热,口干、舌燥,舌红、少苔,脉细数等,属阴虚偏重而热,不可妄投。

**【原文】** 虚劳里急,诸不足,黄芪建中汤主之。(于小建中汤内加黄芪一两半,余依上法。气短胸满者加生姜;腹满者去枣,加茯苓一两半;及疗肺虚损不足,补气加半夏三两)(十四)

**【译文】** 虚劳病,腹中拘急不适,气血阴阳都不足者,用黄芪建中汤主治。

**【提要】** 本条论述阴月阳两虚、气虚为甚的虚劳证治。

**【选注】** 尤在泾:里急者,里虚脉急,腹中当剧痛也。诸不足者,阴阳诸脉并俱不足,而眩、悸、喘喝、失精、亡血等证相因而至也。急者缓之必以甘,不足者补之必以温,而充虚塞空,则黄芪尤有专长也。

徐忠可:小建中汤,本取化脾中之气,而肌肉乃脾之所生也,黄芪能走肌肉而实胃气,故加之以补不足,则桂、芍所以补一身之阴阳,而黄芪、饴糖又所以补中之阴阳也。若气短胸满加生姜,谓饮气滞阳,故生姜以宣之。腹满去枣加茯苓,蠲饮而正脾气也。气不顺加半夏,去逆即所以补正也。

沈明宗:此胃中营卫不济于五脏现证也。虽云诸不足,观其立方之意,诚偏脾肺肾气虚损所致。脾胃气弱,不生于肺,气反上逆,而为里急,故以建中汤加黄芪甘味之药调之,俾脾元健运,营卫灌溉于肺,里气不急,诸虚自复也。若痰气阻遏,短气胸满,加生姜宣润胸中之气;腹满者加茯苓,导湿下行;肺虚痰气壅逆者,加半夏涤痰镇逆。而五脏见证,以此加减出入,则神妙在我。或火气内郁,暂除桂枝可也。

程林:生姜泄逆气,故短气胸满者,加生姜。甘令中满,故去大枣。淡能渗泄,故加茯苓。茯苓能止咳逆,故疗肺虚不足,补加半夏未详。

《医宗金鉴》:所谓虚劳里急诸不足者,亦该上条诸不足证之谓也。黄芪建中汤,建立中外两虚,非单谓里急一证之治也。桂枝龙骨牡蛎汤,即桂枝汤加龙骨、牡蛎,小建中汤,即桂枝汤加胶饴,黄芪建中汤即桂枝汤加胶饴、黄芪也,故尝因是而思仲景以一桂枝汤出入加减,无往不利如此。何后世一见桂枝,即为伤寒发汗之剂,是但知仲景用桂枝汤治伤寒,而不知仲景用桂枝汤治虚劳也。若知桂枝汤治虚劳之义,则得仲景心法矣。盖桂枝汤辛甘而温之品也,若啜粥温覆取汗,则发散营卫以逐外邪,即经曰:辛甘发散为阳,是以辛为主也;若加龙骨、牡蛎、胶饴、黄芪,则补固中外以治虚劳,即经曰:劳者温之,甘药调之,是以温以甘为主也。由此推之,诸药之性味功能加减出入,其妙无穷也。

魏念庭:气虚甚,加黄芪,津枯甚,加人参,以治虚劳里急,此言里急非里急后重之谓电,乃虚歉无主之谓也。故名其方为建中,正所以扶持其中气,使渐生阴阳,达于营卫,布于肢骸而消其独亢也。

**【解析】** 黄芪建中汤因加黄芪补中益气固表,治疗虚劳诸不足作用优于小建中汤,由此可见补益中气是治疗虚劳的重要方法,为后世医家制定补中益气汤奠定了基础。若短气胸满为阳气虚水湿不化,痰饮滞于胸中,饮气阻遏所致,故加生姜宣散阴邪;腹满为太阴湿聚,故去大枣之滋腻,加茯苓健脾利湿;补气加半夏者,补气可理解为补胃气,因半夏可以降逆祛痰,胃气以下降为顺,顺其性即所以补,半夏补气实为以泻为补。

黄芪建中汤与小建中汤、桂枝加龙骨牡蛎汤均为桂枝汤加减,有调补阴阳之功,但又有区别:桂枝加龙骨牡蛎汤中龙骨、牡蛎重镇固涩,又可潜阳入阴,用于治疗阴阳两虚之梦交失精;小建中汤中倍芍药加饴糖缓急止痛,用于治疗阴阳两虚偏于阳虚,里急腹痛为主症;黄芪建中汤则用于阴阳两虚气虚较重者;临证须细察病情,准确选方。

【验案】 卢某,男,69 岁。诉近月来胃脘痞闷欲按,少食尚可,多食加重,肢倦乏力,不耐久劳,便软,1 次/d,尿调。兼畏风,低热,汗出,轻咳痰白已 1 周,于 1986 年 11 月 4 日来诊。查:T:37.8℃,神差,体瘦,面色不泽,肺气肿征,两肺可闻及干啰音,心(-),腹平软,上腹部欲轻揉按,重按则痛,肝脾肾(-)。舌淡红、边布齿痕、苔薄白,脉细。钡餐透视:①胃黏膜脱垂;②中度胃下垂;③慢支肺气肿并双下肺感染。劝其住院不就,因系边远山区打针不便,故予中药。处以黄芪建中汤:炙黄芪 30g,烊饴糖 30g,桂枝 10g,大枣 12 枚,炙甘草 6g,白芍 10g,生姜片 10g,法半夏 10g。7 剂。1 月后遇患者,询知得悉,服完 7 剂后诸症好转,自持病历请人抄方继进 7 剂,诸症消失。嘱患者常用开水烊化服饴糖,随访 3 年,病未复发。

【原文】 **虚劳腰痛,少腹拘急,小便不利者,八味肾气丸主之。(方见脚气中)(十五)**

【译文】 虚劳病腰痛,少腹拘急不舒,小便不利的,用八味肾气丸主之。

【提要】 本条论述阳虚虚劳的证治。

【选注】 徐忠可:腰痛、少腹拘急、小便不利,皆肾家的证,然非失精等现证比,乃肾虚而痹,故以六味丸补其阴,乃须桂、附壮其元阳也。

程林:腰为肾之外候,肾虚则腰痛。肾与膀胱为表里,不得三焦之阳气以决渎,则小便不利,而少腹拘急,州都之官亦失其气化之职,水中真阳匮乏,肾间动气已损。是方益肾间之气,气强则便溺行而小腹拘急亦愈矣。

周扬俊:腰者肾之府,腰痛为肾气之虚寒可知矣。唯虚寒,故少腹拘急,而膀胱之气亦不化也。苟非益火以助真阳,以消荫翳,恐无以生土,而水得泛滥,不至上凌君火不止矣。主以八味,固补益先天之至要者也。

尤在泾:下焦之分,少阴主之。少阴虽为阴脏而中有元阳,所以温经、脏,行阴阳,司开合者也。虚劳之人,损伤少阴肾气,是以腰痛、少腹拘急、小便不利,程氏所谓肾间动气已损者是矣。八味肾气丸,补阴之虚可以生气,助阳之弱可以化水,乃补下治下之良剂也。

【解析】 对虚劳之病机和治疗,仲景重视脾肾。二者一为先天,一为后天。《金匮要略》以小建中汤和肾气丸为培补脾肾的两个主方而开补法之两大法门。肾气丸在《金匮要略》中见于五处(虚劳病篇、痰饮病篇、消渴小便不利淋病篇、中风历节病篇和妇人杂病篇),可见运用之广泛。后世在此基础上,加减化裁甚多,如六味地黄丸、麦味地黄丸、济生肾气丸、知柏地黄丸,以及左归、右归等,肾气丸遂成为中医补肾之祖方。

肾气丸的方义,顾名思义,当为补益肾气之方。为何补益肾气当取滋阴助阳?肾为阴脏,藏精主水,但中寓元阳,因此又称水火之脏。在补益肾气时,当充分考虑肾的这一特点,益气助阳不能单纯施以辛热刚燥之品以耗竭其阴,而应在滋阴的基础上助阳,使阴得以生,阳得以化。肾气丸用六味滋其阴,桂附助其阳,滋阴助阳以化肾气。仲景之肾气丸,不仅给后世以补肾良方,而且也提示我们补肾的一个重要法则——滋阴扶阳以化肾气。张景岳温补肾阳之右归饮、右归丸,均在滋阴的基础上补益元阳。尤在泾对仲景立法组方思想的理解和阐发是很深刻的,他指出"少阴虽为阴脏而中有元阳",八味肾气丸"补阴之虚可以生气,助阳之弱可以化水",把肾的特点和在生化上阴阳相依、相辅相成的关系阐发得极为精辟。

本条所说的"少腹",当指小腹,即脐下部分。古代"少"作"小"讲而通用。将厥阴肝经循行于小腹两侧的部位称为"少腹",为后世所分。《金匮要略》所称之"少腹",当指"小腹"。

**【原文】** 虚劳诸不足,风气①百疾,薯蓣丸主之。(十六)

薯蓣丸方:

薯蓣三十分　当归　桂枝　曲　干地黄　豆黄卷各十分　甘草二十八分　人参七分　芎䓖　芍药　白术　麦门冬　杏仁各六分　柴胡　桔梗　茯苓各五分阿胶七分　干姜三分　白敛二分　防风六分　大枣百枚为膏

上二十一味,末之,炼蜜和丸,如弹子大,空腹酒服一丸,一百丸为剂。

**【注释】** ①风气:泛指外邪。

**【译文】** 虚劳病气血阴阳俱不足,又兼外邪为患而致的多种疾病,用薯蓣丸主治。

**【提要】** 本条论述虚劳兼风气的证治。

**【选注】** 徐忠可:此不专言里急,是内外皆见不足证,非独里急诸不足也。然较黄芪建中证,前但云里急,故主建中,而此多风气百疾,即以薯蓣丸主之,岂非此丸似专为风气乎。不知虚劳证,多有兼风气者,正不可着意治风气,故仲景以四君、四物养其气血,麦冬、阿胶、干姜、大枣补其肺胃,而以桔梗、杏仁开提肺气,桂枝行阳,防风运脾,神曲开郁,豆卷宣肾,柴胡升少阳之气,白敛化入营之风。虽有风气,未尝专治之,谓正气运而风气自去也。然薯蓣最多,且以此为汤名者,取其不寒不热,不燥不滑,脾肾兼宜,故以为君,则诸药皆相助为理耳。

魏念庭:盖人之元气在肺,元阳在肾。既剥削则难以遽复矣,全赖后天之谷气资益其生。是营卫非脾胃不能通宣,而气血非饮食无由平复也。仲景故为虚劳诸不足而带风气百疾立此薯蓣丸之法。方中以薯蓣为主,专理脾胃,上损下损,至此可以撑持。以人参、白术、茯苓、干姜、豆黄卷、大枣、神曲、甘草助之,除湿益气,而中土之令得行矣。以当归、芎䓖、芍药、地黄、麦冬、阿胶养血滋阴;以柴胡、桂枝、防风升邪散热;以杏仁、桔梗、白敛下气开郁。唯恐虚而有热之人,滋补之药,上拒不受,故为散其邪热,开其逆郁,而气血平顺,补益得纳,勿以其迂缓而舍之。

陈修园:此方虚劳内外皆见不足,不止上节所谓里急诸不足也。不足者补之。

前有建中、黄芪建中等法,又合之桂枝加龙牡等法,似无剩义。然诸方补虚则有余,祛风则不足。凡人初患伤风,往往不以为意,久则邪气渐微,亦或自愈。第恐既愈之后,余邪未尽,与正气混为一家,或偶有发热,偶有盗汗,偶有咳嗽等证。妇人经产之后,尤易招风。凡此皆为虚劳之根蒂,治者不可着意补虚,又不可着意去风。若补散兼用,亦驳杂而滋弊。唯此丸探其气味化合所以然之妙,故取效如神。

【解析】 本条"虚劳诸不足",指阴阳气血皆不足,从用药来看,本条重在气血两虚。"风气百疾",是指感受外邪所引起的多种疾病,因"风为百病之长",故名。虚劳受邪,若单祛邪易伤正,只扶正易恋邪,须扶正祛邪并用。虚劳正虚为重当以扶正为主,寓祛邪于扶正之中,使正复邪除。本方重用薯蓣、甘草、大枣配加人参、白术、茯苓补益脾胃,助后天生化之源,以生气血;当归、地黄、白芍、川芎、阿胶、麦冬补血养阴;桂枝温阳兼解肌;干姜温阳暖中;神曲、豆黄卷宣通运化,又助参术苓草薯蓣等健脾,使补而不滞;柴胡、防风、白蔹、杏仁祛风散邪,理气开郁。全方补气养血,滋阴助阳,重在补益脾胃,化生气血,又具调和营卫,疏风散邪之功,为扶正祛邪之方,凡气血虚弱为主兼有邪气者,皆可用之。

本条揭示了中医治疗虚劳病的原则:一是"虚劳诸不足"应以调补脾胃为主,因脾胃为后天之本,气血生化之源,诸虚劳损,恢复不易,需调补脾胃,以资化源;二是凡正虚邪恋之病,皆应以扶正祛邪为大法。后世许多补气、补血、气血双补之方如四君子汤、四物汤、八珍汤、十全大补汤、人参荣养等及扶正祛邪的再造散、加减葳蕤汤等方,皆从此方化出或师此方之法。从临床看,薯蓣丸方中柴胡、防风、杏仁、桂枝等宣散之品与补益之品合用,可防壅滞之弊,气血亏虚兼外感与否均可使用。

【原文】 虚劳虚烦不得眠,酸枣仁汤主之。(十七)

酸枣仁汤方:

酸枣仁二升 甘草一两 知母二两 茯苓二两 芎䓖二两(深师有生姜二两)

上五味,以水八升,煮酸枣仁,得六升,内诸药,煮取三升,分温三服。

【译文】 虚劳病出现虚烦不能安眠的,用酸枣仁汤主治。

【提要】 本条论述虚烦失眠的证治。

【选注】 徐忠可:虚劳虚矣,兼烦是夹火,不得眠是因火而气亦不顺也,其过当责心;然心之火盛,实由肝气郁而魂不安,则木能生火,故以酸枣仁之入肝安神最多为君;川芎以通肝气之郁为臣;知母清肺胃之气,甘草泻心气之实,茯苓导气归下焦为佐。虽曰虚烦,实未偿补心也。

尤住泾:人寤则魂寓于目,寐则魂藏于肝。虚劳之人,肝气不荣,则魂不得藏,魂不减故不得眠。酸枣仁补肝敛气,宜以为君。而魂既不归容,必有浊痰燥火乘间而袭其舍者,烦之所由作也,故以知母、甘草清热滋燥,茯苓、川芎行气除痰。皆所以求肝之治而宅其魂也。

《医宗金鉴》:李彣曰:虚烦不得眠者,血虚生内热,而阴气不敛也。《内经》云:气行于阳,阳气满,不得入于阴,阴气虚,故目不得瞑。酸枣汤养血虚而敛阴气也。

喻嘉占:虚劳虚烦,为心肾不交之病,肾水不上交心火,心火无制,故烦而不得眠,方用酸枣仁为君,而兼知母之滋肾为佐,茯苓甘草调和其间,芎䓖入血分,而解心火之燥烦也。

张路玉:肝虚而火气乘之也,故特取酸枣仁以安肝胆为主,略加芎䓖调血以养肝,茯苓甘草培土以荣木,知母降火以除烦,此平调土木之剂也。

【解析】 对虚烦不得眠的病机,各注家一致认为是阴虚内热。但从脏腑辨证,则看法不一。尤在泾认为是肝虚不能藏魂,病在肝;徐忠可认为是肝郁心火盛,责之于肝、心;喻嘉言认为心肾不交,责之于心肾。以方测证,则以肝虚挟热上扰心神比较恰当。方中以养肝血、补肝阴的酸枣仁为君,辅以知母、茯苓清心除烦,佐以川芎调达肝气。至于心肾不交,也会造成虚烦不得眠,当另有方治。临床需结合其他见证以求辨证无误。

【原文】 五劳虚极羸瘦,腹满不能饮食,食伤、忧伤、饮伤、房室伤、饥伤、劳伤、经络营卫气伤,内有干血,肌肤甲错①,两目黯黑②。缓中补虚,大黄䗪虫丸主之。(十八)

大黄䗪虫丸方:

大黄十分(蒸) 黄芩二两 甘草三两 桃仁一升 杏仁一升 芍药四两 干地黄十两 干漆一两 虻虫一升 水蛭百枚 蛴螬一升 䗪虫半升

上十二味,末之,炼蜜和丸小豆大,酒饮服五丸,日三服。

【注释】 ①肌肤甲错:形容皮肤粗糙干枯,如鳞甲形状。

②两目黯黑:指两眼白珠呈青黯色。

【译文】 五劳过度则导致人体正气亏损,日渐发展到严重程度,可出现身体瘦弱,腹满,不能饮食。这是由于饮食不节,忧愁思虑,饮酒过量,房室无度,饥饱不匀,劳倦太过,损伤了经络营卫气血,以致瘀血内停,所以皮肤粗糙干枯,如鳞甲状,两眼白珠呈青黯色,治宜缓中补虚,用大黄䗪虫丸主治。

【选注】 喻嘉言:虚劳发热,未有不由瘀血者,而瘀血无内伤,则营卫运行,不失其次,瘀从何起? 是必饮食起居过时失节,营卫凝泣,先成内伤,然后随其气所阻塞之处,血为瘀积,瘀积之久,牢不可拔,新血之生,不得周灌,与日俱积,其人尚有生理乎? 仲景施治入手眼,以润剂润其血之干,以蠕动噆血之物行死血,名之曰缓中补虚,岂非以行血祛瘀,为安中补虚上着耶! 然此特世俗所称之干血劳之良治也。血结在内,手足脉相失者宜之;兼与琼玉膏润补之药同用尤妙。昌细参其证,肌肤甲错,两目黯黑,及羸瘦不能饮食,全是营血瘀积胃中,而发见于肌肤面目,所以五脏失中土之灌溉而虚极也。此与五神脏之本病不同,故可用其方而导去其胃中之血,以纳谷而通流营卫耳。

程林:此条单指内有干血而言。夫人或因七情,或因饮食,或因房室,皆令正气内伤,血脉凝积,致有干血积于中,而尪羸见于外也。血积则不能以濡肌肤,故肌肤甲错。不能以营于目,则两目黯黑。与大黄䗪虫丸,以下干血。干血去则邪除正旺,是以谓之缓中补虚,非大黄䗪虫丸能缓中补虚也。

尤在泾:虚劳证有夹外邪者,如上所谓风气百疾是也。有夹瘀郁者,则此所谓五劳诸伤,内有干血者是也。夫风气不去,则足以贼正气而生长不荣;干血不去,则足以留新血而渗灌不周,故去之不可不早也。此方润以濡其干,虫以动其瘀,通以去其闭,而仍以地黄、芍药、甘草和养其虚,攻血而不专主于血,一如薯蓣丸之去风气而不着意于风也。喻氏曰:此世俗所谓干血劳之良治也。血瘀于内,手足脉相失者宜之。兼入琼玉膏补润之剂尤妙。

【解析】 五劳及食伤、忧伤、饮伤、房室伤、饥伤和劳伤等导致人体正气极度虚损,故见形体消瘦虚弱;脏腑功能低下,脾胃运化失职,故腹满不能食;正虚经络营卫气血运行不畅,瘀血内停日久称为"干血";瘀血内停,阻碍新血生成,肌肤失养故粗糙如鳞甲状,并可见两目暗黑;以上是虚中有实,实中有虚之证。瘀血不去则新血不生,故治用缓中补虚的大黄䗪虫丸。所谓缓中补虚,是缓消瘀血,使新血渐生的缓攻之法,即所谓祛瘀生新法。

方中大黄、䗪虫、桃仁、虻虫、水蛭、蛴螬、干漆活血化瘀以去其干血;芍药、地黄养血补虚;杏仁理气;黄芩清热;甘草、白蜜益气和中;用酒饮服药者,取其助药势以活血通经;诸药相合,消中有补,寓补于消,可收破血不伤正之功。药虽峻猛,以丸缓治,使瘀血去新血生,气血渐复。

一般虚劳病是以正气虚弱为主要表现,本条论述了虚中有实、虚弱与瘀血并存之证,治疗不能用一般补益之法,而须用缓中补虚法。对条文所谓"缓中补虚"的治法,历代注家有不同认识,依据大黄䗪虫丸的方药组成及剂量、用法可知,本方实为峻药缓攻、补益阴血之剂,即以祛瘀通络为主,甘润补虚为辅,目的在于渐消瘀血,恢复正气。凡久虚之人,由于气血虚损,阴阳俱虚,易导致脏腑功能失调而致气血运行缓慢乃至留瘀。本条所论之证虽然正虚,但血瘀较重,故治疗重在祛瘀生新,若旧血不去,则新血难生,干血劳人皆知其极虚,而不知其补虚正易助邪,必去其干血,而后新血得生。通过攻补兼施,中焦脾胃功能恢复,腹满消除,饮食能进,气血生化有源则"内有干血"的外部表现如羸瘦、肌肤甲错、两目暗黑等症状会逐渐缓解。

【原文】 《千金翼》炙甘草汤一云复脉汤:治虚劳不足,汗出而闷,脉结悸,行动如常,不出百日,危急者十一日死。

甘草四两(炙) 桂枝 生姜各三两 麦门冬半升 麻仁半升 人参 阿胶各二两 大枣三十枚 生地黄一斤

上九味,以酒七升,水八升,先煮八味,取三升,去滓,内胶消尽,温服一升,日三服。

【译文】 炙甘草汤主治虚劳不足,汗出、胸闷、脉结、心悸。虽行动如常,但阴阳气血俱虚,故不出百日将死;若症情危急者,则十一日将死。

【提要】 指出炙甘草汤的适应证以及该证的预后。

【阐析】 本方载于《千金翼方》第十五卷五脏气虚门,名复脉汤,"悸"上有"心"字,"十一日"作"二十一日",注云"仲景名炙甘草汤"。方中药味与此相同,唯药量及服法略有出入,可见此原为仲景方。虚劳不足,即指气血阴阳俱虚之证,阳虚不能固卫,阴津失于内守,故易汗出。心气虚而不振,故胸闷。气虚血少,心失所养,故心悸不适。气虚失运,血虚不充,故脉结。上述诸证,表明气血阴阳皆已虚损,其虽行动尚能维持,但毕竟正气已衰,日久必至危殆。故当急予治疗,法宜益心气、养心血,方用炙甘草汤。

方中重用炙甘草配以人参,以益气养心;桂枝振心阳,通血脉;生地黄、麦冬、阿胶、麻仁养阴补血;大枣、生姜调中和营卫。诸药配伍,共奏养血补气、通阳复脉之功。

【选注】 尤怡:脉结是营气不行,悸则血亏而心无所养。营滞血亏,而更出汗,岂不立槁乎?故虽行动如常,断云不出

甘草

百日死,知其阴亡而阳绝也。人参、桂枝、甘草、生姜行身之阳,胶、麦、麻、地行身之阴,盖欲使阳得复行阴中而脉自复也。后人只喜用胶、地等而畏姜、桂,岂知阴凝燥气,非阳不能化耶?(《金匮要略心典》)

【原文】 《肘后》獭肝散:治冷劳①,又主鬼疰②一门相染。

獭肝一具

炙干末之,水服方寸匕,日三服。

【注释】 ①冷劳:属寒性虚劳证。

②鬼疰:疰,同注。指一种传染性较强的慢性病,表现为一人死,一人复得,交相移易、灌注。因其病邪隐僻难见,似有鬼邪作祟,故名鬼疰。

【译文】 獭肝散可治疗寒性虚劳证,亦主治鬼疰。

【提要】 指出獭肝散的适应范围。

【阐析】 獭肝,甘、咸、平,《别录》谓"止久嗽",《药性论》载"治上气咳嗽,劳损疾"。可见,獭肝具有补养、宁嗽之功,故可治冷劳。鬼疰属于慢性传染病,与虚劳病有别。有的注家认为与肺结核类似,《纲目》亦云獭肝"杀虫",故亦治鬼疰。该方确有抗痨杀虫作用,可参王廷富《金匮要略指难》。

【选注】 陈念祖:徐忠可云,劳无不热,而独言冷者,阴寒之气与邪为类,故邪挟寒入肝,而搏其魂气,使少阳无权,生生气绝,故无不死。又邪气依正气而为病,药力不易及,故难愈。獭者,阴兽也,其肝独应月而增减,是得太阴之正,肝与肝为类,故以此治冷劳,邪遇正而化也。獭肉皆寒,唯肝性独温,故尤宜冷劳。又主鬼疰一门相染,总属阴邪,须以正阳化之耳。(《金略要略浅注》)

## 结语

本篇论述血痹和虚劳的病因、病机、脉证、治疗。血痹的成因为气血不足,感受

风邪,以致营卫不利、血行不畅;主症为局部肢体麻木不仁或轻微疼痛。在治疗上,轻症用针刺疗法,稍重的用黄芪桂枝五物汤,目的在于通行阳气,使气血通畅。西医学诊断的末梢神经炎、颈椎病、面神经麻痹、脑血管病后遗症等若以肌肤麻木为主症,病机为气虚血滞者可参照血痹治疗。

虚劳是以五脏虚损为立论依据,辨证可分为阴虚、阳虚及阴阳两虚等类型。本篇治疗虚劳病有其特点,就是在五脏虚损中注重脾肾;治疗偏重于甘温扶阳。因脾为后天之本,气血营卫生化的源泉;肾为先天之本,内寄真阴真阳;虚劳病无不关系到脾肾,故补脾肾为治虚劳的根本。本篇偏重于对阴阳两虚的辨治,阴阳气血两虚,兼有外感者,用薯蓣丸扶正祛邪;阴阳两虚寒热错杂用小建中汤建立中气;若偏于气虚用黄芪建中汤温中补虚;虚劳失精,用桂枝加龙骨牡蛎汤调和阴阳、固涩精液,阳虚者用天雄散补阳摄精;肾虚腰痛,小便不利,用八味肾气丸调补肾气。心肝阴血亏虚而虚烦不得眠者,用酸枣仁汤养阴除烦。虚劳干血用大黄䗪虫丸去瘀生新,亦即缓中补虚。

西医学诊断的消耗性疾病、功能减退性疾病如再生障碍性贫血、白血病、营养缺乏病以及神经衰弱等出现虚劳病脉证者可参照本病诊治。

# 肺痿肺痈咳嗽上气病脉证治第七

【题解】 本篇讨论肺痿、肿痈、咳嗽上气三种疾病的病因病机、证候和治疗，故名篇。上述三种疾病在病因病机、证候特点及治疗上虽有不同，但病位均在肺，病理变化上也存在看某些联系，临床还可出现咳嗽等症状，故将其合为一篇论述。

肺痿，是以病位和疾病性质特点命名的杂病名称，又作"肺萎"。尤在泾《金匮要略心典》说："痿者，萎也，如草木之萎而不荣。"用草木枯萎不荣形象比喻说明肺痿的病机特点。肺痿，即肺脏痿弱不振的意思。是由于肺脏津气亏虚，失于濡养，以致肺叶枯萎，而萎弱不振的慢性虑损性疾患。临床以长期咳吐浊唾涎沫为主症。根据病变性质，分为虚寒、虚热两种证型辨治。肺痿类似于西医学的慢性肺部实质性病变，如慢性支气管炎、支气管扩张、肺不张、肺纤维化、肺硬变、矽肺等。

肺痈，即肺脏生疮，形成脓疡的疾患，属内痈之一。《金匮》首次将肺痈作为独立的疾病，系统论述了病因、病机，证候及临床分期治疗等。肺痈因感受风热火毒邪气，蓄结于肺脏，毒壅血瘀，血败肉腐而成。临床以咳嗽，胸痛，发热，咯吐腥臭脓血浊痰为主要特征。本篇根据病理发展过程，将其分为表证期、酿脓期、溃脓期三个阶段，重点讨论酿脓期和溃脓期的辨证治疗。肺痈类似于西医学多种原因所致的肺组织化脓性病变。如肺脓疡、肺坏疽、化脓性肺炎、支气管扩张感染化脓等疾病。

咳嗽，以症状言；上气，即肺气上逆，以病机言。而肺气上逆又当包括喘证和哮喘。由于咳嗽与气喘、哮喘多并见，故仲景以"咳嗽上气"概之。但三者在病因病机、证治预后上都有区别。因此，现代中医内科学已明确地将其分为咳嗽、喘证、哮证论治。本篇之咳嗽上气以咳嗽气喘为主。其病变有虚实之异，虚者多因肺肾元气亏损、肾不纳气；实者多由饮邪伏肺，邪气外感，内外合邪所致。本篇所论者又以后者为主。临床以咳嗽气喘，痰多胸满，不能平卧，或喉中痰鸣有声为主症。一般根据偏表偏里、寒热性质而辨治。仲景还提到"肺胀"的概念，也是从邪实气闭，肺气胀满的病机立论。咳嗽上气，多见于慢性支气管炎、支气管哮喘、肺气肿、慢性肺源性心脏病等肺系疾患。

【原文】 问曰：热在上焦者，因咳为肺痿。肺痿之病，从何得之？师曰：或从汗出，或从呕吐，或从消渴，小便利数，或从便难，又被快药①下利，重亡津液，故得之。

曰：寸口脉数，其人咳，口中反有浊唾涎沫②者何？师曰：为肺痿之病。若口中辟辟③燥，咳即胸中隐隐痛，脉反滑数，此为肺痈，咳唾脓血。

脉数虚者为肺痿，数实者为肺痈。（一）

【注释】 ①快药：指大黄一类峻下药。

国学经典文库

中医四大名著

金匮要略·各论

图文珍藏版

②浊唾涎沫：浊唾指稠痰，涎沫指稀痰。又黏滞浊液、绵绵不断者为涎，轻浮而白者为沫。

③辟辟：辟同僻，象声词，形容干燥。

【译文】 问：热在上焦的人，因咳嗽而成为肺痿病。肺痿病是怎么得来的呢？老师回答：形成这种病的原因，或是发汗太多，或因呕吐，或患多饮多尿的消渴证转化而来，或大便秘结，又用峻烈的药通利大便，反复多次地损伤了津液，因而导致了这个病。

问：寸口脉数，其人咳嗽，口中反有稠痰黏液，这是为什么？老师说：这是肺痿病。如果口中干燥，咳嗽时觉胸中隐隐作痛，脉象反而滑数有力，这是肺痈病，当咳吐脓血。

脉象数而虚的是肺痿，数而实的是肺痈。

【提要】 本条指出肺痿的成因、主证及肺痿肺痈的鉴别。

【选注】 沈明宗：此肺痿肺痈之辨也，心居上，肾水不足，心火刑金，为热在上焦，肺阴日消，气逆则咳，故致肺痿，然本经明其治病之因，或从病后阳虚，过汗伤液，呕吐伤津，消渴血虚津竭，或利小便，数而伤阴，或大便难反被快药下利，而重亡津液，以致肺金枯燥，虚热熏蒸，故寸口脉数，气弱不振，津液不布，化为浊唾涎沫，而成肺痿。若口中辟辟干燥，咳即胸中隐隐痛，乃风寒侵入肺中凝滞营血为痛，故脉滑数，而咳吐脓血。因无形虚热而致痿，故脉数虚；因有形气凝滞成痈，故脉数实。此明肺痈属实，肺痿属虚也。

尤在泾：痿者萎也，如草木之萎而不荣，为津灼而肺焦也。痈者壅也，如土之壅而不通，为热聚而肺溃也，故其脉有虚实之不同，而数则一也。

黄元御：热在上焦者，因咳嗽而为肺痿，肺痿之病，由于津亡而金燥也，溯其由来，或从汗出而津亡于表，或从呕吐而津亡于里，或从消渴便数而津亡于前，或从胃燥便难津液原亏，又被快药下利重亡津液而津亡于后，故得之也。寸口虚数，咳而口中反有浊唾涎沫者，此为肺痿，若口中辟辟然干燥，咳即隐隐胸中作痛，脉又滑数，此为肺痈。脉数而虚者为肺痿，脉数而实者为肺痈。肺痿因于燥热，故脉数而无脓，肺痈因于湿热，故脉实而有脓也。

喻嘉言：两手寸口之脉，原为手太阴肺脉，此之寸口脉数，云数虚数实，皆指左右三部统言，非如气口独主右关之上也。其人咳，口中反有浊唾涎沫顷之遍地者，为肺痿，言嗽而口中不干燥也；若咳而口中辟辟燥，则是肺已结痈，火热之毒，出现于口，咳声上下，触动其痈，胸中即隐隐而痛，其脉必见滑数有力，正邪气方盛之征也。数虚、数实之脉，以之分别肺痿、肺痈，是则肺痿当补，肺痈当泻，隐然言表。

《医宗金鉴》：李彣曰：潘硕甫云：痿与痈，皆热在上焦，其脉皆数，皆咳，亡津液，未有异也。但痿属肺气虚而亡津，虽有热亦不烈，故不燥润，虽咳而口中有浊唾涎沫，故脉虽数而虚也；痈则气壅血凝，邪实热烈，故津液亡而更觉干润，口中辟辟燥，咳即胸中隐痛，津液既润，脉应涩滞而反滑数者，蓄热腐脓，脉故数实也。

【解析】 条文首先论述了虚热肺痿的成因。热在上焦的病人，因咳嗽渐成肺痿。究其原因，或因汗出过多，或因呕吐频作，或患消渴而小便频数量多，或因便难过用攻下等均可导致津液严重耗伤，以致虚热内生，上灼于肺，肺失肃降而咳，久则肺气痿弱不振而成肺痿。

继而文中分别指出了肺痿、肺痈的主要脉症。虚热肺痿由于虚火灼肺，故见寸口脉数而咳；由于肺气痿弱不用，津液失于敷布，加之虚热熏灼，煎熬津液成稠痰白沫随肺气上逆而吐出。若见口中干燥，咳即胸痛，脉滑而数，则是肺痈。邪热壅肺，故见口中干燥，咳即胸痛，脉滑数有力；热壅血瘀，肺叶腐烂，发为肺痈，痈成脓溃则咳吐脓血，此为肺痈特征。

最后以脉揭示肺痿与肺痈的不同病机。肺痿、肺痈病均在肺而为热证，皆可见咳嗽、脉数等，但病机有虚实之分。虚热肺痿乃阴虚内热，肺气痿弱，故脉数而无力；肺痈为热邪壅盛于肺而成，故脉数而有力；此为辨证关键。

根据条文所述可以体会到，津伤导致阴虚生热，但若病不在上焦肺脏，则不至于出现咳嗽；热灼肺阴，虽能致咳，但不是长期的咳嗽，亦不致形成肺痿。只有亡津液而生虚热灼肺，咳嗽日久不愈，肺气阴俱伤，才能形成肺痿。由此可见，虚热性肺痿是多发于其他疾病或误治之后的慢性虚弱性疾病。

根据本条内容，结合首篇"息张口短气者，肺痿唾沫"的论述，可知诊断肺痿的主要临床依据是咳喘、短气，口吐浊唾涎沫。虚热灼肺，气失清肃而咳喘，肺气痿弱，功能低下，不能正常主气司呼吸，故见短气。阴虚多干咳无痰，虚热肺痿却见咳吐浊唾涎沫，故仲景冠之曰"反"，既突出了肺痿的主证，又表明肺痿有别于一般的阴虚内热。肺痿因功能低下，既不能正常宣降气机，又不能布散津液，加之虚热熏灼，故见咳吐浊唾涎沫。从临床看，其所唾或为黏痰而难出，或为白沫而水分较少，不同于寒饮水湿证所吐清稀多液之泡沫痰。

【原文】 问曰：病咳逆，脉之<sup>①</sup>何以知此为肺痈？当有脓血，吐之则死，其脉何类？师曰：寸口脉微<sup>②</sup>而数，微则为风，数则为热；微则汗出，数则恶寒。风中于卫，呼气不入；热过<sup>③</sup>于营，吸而不出。风伤皮毛，热伤血脉。风舍<sup>④</sup>于肺，其人则咳，口干喘满，咽燥不渴，多唾浊沫<sup>⑤</sup>，时时振寒。热之所过，血为之凝滞，蓄结痈脓，吐如米粥。始萌<sup>⑥</sup>可救，脓成则死。（二）

【注释】 ①脉之："脉"作动词，"脉之"即诊脉。

②微：作"浮"字理解。《金鉴》：脉微之三"微"字，当是三"浮"字。

③过：作"至"字或"入"字解，下"过"字同。

④舍：作"留"字解。

⑤浊沫：即前条的浊唾涎沫。

⑥始萌：病的开始阶段。

【译文】 问：患咳嗽气逆病，诊脉怎么知道它是肺痈病呢？一定有脓血，待到吐脓血时就会死亡。它的脉象是怎样的呢？老师说：（肺痈病初期）寸口的脉浮而数，浮为风邪，数为发热。脉浮则有汗，脉数则见恶寒。风中于卫，邪气能随呼气排出；热邪进入营血，则可随吸气进一步深入。风邪损伤皮毛，热邪损伤血脉。风邪停留在肺，使病人出现咳嗽、口干、气喘、胸满、咽喉干燥却不渴饮、吐大量的浊唾、涎沫、不时寒战等症状。热邪侵犯之处，血因此出现凝滞，热与血蓄结，酿成痈脓，此时吐出米粥样的臭痰。此病初期脓未成时可救治,脓成后,则比较危险,甚至危及生命。

【提要】 本条系统地论述了肺痈的病因、症状和病理机转。

【选注】《医宗金鉴》:脉微之三"微"字,当是三"浮"字,微字文气不属,必是传写之讹。又云:寸口脉肺也,肺脉当浮涩而短,今浮而数,是以知浮则为风,数则为热,初病因热,外拊皮毛,则营卫受邪,故汗出而恶寒也……病肺痈者,属风热伤于营血,血分有血而无津液,血为之凝蓄,故其为证,咳而不唾涎沫,吐脓血如米粥也。其发热汗出,恶寒恶风,咳而喘满,咽燥不渴,呼气不入,吸气不出,则为痿、痈相互兼有必然之证也。

徐忠可:此言肺痈之始终全由客邪,较肺痿之因热久咳者其证稍一,然其邪之从外而内,从微而极,则亦有渐也。谓肺痈亦伤肺,故必咳逆,然初时未见痈证,即欲别其为痈,为脓血,为死不治,非脉不可,其脉岂即数实乎。不知初时寸口脉本微而数,盖风脉之形原缓而弱,在火伏肺内之时,外但见风脉之影响而微,故曰微则为风;然气实夹风而热,仍露数象,故曰数则为热。微主风,风则表虚自汗,故微则汗出;内热则外寒,故曰数则恶寒。其以渐而深,则自卫而营,有遮及之势,当其中于卫也,先及皮毛,而趋于其合,则卫受之;然其邪盛,不与呼吸相随,故呼则气出而已,卫有邪,不与呼俱出,而此时之正气不能复入而与邪争,逮风郁而为热,过于营分,则气因吸入者,邪热与吸俱入而不出,于是皮毛受风伤,血脉受热伤,风在上,则咳而口干,肺气实,则喘而且满;然上输之水液,聚而不散,故咽为火灼而自燥,胸仍贮痰而不渴,乃风乘所合,渐舍肺俞,而咳唾振寒,则肺叶间有形之凝滞,必急从泻肺之法而下驱之,乃复因循,致大内决裂,肺叶欲尽,尚可为耶? 故曰始萌可救,脓成则死。

喻嘉言:肺痈之脉既云滑数,此复云微数者,非脉之有不同也,滑数者已成之脉,微数者初起之因也。

【解析】 综合以上注家观点,《医宗金鉴》认为肺微之三"微"字当是"浮"字,与文义相符,各注家虽未提出改字,但都已将"微"字解释为"浮"字。其又云肺痈之上当有"肺痿"二字,而且将本条强解为肺痿之证,与文义不符,故此说似乎不足为凭。喻嘉言认为脉微数是肺痈初起之脉,滑数是肺痈已成之脉,符合临床实际,是有参考价值的。

肺痈一证初期多见恶寒发热的表证,不过这种表证是肺热的表现,和太阳伤寒、中风及一般风热外感不同,此非邪在太阳之经,而是很快传入太阴之脏,邪热毒气蒸腐肺脏,故虽见表证,但使用一般解表剂很难汗出而解。所以,当投表剂不解时,应予以足够重视,仔细观察脉证,注意肺痈的征象,及时投以清肺泻肺、解毒排脓之剂,不能一味按表证治疗,失去治疗时机,延长病程,影响疗效。

另外,肺痈发病过程中,在脓成之前,特别是酿脓期,症状明显加重,吐脓血痰之后,患者反而感觉症状缓解,这和脓毒外泄,热毒之邪有出路,邪气已虚有关。但此时气血耗伤,止气亦虚。是整个病情的转折点,如治疗得当,邪气渐退,正气渐复,则病逐渐痊愈;如治疗不当,正气大虚,则病由实转虚,往往经久缠绵难愈。条文中"脓成则死"虽然不是绝对之词,但警示后人引起足够重视,在临床上确有一定参考价值。

【原文】 上气①面浮肿,肩息②,其脉浮大,不治,又加利尤甚。(三)

【注释】 ①上气:既指病机气机上逆,又指症状气急、喘逆。《周礼》郑玄注:"逆喘也。"

②肩息:指气喘抬肩呼吸,示呼吸极端困难。亦称"息高",或"息贲"。

【译文】 喘急气逆,面部浮肿,抬肩呼吸,脉象浮大,为不治之症,若再加上下利,病情则更为危险。

【提要】 本条论述属虚难治的上气之证候。

【选注】 魏念庭:上气而面浮肿,阳衰于中而气散于上也;肩息者,元气已铲其根,而浮游之气,呼吸于胸膈之上,所谓息贲也,又所谓息高也。诊之脉浮大,必浮大而沉微,且欲绝也,俱为上盛下绝,阴阳离决之兆,其不治也固宜;加以下利,阴又下泄,阳必上越,其死尤速也。此上气之阳虚气脱之重者。

尤在泾:上气面浮肿,肩息,气但升而不降矣。脉复浮大,则阳有上越之机,脉偏盛者偏绝也。又加下利,是阴复从下脱矣。阴阳离决,故当不治。肩息,息摇肩也。

【解析】 分析本条的文义,以证测方,气喘而面浮肿,甚至张口抬肩,必是喘促气急,气悬于上。肾在下,主纳气,肾虚则不纳气,使气悬于胸膈,成为无根之气。脉浮大无根,是气脱于上而肾虚于下之脉象。结合临床,当以补肺益肾、纳气平喘之法治之,处方可拟生脉散合金匮肾气丸,或酌加黑锡丹。若兼大便泄泻,证候更为凶险,可合人参附汤扶正救脱,以图挽救。

【原文】 上气喘而躁者,属肺胀①,欲作风水②,发汗则愈。(四)

【注释】 ①肺胀:邪气闭壅于肺,肺失宣肃,气机不利而上逆,喘咳满胀,是为肺胀。

②风水:病名,以面目浮肿、身重、汗出、恶风、脉浮为主证。肺胀不能通调水道,下输膀胱,使水气泛于肌肤,可造成风水。

【译文】 上气喘逆,烦躁不安,起病急者,多属风寒外束、水饮内停所致。肺气为邪所闭,不得通调水道,肺失输布则水气外泛于肌肤,故很容易转为风水。肺会皮毛,祛邪开肺则肺气宣达而肃降有权,故曰"发汗则愈"。

【提要】 本条论述肺胀可以转为风水,并提出治法。

【选注】 魏念庭:上气喘而躁者,此外感风邪,内积水气也。外风郁于表而气不舒,故喘;内水冲于心而气不下,故躁,肺亦因之胀满,则胸膈可知,是风邪变热,挟水湿上溯之证也,法当发其汗以治表。风邪解散而表不郁,则气舒不喘矣;汗出,湿邪必随风邪俱解,而里不冲矣;且气顺躁止,而肺亦不胀矣,故曰发汗则愈。

尤在泾:上气喘躁者,水性润下,风性上行,水为风激,气凑于肺,所谓激而行之,可使在山者也,故曰风水,发汗令风去,则水复其润下之性矣,故愈。

【解析】 本条的"欲作风水"是已具有轻度面目浮肿之象,如果进一步发展,即可出现风水的证候。从文义分析,本条的脉象当为浮而有力,是邪实而犯肺的脉象，结合上条"脉浮大"，二者是一虚一实，上条是"不治"证，本条是"发汗则愈"，后世医家从中得到启发，故常谓"实喘好治，虚喘难疗"。这两条并列于此，目的在于分析比较，引起注意，以免发牛虚虚实实之误。

**【原文】** 肺痿吐涎沫而不咳者，其人不渴，必遗尿，小便数，所以然者，以上虚不能制下故也。此为肺中冷，必眩，多涎唾，甘草干姜汤以温之。若服汤已渴者，属消渴。（五）

甘草干姜汤方：

甘草四两（炙） 干姜二两（炮）

上㕮咀，以水三升，煮取一升五合，去滓，分温再服。

**【译文】** 肺痿病人吐涎沫，不咳嗽，口不渴，必见遗尿，小便频数。这是由于上虚而不能制下的缘故。是因为肺中虚寒，必见头眩，多唾涎沫，治用甘草干姜汤温补。如果服药后出现口渴，则属消渴。

**【提要】** 本条指出肺痿之属于虚寒的肺中冷的症状及治法。

干姜

**【选注】** 魏念庭：肺痿为虚热之证矣，然又有肺痿而属之虚寒者，则不可不辨也。及吐涎沫而不咳，其人既不渴，又遗尿，小便数者，以上虚不能制水故也。肺气既虚而无收摄之力，但趋脱泄之势，膀胱之阳气下脱，而肺金益清冷干燥以成痿也，肺叶如草木之花叶，有热之痿如日炙之则枯，有冷之痿如霜杀之则干矣。此肺冷之所以成痿也。

尤在泾：此举肺痿之属虚冷者，以见病变之不同，以甘草干姜甘辛合用，为温肺复气之剂，服后病不去而反加渴者，则属消渴，盖小便数而渴者为消，不渴者，非下虚即肺冷也。

唐容川：此言肺痿之证，自当吐涎沫，然必见咳渴不遗尿，目不眩，乃为肺痿之证也。而吐涎沫而不咳，又不渴，必遗浊，小便数，以肺阳虚不能制下，此为肺中冷，不当作肺痿治矣。必眩，多涎唾，宜甘草干姜汤以温肺；若作痿证而用清润，则反误矣。

**【解析】** 本条所论肺痿以"肺中冷""上虚不能制下"为病机，证属虚寒。肺主气，通调水道，为水之上源，肺中虚寒，阳气不能温化、布散、固摄水液，故见多涎唾、小便频数、失禁或遗尿。阴主静，故不似虚热肺痿以虚火灼肺气逆而咳为主症之一。不渴亦是虚寒肺痿的特点之一，辨证时具有鉴别意义。肺气虚冷，清阳不升，故见眩晕。治用甘草干姜汤温肺散寒，恢复阳气。方中炙甘草甘温补益肺脾之气，炮干姜偏温中上二焦之阳，二药合用温补肺脾阳气，促使津液布散恢复正常。

"若服汤已渴者，属消渴"一句是本条的疑点，历来看法不一。有的认为此句文义难明，主张存疑；有的认为此指肺痿服温药后转属消渴，当随证调治之；有的则认为此句是根据服甘草干姜汤后的反应,辨别上证是否为肺痿;以上观点均供参考,可暂存疑不释,或从《脉经》删去。

《伤寒论》中亦有甘草干姜汤,方中用干姜,主治阳虚厥逆证。甘草干姜汤用炮姜温中偏守,以固气、津,与炙甘草合用温复阳气,用于肺中冷而见口淡不渴、多涎唾、小便频数、失禁或遗尿、眩晕等。

【原文】 咳而上气,喉中水鸡①声,射干麻黄汤主之。(六)

射干麻黄汤方:

射干十三枚一法三两 麻黄四两 生姜四两 细辛 紫菀 款冬花各三两
五味子半升 大枣七枚 半夏(大者洗)八枚一法半升

上九味,以水一斗二升,先煮麻黄两沸,去上沫,内诸药,煮取三升,分温三服。

【注释】 ①水鸡:有田鸡(青蛙)与鹁鸡两说。水鸡声,形容喉间痰鸣声连连不绝,好像水鸡的叫声。

【译文】 咳嗽气喘的病人,喉中痰鸣如像水鸡的叫声,用射干麻黄汤主治。

【提要】 本条指出寒饮郁肺的证治。

【选注】 程林:《内经》曰:肺苦气上逆,急食苦以泄之,射干、紫菀之苦,所以泄逆气也。以辛泄之,麻黄、细辛、生姜、半夏、款冬之辛,所以泄风邪也。以酸收之,以酸补之,五味之酸,以补不足。虚则补其母,大枣之甘,所以补其母也。

喻嘉言:上气而作水鸡声,乃是痰碍其气,气触其痰,风寒入肺之一验耳。发表、下气、润燥、开痰,四法萃于一方,用以分解其邪,不使之合,此因证定药之一法也。

尤在泾:咳而上气,肺有邪,则气不降而反逆也。肺中寒饮,上入喉间,为呼吸之气所激,则作声如水鸡。射干、紫菀、款冬降逆气,麻黄、细辛、生姜发邪气,半夏消饮气,而以大枣安中,五味敛肺,恐劫散之药并伤及其正气也。

【解析】 射干麻黄汤治疗症见"咳而上气,喉中水鸡声"的寒饮哮喘确有疗效。但哮喘多为内有伏饮,外邪触发,呈反复发作特点,射干麻黄汤只能控制、缓解发作时的症状,而不能根治。治疗哮喘还应遵循前人提出的"在上治肺,在下治肾,发时治上,平时治下"的原则。

【原文】 咳逆上气,时时吐浊,但坐不得眠,皂荚丸主之。(七)

皂荚丸方:

皂荚八两(刮去皮,用酥炙)

上一味,末之,蜜丸梧子大,以枣膏和汤服三丸,日三夜一服。

【译文】 咳嗽、喘逆,气急,不时地吐出稠痰,不能平卧,坐着也无法入睡的,用皂荚丸主治。

【提要】 本条论述痰浊壅肺的证治。

【选注】 魏念庭:咳逆上气,同时吐浊,但坐不得卧则较重于喉中水鸡声者矣。声滞者夹外感之因,唾浊则内伤之故,但坐不得卧而肺痈之病将成矣。是上焦有热,痰血包裹结聚成患,不可不急为宣通其结聚,而后可津液徐生,枯干获润也,皂荚丸主之,从缓者治上之道也,皂荚驱风理脾,正为其有除痰涤垢之能也,咳逆上气,时时吐浊,胸膈臭恶之痰血已结,容不急为涤荡使之湔洗而不留乎。如今用皂荚洗浴以除垢腻,即此理也。用丸俾徐徐润化,自上而下,而上部方清,若用汤直泻无余,不能治上部胶凝矣,古人立法诚善战,此为予治肺痈将成者主治也。

尤在泾:浊,痰浊也,时时吐浊者,肺中之痰随上气而时出也,然痰虽出而满不减,则其本有固而小拔之势,不迅而扫之不去也,皂荚味辛,除痰之力最猛,饮以枣膏安其正也。

曹颖甫:上节之咳而上气,是不咳之时,其气未必上冲也;若夫咳逆上气,则喘息而不可止矣。此证唯背拥迭被六七层,尚能垂头而睡,倘迭被较少,则终夜呛咳,所吐之痰,黄浊胶黏。此证予于宣统二年侍先姚邢太安人病亲见之,先姚平时喜食厚味,又有烟癖,厚味被火气熏灼,因变浊痰,气吸于上,大小便不通,予不得已。自制皂荚丸进之,长女昭华煎枣膏汤如法,昼夜四服,以其不易下咽也,改丸如绿豆大,每服九丸,凡四服,决晨而大小便通,可以去被安睡矣。

【解析】　皂荚丸对痰浊咳喘的疗效,历代不少医家通过临床观察,予以肯定,效果良好。唯必须在实证的情况下才能应用,因为皂荚除痰力强,属峻烈之品,正气不足者不宜应用,特别是肺肾两虚,阳气欲脱者,更不宜用。

【原文】　咳而脉浮者,厚朴麻黄汤主之。(八)

厚朴麻黄汤方:

厚朴五两　麻黄四两　石膏如鸡子大　杏仁半升　半夏半升　干姜二两　细辛二两　小麦一升　五味子半升

上九味,以水一斗二升,先煮小麦熟,去滓,内诸药,煮取三升,温服一升,日三服。

脉沉者,泽漆汤主之。(九)

泽漆汤方:

半夏半升　紫参五两一作紫菀　泽漆三斤(以东流水五斗,煮取一斗五升)生姜五两　白前五两　甘草　黄芩　人参　桂枝各三两

上九味,㕮咀,内泽漆汁中,煮取五升,温服五合,至夜尽。

【译文】　咳嗽而脉浮的,用厚朴麻黄汤主治。

脉沉的,用泽漆汤主治。

【提要】　本条论述饮邪迫肺所致咳逆上气的肺胀的证治。

【选注】　徐忠可:咳而脉浮,则表邪居多,但此非在经之表,乃邪在肺家气分之表也,故以小青龙去桂芍草三味而加厚朴以下气,石膏以清热,小麦以辑心火而安胃。

尤在泾:此不详见证,而但以脉之浮沉为辨,而异其治,按厚朴麻黄汤与小青龙加石膏汤大同,则散邪蠲饮之力居多,而厚朴辛温,亦能助表,小麦甘平,则同五味敛安正气者也。

《医宗金鉴》:咳者,水寒射肺也;脉浮者,停水而又夹风以鼓之也。麻黄去风散肺逆,与半夏、细辛、干姜、五味子、石膏同用。即前小青龙加石膏为解表行水之剂也;然土能制水,而地道壅塞则水亦不行,故加厚朴疏敦阜之土,使脾气健运,而

水自下泄矣。杏仁下气去逆,小麦入心经能通火气,以火能生土助脾,而共成决水之功也。

【解析】 本条的厚朴麻黄汤即小青龙加石膏汤的变方,从方剂的作用和药物的配伍来分析,麻桂配合在于发汗祛表邪,本方去桂枝,可知脉浮并非是邪气在表,即徐忠可云:"咳而脉浮,则表邪居多,但此非在经之表,乃邪在肺家气分之表也。"所谓"肺家气分之表"即指饮邪上迫于肺所致,因为肺合皮毛,其气主表,病近于外,故咳而脉浮。若水饮盛,在临床上也常见脉浮而弦之象。本方以厚朴为君药,可知除咳而脉浮外,还应有胸满证,如《千金要方·卷十八·咳嗽门》记载:"咳而大逆上气,胸满,喉中不利如水鸡声,其脉浮者,厚朴麻黄汤方。"

泽漆汤的作用是逐水通阳,止咳平喘。以方测证,可知本条当有身肿或小便不利等证。泽漆汤中以泽漆为君,是消痰行水的峻药,但对本药历代医家有所争论,一云即为大戟之苗,一云另为一药并有别名。《本经》云:"味苦微寒,主皮肤微寒,大腹水气,四肢面目浮肿,丈夫阴气不足。"《本草纲目》:"泽漆又名猫儿眼睛草,绿叶绿花草,非大戟曲。"又云:"泽漆利水功类大戟,单方家用治水蛊脚气有效。"而《中药学大辞典》云:"泽漆属大戟科,俗名奶奶草、五苔头、灯台草。"从方剂的作用和适应证分析,泽漆为大戟苗之说可从。

【原文】 大逆上气,咽喉不利,止逆下气者,麦门冬汤主之。(十)
麦门冬汤方:
麦门冬七升　半夏一升　人参三两　甘草二两　粳米三合大枣十二枚
上六味,以水一斗二升,煮取六升,温服一升,日三夜一服。

【译文】 虚火上逆,咳嗽气喘,咽喉干燥不利,用止逆下气的麦门冬汤主治。

【提要】 本条指出胃中津液枯燥,虚火上炎的证治。

【选注】 程林:大逆则为喘为咳,咽喉为之不利。

张路玉:此肺中津液干枯,虚火上炎之候,凡肺病有胃气则生,无胃气则死。胃气者。肺之母气也,故与竹叶石膏汤中偏除方名二味,而加麦门冬数倍为君,人参粳米甘草以滋肺母,使水谷之精微皆得上注于肺,自然沃泽无虞,当知大逆上气,皆是胃中痰气不清,上溢肺隧,占据津液流行之道而然,是以倍用半夏,更加大枣通津涤饮为先,奥义全在乎此。若浊饮不除,津液不致,虽日用润肺生津之剂,焉能建止逆下气之勋哉? 俗以半夏性燥不用,殊失仲景立方之旨。

沈明宗:此阴火上逆也。真阴之虚,阴火上逆刑金,为火逆上气,咽喉不利,唯当壮水之主,以镇阳光,曰上逆下气,故用麦冬、人参、甘、米、大枣滋培后天胃气,以生肺金,即生阴水而降火邪,唯以半夏涤痰下逆,余窃拟为肺痿之主方也。

尤在泾:火热挟痰致逆,为上气,为咽喉不利,与表寒挟饮上逆者悬殊矣,故以麦冬之寒治火逆,半夏之辛治饮气,人参、甘草之甘以补益中气。盖从外来者,其气多实,故以攻发为急;从内生者,其气多虚,则以补养为主也。

【解析】 本条的"大逆上气"是言病机,"咽喉不利"是补出症状,"止逆下气"是治疗原则,"麦门冬汤主之"是具体的治疗方剂。

肺胃阴虚,虚火上炎,津液不足则水亏火旺,火势上炎而导致肺胃之气上逆,故见咳嗽上气;津液不足不能上润咽喉,故见咽喉不利、咳痰不畅。根据病机可知发热心烦,皮毛干枯,舌红苔干,脉虚数等亦为常见之证候。

本病虽见证于肺,但实际根源于胃阴不足,治以麦门冬汤清热养阴润肺胃,以降其逆。方中重用麦冬为君,甘、微苦、微寒,养阴生津润肺胃,并清虚火;半夏下气化痰,用量很轻,并在大量滋润药物的配伍之下不嫌其燥。人参、甘草、大枣、粳米养胃益气,胃气恢复则能生津,津液充沛则虚火自敛,诸证可消矣。

不少注家认为此条即是肺痿属虚热者的证治,其病机、症状和方剂作用也确实与肺痿相符,麦门冬汤临床治疗肺痿属虚热者,确有很好的疗效。

麦门冬汤是临床常用方剂,常用于肺胃之阴不足、虚火上炎的各种病证,历代文献中有许多记载,《金匮玉函经》云:"病后劳复发热者,麦门冬汤主之。"《肘后方》载:"麦门冬汤,治肺痿咳涎,涎沫不止,咽燥而渴。"《圣济总录》云:"麦门冬汤,治肺胃气壅,风客传咽喉,妨闷。"《方函口诀》云:"此方治大逆上气,咽喉不利,盖无论肺痿顿咳,劳咳,妊娠咳逆,有火逆上气之状者,用之大效。此方加石膏治小儿久咳及咳血有神验。又治老人津液枯槁,食物难下咽似膈症者。又治大病后嫌饮药,咽中有喘气,如竹叶石青汤之虚烦者,则皆咽喉不利之余旨矣。"说明本方对劳嗽不愈,津枯噎膈,大病瘥后咽燥虚喘等证,皆可随宜择用。

【原文】 肺痈,喘不得卧,葶苈大枣泻肺汤主之。(十一)
葶苈大枣泻肺汤方:
葶苈(熬令黄色,捣丸如弹子大) 大枣十二枚
上先以水三升,煮枣取二升,去枣,内葶苈,煮取一升,顿服。
【译文】 患肺痈气喘不能平卧,用葶苈大枣泻肺汤主治。
【提要】 本条论述肺痈初期属于实证的证治。
【选注】 喻嘉言:此治肺痈吃紧之方也。肺中生痈,不泻其肺,更欲何待?然日久痈脓已成,泻之无益,日久肺气已索,泻之转伤,唯血结而脓未成,当急以泻肺之法夺之,亦必其人表证尽入于里,因势利导,乃可为功。

沈明宗:此治标之方也。风中于卫,血气壅逆,呼气不入,则喘不得卧,因循日久,必致肺叶腐败,吐脓而死,故用葶苈急泻肺实之壅,脾气血得利,不致腐溃吐脓,且以大枣先固脾胃之元,其方虽峻,不妨用之耳。

尤在泾:肺痈喘不得卧,肺气被迫,亦已甚矣,故须剧药顿服,以逐其邪。葶苈苦寒,入肺泄气闭,加大枣甘温以和药力,亦犹皂荚丸之饮以枣膏也。

《医宗金鉴》:肺痈者,谓口中辟辟干燥,胸中隐隐作痛,脉数实也,更加喘不得卧,是邪壅肺甚急,故以葶苈大枣泻肺汤大寒峻泻肺邪,恐稍迟延,脓成则死矣。

张路玉:肺痈已成,吐如米粥,浊垢壅遏清气之道,所以喘不得卧,鼻塞不闻香臭,故用葶苈破水泻肺,大枣固脾通津,乃泻肺而不伤脾之法,保全母气,以为向后复长肺叶之根本。然肺胃素虚者,葶苈亦难轻试,不可不慎。

【解析】 肺主气,宣降气机、通调水道。邪闭于肺,肺失宣降,气机壅滞、上逆,故见胸中胀满,咳逆上气,喘鸣迫塞不得平卧;肺窍不利,可见鼻塞清涕出,不闻香臭酸辛;肺失通调,水停泛滥,故见一身面目浮肿;治用葶苈大枣泻肺汤泻肺开

闭。方中葶苈子开泄肺气,消痰平喘,利水消肿,因其性峻猛,故佐大枣缓和药性,安中护正,以使邪去而正不伤。本方无解表之功,若表邪未尽,宜先服小青龙汤解表宣肺,待表解后再服此方。

后世一些注家认为,条文(十五)所述症状与条文(二)所述肺痈病情不符,结合本书第十二篇"支饮不得息,葶苈大枣泻肺汤主之"之论,当属外邪兼有水饮之证,属于支饮的证治,将葶苈大枣泻肺汤所治之肺痈解为肺壅,即肺气壅滞。葶苈子具泻肺平喘、利水消肿之功,肺痈、支饮等凡属邪实气闭于肺之证皆可用之,若肺痈热壅血瘀成脓则本方多与清热解毒排脓等方药合用。

【原文】 咳而胸满,振寒脉数,咽干不渴,时出浊唾腥臭①,久久吐脓如米粥者,为肺痈,桔梗汤主之。(十二)

桔梗汤方(亦治血痹)

桔梗一两　甘草二两

上二味,以水三升,煮取一升,分温再服,则吐脓血也。

【注释】 ①浊唾腥臭:谓吐出脓痰有腥臭气味。

【译文】 咳嗽胸满,寒战脉数,咽喉干燥但口中不渴,不时吐出腥臭浊痰,较长时间吐出形如米粥的脓血痰,这就是肺痈,用桔梗汤主治。

【提要】 本条提出肺痈脓已成的证治。

【选注】 喻嘉言:此上提之法也。痈结肺中,乘其新造未固,提而出之,所提之败血,或从唾出,或从便出,即可愈,与滋蔓难图脓成自溃之死证迥殊。脓未成时,多服此药,亦足以杀其毒势,而坚者渐瑕,壅者渐通也。然用药必须有因,此因胸满振寒不渴,病不在里而在表,用此法开提肺气,适为恰当;如其势已入里,又当引之从胃入肠,此法殊不中用也。

徐忠可:此乃肺痈已成,所谓热过于营,吸而不出,邪热结于肺之营分,故以苦梗下其结热,开提肺气,生甘草以清热解毒,此亦开痹之法,故又注曰再服则吐脓血也。

《医宗金鉴》:咳而胸满,振寒脉数,咽干不渴,时出浊唾腥臭,久久吐脓如米粥者,此为肺痈证也。肺痈尚未成脓,实邪也,故以葶苈之剂泻之;今已溃后,虚邪也,故以桔梗之苦,甘草之甘,解肺毒排痈脓也,此治已成肺痈,轻而不死者之治法也。

【解析】 本条论述了肺痈痈脓已成的证治,治方提出了桔梗甘草汤。肺痈脓已成,是脓毒邪气壅于肺,气血正气亦受到一定影响。脓毒排出,则病可有向愈转机,而无形毒热又不可不清解,正气亦不可不兼顾。治疗的主导思想当为开肺排脓,清热解毒,兼顾正气。方中桔梗开肺祛痰排脓,甘草清热解毒又可补益中气,方药虽很简单,但寓法甚深,后世医家创立不少治肺痈的有效方剂,如清燥救肺汤、桔梗杏仁煎、济生桔梗汤等,但其辨证论治原则均旨于此。

【原文】 咳而上气,此为肺胀,其人喘,目如脱状①,脉浮大者,越婢加半夏汤主之。(十三)

越婢加半夏汤方:

麻黄六两　石膏半斤　生姜三两　大枣十五枚　甘草二两　半夏半升

上六味,以水六升,先煮麻黄,去上沫,内诸药,煮取三升,分温三服。

**【注释】**　①目如脱状:是形容两目胀突,有如脱出之状。

**【译文】**　咳嗽气逆,为肺胀病,病人气喘、两目外突,好像要脱出的样子,脉象浮大有力的,用越婢加半夏汤主治。

**【提要】**　本条指出痰热郁肺的肺胀的证治。

**【选注】**　赵以德:咳而上气,则其气之有冲而不下可知矣,其咳之相连不已可知矣,此皆属肺之胀使之也。邪入于肺,则气壅,壅肺则欲不喘不可得,唯喘急故目如脱,所以肺胀与喘之至也。脉浮邪也,兼大则邪实,而所以贼害于肺,正未有已,故必以辛热发之,亦兼以甘寒佐之,使久合之邪,涣然冰释,岂不快乎。然久蓄之饮,何由得泄,故特加半夏于越婢汤中,一定之法也。

魏念庭:咳逆肺胀,外感风寒,内气郁塞也;喘而目脱,气上逆之甚也;诊之脉浮大,外有风寒,内且有蓄热也。越婢汤之义,寓发汗之理于柔道也,且以摄孤阳之根,不令随上逆之气飞越也;加半夏者,意在开其闭塞,知郁而气逆如此,肺窍中必有痰涎之结聚,为肺壅之根基也。麻黄生姜解其郁,石膏清其热,半夏开其瘀,大枣甘草益其胃,而表里兼治矣。

尤在泾:外邪内饮,寒填肺中,为胀,为喘,为咳而上气。越婢汤散邪之力多,而蠲饮之力少,故以半夏辅其未逮;不用小青龙者,以脉浮且大,病属阳热,故利辛寒,不利辛热也。目如脱状者,目睛胀突,如欲脱落之状,壅气使然也。

陈灵石:此肺胀原风水相搏,热气奔腾上蒸华盖走入空窍,故咳而上气喘,目如脱状,其脉浮大者,风为阳邪,鼓荡于其间故也,方用麻黄生姜,直攻外邪,石膏以清内热,甘草大枣,补中气,加半夏以开其闭塞之路,俾肺窍中之痰涎净尽,终无肺痈之患也。

**【解析】**　各注家对本证属于内外合邪的认识是一致的,魏念庭认为是外感风寒,内有郁热,尤在泾认为病属阳热,略有不同。本证虽有外邪,亦属不甚,而饮与热壅结于肺是本病的主要病机,若谓风寒束表且甚,则与小青龙加石膏汤无异,故尤在泾之说与原义较为贴近。

越婢加半夏汤之麻黄合石膏而不合桂枝,在于发越水气而不致发汗太过,又证为风热与水饮互结于肺所致,因越婢汤散热之力多,逐饮力少,故加半夏以增其逐饮之功。病属阳热,宜辛寒而不宜热,故不用小青龙汤而用越婢加半夏汤。久喘正虚者,虽见目如脱状,脉浮大(多为无力),不宜用此方。

**【原文】**　肺胀,咳而上气,烦躁而喘,脉浮者,心下有水,小青龙加石膏汤主之。(十四)

小青龙加石膏汤方(《千金》证治同,外更加胁下痛引缺盆)

麻黄　芍药　桂枝　细辛　甘草　干姜各三两　五味子　半夏各半升　石膏二两

上九味,以水一斗,先煮麻黄,去上沫,内诸药,煮取三升,强人服一升,羸者减之,日三服,小儿服四合。

**【译文】**　肺胀病,咳嗽气逆,烦躁而喘,脉象见浮的,是心下有水饮,用小青龙加石膏汤主治。

【提要】 本条指出内有寒饮外有表寒而兼热的肺胀的证治。

【选注】 徐忠可:此较前条,同是咳嗽上气,肺胀脉浮,然前条目如脱状,则喘多矣,喘多责寒,故以麻黄、甘草为主而加石膏以清寒变之热;此独加烦躁,《伤寒论》中寒得风脉而烦躁者,主以青龙汤,故亦主小青龙,然壅则气必热,故乃加石膏耳。

尤在泾:此亦外邪内饮相搏之证,而兼烦躁,则夹有热邪,麻桂药中,必用石膏,如大青龙汤之例也。又此条见证,与上条颇同,而心下寒饮,则非温药不能开而去之,故不用越婢加半夏,而朋小青龙加石膏,温寒并进,水热俱损,于法尤为密矣。

陈修园:心下有水,咳而上气,以小青龙汤为的对之剂,然烦躁则夹有热邪,故加石膏,参用大青龙之例,寒温并进,两不相碍。石膏宜生用,研末,加倍用之方效。

【解析】 射干麻黄汤证、厚朴麻黄汤证、小青龙加石膏汤证皆为寒饮壅闭肺气所致咳嗽上气,故均以麻黄为主药,散寒宣肺平喘,配半夏化饮降逆,伍以细辛与姜温肺散寒化饮,用五味子防诸药辛散太过。其中射干麻黄汤证为内停寒饮与上逆之气搏击气道、咽喉而致喉中痰鸣,故主以射干配紫菀、冬花开结降逆、化痰利咽,姜亦用偏于辛散之生姜而不用偏温守之干姜;厚朴麻黄汤证与小青龙加石膏汤证皆挟郁热,故均佐石膏清解郁热,但前证偏于气机壅滞、上逆较甚,胸中胀满突出,故以厚朴为主药,配杏仁降逆平喘;小青龙加石膏汤证外寒里饮,故用桂枝配麻黄、细辛散寒,芍药配桂枝调和营卫,并能防诸药过于辛散。

【验案】 陈某,女,76岁。患肺气肿已多年,平时咳吐涎沫,动则气喘。近因感冒,恶寒发热,咳痰黏稠,呼吸困难,烦躁口干,不欲多饮。用小青龙加石膏汤:麻黄3g,桂枝10g,白芍10g,法半夏10g,干姜3g,细辛2g,五味子3g,甘草3g,生石膏10g。服3剂,寒热已罢,咳痰转清。后用六君子汤加干姜、五味子、细辛。服3剂,咳喘渐平。[谭日强.金匮要略浅述.北京:人民卫生出版社,1981:126]

【原文】 《外台》炙甘草汤,治肺痿涎唾多,心中温温液液①者。方见虚劳中。

【注释】 ①温温液液:即泛泛欲吐之意。

【提要】 本条论述虚热肺痿的证治。

【选注】 徐忠可:肺痿证盖属津枯热燥,此方乃桂枝汤去芍加参地阿胶麻仁麦冬也,不急于去热,而以生津润燥为主,盖虚回而津生,津生而热自化也。至桂枝乃热剂,而不嫌峻者,桂枝得甘草正所以行其热也。

汪双池:肺痿者,肺虚气愈而叶枯萎,此乃清燥之甚如秋树之枯叶,非由火热与肺痈大不相同,纵有热而咳血者,亦属燥淫所郁之阴火,非实火也,故仲景治肺痿用此汤及甘草干姜汤,肺枯反多唾者,肺燥之甚,不能复受津液,则胃气之上蒸者,皆化痰涎而已,痰涎积于膻中,津液不复流布,故心中温温液液。

【解析】 本方即《伤寒论·辨太阳病脉证并治》中的炙甘草汤,原篇条文是"伤寒脉结代,心动悸,炙甘草汤主之"。本方出《外台秘要·卷十七·肺痿门》,因有生津润燥、益气滋阴的作用,故适埔于虚热肺痿。方中炙甘草甘温益气,通经脉,利气血;人参、大枣,补气生津益胃,培建后天,以资本源;地黄、阿胶、麦冬、麻仁,滋阴补血以润肺清虚热;桂枝、生姜行阳气、调营卫以利布阴。方用酒煎,可行药助力,通经脉,且生地黄重用(一斤),恐其浊重,以酒煎则能防其滋腻过甚。

【原文】 《千金》甘草汤。

甘草

上一味,以水三升,煮减半,分温三服。

【选注】 喻嘉言:本方用甘草一味,乃从长桑君以后相传之神方也,历代内府御院莫不珍之,盖和其偏,缓其急,化其毒,卓然奉之为先务,然后以他药匡辅其不逮,可得收功敏捷耳。

徐忠可:肺痿之热由于虚,则不可直攻,故以生甘草之甘寒频频呷之,热自渐化也。余妾曾病此,初时涎沫成碗,服过半月,痰少而愈,但最难吃,三四日内猝无捷效耳。

【解析】 方出《千金要方·肺痿门》,主疗和《外台》炙甘草汤同,唯唾多下有"出血"二字,甘草用二两。《千金翼方》中汤名为"温液汤"。

本方的适用范围在《肘后方》中有载:治肺痿咳嗽,吐涎沫,心中温温。烦躁而不渴者。《外台秘要》载:疗肺痛,时时寒热,两颊赤气方,童子小便每日晚取之,去初末少许,小便可有五合,取上好甘草量病人中指四节,截之,炙令熟,破作四片,内小便中,置于静闭处露一宿,器上横一小刀,明早平旦,去甘草顿服之,每日一剂,其童子勿令吃五辛。

本方是利用甘草益气补中、清热解毒、祛痰止咳、缓急止痛的作用,作为治疗肺痿轻证的缓治方。根据临床实践,还应通过辨证论治,拟以复方积极治疗为是。

【原文】 《千金》生姜甘草汤:治肺痿,咳唾涎沫不止,咽燥而渴。

生姜五两　人参三两　甘草四两　大枣十五枚

上四味,以水七升,煮取三升,分温三服。

【提要】 论述虚寒肺痿的证治。

【选注】 喻嘉言:此方即从前甘草一味方中而广其法,以治肺痿,胃中津液上竭,肺燥已极,胸咽之间干槁无耐之证,以生姜之辛润,上行为君,合之人参、甘草、大枣,入胃而大生其津液,予以回枯泽槁,润咽快膈。

【解析】 本方是从甘草干姜汤变化而来,但较原方药性平和,故肺痿属虚热或属虚寒者,均可加减变通应用。

【原文】 《千金》桂枝去芍药加皂荚汤:治肺痿吐涎沫。

桂枝三两　生姜三两　甘草二两　大枣十枚　皂荚一枚(去皮子,炙焦)

上五味,以水七升,微微火煮取三升,分温三服。

【提要】 论虚寒肺痿气不布津的证治。

【选注】 徐忠可:此治肺痛中之壅闭者,故加皂荚以行桂甘姜枣之势。此方必兼上气不得眠者宜之。

沈明宗:用桂枝,嫌芍药酸收故去之,加皂荚利涎通窍,不令涎沫壅遏肺气而致喘痿,桂枝和调营卫。俾营卫宣行,则肺气振而涎沫止矣。

【解析】 方中皂荚,性辛温,有小毒,有强烈的祛痰作用。本方是攻痰平喘之重剂,只能用于实证,而肺痿证,不论属寒属热,总属虚证,故不少现代医家认为肺痿不宜用此方,也不无道理。

【原文】 《外台》桔梗白散:治咳而胸满,振寒脉数,咽干不渴,时出浊唾腥臭,久久吐脓如米粥者,为肺痈。

桔梗　贝母各三分　巴豆一分(去皮,熬,研如脂)

上三味,为散,强人饮服半钱匕,羸者减之。病在膈上者吐脓血,膈下者泻出,若下多不止,饮冷水一杯则定。

【提要】 论述肺痈成脓的证治。

【选注】 沈明宗:以桔梗开提肺气,贝母清热而化痰涎,巴豆峻猛热剂,急破其脓,驱脓下出。

【解析】 本方是治疗肺痈脓已成而属实之证的方剂。桔梗开利肺气而且可以排脓,贝母清化热痰,且散痈脓,巴豆泻其脓以得外出。本方与《伤寒论·辨太阳病脉证并治》中的白散(一云三物小白散)方组成相同,故也可用于寒实结胸。因是峻猛之剂,凡证不属实者不可应用。本方在现代临床中较为少用。

【原文】 《千金》苇茎汤:治咳有微热,烦满、胸中甲错,是为肺痈。

苇茎二升　薏苡仁半升　桃仁五十枚　瓜瓣半升

上四味,以水一斗,先煮苇茎,得五升,去滓,内诸药,煮取二升,服一升,再服,当吐如脓。

【译文】 《千金》苇茎汤,治肺痈咳嗽,微微发热,烦躁、满闷,胸中皮肤粗糙如鳞甲。

【提要】 论述肺痈成脓的证治。

【选注】 徐忠可:此方治肺痈之阳剂也,盖咳而有微热,是邪在阳分也,烦满则夹湿矣,至胸中甲错,是内之形体

苇茎

为病,故甲错独见于胸中,乃胸上气血两病也,故以苇茎之轻浮而甘寒者,解阳分之气热,桃仁泻血分之结热,薏苡下肺中之湿,瓜瓣清结热而吐其败浊,所谓在上者越之耳。

尤在泾:此方具下热散结通瘀之力,而重不伤峻,缓不伤懈,可以补桔梗汤、桔梗白散二方之偏,亦良法也。

魏念庭:肺痈欲成未成之际,图治当早者也。苇小芦大,一物也。苇茎与芦根同性,清热利水,解渴除烦;佐以薏苡仁,下气宽中;桃仁润肺滑肠,瓜瓣亦润燥清热之品。再服当吐如脓,可见痈虽结而脓未成,所以可治也,较之葶苈大枣汤、皂荚丸,皆得予治之治,仲景所谓始萌可救者也。

【解析】 本方是治疗肺痈临床常用而有效的方剂。酿脓期和破溃期均可应用。临床见肺痈咳吐臭痰脓血,肌肤甲错,胸中隐隐作痛,脉滑数者宜用此方。方中苇茎清肺泄热,为治肺痈要药,桃仁逐瘀血行滞,薏苡仁清利湿热,瓜瓣除痰排

脓。药虽平淡，但清热化痰、逐瘀排帐之功却很全面，且热在上焦，故用清化之品，所谓以清轻之品而取胜也。此方用于肺痈脓将成时，可使其消散，用于痈已成时可使肺中浊唾脓血污痰排出，确为治疗痰热瘀血结于肺中的肺痈之效验良方。

【原文】　肺痈胸满胀，一身面目浮肿，鼻塞清涕出，不闻香臭酸辛，咳逆上气，喘鸣迫塞，葶苈大枣泻肺汤主之。（方见上，三日一剂，可至三四剂，此先服小青龙汤一剂乃进。小青龙汤方见咳嗽门中。）（十五）

【译文】　肺痈病，胸中满胀，一身面目浮肿，鼻塞流清涕，闻不出香、臭、酸、辛等气味，咳嗽喘逆，喉中痰鸣，用葶苈大枣泻肺汤主治。

【提要】　本条论述葶苈大枣泻肺汤的适应证。

【选注】　徐忠可：前葶苈大枣汤，治肺痈喘不得卧，其壅气仅攻于内也；此则壅气走于经，而为一身面目浮肿；攻于肺窍，而为鼻塞清涕出，不闻香臭酸辛，则表里均平，故先用小青龙一剂，而后专泻肺家之实，亦拯危之巧思也。

程林：痈在肺则胸胀满；肺朝百脉而主皮毛，肺病，则一身面目浮肿也；肺开窍于鼻，肺气壅滞，则畜门不开，但清涕渗出，而浊脓犹塞于鼻肺之间，故不闻香臭酸辛也。以其气逆于上焦，则有喘鸣迫塞之证，与葶苈大枣汤以泻肺。

尤在泾：此方原治肺痈喘不得卧，此兼面目浮肿，鼻塞清涕，则肺有表邪宜散，故先服小青龙汤一剂乃进。又按：肺痈诸方，其于治效，各有专长，如葶苈、大枣，用治痈之始萌而未成者。所谓乘其未集而击之也。其苇茎汤，则因其乱而逐之者耳。桔梗汤剿抚兼行，而意在于抚，洵为王者之师。桔梗白散，则捣坚之锐师也。

《医宗金鉴》：此承上条，互详其证，以同其治也，肺痈胸胀而满，咳逆上气，喘鸣迫塞，一身面目浮肿，鼻塞清涕出，不闻香臭酸辛，是邪外塞皮毛，内壅肺气，比之喘不得卧，殆尤甚焉。亦以葶苈大枣泻肺汤者，因其脓未成故也。

丹波元简：《千金》《外台》，此条接于前泻肺汤条，而《外台》引《千金方》后云：仲景《伤寒论》，范汪同，《脉经》亦载此条，明是仲景旧文，今列于附方之后者，必后人编次之误也。

【解析】　本条论述了肺痈初起咳喘上逆，胸胀满，鼻塞清涕出，不闻香臭的证治。葶苈大枣泻肺汤应用于此，治疗面目浮肿、胸满、咳逆上气、喘鸣迫塞的肺痈实证。结合临床观察，肺痈初起确实多见发热、恶寒、全身不适、咳嗽流涕、胸闷、脉浮苔白（或白滑）等表证，然后才见胸部隐痛、咳脓血痰等肺痈特有的症状。现代医学也认为，肺脓肿的感染和发病往往和机体的即时状态有密切关系，如受凉感冒、极度疲劳、全身衰弱、创伤、手术等情况下人体防御功能减弱，细菌即可大量繁殖而致病。所以仲景此条的证治是在对肺痈进行详细临床观察和治疗的基础上提出的。

葶苈大枣泻肺汤虽不是治肺痈的专方，但在本条中是为肺痈初起而设，有是证即可用是方。应用本方前先进小青龙汤一剂，也不难理解，因本证无明显热象，却见鼻塞清涕出，是有表寒之征，小青龙汤解表之寒、蠲里之饮，性虽偏热，但仅用一剂即停，而且可被续用之葶苈大枣泻肺汤所制，故无助阳邪之患。本方的用法也体现出了仲景辨证论治，随机而变的精神。

# 结语

　　肺痿病因或由重伤津液,或因肺中虚冷;病机皆为肺气痿弱不用;有虚热、虚寒之分;治疗以补虚扶正为主。虚热肺痿原书未出方治,后世医家认为可用麦门冬汤;虚寒肺痿治用甘草干姜汤。此外,附方《外台秘要》炙甘草汤、《千金方》甘草汤、《千金方》桂枝去芍药加皂荚汤等亦可随证选用。西医诊断的肺不张、肺纤维化、肺硬变、矽肺、慢性肺脓疡后期等病以咳喘、短气、咳吐浊唾涎沫为主证的均可参照本病辨证论治。

　　肺痈是肺脏发生痈脓的疾病,其病因多为正气不足,外感风热;病机以邪实闭肺为主,其中热壅血瘀是肺部酿生痈脓的重要病机;病变过程可分为表证期、酿脓期和溃脓期三个阶段;注重驱邪为治疗原则。邪实气闭,可用葶苈大枣泻肺汤;脓溃之后则应排脓解毒,方用桔梗汤,若证情急重,体实不虚,可酌用《外台秘要》桔梗白散。无论脓已成或未成,均可酌用《千金方》苇茎汤。西医诊断的肺脓肿、化脓性肺炎、肺坏疽以及支气管扩张、肺结核空洞等伴化脓性感染者出现肺痈的临床表现时均可参照本病辨证论治。

　　咳嗽上气是以咳嗽、气喘为主症的病证,虚者多由肺肾两虚,气失所主与摄纳;实者常因内外合邪,肺气壅滞;并有正虚饮停的虚实错杂证;治疗当注重宣降肺气。痰浊壅盛者治以皂荚丸;寒饮郁肺,饮气搏击于气道、咽喉者用射干麻黄汤;厚朴麻黄汤与小青龙加石膏汤均可用于寒饮挟热者,但前者肺气壅闭、上迫之势较甚,而后者外寒较重;若为饮热迫肺则当用越婢加半夏汤;此外,水饮内盛,而又正气不足属虚实夹杂证的,则用泽漆汤。西医诊断的上呼吸道感染、急性气管—支气管炎、慢性支气管炎、肺炎、支气管扩张、慢性咳嗽、哮喘、慢性阻塞性肺病、肺气肿等以咳喘为主要症状的疾病均可参照本病辨证论治。

　　此外,篇中还论及肺胀,根据原文所述,越婢加半夏汤与小青龙加石膏汤用于治疗肺胀,可见其病机主要责之寒热夹杂饮邪郁闭肺气,主症为咳喘。后世对本病有较多研究,现在认为本病为肺叶久胀不敛,以胸中胀闷,咳嗽咯痰,气短而喘,唇舌紫绀为主要表现的疾病,相当于西医诊断的慢性阻塞性肺病,多因久病肺虚,痰浊潴留而致肺气胀满,每因复感外邪诱使病情发作或加剧。

# 奔豚气病脉证治第八

【题解】　本篇讨论奔豚气病的病因病机、脉证及治疗。该病是一种具有独特发病特征的疾患,故一病成篇。奔亦作"贲",豚亦作"独",音义相同。奔者,跑也;豚为小猪、江豚。江豚,俗称江猪,其形状如蝌蚪,大尺余,色青白,平时潜伏于江河湖海中,性喜奔突,遇狂风暴雨,即奔突而出。奔豚气病以病状特征命名,属发作性疾患。病发时患者自觉有气从下腹部向心胸、咽喉攻冲,痛苦异常,发作过后即如常人。以其病作时气冲如豚之奔突,故名"奔豚气"病。《诸病源候论》说:"气上下游走,如豚之奔,故曰奔豚。"

奔豚气病发生的原因,主要有两方面:其一为情志刺激,气机逆乱,逆气挟冲脉上冲心胸。如忧思不解,或恼怒过度,肝郁化热;或大惊卒恐,损伤心肾,气机紊乱等等。其二为心肾阳虚,下焦寒气或寒水妄动上逆。如烧针迫汗,或误汗伤阳等等。气机紊乱,冲气上逆是本病的基本病机,理气降逆平冲是治疗本病的主要法则。临证应根据不同的病因、病证性质而区别施治。奔豚气病类似于西医学神经官能症,如胃肠神经官能症、心神经官能症、癔病等。

【原文】　师曰:病有奔豚,有吐脓,有惊怖,有火邪,此四部病,皆从惊发得之。师曰:奔豚病,从少腹起,上冲咽喉,发作欲死,复还止,皆从惊恐得之。(一)

【译文】　老师说:奔豚、吐脓、惊怖、火邪四种病,都因惊恐而诱发。老师说:奔豚病发作时,自觉有气从少腹部开始,向上冲到咽喉,令人有濒死的感觉;但发作过后,气复还,又像没病时一样。这种病得之于惊恐等情志刺激。

【提要】　本条论述奔豚的病因。

【选注】　魏念庭:奔豚气病者,气病也,气之铤而走险,有迫而致者也。孟子曰:"夫志气之帅也,气使之充也,以直养而无害,斯害矣,苟不能持其志,以致暴其气也,而奔豚作矣。"师为人指示曰:病有奔豚,有吐脓,有惊怖,有火邪,此四部病皆从惊恐得之。凡人心藏神,心安则神安,若因外事猝起惊动其心,则神魂飞越,而为气,为血,俱从之奔越矣。又凡人喜则气开,忧则气敛,怒则气侈,恐则气歉,心既惊动而气血随之,更复气歉,消阻闭藏,遂结聚成病。此奔豚吐脓惊怖火邪四部病之根源也。四部病者,一气所成,而各聚不同,故分四种,就分属位置而言之,可谓四部也。气动而积热随之,入肺结聚则可成肺痈为吐脓;气动而神不安其舍,惊气即为邪气,返于心而结聚为惊怖;气动而心火随之上炎,熏灼于上焦而结聚为火邪,此三者各因其人何部受邪,病即中于何部,莫非扰乱其志而凌突其气之故也。而奔豚则又有异焉。

陈修园:此一节为奔豚证之开端,类及吐脓等证。四部同出一源,概以惊字括之,盖言皆心病也。又曰:有心病,而肾水之气凌之,则为奔豚;有心病,而胃之燥土

中医四大名著　金匮要略·各论　图文珍藏版

从少阴之火化,而生内痈,则为吐脓;有心病,而肝之风木乘少阴之热气而煽动,则为惊怖;有心病,而肾之阴水不交离火而既济,则为火邪。此四部病,皆从惊发得之,盖以惊则伤心,凡心伤而致病者,皆是因惊而谓之惊可也,非惊亦谓之惊无不可也。

尤在泾:奔豚俱如下文。吐脓有咳与呕之别,其从惊得之旨未详。惊怖即惊恐,盖病从惊得,而惊气即为病气也。火邪见后惊悸部,及《伤寒》太阳篇,云太阳病,以火熏之,不得汗,其人必躁,到经不解,必圊血,名为火邪。然未尝云从惊发也。惊悸篇云:火邪者,桂枝去芍药加蜀漆牡蛎龙骨救逆汤主之。此亦是因火邪而发惊,非因惊而发火邪也。即后奔豚证治三条,亦不必定从惊恐而得,盖是证有杂病伤寒之异,从惊恐得者,杂病也。从发汗及烧针被寒者,伤寒也。其吐脓火邪二病,仲景必别有谓,姑阙之以俟知者。或云:东方肝木,其病发惊骇,四部病皆以肝为主。奔豚惊怖,皆肝自病奔豚因惊而发病,惊怖即惊以为病也。吐脓者,肝移热于胃,胃受热而生痈脓也。火邪者,木中有火,因惊而发,发则不特自燔,且及他脏也。亦通。

程林:篇目只有奔豚一证,而吐脓惊怖火邪皆脱简,必有缺文。

【解析】 本条指出奔豚、吐脓、惊怖、火邪等四种病证,皆因惊恐而发生。本篇专论奔豚气病,对其他三种病证,由于原文简略,原理不详,尚待研究。奔豚气病的成因多由惊恐引起,所谓"惊恐"二字,应理解为多种情志刺激等因素。

本病涉及的脏腑有肝、肾,其气上冲之理与冲脉有联系。冲脉起于下焦,上循咽喉。若因情志刺激,肝气循冲脉上逆,可以发生奔豚气病;或因心肾不足,下焦寒气随冲气上逆,同样也可以发生奔豚气病。其症状以"气从少腹上冲咽喉,发作欲死,复还止"为主要特征。

本篇所论奔豚与《难经·五十六难》所载肾积奔豚不同。《难经·五十六难》云:"肾之积奔豚,发于少腹,上至心下,若豚状或上或下无时,久不已,令人喘逆,骨痿少气。"可知奔豚气病与肾之积的奔豚在症状上虽有相同之处,但奔豚气病无喘逆,骨痿少气;而肾之积奔豚,在积不在气,发作之后积块仍在,本篇所论之奔豚无积块,发作时气从少腹上冲胸咽,发作之后如常人。总之《难经》论"积病",本篇论"气"病,二者不可混为一谈。

奔豚,早在《内经》中就有记载,如《灵枢·邪气脏腑病形》说:"肾脉……微急为沉厥奔豚,足不收,不得前后。"此后,《难经》又进一步叙述了奔豚的症状和病理,如五十六难说:"肾之积,名曰奔豚,发于少腹,上至于心,若豚状,或上或下无时,久不已,令人喘逆,骨痿少气。"丹波元简说:"案《灵·邪气脏腑病形》篇云:'沉厥奔豚,足不收,不得前后。'盖本篇所论即是也。而《难经》名肾积为奔豚,然与此自别。"《难经》之奔豚,是"五积"之一,即是"肾积"。五十六难说:"积者,阴气也,其始发有常处,其病不离其部,上下有所终始,左右有所穷处。"说明"积病"发有常处,痛有定处,病变处可触及边缘清楚的包块,发作后包块亦不消失。而本篇之"奔豚",发作时有气从少腹上冲胸咽,发作过后,痛止气平,病变处亦无包块可触及。丹波氏认为《难经》所论"奔豚"与本篇所论"奔豚"有别,其说甚是;但他又认为本篇之"奔豚"即是《灵枢》之"奔豚",其说欠妥。马莳注《灵枢》之奔豚云:"乃为奔豚,以肾邪渐积而成也,为足不收,以肾气行于足也,为不得前后,以肾通窍于二便也。"张景岳注云:"按五十六难曰:'肾之积,名曰奔豚,发于少腹,上至心下,若豚状,或上或下无时。'其义本此义。"可见,《难经》所论之奔豚与《灵枢》所论之奔豚同义,而有别于本篇所论之奔豚。其实,丹波氏之说本于巢氏《诸病源候论》,《诸病源候论》在气病诸候门奔豚气候条论述"奔豚病"时,因不明《灵枢》《难经》之"奔豚"同义,而将《灵枢》奔豚之文附于该条之后,牵合二者,混为一说。并且在气病诸候门云"奔豚者,肾之积气",而在积聚病诸候门云"肾之积,名曰奔豚",分明将奔豚与肾积别为两门,却又称奔豚为肾积、肾积即奔豚,实是概念模糊。故陆渊雷说:"巢元方则牵合《金匮》《灵枢》《难经》而作调和之说。"《外台秘要》引小品所谓"奔豚"之文,并未涉及肾之积气,实较《诸病源候论》为优。

　　本条主要叙述了奔豚病的症状,注家大多认为是一种时发时已的发作性疾病,因其症状有自觉气从少腹上冲胸咽,状如豚之奔突,故名奔豚。可见,古人对本病是根据证候来命名的。关于病因,本节提出"皆从惊恐得之"。《诸病源候论》认为"起于惊恐忧思所生",说明"惊恐"当包括一切情志因素。其次,根据本篇所论,还有因发汗后,复感寒邪得之者;有因内有水饮,误汗伤阳得之者。说明奔豚之病因,并非皆由惊恐得之。关于病位,魏念庭、《医宗金鉴》等认为与心有关;尤在泾认为与肝、肾有关;张路玉、唐容川等认为与冲脉有关。我们认为本病的发生,一因情志不遂,肝气郁结;一因肾阳不足,寒水上逆。少腹为肝肾所主,冲脉起于少腹,上胸会于咽喉。其病发作时,气从少腹上冲心胸,甚或上至咽喉,俱为肝气或。肾之寒水之气随冲脉上逆所致,虽然不排除可能影响及心,但其根本则在肝肾与冲脉,故本篇所出三方,重在调治肝肾以降冲逆。因此,本病之脏腑经络定位,当在肝肾与冲脉。

　　【原文】　奔豚气上冲胸,腹痛,往来寒热,奔豚汤主之。(二)
　　奔豚汤方:
　　甘草　芎䓖　当归各二两　半夏四两　黄芩二两　生葛五两　芍药二两　生姜四两　甘李根白皮一升
　　上九味,以水二斗,煮取五升,温服一升,日三夜一服。
　　【译文】　奔豚气病发作时,气从少腹上冲胸,腹部疼痛,往来寒热,用奔豚汤主治。
　　【提要】　本条指出奔豚病的证治。
　　【选注】　徐忠可:此乃奔豚之气,与在表之外邪相当者也,故状如奔豚,而气上冲胸,虽未至咽喉,亦如惊发之奔豚矣。但兼腹痛,是客邪有在腹也,

芎䓖

且往来寒热,是客邪有在半表半里也。

魏念庭:上下升降无论邪正之气,未有不由少阳。少阳为阴阳之经路,阴阳相搏则腹痛,气升则热,气降则寒,随奔豚之气作患也。

张路玉:气上冲胸腹痛者,阴邪上逆也,往来寒热者,邪正交争也,奔豚虽曰肾积,而实冲脉为患,冲主血,故以芎、归、芍、草、芩、半、生姜,散其坚积之瘀,葛根以通津液,李根以降逆气,'并未尝用少阴药也。设泥奔豚为肾积,而伐肾之剂则谬矣。

周扬俊:气上冲胸较冲咽喉稍缓,然腹痛明系木来乘土,若往来寒热,少阳本病,以厥阴与少阳相表里也。故以作(味)甘者益土为制水,半夏、生姜消散积滞,以辛温祛寒,以苦寒解热,当归益营,芍药止痛,凡发于惊者,皆以本汤主治,故即以病名汤。

尤在泾:此奔豚之气发于肝邪者,往来寒热,肝脏有邪,而气通于少阳也。肝欲散,以姜、夏、生葛散之;肝苦急,以甘草缓之;芎、归、芍药理其血;黄芩、李根下其气。桂、苓为奔豚主药而不用者,病不由肾发也。

陈修园:按《伤寒论》云"厥阴之为病,气上冲心",今奔豚而见往来寒热,腹痛,是肝脏有邪而气通于少阳也。

陆渊雷:此奔豚之兼有往来寒热者,往来寒热非奔豚必具之候,上冲腹痛乃必具之候。非然者,即不名奔豚也。

【解析】 本条奔豚未言病因,徐忠可认为"乃奔豚之气与在表之外邪相当者也",用奔豚汤是"解内外相合之邪";尤在泾认为"此奔豚之气发于肝邪者"。奔豚属于杂病,虽外邪可以诱发本病,但毕竟仍以内在原因为主,本条虽未明言病因,因其已在前条奔豚提纲中论及,即所谓因惊恐等情志刺激而发。因此,徐忠可"内外合邪"之说不足为凭,而以尤在泾"发于肝邪者"之说为是。

陈修园举出《伤寒论》"厥阴之为病,气上冲心"来引证本书,二者虽均有气逆上冲之候,但彼属外感病范畴,而此属杂病;彼无往来寒热,此有往来寒热;彼证气上撞心,以心中疼热为主,此证气上冲胸,以少腹疼痛为主;彼以厥阴脉夹胃贯膈,气逆则撞心,此为肝之气火随冲脉上冲至胸;彼是上热下寒,寒热错杂之证,此是肝郁化火,气火上逆之证。二者病机证治迥异,不可混为一谈。

张路玉认为"奔豚虽曰肾积,而实冲脉为患"。奔豚之发作与冲脉有关,张说为是,但谓奔豚即是"肾积"则谬矣。奔豚与肾积之别,已于上条讨论,不再赘述。本条奔豚之治法,张路玉认为"设泥奔豚为肾积,而伐肾之剂则谬矣"。"肾积"本是"五脏积"之一,酌情使用伐肾之剂,自无不可。本条奔豚是肝气上逆所致,并非肾积,故伐肾之剂非本证所宜。张路玉明知奔豚汤非伐肾之剂,却又认为奔豚即是肾积,因不能自圆其说,故而说肾结用伐肾之剂则谬,可见其自相矛盾。

腹痛一证,周扬俊认为"明系木来乘土"。脾主大腹,木来乘土,则以大腹疼痛为主。肝肾同主少腹,冲脉起于少腹部位之气街,奔豚之发作亦是气从少腹起,上冲胸咽,其腹痛是以少腹疼痛为主。所以,本证之腹痛,当以少腹部疼痛为主,是因肝、肾、冲脉为病所致,而并非"木来乘土"。

本条往来寒热之病机，注家多解释为少阳为病，认识基本一致。但本证是肝病及胆，其本在肝，其标在胆，故尤在泾说："肝脏有邪，而气通于少阳也。"因此，肝病及胆者，治其肝则少阳之往来寒热可不治自愈，即所谓"治病求本"也。

奔豚汤用甘李根白皮为君以降冲逆之气，《名医别录》云："李根皮，大寒无毒，治消渴，止心烦逆奔豚气。"又《外台秘要》载治奔豚方十三首，其中用李根白皮者八首，可见该药是治奔豚气的主药。桂枝亦为平冲要药，而本方不用是因桂枝性味辛温，功能温阳散寒，最适宜于因肾阳不足，寒水之气上逆的奔豚病。而本节奔豚病是由肝之气火上冲所致，其证偏热，非辛温之品所宜，故本方不用桂，而用性寒之李根白皮。所以尤在泾说："桂苓为奔豚主药而不用者，病不由肾发也。"本方作用，尤氏解释甚为精当，足资参考。综观本方疏泄肝热以降逆止痛，药性偏寒，故主要适用于由肝郁化火、气火上冲所致的奔豚病。陆渊雷说："往来寒热非奔豚必具之候。"说明奔豚因肝郁化火，气火上冲所致者，不论其证有无往来寒热，都可应用本方治疗。但如病情属寒者，则非本方所宜。

【原文】　发汗后，烧针令其汗，针处被寒，核起而赤者，必发奔豚，气从少腹上至心，灸其核上各一壮，与桂枝加桂汤主之。（三）

桂枝加桂汤方：

桂枝五两　芍药三两　甘草二两（炙）　生姜三两　大枣十二杖

上五味，以水七升，微火煮取三升，去滓，温服一升。

【译文】　使用汗法以后（病仍不解），又用烧针再发其汗，导致寒邪从烧针处侵入，引起针刺处周围红肿像果核，必然会发奔豚，气从少腹部上冲至心胸部，治疗时在红肿的针刺处灸一壮，再用桂枝加桂汤内服。

【提要】　本条指出误治而作奔豚的证治。

【选注】　徐忠可：此论太阳余邪未尽而加奔豚，兼又核起者，宜内外两治之法也，谓太阳病发汗矣，又复烧针令汗，以太阳之邪未复故也，奈烧针则惊发其奔豚之气（论云：太阳伤寒者，加温针必惊也）。所以气从少腹上至心，于是治其余邪，攻其冲气，治之甚易，乃又针处被寒，核起而赤，则兼治为难，故以桂枝汤主太阳之邪，加桂以伐奔豚之气，而赤核则另灸以从外治之法，庶为两得耳。所以若此者，以无腹痛及往来寒热，则病专在太阳故也。

尤在泾：此肾气乘外寒而动，发为奔豚者。发汗后烧针复汗，阳气重伤，于是外寒从针孔而入，通于肾，肾气乘外寒而上冲于心，故须灸其核上，以杜再入之邪，而以桂枝汤外解寒邪，加桂内泄肾气也。

《医宗金鉴》：烧针取汗亦汗法也，针处宜当避寒，若不知谨，外被寒袭，火郁脉中，血不流行，所以有结核肿赤之患也。夫温针取汗，其法亦为迅烈矣，既针而营不奉行作解，必其人素寒阴盛也，故虽有温针之火，但发核赤，又被寒侵，故不但不解，反召阴邪，而加针之时，心即惊虚，所以肾水阴邪，得上凌心阳而发奔豚也。奔豚者，肾水阴邪之气，从少腹上冲于心，若豚之奔也。先灸核上各一壮者，外祛其寒邪，继与桂枝加桂汤者，内伐其肾邪也。

周扬俊：用桂加入桂枝汤中，一以外解风邪，一以内泄阴气也。各灸核上者，因寒而肿,唯灸消之也。

柯韵伯:更加桂者,益火之阳,而阴自平也,桂枝更加桂,治阴邪上攻,只在一味中加分两,不于本方外求他味,不即不离之妙如此。

【解析】 病因发汗后,烧针令其汗,汗出多而阳气受伤,寒邪从针处侵入,寒邪内盛,上凌心阳,出现气从小腹上至心的症状。内服桂枝汤调和营卫,外散寒邪,加桂取其温经散寒,上助心阳,下缓肝肾,降逆平冲之功。至于用灸法是对核起而赤设的治疗方法。其意在温通血脉,引邪外出。

桂枝加桂汤用两种说法:一说加桂枝,振奋心阳,降逆平冲;一说加肉桂,温肾纳气,使寒水返于下焦。两种说法均供参考。

【验案】 邢某,女性,51岁。1996年12月24日初诊。病人自诉心痛3个月,从凌晨4点多心痛发作,心慌,自觉气从心下上冲至咽,或窜及两肋、肩背,心中恐惧,有濒死感,伴烦躁易怒,上胸腹背部汗出或畏寒,持续10余分钟后缓解。曾服中西药物效果不佳。纳可,便溏,舌质暗,苔薄白润,脉弦细。辨为奔豚病(胸痹),拟以温通心阳,平冲降逆治之,方用桂枝加桂汤:桂枝30g、白芍15g、炙甘草10g、大枣6枚、生姜30g。1剂/d水煎服,3剂后诸症减轻,再服15剂,胸腹部温暖舒适,大便成形。此后曾有轻微发作,予桂枝加桂汤出入,7剂后病愈,随访至今未复发。

【原文】 发汗后,脐下悸者,欲作奔豚,茯苓桂枝甘草大枣汤主之。(四)

茯苓桂枝甘草大枣汤方:

茯苓半斤　甘草二两(炙)　大枣十五枚　桂枝四两

上四味,以甘澜水一斗,先煮茯苓,减二升,内诸药,煮取三升,去滓,温服一升,日三服。(甘澜水法:取水二斗,置大盆内,以杓扬之,水上有珠子五六千颗相逐,取用之口)

【译文】 使用汗法后,脐下出现跳动,这是奔豚将要发生之兆。用茯苓桂枝甘草大枣汤主治。

【提要】 本条指出汗后阳虚,水饮内动,欲作奔豚的证治。

【选注】 尤在泾:此发汗后心气不足,而后肾气乘之,发为奔豚者。脐下先悸,此其兆也。桂枝能伐肾邪,茯苓能泄水气。然欲治其水,必益其土,故又以甘草、大枣补其脾气。甘澜水者,扬之令轻,使不益肾邪也。

《医宗金鉴》:发汗后,心下悸者,心阳虚,本经自病也。脐下悸者,肾邪乘虚上干心病也。奔豚者,脐下气动而上冲也。欲作奔豚者,有似奔豚之状而将作未做也。茯苓桂枝甘草大枣汤,所以补火土而伐水邪也。上条发明外感寒邪,能病奔豚,此条更申明内有水气,亦能病奔豚也。

程林:汗后脐下悸者,阳气虚而阴邪上逆也。脐下为紧气发源之地,茯苓泄水以伐肾邪,桂枝行阳以散逆气,甘草、大枣甘温助脾土以制肾水。煎用甘澜水者,扬之无力,全无水性,取其不助肾邪也。

魏念庭:师又为发汗后脐下悸者立一法,此又预防奔豚之义也。

【解析】 本条欲作奔豚之病因病机,尤在泾认为是"发汗后心气不足,而后肾气乘之",《医宗金鉴》认为是"发汗后……肾邪乘虚上干心病也"。二者均认为与心肾有关,尤在泾更明确地指出是先因心阳不足,而后肾气乘之。我们认为,本条欲作奔豚之病机,虽不排除可以影响及心,但关键在肾。其理由如下:①肾阳为人身阳气之根本,发汗虽可伤心阳,更可伤肾阳。如《伤寒论》61条:"下之后,复发汗,昼日烦躁不得眠,夜而安静,不呕不渴,无表证,脉沉微,身无大热者,干姜附子汤主之。"即是下之后,复发汗太过,而伤及肾阳,故用干姜附子汤急复其肾阳。②下焦水寒之气上凌于心者,多有心下悸证,如《伤寒论》82条云:"太阳病发汗,汗出不解,其人仍发热,心下悸,头眩,身�动,振振欲擗地者,真武汤主之。"即是肾阳不足,水气凌心所致,故用真武汤温阳利水,水去则心悸自愈。③桂枝可通心阳,也可通肾阳,如《伤寒论》五苓散治太阳蓄水证,方中用桂枝,即是温通肾阳以化膀胱之气。④本方重用茯苓以利水,故程林说:"茯苓泄水以伐肾邪。"据此可知,本条之欲作奔豚证,还可出现"小便不利"等证候。通过以上分析,可知本条病机主要与肾有关,即肾阳不足,水气内动,而与心的关系并不重要。即使与心有关,也是因肾阳不足,导致水气凌心,根本原因还在于肾。可见,尤在泾认为先因心阳不足,而后肾气乘之,实是倒因为果,倒本为末。

本条与上条均是汗后阳虚,肾气上逆之证。但彼是已作奔豚,此是欲作奔豚;彼证"气从少腹上冲心"而证重,此证仅"脐下悸"而证轻;彼是阳虚阴寒上逆,以阳虚为主,此是阳虚水饮内动,以停饮为主;故彼重用桂枝以温阳,此则重用茯苓以行水。二者自当详辨。

# 结语

奔豚气病症状,自觉有气从少腹上冲至心胸咽喉,发作之时,痛苦难忍,不发时如常人。病因有惊恐恼怒,或汗后感寒,或内有水饮误汗伤阳得之。病位与肝肾、冲脉有关。

治疗上,因情志刺激,挟冲气上逆所致者,用养血平肝,清热降逆之奔豚汤;因误汗伤阳,阳虚阴盛,寒气上冲所致者,用温经散寒,平冲降逆之桂枝加桂汤;因下焦素有水饮,发汗伤阳,水饮内动所致者,用通阳降逆,培土治水之茯苓桂枝甘草大枣汤。

# 胸痹心痛短气病脉证治第九

【题解】　本篇主要讨论胸痹、心痛两病的病因病机和证治，其中又以胸痹为主。篇名中虽有"短气"，但仅属胸痹的一个伴见症状，并非独立的病证。由于胸痹、心痛都以疼痛的症状为主症，病变部位相近，皆以阳虚阴盛为基本病机，且可相互影响，合并发生，故将其合为一篇论述。

胸痹，病名，以病位和病机命名。胸，指病位，概指胸中、心胸部位；痹，指病机，闭塞不通的意思，不通则疼痛。主要因胸中阳气不足，痰浊等阴邪上乘阳位，痹阻于胸中所致。临床以胸膺部满闷窒塞疼痛，甚则胸背彻痛，短气，喘息不得卧为主症。

胸痹之名，早在《内经》中就有记载。《灵枢·本藏》篇："肺大则多饮，善病胸痹。"《金匮要略》将胸痹作为独立的疾病，系统论述其病因病机，证候治疗，对后世临床具有极大的指导意义。胸痹，也称为"真心痛"和"胸痛"。如《灵枢·厥论》篇说："真心痛，手足青至节，心痛甚，且发夕死，夕发旦死"；"真心痛"属胸痹的重症。《圣济总录》说："胸痛者，胸痹痛之类也。"《医宗金鉴》说："胸痹之病，轻者即今之胸满，重者即今之胸痛也。"

心痛，杂病名。以病位和症状命名，"心"既指心前区、心胸部，也指心下正当心窝部。所以心痛就包括心前区疼痛和心窝部疼痛。若以心前区疼痛为主者，多属心脏本身的病变，属胸痹（胸痛）的范畴。若以心下正当心窝部疼痛为主者，多属胃脘痛范畴。本篇将胸痹和心痛对举，其"心痛"当是以"胃脘痛"为主。阳虚阴寒内盛是心痛的基本病机，治疗以温阳散寒止痛为大法。

短气病证，《素问·风论篇》载："肺我之状……时咳，短气。"其临床症状，《伤寒明理论》云："短气者，呼吸虽数而不能相续，似喘不摇肩，似呻吟而无痛者是也。"而本篇的短气，是胸痹心痛中出现的呼吸迫促证状，包括一切痰饮水气阻遏肺气所引起的短气。

胸痹、心痛、短气三者都属胸膈间病，发病部位邻近，三者之间有着一定的联系。胸痹和心痛，均有疼痛症状，病因病机都与阳虚阴盛、阴乘阳位有关，二者之间往往又相互影响，既可单独发生，亦可合并发生。而短气又是胸痹病的常见症状，故将三病合篇论述，以便于辨证论治。

【原文】　师曰：夫脉当取太过不及[①]，阳微阴弦[②]，即胸痹而痛，所以然者，责其极虚[③]也。今阳虚知在上焦，所以胸痹、心痛者，以其阴弦故也。（一）

【注释】　①太过不及：脉象盛过于正常的为太过，如浮、大、弦、滑、数等，主邪气实；脉象不足于正常的为不及，如沉、迟、微、弱、涩等，主正气虚。

②阳微阴弦：关前寸脉为阳，关后尺脉为阴。阳微阴弦，即指寸脉微、尺脉弦

（与寸脉相对而言,亦可兼指关脉弦）；关于从脉的部位分别阴阳,亦有认为浮取微、沉取弦；左手脉微、右手脉弦的,可供参考。

③极虚:此处指阳气虚疲、困惫不足。杨雄《方言》:"极,疲也。"

【译文】　老师说:医生诊脉应当依据它的太过与不及,寸口脉微,（关）尺中脉弦,就是胸痹心痛病。其所以如此,是由于上焦阳气不足的缘故。现在知道阳虚是在上焦,产生胸痹、心痛病的原因,是因病者关上、尺中脉弦的缘故。

【提要】　本条从脉象上论述胸痹心痛的病机。

【选注】　周扬俊:痹者,痞闷而不通也。经云:通则不痛,故唯痛为痹。而所以为痹者,邪入之,其所以为邪入者,正先虚也,故曰:脉取太过不及。不及为阳微,太过即阴弦,阳虚故邪痹于胸,阴盛故心痛,仲景自己申说甚明,乃知此证总因阳虚,故阴得以乘之,设或不弦,则阳虽虚而阴不上干可知也。然胸痹有微甚之不同,则为治固亦异,微者但通上焦不足之阳,甚者且祛其下焦厥逆之阴。通阳者以薤白白酒半夏桂枝人参杏仁之属,不但苦寒不入,即清凉尽屏,盖以阳通阴,阴分之药不得予也,甚者用附子乌头蜀椒大辛热以驱下焦之阴,唯阴退而阳可以渐复耳,可不留意乎。

陈修园:师曰病有最虚之处,即为客邪之盛,当辨之于脉。夫欲知脉,当先取其太过之与不及。如关前之阳脉微,是阳气虚也；关后之阴脉弦。是阴邪实也,阴邪乘于阳位,即胸痹而心痛,所以然者,责其上焦阳气极虚也,极虚则无以为胜邪之本矣。然单虚不为痛,今ு脉微则为虚,知其病在上焦,究其所以胸痹心痛者,以其阴中之弦,乃阴中之寒邪,乘上焦之虚而为痹为痛,是虚为致邪之因,而弦则露其袭虚之本象故也。此言胸痹心痛之病,皆由虚处容邪,从其脉象而探其病源。

李彣:《内经》云:胃脉平者不可见,太过不及则病见矣。寸脉为阳,以候上焦,正应胸中部分,若阳脉不及而微,则为阳虚,主病上焦,故受病胸痹。尺脉太过而弦,则为阴盛,知在下焦,故上逆而为痛也。

尤在泾:阳微,阳不足也；阴弦,阴太过也。阳主开,阴主闭,阳虚而阴干之,即胸痹而痛。痹者,闭也,夫上焦为阳之位,而微脉为虚之甚,故曰责其极虚,以虚阳而受阴邪之击,故为心痛。

【解析】　本条用"阳微阴弦"四字高度概括胸痹、心痛的病因病机。并进一步指出"阳微"与"阴弦"是胸痹、心痛病机不可缺一的两个方面,两种因素往往同时存在。但临床中又有虚实之侧重,故治疗时应根据病情权衡轻重缓急。

关于阳微阴弦之"阴阳"的认识,注家意见不一。归纳起来有三种见解:一种是脉浮为阳,脉沉为阴；一种认为右脉为阳,左脉为阴；一种认为寸脉为阳,尺脉为阴。根据本篇第三条分为寸口、关上,则本条应以第三种意见为妥。

【原文】　平人①无寒热②,短气不足以息③者实也。（二）

【注释】　①平人:非指正常健康无病者,是指病人平时并不卧病在床,饮食起居同正常人一样,外形无病状或自觉无其他疾苦者。

②无寒热:指无外感表证。

③不足以息:即呼吸不利,胸中憋闷不畅,不敷机体之需。

【译文】　外表健康的人,没有恶寒发热,呼吸迫促不能相续的,是实证。

【提要】　本条论述突然发作的胸痹短气里实证。

【选注】　沈明宗:此短气当分虚实也。但见胸痹心痛腹痛诸疾,而无外热表证,谓之平人,即小邪中里,相夹痰食气壅,故短气不足以息,而为实证。若非胸痹,外邪痰食壅滞之因,即是七情内损短气,气不归源之虚劳,难治证也。

周扬俊:阳不足则阴上入而为寒,阴不足则阳下陷而为热,阴阳未尝偏胜,故无寒热如平人。然短气不足以息者,是邪痹于中,而滞其升降之气,不可信其中虚而辄补之,以蹈实实之戒也。

尤在泾:平人,平素无疾之人也;无寒热,无新邪也。而乃短气不足以息,当是里气暴实,或痰,或食,或饮,碍其升降之气而然。盖短气有从素虚宿疾而来者,有从新邪暴遏而得者,二端并否,其无里实无疑,此审因察病之法也。

唐容川:此条非胸痹证而引此者,正以明此条短气与胸痹之短气不同也。仲景全书均是借宾定主,傍见侧出,令人互勘而辨其真实。读者若死于句下,则多窒也。

曹颖甫:其人素无他病,忽然肺窍气短,而呼吸不顺,非留饮阻于膈上,即宿食留于中脘,与胸痹之阴寒上僭者不同,法当蠲饮导滞,仲师以其与胸痹相似而举之,使人知虚实之辨也。

【解析】　对本条的认识,诸注家纷争不休,迄今尚无明确统一的看法,因此,讨论如下。

所谓"平人"者,何也? 注家多认为系指平日健康无疾之人,从字面上来看,似无疑义,实则大谬。若其人果系无他病,则痰、饮、食诸邪从何而来? 又如何壅滞于中,成此卒然短气之急证? 故谓其为健康无疾者,实不能自圆其说。因此,我们认为所谓的"平人",是指其人外形似无病,饮食起居尚与常人相似,或其本人无不适之感而自诩"无疾"者,然其体内却早已潜伏"痰""饮"等致病因素,唯平日尚未表露于外,或虽有病形,因其甚微而他人不察,因而谓之"平人",其实却是有病之人。

然而谓其邪伏于内,未形诸外,是否平素竟无端倪可窥? 我们认为并非如此。其人或形体丰腴,偏嗜膏粱厚味,或偶觉胸闷不适,但因为时短暂而不介意,或动则气短,易于疲乏……凡此种种,自己不以为然,他人亦难察微,及其猝然为此疾,方知前者蛛丝马迹,实非偶然。因此,仲景所谓平人,乃是病形不彰之病人,不是指健康无疾之人,这点必须弄清楚,才能正确理解本条文的含义。

本条系胸痹病,抑或非胸痹而自成一疾,以示与胸痹之短气证相鉴别? 沈、周等注家以为是胸痹,而唐、曹二人则断然否决。诚然,短气一证,上气、支饮等疾皆可见之,《金匮要略》于痰饮咳嗽、肺痈肺痿咳嗽上气等篇中已有详论,且各有不同的病因、病机及脉证,并有专方以治之。本条所论短气,但云其"平人",则可知其平素并无宿疾(如痰喘上气诸病),亦无虚损久病(如肺、肾亏损之属);又谓其"无寒热",则新感外邪淫迫气逆之疾(如外感咳喘,外邪引动内饮诸病)亦可摒除于外。既非内伤久疾,又非外感新病,猝然而罹"短气不足以息"之证,是为何病? 以其猝然而呼吸不利,注家皆谓其为升降气机痞塞,则必然兼备胸脘痞闷等证。若无胸膈胃脘气塞,何来短气不足以息之证? 因此,可以断定其病位或在胸膈,或在心下,究其成因,正如曹颖甫所指出的"非留饮阻于膈上,即宿食留于中脘"。饮留于胸膈,胸中阳气被阴邪所痹,搏而不行,若非胸痹,又作何解?即是宿食所留,则阳虚失运可知,又被其阻遏升降之气,安得不犯上焦?若其不上僭,何以能见短气不足以息之证?况且本篇之"胸痹气塞短气"一条,仲景一出茯苓杏仁甘草汤宣肺化饮为治,一出橘枳姜汤和胃理气导滞为治,以彼条印证于此,则本条之短气,为胸痹之证何疑!至于内伏之邪,如何猝然发动,为病如此,沈明宗谓其气不归源之虚劳,实无根据,但以之与"七情内损"相关而作为一个诱因,确与临床所见相合,并云其为"难治证",对本病的认识,颇具独到之处。

综上所述,仲景于本条另出一纯实无虚的胸痹短气证,与前条本虚标实之证做一比较,示人胸痹之为病,其作,则有渐得缓起与猝作急发之异;其病变之性质,则有本虚标实与纯实无虚之辨,实欲借本条以告诫为医者不可一见短气,即从肺肾而论,不知胸痹病作亦可见之。其辨证之精湛,用心之良苦,唯有验之于临床,方能悟得其中之奥妙,这样理解,方与临证贴切入扣。

【原文】 胸痹之病,喘息咳唾,胸背痛,短气,寸口脉沉而迟,关上小紧①数,瓜蒌薤白白酒汤主之。(三)

瓜蒌薤白白酒汤方:

瓜蒌实一枚(捣) 薤白半斤 白酒七升

上三味,同煮,取二升,分温再服。

【注释】 ①小紧:指脉体细小紧急。

【译文】 胸痹病,呼吸迫促,咳嗽吐痰,胸背部疼痛,气喘不相接续,寸口脉沉而迟滞不前,关上脉细小紧急而躁动不宁的,用瓜蒌薤白白酒汤主治。

瓜蒌

【提要】 本条论述胸痹的主证主方。

【选注】 周扬俊:寒浊之邪滞于上焦,则阻其上下往来之气,塞其前后阴阳之位,遂令为喘息,为咳唾,为痛,为短气也。阴寒凝泣,阳气不复自舒,故沉迟见于寸口,理自然也。乃小紧数复显于关上者何耶?邪之所聚,自具小紧,而阴寒所积,正足以遏抑阳气,故反形数。然阳遏则从而通之,栝楼实最足以开结豁痰,得薤白白酒佐之,即辛散而复下达,则所痹之阳自通矣。

程林:胸中者,心肺之分,故作喘息咳唾也。诸阳受气于胸,而转行于背,气痹不行则胸背为痛,而气为短也。寸脉沉迟,关脉小紧,皆寒客上焦之脉。数字误。

沈明宗:此寒邪痹胸而偏于肺,以脉迟紧分虚实也。盖胸中阳气犹如果日当空,万里无云,阳和通利,倏忽地气上为云,则太虚昏昧,日月晦明,而胸痹尤是者矣。但阴盛挟邪上逆胸中,痹偏于肺,则喘息咳唾,胸背痛而短气。然阳虚,则肺气亦虚,痹郁胸中,故寸口脉沉而迟,乃言正气虚寒之痹脉也。若中上二焦,阳气尚未虚极,寒邪挟阴邪上逆,邪正相搏而为有余,则关上脉现小紧而数,即是寒实之证,法当行阳散邪,则胸痹得开,非似沉迟虚寒,而用附子回阳。故用栝楼苦寒,润肺消痰而下逆气;薤白辛温,行阳散郁;以白酒宣通营卫,使肺通调,则痹自开矣。盖此论,当以寸口脉沉而迟,为虚寒之证;关上小紧数,栝楼薤白白酒汤为寒实之证,另作一节解,否则,岂有迟数二脉同见之理哉?

【解析】　本条基本精神,诸注家所论精当,互有启发之处,实可开拓思路。但有争议者,乃是条文中所举的"寸口脉沉而迟""关上小紧数"之脉象,沈明宗认为是分辨虚实的两种脉象,程林则认为"数"字为衍文当删。二人皆以"迟""数"之脉不得同时见于一人为理由。故沈明宗一分为二,一为虚寒之脉,一为寒实之证;程林则径删其"数"字,集二脉于一人,二人所见,各有所据,亦可资参考。其实,本条所述之脉,亦如"阳微阴弦"之义,还是按本书笔法,以脉象寓病机理解为好。须知胸痹一病,临证所见,脉沉迟者有之,脉浮微者有之,脉沉弦者有之,脉紧数者亦有之,甚至于寸口脉沉弱而关上弦紧等各种脉象都可见到,切不可死于句下,按图索骥。

【原文】　胸痹不得卧,心痛彻背①者,瓜蒌薤白半夏汤主之。(四)

瓜蒌薤白半夏汤方:

瓜蒌实一枚(捣)　薤白三两　半夏半升　白酒一斗

上四味,同煮,取四升,温服一升,日三服。

【注释】　①心痛彻背:《说文》:"彻,通也";《广韵》"彻,达也"。心痛彻背,即心痛放射至后背,牵引背脊亦痛。

【译文】　胸痹病不能平卧,心胸部位疼痛牵引到背脊的,用瓜蒌薤白半夏汤主治。

【提要】　本条论述痰壅之胸痹的证治。

【选注】　尤在泾:胸痹不得卧,是肺气上而不下也;心痛彻背,是心气塞而不和也,其痹为尤甚矣。所以然者,有痰饮以为之援也,故于胸痹中加半夏以逐痰饮。

陆渊雷:依前条徐注,则此条不云喘息,咳唾短气者,省文也;且栝楼薤白半夏汤,即是前方加半夏一味,则前条之证,亦为此条所有。故知不得卧者,喘息咳唾短气之甚也;心痛彻背者,胸背痛之甚也。

曹颖甫:咳而上气,时吐浊,但坐不得眠,与此证不得卧相似,唯不见黄厚胶痰,则非皂荚丸证可知;咳逆倚息不得卧,为风寒外阻,吸起痰饮,与此证不得卧同,而心痛彻背为独异.则非小青龙证可知。夫肺与皮毛,束于表寒,则寝成留饮,甚至倚息不得卧,唯胸背痛为胸痹的证,固当从本证论治,特于前方加生半夏以蠲饮,所以别于前证也。

【解析】　本方不但在瓜蒌薤白白酒汤基础上加半夏,而且增加白酒用量,另外服法从上条日两次,增加至日三次,说明病情比上条重,瓜蒌薤白半夏汤实为胸痹重证所设。瓜蒌薤白白酒汤和瓜蒌薤白半夏汤皆为治疗胸痹的重要方剂,通阳宣痹,豁痰下气亦为治疗胸痹的重要原则。现在药理研究:化痰药有降血脂、降压、抗凝、抗心律失常,增加冠脉血流量作用。许多学者也认为痰与高血脂、冠心病有一定联系。由于痰、气、瘀三者在病理方面相互影响,因此,在临床运用此方时可酌加理气活瘀之品。

必须指出本条"不得卧"一症,虽为痰饮上乘,肺气不降所致,但应注意与痰浊壅肺的皂荚丸证以及邪实气闭的葶苈大枣泻肺汤证和外寒内饮的小青龙汤等证相鉴别。胸痹中的"不得卧",必有胸背痛或心痛彻背,否则,胸痹不能被诊断。

【验案】 王某,男,58岁,干部。活动后出现胸中满闷,心前区疼痛,伴有体胖、咳嗽、痰多。查患者精神差,乏力,舌质淡、舌苔白腻、舌体胖、边有齿痕,脉弦滑。中医诊为胸痹,证属胸阳不振、痰湿壅阻。治则通阳散结、行气祛痰。给予瓜蒌20g、酒薤白15g、姜半夏15g、生姜6g、茯苓15g、陈皮10g、桔梗12g、杏仁12g,水煎服1剂/d,服完10剂,上述症状明显减轻,去桔梗12g、杏仁12g,加丹参20g,继续服15剂,症状消失,予以复方丹参片4片,3次/d,口服以巩固疗效,加强饮食调养,调畅情志。随访1年未复发。

【原文】 胸痹心中痞[1],留气结在胸[2],胸满,胁下逆抢心[3],枳实薤白桂枝汤主之;人参汤亦主之。(五)

枳实薤白桂枝汤方:

枳实四枚 厚朴四两 薤白半斤 桂枝一两 瓜蒌一枚(捣)

上五味,以水五升,先煮枳实、厚朴,取二升,去滓,内诸药,煮数沸,分温三服。

人参汤方:

人参 甘草 干姜 白术各三两

上四味,以水八升,煮取三升,温服一升,日三服。

【注释】 [1]心中痞:"痞",《说文》:"痞,痛也。"又指气隔不通。《医宗金鉴》谓:"心中即心下也。"故心中痞,是指胃脘部满闷不舒,有痞塞不通而痛的感觉。

[2]留气结在胸:此言"心中痞"的病机,是胸中寒饮羁留,阻滞气机,留结成痞。

[3]抢心:《经籍纂诂》:"抢,突也,犹刺也。"抢,冲突,冲刺。"抢心"犹"撞心",指胁下逆气向上冲撞心胸。

【译文】 胸痹病,胃脘部位感到痞塞不舒,有饮气留结于胸中,胸部满闷,胁下有一股气上冲心胸,用枳实薤白桂枝汤主之;人参汤也可主治。

【提要】 本条论述胸痹虚实不同的证治。

【选注】 魏念庭:胸痹自是阳微阴盛矣,心中痞气,气结在胸,正胸痹之病状也。再连胁下之气,俱逆而抢心,则痰饮水气俱乘阴寒之邪动而上逆,胸胃之阳气全难支拒矣。故用枳实薤白桂枝汤行阳开郁,温中降气,犹先后煮制以融其气味,俾缓缓荡除其结聚之邪也。再或虚寒已甚,无敢恣为开破者,故人参汤亦主之,以温补其阳,使正气旺而邪气自消,又治胸痹从本治之一法也。

周扬俊:同一病也。一用通痞去满之药,一用辛散补中之味,全不相谋,谓治一证,岂仲景自为矛盾耶?不知证有久暂,病有虚实也。假如气果有滞,下气亦上逆,不得不于通痹药中加降气消满、调和营卫之药也;若夫病久而中气大虚,宗气不利,时时满,或从胁下抢心,不用甘温,必不足以益中州之气,不用辛散,且不足以破凝滞之阴,气足而清者自升,浊者自降,将结去而抢消矣,又何痹之有焉?

张路玉:二汤一以治胸中实痰外溢,用薤白桂枝以解散之;一以治胸中虚痰内结,即用人参理中以请理之。一病二治,因人素禀而施,两不移易之法也。

《医宗金鉴》:心中,即心下也。脾痹病,心下痞气,闷而不通者虚也;若不在心下,而邪气结在胸,胸满连胁下,气逆撞心者实也。实者用枳实薤白桂枝汤主之,倍用枳朴者,是以陂气降逆为主也;虚者用人参汤(即理中汤)主之,是以温中补气为主也。由此可知,痛有补法,塞有塞用之义也。

唐容川:用药之法,全凭乎证,添一证则添一药,易一证则易一药,观仲景此节用药,便知义例严密,不得含糊也……故但解胸痛,则用栝楼薤白白酒;下节添出不得卧,是添出水饮上冲也,则添用半夏一味以降水饮;再下一节又添出胸痞满,则加枳实以泄胸中之气,胁下之气亦逆抢心,则加厚朴以泄胁下之气。仲景凡胸满,均加枳实;凡腹满,均加厚朴。此条有胸满,胁下逆抢心证,故加此二味,与上二方又不同矣。其人参汤又与此方一攻一补,为塞因塞用之变法。又下一节,气塞是气不化水也,故用橘枳;短气,是水不化气也,故用苓杏。其不用厚朴者,短气气塞皆指胸中而言,故橘枳杏仁,皆是泄肺气以利胸中,不用朴以克伐其下也。桂枝生姜枳实汤,亦因有心中痞证,故用枳实。若夫薏苡附子散、乌头赤石脂丸,证已有别,方遂迥殊,读者细心考求,则仲景用药之通例乃可识矣。

【解析】 本条证治,分为虚实二端,各注家并无异议,其中以魏念庭之释为优,唐容川所举胸痹数证的变化,分析仲景辨证用药规律,其匠心之所在,足够临证者玩味再三。

一证出二方治,其辨证要点,前已略述不赘。我们在临床中体会本条所出二方,常可交替使用,每可收相得益彰之效。若病患以邪实为主,则可急投枳实薤白桂枝汤通阳开痹.降逆泄浊,先挫邪之锐气,俟其病势已缓,或露虚端,则以人参汤温中和胃,振奋中阳,使阳气得助,则能奋起化阴,以毕其功;反之,若见正虚为主,尤以见到痛作肢冷,汗出面白,脉微弱者,应速以人参汤,甚则合四逆之剂益气温阳,以防阳气暴脱,俾其阳回本固,再酌情化痹宣通阳气;若正虚邪实,虑其攻邪则伤正,扶正则碍邪,亦可合二方化裁,攻补兼施,每可收得良效。

【原文】 胸痹,胸中气塞,短气,茯苓杏仁甘草汤主之;橘枳姜汤亦主之。(六)

茯苓杏仁甘草汤方:

茯苓三两 杏仁五十个 甘草一两

上三味,以水一斗,煮取五升,温服一升,日三服。不差,更服。

橘枳姜汤方:

橘皮一斤 枳实三两 生姜半斤

上三味,以水五升,煮取二升,分温再服。(《肘后》《千金》云:"治胸痹,胸中愊愊如满,噎塞习习如痒,喉中涩燥,唾沫。")

【译文】 胸痹病,感觉胸闷气塞,呼吸气短的,用茯苓杏仁甘草汤主治;也可用橘枳姜汤主治。

**【提要】** 本条论述胸痹轻证的证治。

**【选注】** 魏念庭:此证乃邪实而正不甚虚,阳微而阴不甚盛。盖痹则气必塞,气塞则必短气,前言之矣。今开降其气而诸证自除矣。

周扬俊:胸痹既有虚实,又有轻重,故痹之重者,必彻背彻心者也,轻者不然,然而何以言痹?以其气塞而不舒,短而弗畅也。然一属手太阴肺,肺有饮则气每壅而不利,故以茯苓逐水,杏仁散结,用之当矣。又何取于甘草?盖以短气则中土不足也,土为金之母也。一属足阳明胃,胃中实,故君橘皮以理气,枳实以消满,且使积滞去而机窍通,更加生姜之辛,无处不宣,靡有遏抑,庶邪去而正自快。此同一实证中,又有脏腑之别也。

《医宗金鉴》:胸痹心中急痛,胸痹之重者也;胸中气塞,胸痹之轻者也。胸为气海,一有其隙,若阳邪干之则化火,火性气开,不病痹也;若阴邪干之则化水,水性气阖,故令胸中气塞,短气不足以息,而为胸痹也。水盛气者则息促,主以茯苓杏仁甘草汤以利其水,不利则气顺矣。气盛水者则痞塞,主以橘皮枳实生姜汤开其气,气开则痹通矣。

**【解析】** 《金匮要略》诸多注家,皆认为本条是论胸痹病的轻证,虽病位同在心胸,却有上下之偏,病机同为饮停,痹阻阳气,却有饮与气、孰轻孰重之异,故仲景出方治为二:一以茯苓甘草杏仁汤利肺开痹化饮为主,一以橘枳姜汤泄满散痹和胃为主。然近人陆渊雷却认为"茯苓方所主,病变在呼吸器,橘皮汤所主,病变在消化器",不提其属胸痹病这一基本前提,而谓之"求之药效证候,皆显然可知者也",实属偏见。

胸痹之病,皆因心胸阳气不振,阴邪相乘而致,此为胸痹之基本病机。然阳气亦源出于中焦脾胃,经心肺诸脏之作用,而转输、积聚于胸中,贯注于诸脉以遍周身,因而有"诸阳受气于胸中"之说。故中阳疲惫,直接可导致胸阳不振,亦可因其运化失职而水津失运,停饮上逆,乃成胸痹心痛之疾;若肺失治节,津液不得宣布,亦可聚阴,邪害清阳,而为胸痹诸证。是故胸痹之病,可从胃得,亦可因肺而成,其病势可有上下之偏,这是从其病因病机而言。其次,仲景恐人误解,而于条文之首,特冠以"胸痹,胸中气塞"之语,说明本证自然具备胸痹之主要脉证,唯因一以短气,一以心下痞等证为其特点,故针对此时病情而分设二方以治,何能滥用"以药测证"之法,置仲景原文而不顾,因其方药平淡无奇,皆为肺胃二经之药组成,而论定其为治呼吸、消化系疾病耶!何况,从现代医学角度来看,胸痹病多属冠状动脉粥样硬化性心脏病(冠心病),而冠心病心绞痛发作时,多伴有呼吸困难,或恶心、上腹部胀满、疼痛等呼吸道或消化道症状,临床亦屡有将其误诊为呼吸系统或消化系统疾病的报道。陆渊雷不明胸痹心痛病与人体诸脏在生理、病理上的密切关系,谓其是治肺、胃疾患之方,此二方固然可治肺、胃之疾,然仲景设此二方,乃是据其兼有肺、胃之证而实为胸痹病,若不识其本,反被其标所惑,又拘陆氏之说,但以肺、胃从治,轻则误诊失机,甚则遗人夭殃。赵锡武积几十年临证之经验曰:"谓其为肺、胃之病,实非,此为心脏病也,不识,必死人。"足为临证之戒!

**【原文】** 胸痹缓急①者,薏苡附子散主之。(七)

薏苡附子散方：

薏苡仁十五两　大附子十枚（炮）

上二味，杵为散，服方寸匕，日三服。

【注释】　①缓急：古汉语作偏义复词，偏在"急"字，作困危、情势急迫理解。《史记·游侠列传序》曰："且缓急人之所时有也。"又《后汉书·窦融传》曰："一旦缓急，杜绝河津，足以自守。"

【译文】　胸痹病发作，情势急迫的，用薏苡附子散主治。

【提要】　本条论述发作性胸痹的证治。

【选注】　《医宗金鉴》：缓急者，谓胸痹痛而时缓时急也，当审其缓急而施治。若缓而不急者，以恬楼薤白白酒汤主之；今时缓时急，故以薏苡附子散急通痹气，以迅扫阴邪也。

程林：寒邪客于上焦则痛急，痛急则神归之，精归之则气聚，气聚则寒邪散，寒邪散则痛缓，此胸痹之所以有缓急者，亦心痛来去之义也。薏苡仁以除痹下气，大附子以温中散寒。

周扬俊：嘲痹缓急者，痹之急证也。寒饮上聚心膈，使阳气不达，危急为何如乎？故取薏苡逐水为君，附子之辛热为佐，祛除寒结，席卷而下，又焉能不胜任而愉快耶？

沈明宗：此寒湿痹于经络，即寸口脉沉而迟，虚寒之方也。胸中阳虚，风寒湿阴之邪，混台上逆，痹着胸背经络，筋脉不和，或缓或急而痛，曰胸痹缓急。所以附子补阳驱寒，同薏苡舒筋燥湿，俾邪去则不缓急矣。

曹颖甫：胸痹缓急，仲师以薏苡附子散为主治之方，薏苡去湿，附子散寒，此固尽人能言之，但缓急二字，毕竟当作何解？病状未知，而妄议方治，恐亦误人不浅也。盖胸为太阳出入之道路，湿痹则痛，平时痛缓，遇寒则痛急，故谓之缓急。

邹润安：注家于缓急二字，或指为筋之引纵，或指为痛之休作，殊不知痛仅胸痹一证，胸痹者不必尽痛。筋之系头项手足者，即为引纵，未必尽由胸痹，胸痹而并有筋病，亦非引即纵，非纵即引，又未必乍纵乍引。故注缓急者，当阐明缓急之故，确指缓急之据，然后其证可得而明也。夫胸痹缓急，在《素问》《灵枢》固无及之者，言他证之缓急则有矣。寒热篇曰：阴跷阳跷，阴阳相交，阳入阴，阴出阳，交于目锐眦，阳气盛则瞋目，阴气盛则瞑目。二十九难：阴跷为病，阳缓而阴急；阳跷为病，阴缓而阳急。此可见二跷之缓急系于目矣。经筋篇：足阳明颊筋，有寒则急，引颊移口；有热则筋弛纵，缓不胜收为澼……此可见阳明之缓急系于口矣。今但曰胸痹而不言痛，是其无痛可知；曰缓急，则义可跷之于目，阳明之于口，有急处有缓处矣。何以知之？巢元方曰：寒气客于五脏六腑，因虚而发，上冲胸间则胸痹，甚者肌肉苦痹，绞急如刺，不知俯仰。孙真人盖亦云然。夫阳明之口颊，未必一中于寒，一中予热，左右并时也，必其寒中于左，逼热于右，寒中于右，逼热于左，故一缓一急，同时俱发耳。然则五脏六腑之寒气，因虚而上冲于胸膈间者，何能不冲于此，逼热于彼乎？寒冲于左，逼热于右，则左急而右缓；寒冲于右，逼热于左，则左缓而右急。

【解析】　但对"缓急"二字，除上解释外，注家尚有不同看法。有认为指胸痛时缓时急;有认为指筋脉之拘急;有认为口眼有急处有缓处;有认为"缓"是"缓解",指治法。均可参考。

另外仲景对附子类药物的用法:生附子一般用于亡阳急证,急需回阳救逆(如四逆汤类);炮附子用于温阳散寒止痛(如治风湿病三方及上方);阴寒痼冷痛势较急者用乌头。必须指出乌头、附子类药物要久煎,否则易发生乌头碱中毒。

【原文】 心中痞,诸逆①心悬痛②,桂枝生姜枳实汤主之。(八)

桂枝生姜枳实汤方:

桂枝 生姜各三两 枳实五枚

上三味,以水六升,煮取三升,分温三服。

【注释】 ①诸逆:指阴寒水饮自心下胁肋上逆心胸之谓。

②心悬痛:悬,《说文》释为"系也",又曰"系","一曰维。"故"悬"之本义,指用线绳维系以束缚之。故心悬痛,即形容心中如有物维系束缚过甚之窒痛感,现代所谓"压榨性""窒息状"心痛的感觉。

【译文】 心中痞满,各种停留于心下的水饮或寒邪向上冲逆,以致心胸憋闷窒痛的,用桂枝生姜枳实汤主治。

【提要】 本条论述邪客心脉之胸痹心痛的证治。

【选注】 胡毓秀:心中即胸中,心中痞即胸痹也;诸逆,指气塞、胸满、短气、胸背痛等证而言;谓胸痹证诸逆皆备,又见心悬痛,是心之本脏,亦有寒邪,不仅胸中痹塞也。故主桂枝以助心火驱寒邪,其余治痹之药也。

程林:心中痞,即胸痹也;诸逆,如胁下逆抢心之类;邪气独留于上,则心悬痛。

《医宗金鉴》:心中痞,即上条心中痞气也;诸逆,诸气上逆也。上条之逆不过撞心而不痛,此条之逆则心悬而空痛,如空中悬物,动摇而痛也。

陈灵石:心下痞者,心阳虚而不布,阴邪僭居心下而成痞也。尤云:诸逆,该痰饮客气而言,心悬痛者,如空中悬物动摇而痛也。此注亦超。主以桂枝生姜枳实汤者,桂枝色赤,补心壮阳;生姜味辛,散寒降逆;佐以枳实之味苦气香,苦主泄,香主散,为泄痞散逆妙品,领姜桂之辛温,旋转上下,使阳光普照,阴邪尽扫而无余耳。

陈修园:此下不言胸痹,是不必有胸痹的证矣。若胸痹之外,病有同类者,不可不知。心中冈痞,或痰饮客气诸逆,心悬而空,如空中悬物动摇而痛,以桂枝生姜枳实汤主之。

唐容川:痹与痞,轻重之间耳,痞言其塞,痹言其闭,何得以此下不言心痹,而谓其非痹哉?

【解析】 对于本条,各家意见存在分歧,今加以归纳,从以下几方面进行讨论。

1."心悬痛"做何解释为妥

注家意见,大致为二:一以尤在泾为代表,认为是"悬空而痛";一以陆渊雷为代表,认为心悬痛即"心窝部牵引痛",并以为"悬"与"弦""牵"音同义近,古来通用,且引《肘后方》本条悬痛作"心下牵急懊痛",《诸病源候论》有"心悬急懊痛候"为证,因此,认为"悬为空虚悬挂之义,非也"。

"悬",考《说文解字》释为"系也,或从心",又谓"系,缠也,一曰维也"。《玉篇》释"系"为"约束也，留滞也"。因《说文解字》成书之时代，与仲景撰写《伤寒杂病论》年代相去不远，则其文字含义当一致，故"悬"字本义，既无后世"悬空"之说，亦无"牵引"之义，当时之释，即如《说文解字》所谓的"维""系"之义。

至于《诸病源候论·心悬急懊痛候》谓"……其痛悬急懊者，是邪迫阳气，不得宣畅，壅瘀生热，故心如悬而急烦懊痛也"，不仅其病机与本条所述迥异，就其证而言，则悬与痛分而述之，其痛，是因瘀生热而致，乃是所谓"急烦"而致莫名其状之"懊痛"，而其所谓"心如悬"，则是心中另有"如悬"之感，根本谈不上陆渊雷所谓"牵引痛"的问题。《肘后方》作"心下牵急懊痛"，是在本条"心悬痛"后补入的，亦无根据说明"牵急"即是"悬"字之义。若"牵急"果系"悬"之含义，则《肘后方》于此条之后再添加此六字，实为蛇足。何也？以该证在本条文中，早已详之。如"诸逆"者，恰如程林所释，为心下胁肋气逆上冲心胸之谓，其中已寓心下牵急作痛之义，仲景何能复以"心悬痛"再为"牵引作痛"释？若再如《肘后方》于"心悬痛"后增入"心下牵急作痛"六字，又重复一次"牵引"疼痛之义，如此赘述再三，纵观《伤寒论》《金匮要略》全文，仲景何曾有过这类文例？

因此，所谓"心悬痛"正是阴寒邪气独留心脉之中，寒邪收引，经脉拘急而不畅，使人心中如有物相系约束，气息欲窒而疼痛之证，验之于临床，此证实为胸痹病发作时常见者。至于尤在泾等注家谓"悬空作痛"之义，仲景时代，"悬"字尚未有此含义，虽然在临床上胸痹患者也可见到"心悬而空痛"之诉，固然可以作为临证参考之用，但大部分胸痹心痛患者对于疼痛的描述还是如同现代医学所谓的"压榨性""窒息性"疼痛。由此可见仲景对于本病证观察之细致，用词之精当。

2.本证是胸痹，抑或胸痹之类证？

诸注家中，基本倾向于本证仍属胸痹，唯陈修园以为条文未冠以"胸痹"二字，应作嘈痹之类证看待。我们认为本证仍属胸痹病范畴。何以明之？本条病证，若与本篇第五条对勘则明。以其证而言，两条都有"心中痞"，彼见"胁下逆抢心"，此为"诸逆心悬痛"；以其方药而言，彼以桂枝、薤白、枳实等药为主，本方亦取桂枝、枳实为用。所异者，病机稍有参差，彼为气结在胸，病证以痰浊痹阻为特点，故取薤白、厚朴、栝楼等药理气化痰、泄满降浊，佐桂枝以治阳；本证以心胃阳虚，寒饮着心为特点，故重用桂枝温复心阳以通血脉，伍以姜枳治胃化饮。因此，本条未冠"胸痹"二字，而以心中诸证论之，是欲突出其病位重点在心脉，而其基本病机仍属"阳微阴弦""阴乘阳位"，与胸痹无二，读者前后条文对照，其义自明。现将相似之证进行对比分析，冀其能更为明晰。

【原文】 心痛彻背，背痛彻心，乌头赤石脂丸主之。（九）

乌头赤石脂丸方：

蜀椒一两 一法二分 乌头一分（炮） 附子半两（炮） 一法一分 干姜一两 一法一分 赤石脂一两 一法二分

上五味，末之，蜜丸如桐子大，先食服一丸，日三服，不知，稍加服。

【译文】 心窝部疼痛，牵引到背部，背部疼痛，牵引到心窝处的，用乌头赤石脂丸主治。

【提要】 本条论述阴寒痼结之胸痹心痛重证。

【选注】 尤在泾：心痛彻背，阴寒之气遍满阳位，故前后牵引作痛。沈氏（即沈明宗）云：邪感心包，气应外俞，则心痛彻背；邪袭背俞，气从内走，则背痛彻心；俞脏相通，内外之气相引，则心痛彻背，背痛彻心，即经所谓寒气客于背俞之脉，其俞注于心，故相引而痛是也。乌附椒姜同力协济，以振阳气而逐阴邪，取赤石脂所以安心气也。

赤石脂

《医宗金鉴》：上条心痛彻背，尚有休止之时，故以栝楼薤白白酒加半夏汤平剂治之，此条心痛彻背、背痛彻心，是连连痛而不休，则为阴寒邪甚，浸浸乎阳光欲熄，非薤白白酒之所能治也，故以乌头赤石脂丸主之。

唐容川：夫痛证自有轻重收发之不一，未有一痛终日而不止者也。以有休止无休止解此二证，不免有差。盖上但言心痛彻背，是痛发于心前，为肺胃之部分。肺胃阳气不宣，而有寒邪停饮，则心前发痛，由胸膈而窜走向背，则为心痛彻背。但痛向背去，而背间无邪，不复从背痛起，故但治心前之肺胃，则心痛彻背之证愈。用半夏薤白白酒，以宣肺胃之阳，用栝楼实以通胸膈之气，则心前不发痛矣。若此节，又添背痛彻心，则是痛又能从背间发，由背而痛彻心前。背为太阳督脉所司，又肝系亦连于脊，肝与太阳之寒邪发作，乃能由背痛起以转彻胸前。然则此证心痛彻背，是心胸之寒邪也，而背又痛彻心，是肝与太阳之寒也。上文心痛彻背是一面病，此云背又痛彻心，是两面俱病矣。故上方不合，当用乌头以去肝寒，附子以去太阳之寒，而背痛彻心之病愈；用蜀椒以去肺寒，用干姜以去胃寒，而心痛彻背之病愈；上用栝楼，取其宣通，此用石脂，取其堵塞，两面夹攻之病，若但注一面，安知圣师之旨。

【解析】 本方是仲景乌头与附子同用之例，乌头与附子虽属同类，但其功用略有不同，乌头长于起沉寒痼冷，并使在经的风寒得以疏散，附子长于治在脏的寒湿，使其得以温化，由于本证阴寒邪气病及心背内外脏腑经络，故仲景将乌头、附子同用，以达到振奋阳气，驱散寒邪之目的。但应指出乌头、附子属有毒性药物，运用时仲景往往配伍白蜜，且首次服小量，"不知，稍加服"，可谓慎之又慎。

乌头赤石脂丸证与瓜蒌薤白半夏汤证均有心痛彻背一症，但前者责之阴寒痼结，寒气攻冲所致，其疼痛剧烈持久，且伴四肢厥冷、舌质淡、脉沉紧等，故用乌头、附子、蜀椒等大辛大热之品温阳逐寒止痛；后者责之痰饮壅盛，胸阳痹阻，虽有胸背牵引疼痛，但有喘息咳嗽，不得卧，短气等症，因此用瓜蒌、薤白、半夏之类通阳散结，豁痰降逆。

**【验案】** 王某,男,40 岁。2005 年 4 月 28 日入院。患者心悸头晕胸闷 5 年余,加重 20 天,在郑州大学一附院诊断为冠心病及病态窦房结综合征,曾口服阿托品、地戈辛、复方丹参片等药治疗效果不佳。心电图示:窦性心动过缓(48 次/min),心律不齐,Ⅱ度窦房传导阻滞,窦性停搏 3~4 次/min,阿托品激发实验心率均低于 90 次/min。诊见:胸闷、心悸,头晕,乏力,畏寒肢冷,面色少华,唇舌紫暗、苔薄白,脉沉迟细涩、偶尔结代。证属心肾阳虚,心失温煦,阴寒之邪内侵,凝聚不解,脉失通畅,气血受阻所致。治宜温补心肾,通阳活络。方用乌头赤石脂丸加全瓜蒌 20g,郁金、桂枝各 12g,红花、川芎各 15g。煎服 15 剂(1 疗程)后,自觉症状减轻,心电图示窦性心律,心率 61 次/min,窦性停搏消失,Ⅱ度窦房传导阻滞。又服 30 剂(2 疗程),诸症消失,心电图示窦性心律,心率 75 次/min,Ⅰ度窦房传导阻滞,阿托品激发试验后心率为 98 次/min,以显效出院。为巩固疗效,以复方丹参片、桂附地黄丸善后月余,随访至今,未见复发。

**【原文】** 九痛丸:治九种心痛

附子三两(炮)  生狼牙一两(炙香)  巴豆一两(去皮心,熬,研如脂)  人参  干姜  吴茱萸各一两

上六味,末之,炼蜜丸如桐子大,酒下。强人初服三丸,日三服,弱者二丸。兼治卒中恶[①],腹胀痛,口不能言;又治连年积冷,流注心胸痛[②],并冷冲上气,落马坠车血疾等皆主之。忌口如常法。

**【注释】** ①卒中恶:指突然感受外来邪气,见心腹刺痛,闷乱欲死的疾病。
②流注心胸痛:流者流散移动,注者专注集中。此指心胸部疼痛,或较散漫面积大,或集中一点而痛。

**【译文】** 九痛丸治疗虫心痛、注心痛、风心痛、悸心痛、食心痛、饮心痛、冷心痛、热心痛、去来心痛等九种心痛。兼能治疗突然感受秽浊毒气所致的腹满胀痛,不能说话;又治多年积冷,心胸疼痛走注不定者,以及冷气上冲、落马坠车、瘀血阻滞等病。服药期间忌口如常法。

**【选注】** 程林:心痛虽分九种,不外积聚、痰饮结血、虫注寒冷而成。附子、巴豆,散寒冷而破坚积;狼牙、茱萸,杀虫注而除痰饮;干姜、人参理中气而和胃脘,相将治九种之心痛。巴豆除邪杀鬼,故治中恶腹胀痛,口不能言。连年积冷流注心胸痛,冷气上冲,皆宜于辛热,辛热能行血破血,落马坠车、血凝血积者,故并宜之。

**【解析】** 所谓九种心痛,是泛指胸脘部由各种原因引起的一切疼痛病证,是古人对胸脘部痛证的概括。本方由大辛大热之品组成,因此适用于积聚血结、痰饮虫病及猝中恶邪之阴寒凝滞之疾,若其所谓"热心痛""悸心痛(属虚甚者)"等病证,就不再适宜了。

# 结语

综上所述,本篇详细地阐述了胸痹病的病因、病机和辨证论治,为后世对本病的治疗及发展奠定了基础。所谓胸痹,是以胸膺部及心前区疼痛为主证的,心胸阳

气被阴寒邪气闭塞不畅的一种疾病。心痛，作为中医之病而言，泛指胸腹部的多种痛证；作为一个症状而言，就是指心痛之感觉，为胸痹病必具之症，但有轻重间甚之异。本篇所论心痛，是邪痹胸中，滞着心脉，心阳被遏而以"心痛"为突出症状的胸痹重证，其成因、病机，与胸痹相同，并非后世"九种心痛"之概念。至于短气，不过是胸痹的伴发症状之一，不是独立的疾病。故本篇虽以"胸痹心痛短气"命名，实际上专论胸痹病。

　　胸痹病的病因，仲景根据"邪之所凑，其气必虚"的精神，从内外两个方面加以论述。从内因而言，多因阳气虚损，尤以心、胸、肺、胃等脏之阳不足为发病之根本；从外因而言，无非是感受阴寒性质的邪气。这两方面因素，是以内因为发病之依据，外因为其诱发因素。其病或因禀赋素虚，心胸阳气不足，或因中阳不振，饮停不运，或因肺津失布，凝浊聚阴，伏留于内，复感阴寒（其他诱因仲景未论及，如七情、劳倦、饮食不节等，此处亦不复叨），引动内邪，上乘心胸阳位，而成胸痹之疾。因而仲景归纳其病机特点为"阳微阴弦"，确属画龙点睛之笔。从其发病方式而言，有缓作与急发之异：缓作者，渐进而为，日积月累，始则偶感心胸不舒，转瞬即逝；继而心痞痛作，其发作日频，甚则心胸后背乃至胁肋下皆可牵引作痛，有时竟至痛作不止，数日不休；急作者，素无不适之感，或许久未犯，而因感寒、疲劳、七情等诱因而猝然心痛欲窒，甚则可"朝发夕死，夕发朝死"，其危急若此。其病程特征，则多为时作时缓，缓则如常人，作则猝发，反复不已，若不及时救治于始萌，每每日甚，终至无药可救而亡。

　　本病的治疗大法为宣痹通阳、行气蠲饮，以栝楼薤白剂为治疗之主要方剂，可随病人体质及感邪轻重不同而予以辨证施治。胸痹之轻者，饮偏于肺而见短气等证，以茯苓杏仁甘草汤宣肺化饮蠲痹为治；饮偏于胃而见气塞脘闷等证，则从橘枳姜汤和胃宽中泄满论治。痰涎壅盛者，栝楼薤白剂加半夏消痰降逆；心中痞气，气结在胸，证见胁下逆抢心者，用枳实薤白桂枝汤宣痹开结、下气化痰；若邪盛，结于心脉，心胃阳气不支而见心中痞，气窒作痛，用桂枝生姜枳实汤温心阳、和胃气、破痹结；若兼四肢不温，面白倦怠，息微音低者，此为中阳动摇，速予人参汤以固根本。若胸痹缓急而作，遇寒则痛剧势迫，兼肢冷、身寒而肿、脉沉迟等证，投以薏苡附子散缓急舒经、散寒除痹；若阴寒邪气痼结不去，着于心脉，见心胸后背相引作痛而不休，肢厥气促，冷汗出，脉沉伏或微弱者，则当急投乌头赤石脂丸荡涤阴寒，洞启心阳。

# 腹满寒疝宿食病脉证治第十

【题解】 本篇讨论腹满、寒疝、宿食三病的病因病机、证候及治疗,故篇名为"腹满寒疝宿食病脉证治"。由于三病的病位皆在腹部,涉及胃肠,临床均有腹部胀满或疼痛的症状,所出某些方治可以互用,为便于比较异同,鉴别疑似,所以将其合为一篇论述。

腹满,即腹部胀满,以症状命名。腹满仅是一个症状,可出现于多种疾病的病变过程中,病机也十分复杂,难以一概而论,故现今已不将其作为疾病名。在本篇中,仲景把腹满作为一种独立的病来对待,从病因病机、证治诸方面进行系统的阐发。根据性质,将腹满区分为实热、虚寒两大类。实热证者多为阳明胃肠实热,腑气壅滞为主,或涉及少阳;临床以腹满持续不减,硬痛拒按,不大便,舌红苔黄,脉实有力为特征。虚寒证者多为脾阳虚弱,失于温运,阴寒内盛为主,或涉及肝肾;临床以腹满时轻时重,喜温喜按,大便溏泄,舌淡苔白,脉虚为特征。此即所谓"阳道实,阴道虚";"实则阳明,虚则太阴"的病理规律。腹满涉及西医学消化系统及腹腔脏器的多种疾病。如急慢性胃炎、胃下垂、胃十二指肠溃疡,慢性肠炎、慢性肝炎、肠梗阻、胰腺炎、肠麻痹等。

寒疝,杂病名,以病性和症状特点命名。《说文解字》:"疝,腹痛也。"《素问·长刺节论》说:"病在少腹,腹痛不得大小便,病名曰疝,得之寒。"《诸病源候论》说:"疝者痛也,此由阴气积于内,寒气结搏而不散,脏腑虚弱,风冷邪气相击,则腹痛里急,故云寒疝腹痛也。"所以,寒疝是一种阴寒性的腹中疼痛证。本病多因阳虚阴寒内盛,寒气攻冲所致;临床以发作性的肚脐周围剧痛,按其腹部高突不平,汗出肢冷,脉沉弦紧为典型表现;当辨其偏实偏虚而用温散法治疗。寒疝类似于现代医学之肠痉挛、肠梗阻等疾病。

宿食,杂病名。即伤食、食积,或称食滞、停食。以病因命名。多因暴饮暴食,损伤脾胃,失于运化,使食物经宿不消而停积于胃肠所致。此即本书第一篇"馨饪之邪,从口入者,宿食也。"临床以胃脘痞满,纳呆恶食,嗳气酸腐。恶心呕吐,腹胀腹痛,大便闭结或泄泻等为主症。根据病位病机及病势,张仲景出涌吐、攻下两法施治。

宿食本身既是病理产物,又是致病因素,因其停留部位及病机不同,可导致胃脘痛、腹痛、呕吐、泄泻、便秘等不同病证。所以后世中医学已不将"宿食"作为独立的病名,而将其作为多种病证的一个证治类型;且在治法上补出"消食法",皆是对本节内容的发展。宿食病,涉及现代医学胃肠消化系统多种疾病。如消化不良、急性胃肠炎、胃扩张、肠梗阻等。

【原文】 趺阳脉①微弦,法当腹满,不满者必便难,两胠②疼痛,此虚寒从下上

也,当以温药服之。(一)

**【注释】** ①趺阳脉:为胃脉,在足背上五寸骨间动脉处,即足阳明胃经的冲阳穴。

②胠:《说文》:"亦(古腋字)下也。"《广雅》:"胁也。"《素问》王冰注:"胠,谓胁上也。"即胸胁两旁当臂之处。

**【译文】** 趺阳脉为脾胃之脉,如见微弦之象,就应出现腹部胀满的症状,无此症状者必大便困难,胸胁两旁当臂之处疼痛,这是由于虚寒从下犯上的缘故,应当用温药治疗。

**【提要】** 本条论述虚寒性腹满的病因、脉证和治疗原则。

**【选注】** 喻嘉言:趺阳脾胃之脉,而见微弦,为厥阴肝木所侵侮,其阴气横聚于腹,法当胀满有加,设其不满,阴邪必转攻而上,绝无轻散之理。盖阴邪既聚,不温必不散。阴邪不散,其阴窍必不通,故知其便难,势必逆攻二胁而致疼痛,较腹满更进一步也。虚寒之气,从下而上,由腹而胠,才见一斑,亟以温药服之,脾阴气仍从阴窍走散,而不致上攻则善矣。

徐忠可:腹满本脾胃家病,脉莫切于趺阳。趺阳脉微弦,微者阳虚,弦者客寒,虚而受寒,腹者脾主之,焉得不满,《内经》曰:脏寒生满病。设不满是脾胃有热邪,即避实而袭虚,故寒来其热,而便反难,邪袭二胁而结于其下,二胠胁痛,微弦脉见于趺阳,而痛发于胁胠,自比风从上受者异,故曰此虚寒从下上也,内寒不可表散,得温即去,故曰当以温药。

尤在泾:趺阳,胃脉也;微弦,阴象也。以阴加阳,脾胃受之,则为腹满;设不满,则阴邪必旁攻两胁,而下闭谷道,为便难,为两胠疼痛;然其寒不从外入而从下上,则病自内生,所谓肾虚则寒动于中也,故不当散而当温。

唐容川:脉弦属肝,两胠是肝之部位,虚寒欲从下而上者,肝气之逆也,肝主疏泄大便,肝气既逆,则不疏泄,故大便难也,当以温药服之。

**【解析】** 本篇主论腹满,而脾胃虚寒腹满尤为常见,故列于首条论述。

"趺阳脉微弦"一句,开门见山地说明了腹满的主要病机。仲景论脉,往往是为了说明病机。趺阳为胃脉,主脾胃病变。仲景在《伤寒论·序》中就提出三部脉合参的重要性,在本书五脏风寒、消渴、水气及本篇中都做了有关论述。特别是《金匮要略·水气病脉证并治》"趺阳脉当伏,今反紧,本自有寒,疝瘕,腹中痛",与本篇有一定关系,可互参。

脉见微弦,微者阳虚,弦者客寒,徐注切中病机。仲景曾指出"夫脉当取太过不及",脉见微弦,也有太过和不及的区别,微为阳气不足,弦为阴寒太过,微主脾胃阳虚,弦主肝经寒气上逆。两脉同见,肝木侮土,故主腹满,或便难、胁痛。

腹痛为脾胃家病,徐注明确指出了这点。《伤寒论·辨太阴病脉证并治》曰:"太阴之为病,腹满而吐,食不下,自利益甚。"又曰:"腹满时痛者,属太阴也。"太阴者脾脏也,腹为脾所主,脾为阴土,喜温恶寒,凡中焦阳气不足,阴寒之气内盛,影响水谷运化,不论伤寒或杂病,都能引起腹满,故腹满的主要原因为脾胃虚寒,阴寒内盛。

《灵枢·杂病》:"腹满,大便不利,腹大,亦上走胸嗌,喘息喝喝然,取足少阴;腹满,食不化,腹向向然,不能大便,取足太阴。"可见腹满不仅当责之太阴脾土的运化,还要考虑少阴肾阳的温煦。尤在泾指出"肾虚则寒动于中",肾为阳气之本,十二经五脏六腑生气之源,如肾阳不足,则寒从中生,所以在治疗腹满时还必须注意肾阳的问题。故篇中附子粳米汤、大黄附子汤,都用附子温肾散寒。

对厥阴肝气上逆,造成腹满、胁痛的病机,喻嘉言解释明朗。肝主疏泄,胁为肝之分野,若肝气失疏,则两胁胀痛,正如《素问·脏气法时论》所说:"肝病者,两胁下痛。"本条胁痛亦为肝气上逆所致。

肝气上逆,木郁侮土,伤及中焦脾胃,则致腹部胀满。当然,腹满的主要病机还在脾虚,脾虚则易受肝寒之邪侵犯,因此治疗主要从脾着手。所谓肝病传脾,当先实脾,健脾即以疏肝,温中即以祛寒。

有些书上把胁痛和腹满绝对割裂开来,认为胁痛属寒疝,这是不正确的。如照此说,本篇附子粳米汤证的胸胁逆满、雷鸣切痛,又当何解呢?

对"大便难"的分析:徐忠可认为是脾胃素有热邪,寒束于热而致,这是不对的。唐容川仅以肝主疏泄大便来解释,也并不全面。实际上,大便的排泄固然与大肠传导功能有关,而其原动力还必须依靠脾的运化、肝的疏泄和肾的温煦。如脾运不健,或肝气失疏,或肾寒内生,大便往往秘结不畅。临床虽然实热便秘较多,但虚寒便秘也不能不注意。本条便难就属此例,与脾、肝、肾均有关系。

对"虚寒从下上也"的分析:《素问·异法方宜论》:"脏寒生满病。"《素问·脏气法时论》:"脾虚则腹满肠鸣。"都说明脾胃虚寒是引起腹满的主要原因。《素问·阴阳应象大论》:"阴气在上则生腹胀。"《素问·厥论》:"厥或令人腹满者,阴气盛于上则下虚,下虚则腹胀满。"可见腹满还与下焦浊阴之气上逆有关。综合四条经文,可加深对本条"此虚寒从下上也"的理解。我们认为,条文中所谓的"上",不仅指腹部,还包括胸胁。下焦浊阴之气上逆则腹满、胁痛。条文中所谓的"下"指下焦肝肾,肝气上逆,肾虚生寒,肝木侮土,寒气伤阳,而成诸证。所以说,腹满虽为脾胃家病,但和肝肾也多关系。诚如程门雪先生所说:"腹满一证,虚为本,寒为标,脾为本病,肝肾为兼见。"

【原文】 病者腹满,按之不痛为虚,痛者为实,可下之。舌黄未下者,下之黄自去。(二)

【译文】 病人腹部胀满,以手按之无压痛的是虚证,有压痛的是实证,可用下法治疗,如果病人舌苔黄厚,没有服过下药,可用下药导其邪热下行,黄厚苔自然退去。

【提要】 本条论述腹满的虚实辨证,并提出了实证的治法。

【选注】 周扬俊:腹满亦有虚实,实则非虚寒也明矣,岂可概以温药治之乎,故有试之法,痛与不痛,虚实较然矣。盖胃实心热,热蒸必色黄,黄,土色也,下其实热,黄不自已乎。有此一辨,并虚者愈审已。

沈明宗:此以手按辨腹满虚实也。按之不痛,内无痰食燥屎壅滞,即知虚寒而满,当以温药;若按之痛,乃以外手,而就内结痰食燥屎,则知内实,是可下之。而又以舌黄验定虚实,若舌有黄苔,即是湿热内蒸为实,未经下过必须下之,则黄自去而胀满自除;舌无黄苔,是近虚实,又非下法矣。

魏念庭:无形之虚气作痞塞,则按之无物,何痛之有,倘夹有形实物为患,如宿食在胃,疝气在少腹等是也。按之有物阻凝于脏之侧,焉有不痛者乎。此于按之痛否以决其虚实之法也。再辨之于舌,舌白为寒,舌黄为热,腹满而舌黄,知其人邪实而热盛矣,更不必问其曾经下否,如已经攻下,尚当斟酌,必舌黄而未下者,乃可下之也,下所以去其热也,而黄因热结,热涤而黄自除,气自消而满自愈矣。

尤在泾:腹满按之不痛者,无形之气,散而不收,其满为虚;按之而痛者,有形之邪,结而不行,其满为实。实者可下,虚者不可下也。舌黄者热之证,下之实去,则黄亦去。

**【解析】** 条文中是通过问诊、望诊、切诊结合的方法,来区别虚寒、实热两类不同性质的腹满。一般来说,腹满之属于实证者,多由宿食停滞胃脘或燥屎积结肠中引起,故表现腹满不减,按之疼痛加重;而腹满属于虚寒者,多由脾胃阳虚、气滞不运引起,故表现腹满时轻时重,按之不痛。实证腹满除上述症状外,舌苔多黄厚而燥,若未经攻下者,可用苦寒攻下之法治疗。

条文中"可下"之意,并非肯定之谓,因腹满拒按,属于实证,只是用切诊所得,属辨证的一个方面,如使用下法,不但要结合舌诊,而且在舌黄未下的情况下使用,因此"可"字是提示我们用下法要慎重,不能草率从事。

应该指出,实证腹满出现舌苔黄,虽是可下条件之一,如果已经攻下而腹满、舌黄仍在,就应从多个方面考虑:

①湿温病中,舌苔虽黄尚未化燥成实,因此不能再用下法;

②热未除而津已伤者,可用"增液行舟"之法,邪正兼顾。

③病重药轻,余邪未尽者,则仍当攻下;

④真寒假热,苔虽黄而多津,舌质淡者当用温药则属禁下之例。只有这样,从一般到特殊,全面考虑,才能药中肯綮,恰到好处,获鼓桴相应之效。

**【原文】** 腹满时减,复如故,此为寒,当与温药。(三)

**【译文】** 病人腹部胀满,时有减轻,移时又依然如前,这主要由寒邪引起,当用温药治疗。

**【提要】** 本条论述虚寒腹满的临床特点和治法。

**【选注】** 周扬俊:曰时减,非竟不满也;若不满,则病已愈矣,不复如故矣。今则不然,时减稍可,乃复如故,则非实满可知也。实则未有或减者也,故断之为寒,寒无不温,虚无不补,此正法也。

沈明宗:此虚寒腹满之辨也。阳气或运如常,满则时减,而阳虚终无恒期胜阴,阴复胜阳,则满复如故,不似实热常满减不足言之比。是属虚寒,当以温药,补阳散寒乃为定法。

尤在泾:腹满不减者实也,时减复如故者,腹中寒气得阳而暂开,得阴而复合也,此亦寒从内生,故曰当与温药。

曹颖甫:腹满不减,减不足言,仲师既出大承气方治矣。此却以时减时满为寒,知虚实之辨，即在减与不减矣。盖宿食有形，阴寒无形，有形者不能减，无形者能减，此人之所易知也。

陆渊雷：温药，《金鉴》以为宜厚朴生姜半夏甘草人参汤，余谓宜理中、附子理中。

【解析】　本条阐述脾胃虚寒，运化失常所致腹满的临床特点，与本篇"腹满不减，减不足言，当须下之，宜大承气汤"条参合，正好是虚实证的鉴别要点。上述注家对此论述较详。特别是曹颖甫指出了腹满"减与不减"为虚实之辨的关键。实者为宿食有形积滞胃肠，故腹满不减；虚者为寒气无形聚散于腹中，故腹满时减时复。沈、尤二人更指出腹满时减时作，是由于阴寒之气和脾胃阳气胜复的结果，可见虚寒腹满的预后和症状的轻重全在于阳气的盛衰。故《医宗金鉴》主张用厚朴生姜半夏甘草人参汤，陆渊雷主张用附子理中汤，都是对"温药"的正确发挥，临床可以参考。

【原文】　病者痿黄①，燥而不渴，胸中寒实，而利不止者，死。（四）

【注释】　①痿黄："痿"同"萎"，指肤色枯黄，黯淡无泽。

【译文】　病人肤色枯黄，黯淡无泽，烦躁，口中不渴，这是寒实之邪结于胸中，如再出现下利不止，就是危重之证。

【提要】　本条论述腹满寒实内结、脏气下脱的证候和预后。

【选注】　赵以德：此沦寒征亦有实者。实者何？邪实也。盖唯正虚而邪实也，虚属真阳虚，本肾：实属胃家实，因寒。夫唯无火，不能消腐，故多滞多泄也。言其形则痿黄，证则躁而不渴，阿也？躁为阴躁，不渴则正阴凝之象也。嗟乎！阳不生则寒不去，寒不去则利又何能止焉。

徐忠可：若下虚寒，应腹满，而肾更虚极不能自固，以致寒壅脾气而为痿黄。痿者，黄之暗淡者也。以致肾寒上入，不渴而躁；以致胃中实有寒邪，下焦自利不止。此非脾强而不满，乃元气太泄欲满而不能，故曰利不止者死。

尤在泾：痿黄，脾虚而色败也。气不至，故躁；中无阳，故不渴。气竭阳衰，中土也败，而复寒结于上，脏脱于下，何恃而可以通之止之乎，故死。

李彣：下利若燥而渴者为热，阳气尚存，尤为可治；今燥而不渴，胃中寒邪盛也。若利不止，则阴盛阳衰，气下脱矣，故死。

曹颖甫：病者痿黄，寒湿之象也。燥而不渴，寒湿隔于中脘，胃中无热而津不上输也。胸中寒实而利下不止，是为上下俱寒，生阳俱绝，故仲师以为必死。然用大剂术附以回阳，用法湿之赤石脂禹余粮以止涩下焦，或亦当挽救一二也。

【解析】　本条为胸中寒实内结、脾肾阳气衰竭的腹满危证。与上述三条比较，病机更为复杂，病情更为严重。因本证虚实错杂，上有胸中寒实，下有脏气衰脱，形见肤色萎黄，神为心中烦躁，总之为正虚邪实，阴阳离决之证。此时，若治其寒实，当以温下如大黄附子汤等，正气更加虚脱；若治其虚脱，当以补虚如四逆、理中汤等，邪实更加厉害。治固两难，临床颇为棘手，故预后不良。当然条文中所谓的"死"，是指预后不良。曹颖甫提出用赤石脂、禹余粮、术、附等抢救，可以参考。

望诊是中医诊法之一，在辨神色上尤多论述，如《素问·五脏生成》说"黄如枳实者死","黄如蟹腹者生",说明色黄主脾病,黄色明润有神预后较好,黄色暗淡无神预后不良。本条面色萎黄,暗淡无神,说明脾虚脏衰程度严重。

"躁而不渴",有的注家以"躁"为"燥",从病机上分析仍以"躁"字为妥。躁,即烦躁,细析之,烦为阳证,躁为阴证。渴为热证,不渴为寒证,躁而不渴为阳虚里寒的阴躁证,赵、徐二人以肾阳虚衰解释更为确切。《伤寒论》296条:"少阴病,吐利躁烦,四逆者死。"298条:"不烦而躁者死。"与本条"躁而不渴"同为阴寒内盛、虚阳外扰所致,不仅指心中烦躁,而且主要是指无意识的四肢躁动,故多属险证。

胸寒实,《脉经》作"胃中寒实",条文中未细列症状,任应秋先生释为胸腹部有寒饮停聚。如从《伤寒论》推之,本证很像阴寒邪结的脏结证,因其如结胸状,心下胸腹部胀满疼埔,故云"胸中寒实"。

本条与《金匮要略·黄疸病脉证并治》"腹满,舌痿黄,躁不得睡,属黄家"在病机上同为脾阳虚衰,寒湿内盛,而在病情上更为严重。如参《金匮要略·痉湿暍病脉证治》"湿家下之,额上汗出,微喘,小便利者死,若下利不止者亦死"条文,则更可加深理解。

【原文】 寸口脉弦,即胁下拘急而痛,其人啬啬<sup>①</sup>恶寒也。(五)

【注释】 ①啬啬:形容瑟缩畏寒的状态。

【译文】 寸口见弦脉,病人一定有两胁拘急疼痛,并且有瑟缩颤抖,非常怕冷的症状。

【提要】 本条论述表里俱寒腹满的脉证。

【选注】 程林:弦,肝脉阴也,肝脉循胁里,寒主收引,故胁下拘急而痛,以寒胜于内,阳气不行于外,故外亦啬啬而恶寒也。

尤在泾:寸口脉弦,亦阴邪加阳之象,故胁下拘急而痛,而寒从外得,与跌阳脉弦之两肱痛有别,故彼兼便难而此有恶寒也。

唐容川:首节言跌阳脉,此节言寸口,论脉论证恰是对子。跌阳是胃脉,胃脉见弦,为肝木克土,故其证别见大便难,与气欲上冲也。寸口两手之脉属肺,肺脉见弦为肝木侮肺,故其证别见啬啬恶寒,以肺主皮毛,故见于皮毛而为寒。其实病皆发于肝经,而一侮胃土,一犯肺经,故其兼证有别。

【解析】 关于本条的病因,各家见解并不一致。程林认为"寒胜于内,阳气不行于外",尤在泾认为是"寒从外得"。我们认为后者的说法比较客观,因为首条已经提到跌阳脉弦,胁下疼痛而兼便难,是内的虚寒证,本证不兼便难,反见啬啬恶寒,理解为外寒的侵袭是比较合理的。唐容川更联系五行生克原理来解释首条与本条病机的不同,可以参考。《伤寒论》108条:"伤寒腹满谵语,寸口脉浮而紧,此肝乘脾也,名曰纵,刺期门。"109条:"伤寒发热,啬啬恶寒,大渴欲饮水,其腹必满,自汗出,小便利,其病欲解,此肝乘肺也,名曰横,刺期门。"可见原发病位均在肝脏,一以乘脾,一以乘肺。从而推之,本条证除胁痛、恶寒外,当还有发热、腹满、自汗出、小便利等症状。有的注家认为可用柴胡桂枝汤治疗,可以参考。

【原文】 夫中寒家,喜欠。其人清涕出,发热色和者,善嚏。(六)

【译文】 素体虚寒,中阳不足之人,常常打呵欠,如果出现鼻流清涕,发热,面色如常人,这是由于新受外感的原因,很容易打喷嚏。

【原文】 中寒,其人下利,以里虚也,欲嚏不能,此人肚中寒(一云痛。)(七)

【译文】 体质虚寒之人,感受寒邪以后,大便泄泻。是由于里阳太虚的缘故,想打喷嚏而打不出来,这是属于寒在腹中。

【提要】 上两条论述由于体质不同,寒邪侵犯引起表里证候的不同反应。

【选注】 沈明宗:(前条)此肺经受寒现证也。经谓阴气积于下,阳气未尽,阳引而上,阴引而下,故数欠电。此肺胃虚而受寒,阴盛阳引,喜欠而清涕出,邪气在表,以故发热。因涉肝风主病而无色可征,故色和善嚏。(后条)此脾经受寒现证也。寒中太阴,阴寒湿盛,阳虚不固,其人下利,但通多不足,故为里盛。盖阳和则嚏,而欲嚏不能,乃阴寒凝滞于里,所以肚中痛也。

尤在泾:阳欲上而阴引之则欠,阴欲入而阳拒之则嚏。中寒者,阳气被抑,故喜欠。清涕出,发热包和,则邪不能留,故嚏。中寒而下利者,里气素虚,无为捍蔽,邪得直侵中脏也。欲嚏不能者,正为邪逼,既不能却,又不甘受,于是阳欲动而复止,邪欲去而仍留也。

唐容川:中寒家,内阴外阳,阴引阳入则喜欠。观于欠则人寐,可知其阳入阴也。若其人清涕出,发热色和者,此为外寒来闭,外阴内阳,阴阖阳开,则阳气外发而善嚏。观于嚏则其人醒,可知其人阳出阴也。一欠一嚏,阴阳各别。观下节云,外寒清涕出,便知中寒者清涕不出。观下节发热色和,便知中寒者不发热,色必清白,而不和矣。此中寒外寒之分也。

【解析】 以上两条的主要精神,在于说明同一病因,由于患者体质不同,可以引起表寒和里寒的不同证候,而其预后如何,关键又在于里阳的盛衰。诚如《灵枢·五变》所指出的"一时遇风,同时得病,其病各异","或病此,或病彼",都是由于体质不同,而引起的不同证候。

《灵枢·口问》:"阴气积于下,阳气未尽,阳引而上,阴引而下,阴阳相引,故数欠。""阳气和利,满于心,出于鼻,故为嚏。"根据《内经》精神,可知素体虚寒的人,阴盛阳虚故善欠;体质壮实的人,阳气和利故善嚏。

前条里阳不虚,能抗邪外出,故发热善嚏,表现为外感症状;后条里阳已虚,不能抗邪外出,寒邪入里侵犯脾胃,而为腹痛下利,可知此时未必发热,且因阳虚不和故欲嚏不能,表现为里寒证。文中以发热说明外感,以下利说明里寒。

【原文】 夫瘦人绕脐痛,必有风冷①,谷气不行②,而反下之,其气必冲,不冲者,心下则痞也。(八)

【注释】 ①风冷:贪食生冷,感受寒凉。

②谷气不行:指饮食不化,大便不通。

【译文】 身体瘦弱的病人,脐周围疼痛,这是感受风冷寒邪,因而饮食不能消化,谷气停滞,大便不通,如果误用下法,势必引起腹中气逆上冲,假如气不上冲,结于心下则为痞满之证。

【提要】 本条论述里寒误下后的变证。

【选注】 徐忠可:绕脐痛,风冷稽留之也。瘦人,则更无痰之可疑;设或便难,乃是胃气谷气不行。而反下之，则下焦以本虚而邪袭，又误下以动肾气，则必气冲；设或不冲，是肾中之阳尚足以御之，故脐中风冷，并滞于心下而为痞。

周扬俊：脐位乎阴，绕之而痛，必有所秘而不通者，况瘦人则荣气素薄者乎，或风或冷，其有袭之者矣。风冷既入，则必阳不盛，阳既不盛，孰为消腐水谷？治之者必以辛温之味，鼓散其邪，庶几可已。乃反以寒药下之，则其邪必不服，犹之太阳反下，其气上冲也。经谓气上冲胸，邪在大肠，若不上冲，则其邪尚在于胃。经又谓客气上逆而心下痞也。

尤在泾：瘦人脏虚气弱，风冷易入，入则谷气留滞不行，绕脐疼痛，有似里实，而实为虚冷，是宜温药以助脾之行者也。乃反下之，谷出而风冷不与俱出，正乃益虚，邪乃无制，势必犯上无养，否亦窃据中原也。

曹颖甫：风邪夹寒，由肌腠入，则脾阳为之不运。故表受风寒者，多不欲食，此谷气所由停也。谷食停则浊不行，故绕脐痛，此寒积也。治此者宜四逆理中，否则亦当温下。若误用寒凉，则气必上冲，所以然者，宿食去而风寒不去也。按太阳篇，下之后气上冲者，可与桂枝汤；不上冲者，不得与之。所以然者，气上冲，则风邪不因下而陷，故仍宜桂枝汤。若不上冲而心下痞，便当斟酌虚实而用泻心汤矣。

【解析】　本条主要指出绕脐痛大便不通也有属于虚寒证的。虚寒腹痛的症状，本条未详细罗列，如观前几条当有腹痛喜按，按之不痛，口不渴，舌苔白滑等。大便不通属寒者，后世有冷秘之说，认为多系虚入脏冷而血脉枯、气道涩，阴寒内生，留于肠胃，阴结而阳气不运，大肠传送无力所致。曹颖甫提出用四逆汤、理中汤治疗，尤在泾认为宜用温药以助药行，可知本证当用温化或温通。若误以为热结实证用承气汤类苦寒攻下，则更伤脾胃阳气，造成心下痞结或气向上冲的变证。

对于"气上冲"，各家说法不一。徐忠可认为是肾气攻冲，周扬俊认为是邪在大肠，曹颖甫则以《伤寒论·辨太阳病脉证并治》条文解之。我们认为，气上冲是正气尚有抗药能力的一种表现，如正气不足不能抗药，则会发生心下痞硬的证候。在用药上，曹颖甫的见解可以参考。

【原文】　病腹满，发热十日，脉浮而数，饮食如故，厚朴七物汤主之。（九）

厚朴七物汤方：

厚朴半斤　甘草三两　大黄三两　大枣十枚　枳实五枚　桂枝二两　生姜五两

上七味，以水一斗，煮取四升，温服八合，日三服。呕者加半夏五合，下利去大黄，寒多者加生姜至半斤。

【译文】　病人腹部胀满，发热已十余日，脉象浮且数，饮食如常，应用厚朴七物汤主治。

【提要】　本条论述腹满兼表证的证治。

【选注】　程林：腹满者，内有实热也，十日脉浮而数，浮为在表，表邪未已，欲发热；数为在里，里热能消谷，故饮食如故。与此方荡腹满而除表热。夫表里俱实，当先解表，乃可攻里。今表邪微而里邪盛，故用承气桂枝二汤相合，以和表里，如伤寒之用大柴胡，此其义也。

周扬俊:此有里复有表之证也。腹满而能饮食,亦热邪杀谷之义;发热脉浮数,此表热正炽之时,故以小承气汤治其里,桂枝去芍药以解其表,内外二解,涣然冰释,即大柴胡之意也。以表见太阳,故用桂枝耳。

尤在泾:腹满,里有实也;发热脉浮数,表有邪也;而饮食如故,则当乘其胃气未病而攻之,枳、朴、大黄,所以攻里;桂枝、生姜,所以攻表;甘草、大枣,则以其内外并攻,故以之安脏气,抑以和药气也。

【解析】 本条属于太阳、阳明合病,实属表里同病。一般来说,表里同病,实证应先解表,后攻里;虚证,先温其里,后攻其表,而本证病情虽属于表里同病,但里证重于表证者。如果此时单解其表,则里证为急,单治其里则外邪不解,故采用表里双解。总之,对于表里同病的治疗,不论选用先表后里,先里后表或表里同治法,必须根据表里双方病情的主次缓急轻重来决定。

【验案】 潘某,男,43岁。先由劳动汗出受惊,又以晚餐过饱伤食,致发热恶寒,头疼身痛,脘闷恶心。单位卫生科以藿香正气丸3包,不应,又以保和丸3包,亦无效;仍发热头疼,汗出恶风,腹满而痛,大便3日未解,舌苔黄腻,脉浮而滑。证属表邪未尽,里实已成。治以表里双解为法。用厚朴七物汤:厚朴10g、枳实6g、大黄10g、桂枝10g、甘草3g、生姜3片、大枣3枚;加白芍10g。嘱服两剂,糜粥自养,上证悉除。

【原文】 腹中寒气,雷鸣切痛,胸胁逆满,呕吐,附子粳米汤主之。(十)

附子粳米汤方:

附子一枚(炮) 半夏半升 甘草一两 大枣十枚 粳米半升

上五味,以水八升,煮米熟,汤成,去滓,温服一升,日三服。

【译文】 病人腹内有寒气,就会产生肠鸣音响声大,如刀切样地腹中剧痛,并且逆气上攻,还可引起胸胁胀满,呕吐,可用附子粳米汤主治。

【提要】 本条论述虚寒腹满痛的证治。

【选注】 喻嘉言:腹中寒气奔迫,上攻胸胁,以及于胃,而增呕逆,顷之胃气空虚,邪无所砥,彻入阳位则殆矣。是以除患之机,所重全在胃气,乘其邪初犯胃,尚自能食,而用附子粳米之法,温饱其胃,胃气温饱,则土厚而邪难上越,胸胁逆满之浊阴,得温无敢留恋,必还从下窍而出,旷然无余,此持危守巅之手眼矣。

附子

尤在泾:下焦浊阴之气,不特肆于阴部,而且逆于阳位,中土虚而隄防彻矣。故以附子辅阳驱阴,半夏降逆止呕,而尤赖粳米、甘、枣,培令土厚,而使敛阴气也。

程林：《灵枢》经曰：邪在脾胃，阳气不足，阴气有余，则寒中肠鸣腹痛。盖脾胃喜温而恶寒，寒气客于中，奔迫于肠胃之间，故作雷鸣切痛，胸胁逆满呕吐也。附子粳米汤散寒止逆。疗寒以热药，腹中寒气非附子辛热不足以温之；雷鸣切痛非甘草、大枣、粳米之甘不足以和之；逆满呕吐非半夏之辛不足以散之；五物相需而为佐使。

王旭高：此益胃通阳温肾之剂，夏、甘、粳米、大枣，皆脾胃药也，加入附子一味，通彻上下，上可散寒止呕，下可温经定痛，真神方也。

【解析】《素问·举痛论》："寒气客于肠胃，厥逆上出，故痛而呕也。"《灵枢·五邪》："邪在脾胃，阳气不足，阴气有余，即寒中肠鸣腹痛。"说明脾胃阳虚，寒气上逆，造成腹痛、呕吐、肠鸣的病证，本条正为此而设，各家注释基本正确。此外，本证还应有四肢逆冷、脉象沉紧、舌苔白等寒证现象。细析之，条文中"腹中寒气"言证之因，"雷鸣切痛"言证之本，"胸胁逆满，呕吐"，言证之标，"附子粳米汤"言证之治。

程、王二人对附子粳米汤做了详细方解，这里仅做些补充。仲景回阳救逆都用生附子，温阳散寒止痛都用炮附子。因证属脾胃阳虚、阴寒内盛，故用炮附子温阳散寒止痛。半夏降逆止呕，但考虑到附子、半夏药性相反，故用甘草、大枣、粳米等以缓和药性。同时呕吐往往伤阴，用草、枣、粳米和胃，还有甘缓和阴的意义。

【原文】 痛而闭者，厚朴三物汤主之。（十一）

厚朴三物汤方：

厚朴八两　大黄四两　枳实五枚

上三味，以水一斗二升，先煮二味，取五升，内大黄，煮取三升，温服一升。以利为度。

【译文】 病人腹部胀满疼痛，大便闭结不通，可用厚朴三物汤主治。

【提要】 本条论述胀重于积的腹满的证治。

【选注】 周扬俊：此又言痛之实证也。闭者，气已滞也、塞也。经曰通因塞用，此之谓也。于是以小承气通之，乃易其名为三物者，盖小承气君大黄以一倍，三物汤君厚朴以一倍者，知承气之行，行在中下也，三物之行，因其闭在中上也。绎此可启悟于无穷矣。

尤在泾：痛而闭，六腑之气不行矣。厚朴三物汤与小承气同，但承气意在荡实，故君大黄，三物意在行气，故君厚朴。

陈修园：上用厚朴七物汤，以其发热，尚有表邪也，今腹痛而不发热，只是大便闭者，为内实气滞之证也，通则不痛，以厚朴三物汤主之。

陈灵石：此方减大黄者，必先通便，便通则肠胃畅而脏腑气通，通则不痛也。

【解析】 "痛而闭"，即所谓腹部胀满疼痛，而则兼大便不通。"闭"字既是病机，又是症状。本条叙症较简，但从厚朴三物汤测知，此属于实热内积，气滞不行，且气滞重于积滞者。方中厚朴行气泄满；大黄、枳实去积通便，故适用于内实气滞之证。

厚朴三物汤即小承气汤重用厚朴，药味相同，而用量不同，故主治有别。小承气汤重用大黄,主要在于攻下;厚朴三物汤重用厚朴,主要在于行气除满。

【验案】 病人,男,57岁。1993年3月20日就诊。有胃痛史20余年,间歇性发作,伴烧心泛酸,有时大便呈黑色。4d前突然发热恶寒、头身疼痛,2d后寒热渐平,但腹痛胀满,呈阵发性加剧,呕吐频作,每因进食或饮水而诱发,呕吐物初为食物和黏液,后为黄绿色液体。服中西药物效果不显,3月20日来我院外科就诊,经X线腹部透视,发现肠腔内有大量气体和液平面。诊断:完全性单纯性肠梗阻。建议立即手术治疗,病人惧怕手术,邀吾师赵广安诊治。症见:患者烦躁不安,腹胀、疼痛,自觉有气体在腹内冲动,达右上腹时疼痛剧烈,大便2d未行,亦无矢气,小便量少色赤。切诊腹痛拒按,听诊肠蠕动音高亢。舌质略赤、苔黄燥,脉沉滑。辨证:初为寒邪袭表,入里化热,与胃肠郁热搏结,致使肠道燥屎内结而腑气不通。《金匮要略》云:"痛而闭者,厚朴三物汤主之。"急用厚朴三物汤通腑下气、泻热导滞。处方:厚朴100g,枳实30g、大黄15g(后入),水煎分2次服。1剂后腹中矢气频频,随后泻下燥屎及黏液。3剂后诸症消失,再予健脾和胃药3剂调理而愈。

【原文】 按之心下满痛者,此为实也,当下之,宜大柴胡汤。(十二)

大柴胡汤方:

柴胡半斤 黄芩三两 芍药三两 半夏半升(洗) 枳实四枚(炙) 大黄二两 大枣十二枚 生姜五两

上八味,以水一斗二升,煮取六升,去滓,温服一升,日三服。

【译文】 用手按压病人心下胃脘两胁部,病人感到胀满而疼痛,此属于实证,应用下法,用大柴胡汤治疗。

【提要】 本条论述腹满实证病位在心下的证治。

【选注】 徐忠可:此亦两解之方,但此为太阳已传少阳者言也。谓按之心下痛,此有形为病,故曰实而当下。用大柴胡者,不离于小柴胡之和解而稍削其有形之邪耳。

沈明宗:此验上实治法也。心下即胃之上脘,若按之心下满痛,乃胃中邪热食壅,则当下之:但邪居上脘,稍连于表,表里两持,攻发难施,故用大柴胡汤,使上邪还从表出,内邪从下而出,轻圆活泼之妙耳。

尤在泾:按之而满痛者,为有形之实邪,实则可下。而心下满痛,则结处尚高,与腹中满痛不同.故不宜大承气而宜大柴胡。承气独主里实,柴胡兼通阳痹也。

魏念庭:此为邪实而且夹热者言也,按之心下满痛,邪犹盛在上焦之阳分,即有便闭,故当大柴胡以两解,仲景已叙之《伤寒论》中太阳篇矣,云伤寒十余日,热结在里者,与大柴胡汤主之。宜下之而不用大承气乃出大柴胡者,正与《伤寒论》篇中所言相符也。

【解析】 本条文较简单,仅"按之心下满痛"一句,以此辨别,似嫌不足。参考《伤寒论》大柴胡汤条文:"太阳病,过经十余日,反二三下之,后四五日,柴胡证仍在者,先与小柴胡。呕不止,心下急,郁郁微烦者,与大柴胡汤下之则愈。""伤寒十余日,热结在里,复往来寒热者,与大柴胡汤。""伤寒发热,汗出不解,心中痞硬,呕吐而下利者,大柴胡汤主之。"可见心下急结满痛为大柴胡汤证指征。所谓心下急结满痛,即胸胁上腹部疼痛急迫,胀满不舒。在临床上还往往伴有心中烦躁、大便秘结、呕吐、寒热往来。大柴胡汤目前临床用于急性肝胆疾患,疗效卓著。

对于大承气汤和大柴胡汤的区别,注家均甚明晰。承气主治大肠实热燥屎内结,腹中满痛,病位在中下腹;大柴胡汤主治心下热结,兼有少阳证候,病位在上腹胸胁。故一以攻下通里,一以和解攻下。尤在泾"承气独主里实,柴胡兼通阳痹"一句可谓切当。所谓阳痹者,阳在上部,痹为阻塞也。

**【原文】** 腹满不减,减不足言,当须下之,宜大承气汤。(十三)

**大承气汤方**(见前痉病中)

**【译文】** 病人腹部胀满甚剧,呈持续性不见减轻,即使减轻一点,也微不足道,病人也感觉不出,这是里实证,应用攻下之法治疗,大承气汤主治。

**【提要】** 本条论述实证腹满的临床特点及治法。

**【选注】** 徐忠可:前有腹满时减当温之一条,故此以减不足言者别之。见稍减而实不减,是当从实治,而用大承气,此比三物汤多芒硝,热多故耳。

沈明宗:此实满之方也。腹满,昼夜不减为实,时或虽减,亦不足为减,曰减不足言,非似虚满时减复如故也。然邪正气实,犹如两国相持,终有一败,唯恐正气垂绝,故宜大承气峻涤其邪耳。

尤在泾:减不足言,谓虽减而不足云减,所以形其满之至也,故宜大下,以上三方,虽缓急不同,而攻泄则一,所谓中满者,泻之于内也。

《医宗金鉴》:腹满时减时满,虚满也;腹满常常而满,实满也。腹满不减,减不足言,谓腹满不减,虽减不过稍减,不足言减也。虚满当温,实满当下,故宜大承气汤下之,此治实满之法也。

**【解析】** 本条仲景于《伤寒论·辨阳明病脉证并治》阳明病篇已载,可见辨腹满减与不减的重要性,注家于此已详尽发挥。然"减不足言"一语,大多随文解释,如说"虽减而不足云减"或"稍减而实不减"等。其实腹满须用大承气汤者,多由燥屎内结,根本没有减轻的时候。我们认为,"减不足言"在这里是插笔法,意味着腹满不减是实证,当须下之;若有减轻时,即为"腹满时减"的虚证,与本条病情不合,不足言实证。

本条文字简练,为便于临床应用,宜参考《伤寒论》有关腹满用大承气的条文,以备对照。"阳明病,脉迟,虽汗出,不恶寒者,其身必重。短气,腹满而喘,有潮热者,此处欲解,可攻里也。手足濈然汗出者,此大便已硬也,大承气汤主之。"(208条)"大下后,六七日不大便,烦不解,腹满痛者,此有燥屎也,所以然者,本有宿食故也,宜大承气汤。"(241条)"少阴病,六七日,腹满不大便者,急下之,宜大承气汤。"(322条)更有"腹微满,初头硬,后必溏,不可攻之。"(238条)。从以上条文可知,腹满痛不是用承气汤的唯一条件,还必须具备日晡潮热、烦躁、手足濈然汗出、不恶寒、不大便多日,且腹部满痛拒按,甚至腹部按之有粪块等症状。反之,若腹微满,大便亦通,且初头硬后溏则不可攻下。另从《金匮要略》用大承气汤来看,痉病、下利、腹满、产后恶露不尽而发热,也都是急症。所以必须掌握腹满实证用承气汤的指征。本篇腹满实证主要有四个方证,厚朴七物、厚朴三物、大柴胡、大承气汤正。厚朴七物汤证表里同病，腹满兼有发热，故表里双解；三物汤证纯为里实，腹满更闭，气滞不通，故重用厚朴行气，大黄枳实通便；大柴胡汤证病位较高，腹满偏于上腹和胸胁部，且往往兼有寒热往来，胸胁苦满，故以大柴胡汤和解表里；大承气汤证痞满燥实坚，为腹满里实之严重者，病位偏于中下腹部，故以大承气汤通里攻下。虽均为下法，而兼证不一，表里不同，缓急各异，病位高下有别，可见仲景用药之法度。

又腹满实证诸方皆用大黄通便攻下。再参考书诸篇凡腹满实邪所致者无不用大黄，如痰饮腹满之己椒苈黄丸，黄疸腹满之大黄硝石汤，妇人产后腹满之大黄甘遂汤。由此可知，腹满当下主药为大黄。不过配伍不同，功效也有所不同，如大黄配甘遂则攻水，配葶苈则泻痰，配山栀、黄柏则利湿退黄，由此可见通便攻下法主治范围的广泛。

【原文】 心胸中大寒痛，呕不能饮食，腹中寒，上冲皮起①，出见有头足，上下痛而不可触近，大建中汤主之。（十四）

大建中汤方：

蜀椒二合（去汗） 干姜四两 人参二两

上三味，以水四升，煮取二升，去滓，内胶饴一升，微火煎取一升半，分温再服，如一炊顷②，可饮粥二升，后更服，当一日食糜③，温覆之。

【注释】 ①上冲皮起，出见有头足：是形容腹中寒气攻冲，腹皮突起如头足样的块状物上下冲动。

②如一炊顷：约当烧一餐饭的时间。

③食糜：指吃粥。

【译文】 病人心胸部寒邪极盛，发生剧烈疼痛，呕吐不能进饮食。腹中寒气攻冲，将腹壁冲起，出现有头足样的块状物，在腹壁内往来鼓动，上下移动疼痛，不能用手触近，可用大建中汤主治。

【提要】 本条论述虚寒腹满的证治。

【选注】 沈明宗：此心胃受寒，引动下焦阴气上逆而痛也。中上二焦，气虚受寒，故心胸中大寒痛；寒邪引动下焦阴气，而挟冲脉上逆，则痛呕不能饮食，故上冲皮起，出见似有头足之状，即《内经》按之喘动应手之类也。邪气充斥三焦而为寒实，故上下痛而不可触近。方用人参、胶饴、干姜，建其中气，而温散胸膈之寒；蜀椒能达浊阴下行，俾胃阳充而寒散痛止。此非肾经虚寒直中，故不用桂附回阳耳。

尤在泾：心腹寒痛，呕不能饮食者，阴寒气盛而中土无权也；上冲皮起，出现有头足，上下痛而不可触近者，阴凝成象，腹中虫物乘之而动也。是宜大建中脏之阳，以胜上逆之阴，故以蜀椒、干姜温胃下虫，人参、饴糖安中益气也。

《医宗金鉴》：心胸大寒痛，谓腹中上连心胸大痛也，而名大寒痛者，以有厥逆脉伏等大寒证之意也。呕逆不能饮食者，是寒甚格拒于中也，上冲皮起出见有头足者，是寒甚拒坚于外也。上下痛不可触近，是内而脏腑，外而经络痛之甚也，亦由寒之甚也。蜀椒、干姜大散寒邪，人参、饴糖大建中虚，服后温覆令有微汗，则寒去而痛止，此治心胸中之寒法也。

唐容川：上节主言腹满者当下，此节便举腹满者当温，一是大热，一是大寒，对举以为衡，而后能于同中辨异也。谨按此篇，节节皆是对勘之文，故必有风冷一节方言不可下，而厚朴七物汤一节，即以当下者较之，才用七物汤下之，旋即出附子粳米汤之证又以为当温。盖同是腹满，而饮食如故则当下，饮食呕吐则又当温；痛而雷鸣呕吐则当温，痛而闭实则当下。故下文又出三物、大柴胡、大承气证以比较之。数方主下者，皆以其腹满；然而腹满又有大寒之证，其满更甚，似乎可下，而痛呕不食，与闭实能食者有别，又当大温，宜用大建中。节节对勘，层层驳辨，学者知此，乃可以读仲景之书。

【解析】　本条为脾阳衰微、阴寒内盛的腹满痛证，与附子粳米汤条同见腹痛、呕吐，病机虽相同，然由于病势的不同，在主治证候、用药上亦有所区别。兹列表比较如下。

大建中汤证比附子粳米汤证在病位、病势、症状上广泛且严重，在用药上各方面都有所加强。所以张路玉说："虚为积聚之治，此方最力。"如比较二方组成，治虚寒性腹痛，附子不如干姜；治虚寒性呕吐，半夏不如蜀椒；温养脾胃，甘草、粳米、大枣不如人参、饴糖。

关于"上冲皮起，出见有头足，上下痛不可触近"，各家都认为是寒气攻冲的现象，尤在泾认为是虫动，此说虽不尽然，但蛔虫因脏寒而动，甚则吐蛔确是事实，大建中汤能治蛔虫腹痛。

又"上下痛而不可触近"，似是"按之痛者为实"的实证，然全面辨证，本条尚有呕吐不能饮食的脾胃虚寒证候。诚如程门雪先生说："上下痛而不可触近者，是无形之虚气，故宜温寒补虚。"如推敲《医宗金鉴》分析，大寒痛还应有四肢逆冷、脉象沉伏等，则更为全面。唐容川把全篇前后条文贯穿起来分析，对掌握辨证施治，不无裨益。

大建中用人参、干姜、蜀椒，纯为辛甘之品，扶阳驱阴，用治阴寒内盛彻于上下的大寒痛；小建中用桂枝、白芍、甘草，酸辛甘并用，调和阴阳，用治阴阳失调上热下寒的虚劳腹痛，均培建中气，而作用大小缓急不同。

又附子粳米汤和大建中汤虽有缓急不同的适应证，但有时也可同用。如《外台必要》引《小品》解急蜀椒汤，即附子粳米汤加蜀椒、干姜，治寒疝心痛如刺，绕脐腹中寒痛，自汗出欲绝；又疗心腹痛，困急欲死，解结逐寒，上下痛良。

【原文】　胁下偏痛，发热，其脉紧弦，此寒也，以温药下之，宜大黄附子汤。（十五）

大黄附子汤方：

大黄三两　附子三枚（炮）　细辛二两

上三味，以水五升，煮取二升，分温三服；若强人煮取二升半，分温三服。服后如人行四、五里，进一服。

【译文】　病人胁下偏于一侧疼痛，发热，脉象紧而弦，是寒邪凝聚腹中，应用温下法治疗，宜大黄附子汤主治。

【提要】　本条论述寒实腹满的证治。

**【选注】** 周扬俊:此寒邪之在中下二焦也。胁下属厥阴之部分,于此偏痛,必有所积,积而至于发热,其为实可知也。乃视其脉不滑数而紧弦,洵为阴脉,果是阴邪结于阴位矣。且紧属痛,固因寒而痛,弦为实,亦因寒而实,故非下则实不去,非温则寒不开,然肝肾同一治也。厥阴之实,系少阴之寒而实,苟不大用附子之热,可独用大黄之寒乎。入细辛者,通少阴之经气也,以寒实于内而逼阳于外也。或里有寒,表有热,俱未可定也。仲景于附子泻心汤中,既用三黄,复用附子,以畏寒汗出,阳气之虚在于外也。此大黄附子汤,阴气之结深于内也,然则痞证用三黄,固正治之法,偏痛用大黄,岂非从治之法乎。合观之,知有至理存焉矣。

尤在泾:胁下偏痛而脉紧弦,阴寒成聚,偏着一处,虽有发热,亦是阳气被郁所致。是以非温不能已其寒,非下不能去其结,故曰宜以温药下之。程氏曰:大黄苦寒,走而不守,得附子、细辛之大热,则寒性散而走泄之性存是也。

《医宗金鉴》:腹满而痛,脾实邪也;胁下满痛,肝实邪也;发热若脉数大,胃热实邪也。今脉紧弦,脾寒实邪也,当以温药下之,故以大黄附子汤下其寒实,方中佐细辛者,以散其肝实,此下脾肝寒实之法也。

唐容川:当温者不可下,当下者不可温,上数方一寒一热,反观互证,所以明其别也。然又有当温复当下,当下复当温者,是又宜温下并行,不可执着,故特出大黄附子细辛汤之证治,以见温之与下,或分或合,总随证为转移,而不可拘泥也。

《千金衍义》:少阴病始得之,反发热脉沉,用麻黄附子细辛汤,以治太阳少阴之两感。此治胁下偏痛,发热脉紧,变表法为下法,立大黄附子汤,以治寒从下上之瘕积。赖附子把守真阳,不随汗下亡脱。设无发热外证,岂不可变大黄附子甘草之治乎?

**【解析】** 关于此条证中的"发热",有人认为本证是脾虚寒盛,中焦运化失职,宿食停积胃肠所致,脾寒不能为胃行其津液,胃肠积滞化燥则"发热",脾中有寒,胃肠有热,寒热尤如水火不容。故因胃肠有热,脾中寒气下行胃肠之大腹,而逆于肝经之胁下,则胁下偏痛;由于其本在脾,其标在胃,脾寒而胃(肠)热,故治当标本同治,寒温并用,以大黄附子汤温下为宜。仅供参考。

对于寒实内结之证,多由病人素体虚寒,阳气不运,积滞内停所致,是为正虚邪实之候。所以在用本方时,可根据病情酌情加减,也可用后世《本事方》中的温脾汤(附子、干姜、桂心、厚朴、大黄、甘草),或《千金方》温脾汤(大黄、附子、干姜、人参、甘草)。在药物组成方面更为周到,可以采用。

本证的辨证关键是腹痛、大便不通。因此预后的好坏,亦以服温下剂后大便是否通利为前提。如服温下药后大便通利,则可转危为安,若服后大便仍不通,反增呕吐,肢冷,脉转细者,是病情已趋恶化。因此我们要掌握辨证关键,仔细观察病情发展,给予及时处理。

**【验案】** 谢某,男,35岁。1993年12月4日初诊。自述:午饭因贪食生冷,遂致腹痛,绕脐而作,按之痛甚,恶心欲呕,唇青肢冷,舌质淡,苔白厚脉,沉弦。询其病史,乃知患者12年前因严冬进食凉地瓜使然,屡发屡治,然终未根愈。痛休期间作胃肠钡餐诸项检查均无异常发现,统观病史及以往治疗,诊为寒实腹痛。治宜温经散寒通便止痛。拟大黄附子汤加味:大黄 20g(后入),附子 20g(先煎),细辛 6g,吴茱萸 10g,半夏 2g,生姜 20g。1 剂,水煎顿服。药后 30min 许自觉胸腹有热感,同时肠鸣,继而泻下 2 次,首次为稀便,第 2 次间隔 50min 泻下大量脓样物,随之痛、呕俱止,唇红、肢温。次日复诊,苔仍白厚,脐周按之仍有痛感,知其宿疾未尽,命其隔日更进剂,以收除恶务尽之功。处方:大黄(后入)5g、附子(先煎)25g、细辛 10g、沉香 2g,(冲服)水煎服。药后大便 3 次,始为白色黏冻样物,后杂有少量血便。再诊,苔薄白,腹部按之柔软而不痛。此乃寒积已除,改用四君子汤 5 剂以善其后。随访 3 年未复发。

【原文】 寒气厥逆①,赤丸主之。(十六)

赤丸方:

茯苓四两　乌头二两(炮)　半夏四两(洗)一方用桂　细辛一两《千金》作人参

上四味,末之,内真朱②为色,炼蜜丸如麻子大,先食酒饮下三丸,日再夜一服;不知,稍增之,以知为度。

【注释】 ①厥逆:一言病机,又言症状。《伤寒论·厥阴篇》云:"凡厥者,阴阳气不相顺接便为厥。厥者,手足逆冷者是也。"

②真朱:即朱砂。

【译文】 寒气过盛,阴阳之气不相顺接,出现四肢厥冷等症状,应用赤丸主治。

【提要】 本条论述寒饮厥逆的治法。

【选注】 沈明宗:此治心胃寒郁之方也。寒气内客,郁遏胃阳,不行于四肢,故致厥逆。用乌头、细辛,善驱在里寒风;茯苓渗湿,助半夏消痰而和脾胃;以真朱为色者,即朱砂为衣,取其护心而镇逆也。

尤在泾:寒气厥逆,下焦阴寒之气厥而上逆也。茯苓、半夏降其逆,乌头、细辛散其寒,真朱体重而色正,内之以破阴去逆也。

黄元御:寒气厥逆,寒气在内手足厥冷也。四肢秉气于脾胃,寒水侮土,四肢失秉,足以厥逆。寒水上凌,心火渐败,是宜泄寒水而护心君,茯、乌泄水而驱寒湿,辛、夏降浊而下冲气,真朱保护心君而止疼痛也。

《方极》:赤丸,治心下悸,有痰饮,恶寒或微厥者。

《类聚方广义》:疝家胁腹挛痛,恶寒,腹中漉漉有声,呕而眩悸,其证缓者,常用此方为佳,若不能酒服者,以白汤送之。

陆渊雷:此方见《千金·卷十六·痼冷积热门》,主疗同。然但云寒气厥逆,则证不备具,依方,当有水气之变。水为阴类,其在胃肠内者,古人谓之痰饮。治痰饮,大法宜温药,故曰寒气。

【解析】 本条叙证简略,《脉经》无此条,《医宗金鉴》认为条文有脱简。从药效推测,可知本条病情为脾肾虚寒,水饮上逆所致。由于脾肾阳虚,水饮内盛,寒气挟水饮上逆,故腹痛;阳气虚弱,不能外达于四肢,故手足逆冷;此外,尚兼呕吐、心悸等症,治以赤丸散寒止痛,化饮降逆。方中乌头、细辛温阳散寒止痛;茯苓、半夏化饮降逆;朱砂宁心安神,共奏温阳散寒,化饮降逆之效。

方中朱砂,是记载应用的第一方,虽为辅药,但功能镇降寒气,宁心安神,用意颇妙。后世在此基础上对朱砂的应用不断发展。但此药有毒,临床运用时应小量,无持久。

【验案】 黄某,28岁。2005年4月14日初诊。自初潮始痛经剧烈不断已13年,伴恶心呕吐,出冷汗。腹部喜温喜按,腰酸痛,月经量正常、色暗红、有血块,经前乳房胀痛,带白、无异味,纳可,口臭,二便调。末次月经4月1日。月经史:15岁初潮,经期7d,月经周期30~34d。舌淡红、苔薄白,脉细。妇科检查:外阴(一),阴道通畅,宫颈光滑,宫体后位,活动,质中,压痛。西医诊断:①痛经。②子宫内膜炎。治以温经散寒,清热调冲。予乌梅丸加味。药用:乌梅、当归各9g,细辛、干姜、炒黄柏各5g,黄连、川椒各3g,桂枝、淡附片各5g,党参10g。5剂,隔日1剂,水煎服。4月28日二诊:外感咳嗽有痰4天。舌淡红、苔薄腻,脉细。易方为赤丸合当归四逆汤加味温经散寒,化痰止咳。药用:茯苓、半夏、炒白芍、百部各10g,淡附片、细辛、通草、炙甘草各5g,当归9g,桂枝6g,大枣6个,7剂。5月5日三诊:4月29日月经来潮,经期无痛经。来诊当天经水已,咳嗽已除,舌脉如上。守上方去百部,续进4剂,隔日服1剂。

【原文】 腹痛,脉弦而紧,弦则卫气不行,即恶寒,紧则不欲食,邪正相搏,即为寒疝。

寒疝绕脐痛,若发则白汗出,手足厥冷,其脉沉紧者,大乌头煎主之。(十七)

乌头煎方:

乌头大者五枚(熬,去皮,不㕮咀)

上以水三升,煮取一升,去滓,内蜜二升,煎令水气尽,取二升,强人服七合,弱人服五合。不差,明日更服,不可一日再服。

【译文】 病人腹痛,脉象弦而紧,弦是阳虚,卫气不能运行于外,所以恶寒;紧是寒凝,胃阳被困,所以不欲食,寒邪与正气相搏击,就发为寒疝病。其主要症状为绕脐周围疼痛,如果剧烈发作则伴有出冷汗,手足冰凉发冷,脉象变为沉紧,用大乌头煎治疗。

【提要】 本条论述寒疝的病因病机和证治。

【选注】 徐忠可:此寒疝之总脉证也。其初亦止腹满,而脉独弦紧,弦则表中之卫气不行而恶寒,紧则寒气痹胃而不欲食,因而风冷注脐,邪正相搏而绕脐痛,是外之阳、胃中之阳、下焦之阳皆为寒所痹,因寒脐痛故曰疝。至发为白津出,寒重故冷涩出;手足厥冷,厥逆也;其脉沉紧是寒已直入于内也,故以乌头一味,合蜜顿服之,此攻寒峻烈之剂,即后人所谓霹雳散也。

魏念庭:平素阳虚阴盛,积寒在里,以召外寒,夹杂于表里而为患者也。表里之寒邪既盛,而正阳与之相搏,寒邪从下起,结聚于至阴之分而寒疝成矣。寒疝既成,伏于少腹,绕脐痛苦,发止有时,发则白津出,津似汗而非汗也,此汗本下部虚寒,阴邪逼迫外越,故以白津二字形容之,理至微也。及阴寒积久而发,四肢厥冷,脉得沉紧,何非寒厥之气为患也耶?乌头辛热,逐寒邪,开阴闭,专用建功,单刀直入,竟趋虎穴,此取效之最经捷者也;唯恐燥烈伤阴,故于服法又分弱强人,并申一日不可再服之戒也。

尤在泾：弦紧脉皆阴也，而弦之阴从内生，紧之阴从外得。弦则卫气不行而恶寒者，阴出而痹其外之阳也；紧则不欲食者，阴入而痹其胃之阳也。卫阳与胃阳并衰，而外寒与内寒交盛，由是阴反无畏而上冲，阳反不治而下伏，所谓邪正相搏，即为寒疝者也。绕脐痛，发则白津出，手足厥冷，其脉沉紧，皆寒疝之的证。白津，汗之淡而不咸者，为虚汗也，一作自汗亦通。大乌头煎大辛大热，为复阳散阴之峻剂，故云不可一日更服。

《医宗金鉴》：疝病犯寒即发，故谓寒疝也。其病发则绕脐少腹急痛，恶寒汗出，手足厥冷，不欲食，脉弦而紧，主急主痛，此寒疝应有之脉证也。主之乌头煎者，是专以破邪治标为急，虚实在所不论，故曰强人服七合，弱人服五合也。

程林：乌头大热大毒，破积聚寒热，治脐间痛，不可俯仰，故用以治绕脐疝痛苦。治下焦之药味不宜多，多则不专，此沉寒痼疾，故以一味单行，则其力大而厚，甘能解药毒，故纳蜜以解乌头之大热大毒。

【解析】　本条主要讨论寒疝的病因、病机、典型证候和治法。

寒疝病名源于《内经》。如《素问·长刺节论》："病在少腹，腹痛不得大小便，病名曰疝，得之寒。刺少腹两股间，刺腰髁骨间，刺而多之，尽炅病已。"《素问·平人气象论》："脉急者曰疝瘕少腹痛。"可见寒疝为少腹寒气结聚，发作剧烈，腹痛甚不得二便，脉急之证。因气实寒薄所致，治疗以针刺腰腹、腰背部穴位为主，多刺至少腹尽热乃止针。在《内经》中还有五脏疝、癫疝、㿉狐、狐疝、卒疝、冲疝等，认为与足厥阴肝经和任督脉病变有关。可见《内经》的疝病较为广泛，总结起来可分两种，一为剧烈发作性腹痛，一为外生殖器肿痛，寒疝属前者，故与后世的小肠疝气、外生殖器肿痛不可混同。《诸病源候论》指出寒疝腹痛"由阴气积于内，寒气结搏而不散，腑脏虚弱，故由风邪冷气，与正气相搏，则腹痛里急"，更补充了《内经》《金匮要略》寒疝病机论述的不足。后世有人将寒疝混同于一般的疝气，如楼氏《医学纲目》："疝名虽七，寒疝则疝之别名也。"我们认为这种说法是不恰当的。

同时还必须指出，寒疝与寒性腹满痛，虽同由寒气凝聚所致，在症状上又相似，但在病位、疼痛程度、脉象、治疗方药上各有其相对独立性。

关于"白津"，各注家意见不一。《脉经》《千金要方》作"白汗出"，《诸病源候论》作"自汗出"。而林亿校本作"白津出"。丹波元简《金匮玉函要略辑义》作"白汗出"解，"此云白汗出者，盖不堪痛苦之甚"。《医宗金鉴》："其白汗之白字，当是自字。"作"自汗出"解。尤在泾《金匮要略心典》仍作"白津"解，并云："白津，汗之淡而不咸者，为虚汗也；一作自汗亦通。"程林《金匮要略直解》作"冷汗"解。蔡陆仙《中国医药汇海》也作"白津"解，认为"白津与冷涎相似"。胡毓秀《金匮要略集注折衷》："白津出与妇人浊带，男子遗精相似，肝肾阳衰不能收涩水津，则胞中水津自前阴泄出。"陈灵石《金匮方歌括》："白津者汗淡不咸，或未睡时泄精漏精，大便下如白痰，苔猪脂状，俱名白津。"

综上所述，白津出，有白汗、白津、自汗三种不同的提法。对于白津，尤在泾认为是虚汗，蔡陆仙认为是冷涎，胡毓秀认为是浊带遗精从小便出，陈灵石认为是淡汗或遗精漏精、大便下白痰。而丹波元简根据《内经》《淮南子》认为是白汗，近代注家如陆渊雷、二版教材、南京译释本等均从之。

考《内经》无"白津"，唯《素问·经脉别论》有"厥气留薄，发为白汗"，景岳《类经》有"逆气不散则留薄于经，气虚不固则表为白汗"，张志聪《集注》有"厥逆之气，留薄于心下，则上迫于肺，故发为白汗"。都说明白汗的成因，是由于阴寒厥逆之气逼迫，肺气虚，腠理不固所发，与本条类同。又《素问·阴阳别论》《素问·生气通天论》均有"魄汗未藏"，"魄汗未尽"之句，"魄"与"白"声近义同，皆谓有所逼迫而汗出之义，可供参考。所以我们认为白津应作白汗解，为剧烈疼痛以致汗出者。

【原文】　寒疝腹中痛，及胁痛里急者，当归生姜羊肉汤主之。（十八）

当归生姜羊肉汤方：

当归三两　　生姜五两　　羊肉一斤

上三味，以水八升，煮取三升，温服七合，日三服。若寒多者，加生姜成一斤；痛多呕者，加橘皮二两、白术一两。加生姜者，亦加水五升，煮取三升二合，服之。

【译文】　寒疝病人，如果腹中疼痛拘急，且牵引两胁作痛，主用当归生姜羊肉汤治疗。

【提要】　本条论述血虚所致寒疝的证治。

【选注】　徐忠可：寒疝至腹痛胁亦痛，是腹胁皆寒气做主，无复界限，更加里急，是内之营血不足，至阴气不相荣，而敛急不舒，故以当归羊肉兼补兼温，而以生姜之散其寒，然不用参而用羊肉，所谓"形不足者，补之以味也"。

《医宗金鉴》：寒疝，腹中痛及胁痛里急，脉见沉紧，较之绕脐苦痛轻矣，且无恶寒汗出，手中厥冷，故不用乌头煎之大温大散，而用当归生姜羊肉汤养正为本，散寒为次。此治寒疝之和剂也，服乌头煎病势退者，亦当与之。

尤在泾：此治寒多而血虚者之法。血虚则脉不营，寒则脉绌急，故腹胁痛而里急也。当归、生姜温血散寒，羊肉补虚益血也。

沈明宗：此连冲脉为疝，治当温补也。肝木受邪，乘脾则腹中痛；本经之气不疏，故胁办痛；连及冲脉，则里急矣。所以当归补养冲任而散风寒，羊肉温补营卫之气，俾邪散而痛自止。方后云：痛多而呕，乃肝气上逆临胃，故加橘、术补之。

【解析】　寒疝多因阳虚寒盛，经脉拘急所致，致病之因往往偏于寒。而本证用当归生姜羊肉汤治疗，则为血虚气弱，寒自内生所致，致病之因偏于虚。心主血，肝藏血，脾统血，气为血之帅，血为气之母，血主濡之，气主煦之。血虚则气弱，寒气内生，筋脉拘急而产生疼痛。肝脉急则胁痛，脾脉虚则腹痛，其特点：病势轻缓，喜温喜按。治以当归生姜羊肉汤养血散寒。

大乌头煎与当归生姜羊肉汤同治寒疝，前者阴寒痼结，此疝偏于寒；后者气血虚有寒，彼疝偏于虚。当归生姜羊肉汤中当归入肝活血养血行血中之滞，生姜辛温入中土以散寒，羊肉性温，为血肉有情之品入心经以补虚生血。此方妙在无劫阴碍阳之弊，对于血虚有寒之证无不用之，临床对于妇人产后腹痛及虚劳不足等，均有较好疗效。

【原文】　寒疝腹中痛，逆冷，手足不仁，若身疼痛，灸刺诸药不能治，抵当①乌

头桂枝汤主之。（十九）

乌头桂枝汤方：

乌头

上一味，以蜜二斤，煎减半，去滓，以桂枝汤五合解之②，得一升后，初服二合，不知，即服三合；又不知，复加至五合。其知者，如醉状，得吐者，为中病。

桂枝汤方：

桂枝三两（去皮）　芍药三两　甘草二两（炙）　生姜三两　大枣十二枚

上五味，剉，以水七升，微火煮取三升，去滓。

【注释】　①抵当：有四释。一言直击其当攻之地，《广雅·释诂三》："当者，直也。"《汉书·杜钦传》："抵者击也。"二作抵御、抵挡（《辞海》）。三谓犹"至当、极当"（任应秋《金匮要略语译》）。四谓"犹言只宜、只应的意思"，抵为"只"之讹（同上《语译》）。第四说较符原义。

②解之：解，稀释。用纯蜜煎乌头，药汁浓稠，故用桂枝汤稀释。

【提要】　本条论述寒疝兼表证的证治。

【选注】　徐忠可：起于寒疝腹痛而至逆冷、手足不仁，则阳气大痹，加以身疼痛，营卫俱不和，更灸刺诸药不能治，是或攻其内，或攻其外，邪气牵制不服，故以乌头攻寒为主，而合桂枝全汤以和营卫，所谓七分治里、三分治表也。如醉状，则荣卫得温则气胜，故曰知；得吐，则阴邪不为阳所容，故上出而为中病。

程林：寒淫于内，则腹中痛；寒胜于外，则手足厥冷，甚则至于不仁，而身疼痛。致内外有寒也。又乌头煎，热药也，能散腹中寒痛；桂枝汤表药也，能解外证身疼痛。二方相合，则能达脏腑而和营卫，和气血而播阴阳，其药势翁翁行于肌肉之间，恍如醉状，如此，则外之凝寒下行，得吐则内之冷将去，故为中病。

尤在泾：腹中痛，逆冷，阳绝于里也；手足不仁，或身疼痛，阳痹于外也。此为寒邪兼伤表里，故当表里并治，乌头温里，桂枝解外也。

【解析】　本条为寒疝兼有表证，用表里同治法的证治。前条大乌头煎主治寒盛于内的寒疝，本条乌头桂枝汤治表里俱寒的寒疝，因证见腹痛、四肢逆冷且不仁的里寒证，同时具有身疼痛的表寒证。如单用治里的药物攻内，或单用治外的针灸攻外，都不能治愈，这是证治不符的缘故，诚如魏念庭所说："灸刺外治其寒而遗其内，诸药内治其寒而遗其外。"故用乌头桂枝汤表里同治，七分治里、三分治表，正与腹满兼表证的厚朴七物汤证对勘。

乌头桂枝汤，方中乌头大辛大热，祛散沉寒而振复里阳，与桂枝汤相伍，外而经络，内而脏腑，无处不达，确为表里俱寒，阳气痹寒立方。当然，本方证较大乌头煎证为轻。

文中"抵当"二字，查《千金要方》无此二字，《医宗金鉴》认为"抵当"二字为衍文。抵当，有两种解释，一是"抵"字作"至"字解，"当"字读去声，犹至当、极当的意思；二是"抵"字为"祇"字之讹或转首，"当"字读平声，犹言祇宜、祇应的意思，即只宜、只应。

桂枝汤既能通寒治疝，也能祛外来之邪，又能佐乌头之用。方中乌头未言枚数,《千金要方》作五枚,《外台秘要》作十枚,然此非平和之药,性极猛烈,当以五枚为是,尤须注意煎服法,以知为度。方后说明"即服三合"的"即"可理解为"即可",也就是由小剂量逐步增大。至于约后如醉状或呕吐,是乌头的"瞑眩"现象,只要辨证得当,用量适宜,是可以避免的。有人临床报道先将乌头和蜜煮三小时为宜,可参考。如药后出现心动过速、呼吸迫促、头痛,甚至脉有歇止等中毒现象,当停药急救,可速服绿豆汤或黑豆甘草汤等解之。

**【原文】** 其脉数而紧乃弦,状如弓弦,按之不移。脉数弦者,当下其寒;脉紧大而迟者,必心下坚;脉大而紧者,阳中有阴,可下之。(二十)

**【译文】** 病人脉象数紧并见,就是弦脉,其脉状如弓弦那样硬直,重按沉取也不变动。如果脉数兼弦,当用温下法以去其寒。如果脉紧兼迟,必然病人有心下坚实的感觉。如果脉大兼紧,这就是外见阳脉而内有寒实的病变。可用温下法治疗。

**【提要】** 本条总论寒疝实证当下的脉象。

**【选注】** 尤在泾:脉数为阳,紧弦为阴,阴阳参见,是寒热交至也。然就寒疝言,则数反从弦,故其数由阴凝于阳之故,非阳气生热之数矣;如就风证言,则弦反从数,故弦为风从热发之弦,而非阴气生寒之弦者,与此适相发明也。故曰脉数弦者,当下其寒,紧而迟,大而紧亦然。大虽阳脉不得为热,正以形其阳之实也,故曰阳中有阴可下之。

徐忠可:此言弦紧为寒疝主脉,然有数而紧与大而紧,俱是阳中有阴,皆当下其寒,故以此总结寒疝之脉之变。谓紧本寒脉,数而紧,紧不离于弦,但如弓弦,按之不移,因其紧而有绷急之状也。如弓弦七字,注紧脉甚切,故下即言数弦,不复言紧,谓弦即紧也。然虽数,阴在阳中,故曰当下其寒。若紧大而迟,大为阳脉,夹紧而迟,则中寒为甚而痞结,故曰必心下坚,即所谓心下坚大如盘之类。若单大而紧,此明系阳包阴,故曰阳中有阴可下之,即前大黄附子细辛汤下之是也。

**【解析】** 本条的主要精神,仍是以多种脉象结合来形容复杂病情的脉象形态。紧脉,是一种有力的脉象,前人又称为坚脉,如紧数相合则为弦脉,"状如弓弦,按之不移"说明弦脉有力的形态。应该指出,文中的"数"并不是代表热,尤在泾已指出,所谓数弦是弦中兼有急迫之势,是寒而且实,邪正交争之象。既寒且实,故当下之。所谓"紧大而迟",即指大而有力的迟脉。总之,不论数、迟、大、兼见紧脉,均为寒实,可用温下法。临证还必须注意症状,如条文中"心下坚",就是辨证的关键。所谓"心下坚",还应包括便难、两肢疼痛等。所谓"阳中有阴"可理解为说明病机,阴指寒邪,阳指实邪,既寒且实,故可温下。

**【原文】** 《外台》乌头汤:治寒疝腹中绞痛,贼风①入攻五脏,拘急不得转侧,发作有时,使人阴缩②,手足厥逆。(方见上)

**【注释】** ①贼风:侵犯人体引起疾病的外邪。

②阴缩:指外生殖器因受寒而上缩。

**【译文】** 《外台》乌头汤:治疗寒疝病腹中绞痛,风寒之邪直入五脏,寒凝于中,病人腹中拘急,不能转侧,发作有时,生殖器因受寒上缩,手足厥冷之证。

**【提要】** 论述寒疝表里寒盛的证治。

【选注】 沈明宗:风寒内入肝肾,乘侮于脾,腹中绞痛;而贼风伤于五脏,皆可致病,故谓入攻五脏。邪入于经则拘急,不得转侧,由肝脉循阴器,使人阴缩,乘侮胃气不伸,手足厥冷,故用乌头驱散脏腑风寒,恐其过燥急烈,以蜜和中而润之。(《金匮要略编注》)

【解析】 此方是从《千金》《外台》而来。方中乌头十五枚,桂心六两,芍药四两,甘草二两,老姜一斤,大枣十枚,可知由仲景乌头桂枝汤化裁而成,将桂枝易桂心,乌头的用量已指出:"《金匮》用五枚",此用十五枚,可知其法取于仲景。主要用于素有里寒,复感风寒之邪,直入五脏,外内合邪,寒凝于腹中,致腹中绞痛拘急,不能转侧的寒疝病。由于正气未复,故发作有时,寒凝肝脉,外阴生殖器上缩,阳不能外达于四肢,则四肢厥冷,故本证比乌头桂枝汤症状更重。方中用乌头大辛大热以祛沉寒,桂心辛热,治腹中冷痛,二药合用辛热散寒止痛;芍药、甘草合用更能缓急止痛;生姜、大枣,能和中温脾胃,共奏温中通阳、散寒止痛之功。

【原文】 《外台》柴胡桂枝汤方:治心腹卒中痛者。

柴胡四两 黄芩 人参 芍药 桂枝 生姜各一两半 甘草一两 半夏二合半 大枣六枚

上九味,以水六升,煮取三升,温服一升,日三服。

【译文】 《外台》柴胡桂枝汤方:治疗突然感受外邪而致心腹疼痛之证。

【提要】 论述外感性胸腹两胁疼痛的治疗。

【选注】 沈明宗:心腹卒中痛者,由风邪乘侮脾胃者多,而风气通于肝,故用柴胡、桂枝,提肝木之气,驱邪外出;白芍以疏土中之木,甘草、人参调养脾胃之气,以半夏消痰,黄芩能清风化之热,姜、枣宣通营卫,俾微汗出而病即愈。予以此方每于四时加减,治胃脘心腹疼痛,功效如神。(《金匮要略编注》)

【解析】 本方原出于仲景,即《伤寒论.太阳病下篇》136条的柴胡加桂枝汤,治疗表寒未解,邪结少阳的外有发热恶寒、肢节烦痛,内有微呕,心下支结之证。《外台》用本方治寒疝腹中痛。有表邪而挟内寒重的寒疝当用乌头桂枝汤,如果有表邪而里寒不甚的寒疝,或内挟有郁热的心腹卒中痛,则须用柴胡桂枝汤治疗。本证是因外感风寒,内传少阳,气血不畅,故心腹卒痛,并当有气郁化热的表现,如寒热往来,心烦喜呕,胸胁疼痛,脉弦等证。所以用桂枝汤与柴胡汤各半量组成合方,小柴胡汤和解少阳,桂枝汤调和营卫,散太阳表邪,调中止痛,合而治疗外感性胸腹两胁疼痛之证。

《证治准绳》用治疟疾身热多汗;沈明宗用此方:"治胃脘心腹疼痛,功效如神",魏荔彤认为本方治寒中有热杂合,此表里两解,寒热并除之法。从以上可见本方的治疗范围很广泛。

【原文】 《外台》走马汤①:治中恶心痛腹胀,大便不通。

杏仁二枚 巴豆二枚(去皮心,熬)

上二味,以绵缠捶令碎,热汤二合,捻取白汁,饮之,当下。老小量之。通治飞尸鬼击病。

【注释】 ①走马汤:形容病情及药效急速,捷如奔马,故名。

【译文】《外台》走马汤治疗中恶病，心痛腹胀，大便不通等证。

【提要】 论述中恶急证的证治。

【阐析】 本方治疗中恶，通治飞尸、鬼击病。《巢源·中恶候》谓："将摄失宜，精神衰弱，便中鬼毒之气。其状卒然心腹刺痛，闷乱欲死。"《飞尸候》谓："飞尸者，发无由渐，忽然而至，若飞走之急疾，故谓飞尸。其状心腹刺痛，气息喘急胀满，上冲心胸者是也。"《鬼击候》谓："鬼击者，谓鬼厉之气击著于人也，得之无渐，卒著如人以刀矛刺状，胸胁腹内绞急切痛，不可抑

杏仁

按，或吐血，或鼻中出血，或下血。"可见此三病，发作急剧，均有剧烈心胸腹部疼痛症状。文中"心痛腹胀，大便不通"，为其共同症状。主要因臭秽恶毒之气，从口鼻而入于心肺，气血不行，肠胃脏腑被寒浊秽毒壅塞，出现胸胁腹内绞急切痛，为寒实内结，升降受阻之证。所以用走马汤，速攻寒实以开闭结，取峻烈温通的巴豆破积攻坚，开通闭塞为主，佐以苦温之杏仁，宣利肺与大肠之气机，使秽毒从下而泄，二药合用，通行壅塞腑气，泻下胃肠沉寒痼结，可治感受秽浊寒邪，腑气壅闭不通所致脘腹疼痛、胀满、大便不通的证候。

【选注】 沈明宗：中恶之证，俗谓绞肠乌痧，即臭秽恶毒之气，直从口鼻入于心胸，肠胃脏腑壅塞，正气不行，故心痛腹胀，大便不通，是为实证，非似六淫侵入，而有表里虚实清浊之分，故用巴豆极热大毒峻猛之剂，急攻其邪。佐杏仁以利肺与大肠之气，使邪从后阴一扫尽除，则病得愈，若缓须臾，正气不通，营卫阴阳机息则死，是取通则不痛之义也。（《金匮要略编注》）

【原文】 问曰，人病有宿食，何以别之？师曰：寸口脉浮而大，按之反涩，尺中亦微而涩，故知有宿食，大承气汤主之。（二十一）

【译文】 问：病人胃肠食物积滞，从脉象上怎样分辨？老师回答：病人寸口脉浮取大而有力，重按反见涩象，尺部脉象也是微而涩，由此可知病人宿食不化，用大承气汤主治。

【提要】 本条提出以寸尺部的脉象变化来辨别宿食和决定治法。

【选注】《医宗金鉴》：宿食病即今之伤食病也，谓食隔宿不化也。人病腹满而痛，何以别之为宿食电，寸尺脉浮而大，按之反涩，谓按之且大且涩且有力也，关上尺亦然，大涩有力为实而不利，故知有宿食也，当下之宜大承气汤。

尤在泾：寸口脉浮大者，谷气多也，谷多不能益脾而反伤脾；按之脉反涩者，脾伤而滞，血气为之不利也；尺中亦微而涩者，中气阻滞，而水谷之精气不能逮下也。是因宿食为病，宜大承气下其宿食。

章虚谷：脉浮而大，本阳明之病脉也，以兼宿食里结故按之反涩。尺中者下焦

之气也,食滞肠胃,下焦气不宣通,故脉微涩。《灵枢》云:水者,常并居胃中,成糟粕而俱下于大肠而成下焦,渗而俱下。以宿食不行,则下焦气闭,故当用大承气通肠胃去宿食也。

【解析】 本条以脉论证,说明宿食久停的病机。上述注家观点基本一致,而以《医宗金鉴》、章虚谷论述最为明切。阳明之为病,胃家实也,阳明脉大,大而有力为肠胃实热;如重按反涩,为内有食积久停,气滞不畅。

关于宿食的病因与症状,《诸病源候论·宿食不消候》认为"宿食未消,新谷又入,脾气既弱,故不能磨之,则经宿而不消也,令人腹胀气急,噫气结食臭,时复憎寒壮热是也"。叙证较详,可作为参考。

【原文】 脉数而滑者,实也,此有宿食,下之愈,宜大承气汤。(二十二)

【译文】 病人脉数而滑,是实证的脉象,是由宿食内停所致,用下法可以治愈,宜用大承气汤。

【提要】 本条论述宿食病的脉象和治疗。

【选注】 魏念庭:滑与涩相反,何以俱为实宜下?滑者涩之浅,而实邪欲成未成者;涩者滑之深,而实邪已成者。故不论为滑为涩,兼大而见,则有物积聚,宜施攻治,无二理也。

高学山:不言部位而但曰脉,盖亦指阳明而言。末后两言脉紧同义。数为在腑,又数为热,滑者,谷气自结而不灌注四旁之象。夫在腑有热,而谷自结,非胃实而何?此从胃之本位而知宜主大承气之脉者又一也,既曰实,而又曰有宿食者非复也,盖以实言证,而以宿食句还答问句耳。

【解析】 本条与上条均为宿食脉象,但滑涩不同,魏念庭论述清晰明畅,可参。涩脉为宿食久停,肠胃壅滞,病情较甚,故必用大承气汤攻下,所谓"大承气汤主之"者。滑脉为宿食初起,病情较轻,气机壅滞不甚,故"宜大承气汤",似有斟酌应用的意思,临床也可应用木香槟榔丸、保和丸等消导健运的方剂。又宿食病可见涩、滑、紧等多种脉象,而一种脉象又往往可主数病,因此临床上必须脉证合参。

【原文】 下利不欲食者,有宿食也,当下之,宜大承气汤。(二十三)

大承气汤方(见前痉病中)

【译文】 病人泻痢,又不思饮食,是食浊停滞胃肠的宿食病,应当用下法,适宜用大承气汤治疗。

【提要】 本条论述宿食下利的证治。

【选注】 程郊倩:伤食恶食故不欲食,与不能食者自别,下利有此,更无别样虚证,知非三阴之下利,而为宿食之下利也,故当下之。

尤在泾:谷多则伤脾而水谷不分,谷停则伤胃而恶闻食臭,故下利不欲食者,知其有宿食当下也。夫脾胃者所以化水谷而行津气不可或止者也,谷止则化绝,气止则机息,化绝机息人事不其梗乎?故必大承气速去其停谷,谷去则气行,气行则化续而生以全矣。若徒事消克,将宿食未去而生气已消,岂徒无益而已哉。

《医宗金鉴》:初下利不欲食是伤食,恶食不欲食也;久下利不欲食者,是伤脾不能食也。今初下利即不欲食,以有宿食故也,当下之,宜大承气汤无疑矣。

【解析】　下利不欲食，在三阴病下利中可见，在宿食内停中也可见，因此必须参合其他情况。《医宗金鉴》在病程的长短方面做了补充，尤在泾在脾胃的病机方面做了发挥，都有参考意义。学习本书必须前后条文对看。如前二条论宿食脉象，本条论宿食证候，说明宿食病可以见到下利、不欲食、脉滑数或浮大按之涩者。再参考"腹满不减"，"舌黄者当下"等条，说明本证还有腹部满痛拒按、痛势不减、舌苔黄厚等症。临床上，大便虽泄泻，但往往泻而不畅，气味臭秽酸腐，且有暴食史，可以小承气汤通因通用。目前临床上多用保和丸、木香槟榔丸、枳实导滞丸等治疗伤食腹泻。

【原文】　宿食在上脘①，当吐之，宜瓜蒂散。（二十四）

瓜蒂散方：

瓜蒂一分（熬黄）　赤小豆一分（煮）

上二味，杵为散，以香豉七合煮取汁，和散一钱匕，温服之，不吐者，少加之，以快吐为度而止。亡血及虚者不可与之。

【注释】　①上脘：胃分上中下三脘，上脘即胃的上部。

【译文】　病人有不消化食物停积在胃的上部，应当用吐法治疗，宜选用瓜蒂散。

【提要】　本条论述宿食停在上脘的证治。

【选注】　沈明宗：此骤食停滞胃之上脘也。食壅上脘胸膈之间，脾气不得转输，当遵《内经》高而越之之法，用瓜蒂香豉赤小豆汤涌吐，其邪立解矣。

《医宗金鉴》：胃有三脘，宿食在上脘者，膈间痛而吐，可吐不可下也；在中脘者，心下痛而吐，或痛不吐，可吐可下也；在下脘者，脐上痛而不吐，不可吐可下也。今食在上脘，故当以瓜蒂散吐之也。瓜蒂味苦，赤豆味酸，相须相益，解除胸胃实邪，为吐剂中第一品也，而佐香豉粥汁令服者，借谷气以保胃气也。服之不吐，少少加服，得快吐而即止者，恐伤胃中元气也，此方奏功之捷，胜于汗下，所以三法鼎立。今人置之不用，可胜惜哉。

【解析】　凡病属阳证实证，病位偏于胸膈上脘，凡宿食、痰饮停滞郁结者，皆可用本方涌吐。但必须注意体质状况，如正气虚弱，或经常吐血的病人不可用。《医宗金鉴》对本方解之已详，可参。总之，"其高者因而越之，其下者引而竭之，中满者泻之于内"，根据宿食停积的部位、表现的不同，分别应用涌吐、攻下和消导的方法。

【原文】　脉紧如转索①无常者，有宿食也。（二十五）

【注释】　①转索：形容脉象如转动的绳索，时紧时松，疏密不匀。

【译文】　病人脉紧，就像转动的绳索那样，时紧时松，变幻无常，这是有宿食的缘故。

【提要】　本条论述宿食病的脉象。

【选注】　魏念庭：转索，宿食中阻，气道艰于顺行，曲屈旁行之象。

尤在泾：脉紧如转索无常者，紧中兼有滑象，不似风寒外感之紧而带弦也，故寒气所束者紧而不移，食气所发者乍紧乍滑，此以指转索之状，故曰无常。

【解析】 魏念庭解释的是转索的含义,尤在泾更以外感风寒与宿食内停比较。外感风寒脉紧而浮,宿食内停脉紧而滑,这是其不同点,再参看下面的证候就更清楚了。

【原文】 脉紧,头痛风寒,腹中有宿食不化也。(一云寸口脉紧。)(二十六)

【译文】 病人脉紧,不但见于头痛风寒的外感证,也可见于腹电宿食不化的宿食病。

【提要】 本条论述宿食与外感的鉴别。

【选注】 《医宗金鉴》:脉紧头痛,是外伤风寒病也;脉紧腹痛,是内伤宿食病也。

尤在泾:脉紧头痛风寒者,非既有宿食,而又感风寒也;谓宿食不化,郁滞之气,上为头痛,有如风寒之状,而实为食积类伤寒也。仲景恐人误以为外感而发其汗,故举以示人曰:腹中有宿食不化也。意亦远矣。

【解析】 上述二注各有道理,姑拟并存。但我们认为本条主要是说明同一紧脉,可主数病,或外感风寒,或宿食不化,必须从其他症状中加以鉴别,因此《医宗金鉴》之注更为明确。尤在泾指出宿食郁滞也可引起头痛发热,也不无道理,故录之以供参考。

# 结语

腹满是一症状,多属脾胃病变,在疾病过程中,有寒热虚实之别,属于虚寒者与脾肾有关,属于实热者与胃肠有关。属于实热的证治方药有表里两治之厚朴七物汤、和表攻里之大柴胡汤、行气除满之厚朴三物汤、攻下积滞之大承气汤;阳虚寒实的大黄附子汤;虚寒证治方药有化湿降逆,散寒止痛之附子粳米汤、温中散寒之大建中汤。

寒疝的主要证候是腹痛,多由阳虚寒盛引起。证治方药有逐寒止痛之大乌头煎、表里双解之乌头桂枝汤、养血散寒之当归生姜羊肉汤。

宿食即伤食,是由脾胃健运失常,食物经宿不消,停滞胃肠所致,治疗应脉证合参。

# 五脏风寒积聚病脉证并治第十一

【题解】　本篇从脏腑发病机理出发,论述五脏中风、五脏中寒、五脏死脉、五脏病证,热在三焦,大、小肠的寒热病变以及积、聚、榖气等。由于这些病证皆与脏腑有关,故合为一篇讨论。

五脏病,以五脏为中心讨论五脏中风、中寒的病机与证候,五脏死脉的形态和五脏部分病证的治疗。五脏中风:指风阳邪气伤及五脏所致的病证,多为阳、热、实证。五脏中寒:阴寒邪气侵及五脏所致的病证,多为阴、寒、虚证。五脏死脉:又称"真脏脉""绝脉",是脏气衰竭时在脉象上的反映,对判断疾病的预后有一定的参考价值。五脏病证举例:唯对肝着、脾约、肾着三病论述较详,方药完备。

三焦病,即上焦病、中焦病、下焦病的概称。主要讨论上、中、下三焦寒、热、虚、实病证。在虚证,上焦为噫,中焦为消化不良,下焦为遗尿失便。在热证,上焦为肺痿,中焦为痞,下焦为尿血和癃闭。另外,下焦还有大小肠的寒热病证。三焦病实质都是三焦各部所属脏腑的病变。为后世三焦辨证之发端。

积聚,病名,是腹内有结块,或胀或痛的病证。积和聚有不同的病机和病情:积病在脏,属血分,为阴凝血瘀所致;以积块有形,固定不移,痛有定处为特征;病程较长,病位深痼,病情较重,难以治疗。聚病在腑,属气分,为气滞壅聚而成。以聚散无常,痛无定处为特征;病程较短,病势较浅,病情较轻,治疗较易。

积聚之病名,最早见于《内经》。如《灵枢·五变》篇:"人之善病肠中积聚者,何以候之?"《难经·五十五》进一步阐发积与聚的病机及证候特点。谓"积者阴气也,聚者阳气也,故积者五脏所生,其始发有常处,其痛不离其部,上下有所终始,左右有所穷处也。聚者六腑所成,其始发无根本,上下无所留止,左右无有穷处,其痛常移易也。"张仲景在继承《内经》《难经》理论的基础上,指出积病的诊断。

【原文】　肺中风者,口燥而喘,身运而重①,冒②而肿胀。(一)

【注释】　①身运而重;"而"作"则"解。即身体运转动摇则感觉笨重,不能自主。

②冒:昏冒,沉闷。

【译文】　肺受了风邪侵袭的病人,口中干燥而气喘,身体动摇不能自主而又感到沉重,头昏冒而且身体肿胀。

【原文】　肺中寒,吐浊涕。(二)

【译文】　肺受了寒邪的侵袭,口中吐出稠浊如涕的黏液。

【原文】　肺死脏①,浮之②虚,按之弱如葱叶,下无根者死。(三)

【注释】　①死脏:为脏气将绝而出现的一种真脏脉,出现这样的脉为预后不良之征,故称为"死脏"。

②浮之:指轻按、浮取之意。

**【译文】** "肺死脏"的脉象,轻按感到无力,重按感到非常软弱,像葱叶那样中空而没有根的,是死证。

**【提要】** 以上三条论述肺中风、肺中寒以及肺的真脏脉象。

**【选注】** 尤在泾:肺中风者,津结而气壅,津结则不上潮而口燥,气壅则不下行而喘也。身运而重者,肺在上,治节一身,肺受风邪,大气则伤,故身欲动而弥觉其重也。冒者,清肃失降,浊气反上而蒙冒也。肿胀者,输化无权,水聚而气停也。

肺中寒,吐浊涕者,五液在肺为涕,寒气闭肺窍而蓄脏热,则浊涕从口出也。

肺死脏者,肺将死而真脏之脉见也。浮之虚,按之弱如葱叶者,沈氏所谓有浮上之气,而无下翕之阴是也。《内经》云:真肺脉至,大而虚,如以毛羽中人肤。亦浮虚中空,而下复无根之象尔。

徐忠可:运者,如在车船之上,不能自主也。重者,肌中气滞不活动,故重也。

李彣:肺主气,风邪中之则气壅而津液不行,故口燥气逆而呼吸不利,故气喘也。五液入肺为涕,肺合皮毛,开窍于鼻,寒邪从皮毛而入于肺,则肺窍不利而鼻塞,涕唾浊涎,壅遏不通,吐出于口也。

《医宗金鉴》:肺主气,外合皮毛。肺中风邪,风伤气则津结不行,故口燥;风伤肺则气逆上壅,故喘咳。头运而身重者,气伤而力乏也;冒风而肿胀者,皮伤风水也。肺中寒邪,胸中之阳气不治,则津液聚而不行,故吐浊涎如涕也。肺中风寒之邪,脉若见浮之极虚,按之弱如葱叶之空,下无根者,乃肺脏之死脉也。以下五脏俱言浮者,是明外中之邪,应得之脉也。

程林:此五脏之死脉也,肺脏死浮而虚,肝脏死浮而弱,心脏死浮而实,脾脏死浮而大,肾脏死浮而坚,俱见浮者,以真气涣散不收,无根之谓也。《内经》曰真肺脉至,如以羽中人肤,非浮之虚乎?葱叶中空者也。若按之弱而如葱叶之中空,下又无根,则浮毛虚弱无胃气,此真脏已见,故死。

陈修园:此篇与《内经》不同,所以补《内经》之未及也。此节言肺中风寒证脉也。徐忠可云,按以上证皆言肺本受病则所伤在气,而凡身之藉气以为常者,付诸变证,如此乃详肺中风寒之内象也。若《内经》所云肺风之状,多汗恶风,时咳,昼瘥暮甚,诊在眉上,其色白,此言肺感表邪之外象也。

**【解析】** 尤在泾对此条的注释较为明晰、精练;徐忠可对"身运"一词解释较清;《医宗金鉴》对肺中寒一证的病机、证候做了很好的说明;程林对肺的真脏脉做了较详细的解释。

总的来说,肺中风、肺中寒是由于肺受风寒之邪侵犯后,影响其正常生理功能,而出现一系列证候。风为阳邪,中于肺,化热则津液被灼不能上滋,故口燥;且风邪犯肺,肺主气功能受到影响,气不化津,津结而不上潮,亦可致口燥。风热伤肺,气不利而壅,故喘。肺主治节,肺受风邪侵袭,则治节功能失职,故出现身体动摇,不能自主。风热伤肺,则使肺失其通调水道之功能,致清阳不升,浊阴不降,故身体肿胀而又昏冒。需要说明的是,这里的肺中风,系指肺中风化热后所表现的证候。《素问·风论》:"肺风之状,多汗恶风,色皏然白,时咳短气,昼日则差,暮则甚,诊在眉上,其色白。"是言肺感风邪的外在征象,与本篇所论之肺中风有所不同。

寒为阴邪,肺中于寒邪,则胸中阳气不布,津液凝滞而为痰。其所以不用"痰"字,是因为在东汉仲景时代,还没有"痰"这个字。《素问·宣明五气》"肺为涕",《素问·阴阳应象大论》"寒气生浊",故肺中寒,吐浊涕。

关于肺死脏的脉象,论中亦做了说明。由于肺脏真气涣散,阳浮于上,阴弱于下,故脉轻按则虚,重按则弱如葱叶中空无根,此为肺气绝,故主死。《素问·玉机真脏论》:"诸真脏脉见者,皆死不治也。""真肺脉至,大而虚,如以毛羽中人肤……乃死。"本篇所述的肺死脏脉象与《内经》所言完全相符。

【原文】 肝中风者,头目𥆧①,两胁痛,行常伛②,令人嗜甘。(四)

【注释】 ①头目𥆧:𥆧,《说文》:"𥆧,目动也",这里形容头部颤动和眼皮跳动。

②伛:原意指驼背。伛者谓行走时常曲背垂肩,腰不能挺直之状。

【译文】 肝脏受了风邪的病人,头部颤动,眼皮跳动,行走时经常弯腰驼背,喜欢吃甜的饮食。

【原文】 肝中寒者,两臂不举,舌本①燥,喜太息②,胸中痛,不得转侧,食则吐而汗出也。(《脉经》《千金》云:时盗汗、咳、食已吐其汁。)(五)

【注释】 ①舌本:一指舌根,一指舌体。此处指舌体为是。

②太息:即叹长气。

【译文】 肝受了寒邪侵袭的病人,两只手臂不能上举,舌体干燥,常叹长气,胸中疼痛,身体不能转动,吃了食物就呕吐而且出汗。

【原文】 肝死脏,浮之弱,按之如索不来,或曲如蛇行者,死。(六)

【译文】 肝死脏的脉象,浮取软弱无力,重按好像绳索悬空,应手即去,不能复来,或者脉象曲折,似蛇蠕行之状的,是死证。

【原文】 肝着,其人常欲蹈①其胸上,先未苦时②,但欲饮热,旋覆花汤主之。(臣亿等校诸本旋覆花汤方皆同)(七)

旋覆花汤方:

旋覆花三两　葱十四茎　新绛少许

上三味,以水三升,煮取一升,顿服之。

【注释】 ①蹈:有三说。a 用足践踏　b 蹈系掐字之误,即用手扣击胸部　c 动也。无论按揉、叩击、捶打,甚至足蹈,都可达到振动胸膺之目的,此说甚当。

②先未苦时:指疾苦未发作前的时候。

旋覆花

【译文】 肝着病,病人常要按揉其胸部,开始病情不重时,只要饮热汤,用旋

国学经典文库

中医四大名著

金匮要略·各论

图文珍藏版

覆花汤主治。

【提要】　本条论述肝中风、肝中寒、肝的真脏脉象以及肝着的证治。

【选注】　程林：肝主风，风胜则动，故头目瞤动也。肝脉布胁肋，故两胁痛也。风中于肝，则筋脉急引，故行常伛，伛者不得申也。《淮南子》曰：木气多伛。伛之义，正背曲肩垂之状，以筋脉急引于前故也。此肝正苦于急，急食甘以缓之，是以令人嗜甘也。

肝脏死脉之弱，失肝之职而兼肺之刑，按之不如弓弦而如索，则肝之本脉已失，不来，肝之真气已绝，或有蛇行之状，蛇行者，曲折逶迤，此脉欲作弦而不能，故至如蛇行，其死宜矣。

魏念庭：肝中寒而臂不举，筋骨得寒邪，必拘急不伸也。舌本燥，寒郁而内热生也。喜太息胸中痛者，肝为寒郁，则条达之令失，而胸膈格阻，气不流畅也。不得转侧者，两胁痛满急，辗转不安也。食则吐而汗出，肝木侮土，厥阴之寒侵胃，胃不受食，食已即吐，如《伤寒论》中厥阴病所云也。汗出者，胃之津液为肝邪所乘，侵逼外越也，此肝脏外感之证也。

尤在泾：肝为木脏，而风复扰之，以风从风动而上行，为头目瞤也。肝脉布胁肋，风胜则脉急，为两胁痛而行常伛也。嗜甘者，肝苦急。甘能缓之，抑木胜而土负乃求助于其味也。

肝中寒两臂不举者，肝受寒而筋拘急也。徐氏曰：四肢虽属脾，然两臂如枝，木之体也，中寒则木气困，故不举。亦通。肝脉循喉咙之后，中寒者逼热于上，故舌本燥。肝喜疏泄，中寒则气被郁，故喜太息。太息，长息也。肝脉上行者，夹胃贯膈，故胸痛不能转侧，食则吐而汗出也。

浮之弱，不荣于上也。按之如索不来，有伏而不起，劲而不柔之象，曲如蛇行，谓虽左右奔引，而不能夭矫上行，亦伏而劲之意。按《内经》云：真肝脉至，中外急，如循刀刃责责然，如按琴瑟弦。与此稍异，而其劲直则一也。

肝脏气血郁滞，着而不行，故名肝着。然肝虽着，而气反注于肺，所谓横之病也，故其人常欲蹈其胸上，胸者肺之位，蹈之欲使内鼓而出肝邪，以肺扰橐籥，抑之则气反出也。先未苦时，但欲热者，欲着之气得热则行，迨既着则亦无益矣。旋覆花汤，咸温下气散结，新绛和其血，葱叶通其阳，结散阳通，气血以和而肝着愈，肝着愈而肝亦和矣。

周扬俊：按之如索，则弦紧俱见。脉有来去，乃阴阳往复之理，今日不来但去，是直上下而无胃气，否则真气将散，出入勉强，有委而不前，屈且难伸之状，故至如蛇也。

曹颖甫：肝脉之绝也，《内经》但言但弦无胃，此云浮之弱，谓浮取之无力也。重按之则如绳索之弦，急急然中止，则弦而见代脉矣。曲如蛇行，即痉症发其汗，其脉如蛇之证，盖筋脉以燥而强急也。

李彣：肝主疏泄，着则气郁不伸，常欲人蹈其胸上以舒气，又以寒气固结于中，欲饮热以胜则寒也。

唐容川：仲景此篇，原以五脏为总目，故肾着、脾约、心伤等证，皆论列之，何尝以肝着为风气所渐，独异之病，而始立方耶。徐解肝着，纠缠风寒，不知仲景合章分节，原各有义也。又其人常欲蹈其胸上，是欲他人以足蹈其胸，非手也。仲景常有又手自冒心按摩等字，未有足蹈而改作手蹈者也。修园以为足蹈人胸，殊非常情，故解以为手蹈胸，不知病者反常，未可以恒情例之。《医林改错》言其曾治一女，常欲人足踏其胸，用通窍活血汤而愈。夫《医林改错》，粗工也。然长于治瘀血，彼未读仲景书，亦不知欲人踏其胸是肝着证，彼只以为血阻气，故破血而愈，乃与古肝着之方暗合，可谓千虑一得。盖肝主血，肝着即是血黏着而不散也，血生于心而归于肝，由胸前之膜膈，以下入胞室。今着于胸前膜膈中，故欲人蹈其胸以逼之也。故用葱白以通胸中之气，如胸痹而用薤白之例；用旋覆以降胸中之气，如胸满噫气而用旋覆之例也；唯新绛，乃茜草所染，用以破血，正是治肝经血着之要药。通窍活血汤恰合此方之意，故用之有效。诸家随文敷衍，并不知肝着是何物，故于此方，亦不能解，又谓肝气注肺，故见于胸上，殆不知血出于心，而归于肝，其路道在胸膈间，而徒作穿凿语。

陈修园：此言肝中风寒证脉也。徐忠可云，以上言风寒所感，肝之受阴伤则木气不能敷荣，而凡身之藉阴以为养者作诸变证，如此乃详肝中风寒之内象也。如《内经》所云，肝中于风多汗恶风，善悲色苍，嗌干善怒，时憎女子，诊在目下，其色青。此言肝受表邪之外象也。

【解析】　尤在泾在《金匮要略心典》中曰："肝脏气血郁滞，着而不行，故名肝着。"即肝脏受邪而疏泄失职，经脉气血郁滞，以致出现肝着病。肝脉分布于两胁，肝失疏泄，气血郁滞，其证可见胸胁痞闷不舒，甚则疼痛；用手按揉捶打胸部，可促使气机舒展，气血运行暂时通畅，则略感舒服。故条文曰"其人常欲蹈其胸上"。气血遇寒则滞，得热则行，在病之初期或不太严重的情况下（即：先未苦时），病势尚在气分，为通利气机，缓解胸中之苦闷，患者可出现"但欲饮热"的症状。若病已成，经脉瘀滞，虽热饮也不能缓解其痛苦，其病理已形成肝失疏泄，气血郁滞，故治疗应行气活血，通阳散结，用旋覆花汤。方中旋覆花行气通络；葱白通阳散结；新绛活血化瘀。气行血行，阳通瘀化则肝着自愈。

旋覆花汤之新绛，历来考文较多，其中以茜草最为可信，茜草又称蘆茹，有活血止血作用。据《史记》记载汉代已大量种植，加之妇人杂病旋覆花汤治疗妇人半产漏下，推测可能是茜草。

旋覆花汤是行气散结，通阳活瘀的良方，仲景首创此法，为后世叶天士、吴鞠通等医家创制的"辛温通络法""宣通肝络法"奠定了良好基础。

【验案】　文某，男，51岁，工人。1990年12月3日初诊。患胸痛3年余，昼轻夜重，曾多次赴外地医院检查，排除心肺及胃脘疾病，久治不愈，常年服用去痛片。诊见患者面色萎黄，形瘦神疲，时时以拳叩击胸部，每日服用去痛片已达十五六片之多，舌质暗红，苔白少津，脉沉细。证属血瘀气滞，胸阳痹阻。治宜活血行气，通阳散结，即投旋覆花汤，处方：旋覆花（布包）15g、茜草10g、火葱14茎整用、枳实10g、丹参10g。1剂/d，水煎服，同时停用其他药物。2剂痛减，6剂痊愈出院。

【原文】　心中风者，翕翕①发热，不能起，心中饥，食即呕吐。（八）

【注释】 ①翕翕:原为形容鸟羽开合之状,此处形容发热轻微。

【原文】 **心中寒者,其人苦病心如噉①蒜状,剧者心痛彻背,背痛彻心,譬如蛊注②。其脉浮者,自吐乃愈。(九)**

【注释】 ①噉:吃的意思。

②蛊注:病证名。发作时心腹烦懊而痛,甚则流注传染致死。详见《诸病源候论·蛊注候》。本条"譬如蛊注",形容痛如虫咬之状。"蛊"是毒虫,"注"是传染。

【原文】 **心伤者,其人劳倦,即头面赤而下重①,心中痛而自烦,发热,当脐跳,其脉弦,此为心脏伤所致也。(十)**

【注释】 ①下重:指身体下部沉重无力。亦可见肛门下坠感或脱肛。

【译文】 心脏受了损伤的病人,病人在劳动疲倦后,就会出现头面发红而且下部沉重,心中疼痛而且自觉心烦不安,发热,正当肚脐部位有跳动感,脉象弦,这都是因为心脏受伤所引起的。

【原文】 **心死脏,浮之实如麻豆①,按之益躁疾者,死。(十一)**

【注释】 ①麻豆:有两释。一作五谷之一的实体解,即麻与豆。《素问》云:"麻麦稷黍豆为五谷","麻"即"芝麻";或指"麻子仁"(详见金寿山注)。二将"麻豆"解作"动乱如豆粒滚动",以"麻"作形容词(麻烦杂乱)者,是据《脉经》"浮之实如豆麻击手"而来,但据曹家达云:"如麻豆,即以坚实言之",则"麻豆"实非"麻乱"之意。故以前说为当。

【原文】 **邪哭①使魂魄②不安者,血气少也;血气少者属于心,心气虚者,其人则畏,合目欲眠,梦远行而精神离散,魂魄妄行。阴气衰者为癫,阳气衰者为狂。(十二)**

【注释】 ①邪哭:一指精神失常、无故悲伤的哭泣,有如邪鬼作祟,故称邪哭。二指"邪入",言风邪侵入人体。(《金匮要略讲解》)

②魂魄:为人体精神活动的一部分。《灵枢·本神》:"随神往来者谓之魂,并精而出入者谓之魄。"

【释义】 心为火脏,主神明,主血脉。当心受邪气侵袭时,则出现一系列的病理变化。

心中风邪。风为阳邪,汗为心液,风邪内扰,则发热而微汗出,亦即所谓"翕翕发热"。风邪耗灼津液,心气心阴受损,以致精神极度疲乏,而不能起立行走。胃有风热壅格,故心中饥而食即呕吐。

心中寒邪,阳气闭塞不通,胸中懊恼不适,似痛非痛,似热非热,有食蒜后的辛辣感觉;若寒邪痼结较甚,则心阳被伤,故出现心痛彻背,背痛彻心,有如蛊注之象。脉浮则为病在上焦,正气有祛邪外出之势,故当以吐解。自吐,乃邪从上越,病当自愈。

心主血,心受损伤,则阴血虚,阴虚则阳易上浮,所以稍有劳倦则阳浮于上而头面赤色。心液虚耗,邪热自盛,阴虚失养,热动于中,故心中痛而自烦,发热。又,心受损伤,心气必虚,心气不足,则清气下陷而为肛门下坠或脱肛之证。心虚于上,则肾水妄动于下,故当脐跳动。心之平脉,累累如贯珠,本不应弦今反弦,变圆润滑利之常而为强直刚劲之形,是为心脏受损伤之故。

心的真脏脉,脉来坚硬躁急,像弹丸、豆粒样转动,重按益见躁急,为心血枯竭之象,故主死,称为心死脏。

当心之气血虚少之时,其主神明的功能受到了影响,所以发生了精神错乱的病证。魂魄不安是指文中所说的一系列精神错乱的见证而言。魂不安者,由于血少;魄不安者,由于气少。魂魄不安,故无故悲伤哭泣,有如鬼神作怪。心藏神,心虚则神不能藏,故可见到惊恐、合目思睡又不能熟睡、梦远行而精神分散不能集中等表现,如进一步发展,则可成癫狂之证。阴气虚则邪先乘阴而为癫,阳气虚则邪先乘阳而为狂。

【提要】　本条论述心中风、中寒、心受损伤、心的真脏脉象以及血气虚少所发生的证候和病理变化。

【选注】　程林:心主热,中于风则风热相搏,而翕翕发热不能起,心中虽饥,以风热壅于上,即食亦呕也。《内经》曰:心恶寒者,寒邪干心,心火被敛而不得越,则如啖蒜状而辛辣,愦愦然而无奈,故甚则心痛彻背,背痛彻心,如蛊注之注也。若其脉浮者,邪在上焦,得吐则寒邪越于上,其病乃愈……《内经》曰:真心脉至坚而搏,如循薏苡子累累然,即浮之实如丸豆,按之益躁急之脉。

尤在泾:翕翕发热者,心为阳脏,风入而益其热也。不能起者,君主病而百骸皆废也。心中饥,食则呕者,火乱于中,而热格于上也。心中如啖蒜者,寒束于外,火郁于内,似痛非痛,似热非热,懊憹无奈,甚者心背彻痛也。如虫注者,言其自心而背,自背而心,如虫之往来交注也。若其脉浮,则寒有外出之机,设得吐则邪去而愈。然此亦气机自动而然,非可以药强吐之也。故曰其脉浮者自吐乃愈。

心伤者,其人劳倦,即头面赤而下重。盖血虚者,其阳易浮,上盛者,下必无气也。心中痛而自烦发热者,心虚失养,而热动于中也。当脐跳者,心虚于上而肾动于下也。心之平脉累累如贯珠,如循琅玕。又胃多微曲曰心平,今脉弦是变温润圆利之常,而为长直劲强之形,故曰此为心脏伤所致也。

经云:真心脉至,坚而搏,如循薏苡子,累累然,与此浮之实如麻豆,按之益躁疾者,均为上下坚紧,而往来无情也,故死。

邪哭者,悲伤哭泣,如邪所凭,此其标有稠痰浊火之殊,而其本则皆心虚而血气少也;于是痞寐恐怖,精神不守,魂魄不居,为癫为狂,势有必至者矣。经云:邪入于阳则狂,邪入于阴则癫,此云阴气衰者为癫,阳气衰者为狂。盖必正气虚而后邪气入,经言其为病之故,此言其致病之原也。

魏念庭:脐上属心,脐下属肾,脐左属肝,脐右属肺,当脐属脾,经界昭然也。跳在当脐,小肠之位在脐上,心与小肠相表里,土为心之子,母病及子而有是证也。若云奔豚,其跳当在脐下矣。拟以肾气凌心不能制水,不得反跳于当脐也。

阴气衰者,正阴衰而邪阴盛也,癫乃不识不知之状,阴邪凝闭而灵明之窍塞矣,故为癫;阳气衰者,亦正阳衰而邪阳亢也,狂乃如神如鬼之状,阳邪暴发而礼让之意绝矣,故为狂。

《医宗金鉴》:阴气衰者为癫之"癫"字,当是"狂"字;阳气衰者为狂之"狂"字,

中医四大名著

图文珍藏版

当是"癫"字。《内经》曰：重阴者癫，重阳者狂。必是传写之讹。

唐容川：下重是脱肛。观篇末小肠寒者，其人下重便血，是脱肛，故疑此亦是脱肛。常见脱肛之人，每因劳倦而发，与此条劳倦，即头面赤而下重，正合。篇末小肠寒者，其人下重是小肠病，此下重是心移于小肠之病。下言当脐跳，亦是心移于小肠之病，脐者小肠之蒂也，心与小肠相表里，心伤则小肠之气亦伤，故发动气而当脐跳。修园以脐属肾，谓肾动于下，非也。盖脐下乃属肾，当脐不得属肾。

曹颖甫：心脉之绝，《内经》云但钩无胃，谓如带钩之坚实数急，而不见柔和也。此云浮之实如麻豆，即以坚实言之。按之益躁疾，即以数急不见柔和言之也。

徐忠可：心为君主之官，一失其统御，而阴虚者邪先乘阴则癫，阳虚者邪先乘阳则狂。癫狂虽不同，心失主宰则一也。

陈修园：此言心中风寒之证脉也。又心伤者，风寒外之本病也。以心为十二官之主，故特郑重言之也。徐忠可云：生万物者火，杀万物者亦火，火之体在热，而火之用在温，故鼎烹则颐养，燎原则焦枯。以上证乃正为邪使，而心火失阳和之用，凡身之藉阳以暖者，其变证如此，乃详心中风之内象也。若《内经》云心中于风，多汗恶风，焦绝善怒吓，病甚则言不可快，诊在口，其色黑。《千金》曰诊在唇，其色赤，此言心中风之外象也。

**【解析】** 关于心中风，诸家意见不一。《医宗金鉴》认为："翕翕发热，中风之本证也。不能起，心中饥，食即呕吐，文义不属，必是错简，不释。"程林、尤在泾、陈修园等则认为心为火脏，风为阳邪，风邪中心，风热相搏，故见翕翕发热不能起；风热壅于上，火乱于中，故心中饥，食即呕吐。

至于心中寒之证，诸家说法大致相同，其中以程林的解释较为确切。心中寒证候的出现均与心受寒邪侵犯，寒邪外束，心火闭敛于内，阳气闭结不通有关。

关于心伤，乃因劳心过度，心血大伤，此为内因，故稍一疲劳，即虚火上浮而面赤。更因火升于上，而虚于中下，且心伤心气亦虚，故中寒阳衰，脾气下陷而觉肛门下坠或脱肛。心虚失养，虚热动中，故有虚烦发热作痛等证。心气虚于上而肾气动于下，则当脐跳动。心脉不应弦而反弦，心病而见肝脉，是心受损伤，心虚失养之故。对于"下重"一词，有两种解释，一释为下身沉重无力，一释为脱肛。后释较妥。按唐容川之说，这里的下重是指下坠感，为心气不足，阴火上浮而清气下陷所致。对于"当脐跳"一证，说法极不一致。尤在泾认为是心虚于上，肾动于下；魏念庭认为当脐属脾，土为心子，母病及子而有是证也；唐容川认为脐为小肠之蒂，心与小肠相表里，心伤则小肠之气亦伤，故发动气而当脐跳。我们认为以尤在泾之说较妥。因为从临床角度来看，当脐跳与脐下跳并不容易截然分开，巧立名目太多，既不便于临床治疗，又不符合临床实际。此外，对于"其脉弦"一证，《医宗金鉴》认为其脉弦之"弦"字，当是"沉"字，沉为肾脉，文义相属，必是传写之讹。但多数注家认为以不改为好。

"邪哭使魂魄不安者"一证，是论述血气虚少，发生精神错乱。血气虚少则心虚，心藏神，心虚则不藏神而精神离散，魂魄妄行，无故悲哭，如邪所凭，出现一系列精神错乱的证候。各家对"阴气衰者为癫，阳气衰者为狂"的认识不尽一致。其中魏念庭认为，阴衰阳衰是说阴虚则阴邪盛而为癫，阳虚则阳邪亢而为狂。这种说法有一定道理。要知道这里所说的阴衰阳衰与《难经》所说的重阴重阳的含义不同。《难经》是讲邪气，《金匮要略》是讲正气。

关于心之真脏脉，《内经》云："真心脉至，坚而搏，如循薏苡子累累然。""死心脉来，前曲后居，如操带钩，曰心死。"《难经》云："心脉浮大而散，若浮之实如麻豆，按之益躁疾，则真脏脉见，胃气全无，故死。"与本条所述"浮之实如丸豆，按之益躁急"基本是一致的。诸家意见相同。

【原文】 脾中风者，翕翕发热，形如醉人，腹中烦重①，皮目瞤瞤而短气。（十三）

【注释】 ①腹中烦重：有谓"腹部很不舒服并有重坠的感觉"（中医研究院编《金匮要略语译》）；有谓"心烦而腹重""腹重为甚"者（《金匮要略自学辅导》）。

【译文】 脾脏受了风邪侵袭的病人，肌肤微微发热，形状好像喝醉了酒一样，腹部感觉沉重满闷，很不舒服，眼胞皮肉跳动而短气。

【原文】 脾死脏，浮之大坚，按之如覆杯①洁洁②，状如摇者，死。臣亿等详五脏各有中风、中寒，今脾只载中风，肾中风、中寒俱不载者，以古文简乱极多，去古既远，无文可补缀也。（十四）

【注释】 ①覆杯：有两种解释，一为覆置之义，则覆杯为安然不动；二为倾覆之义，则覆杯为杯之倾倒。但原文下有"状如摇"三字，可知第二义为是。

②洁洁：清白貌。此处形容里面空无所有。金寿山认为"洁洁"可能为"岌岌"之音讹，形容杯子将要倒翻。（《金匮诠释》）可供参考。

【译文】 脾死脏的脉象，轻按大而坚，重按好像摸着将要倒翻的杯子，中空无物，形状动摇不定的，是死证。

【原文】 趺阳脉浮而涩，浮则胃气强，涩则小便数①，浮涩相搏，大便则坚，其脾为约②，麻子仁丸主之。（十五）

麻子仁丸方：

麻子仁二升 芍药半斤 枳实一斤 大黄一斤 厚朴一尺 杏仁一升

上六味，末之，炼蜜和丸，梧子大，饮服十丸，日三，以知为度。

【注释】 ①数：读"朔"时，作"频繁"解；读"醋"时，作"细密"解。

②脾约：病名。因脾的功能受胃热津伤的约束，既不能为胃行其津液，也不能转输水津上归于肺，由于水津不能四布，胃热盛而脾阴弱所产生的大便燥结、小便频数细长的症状。意乃弱者为强者所约束，故称脾约。

【译文】 病人趺阳脉浮而且涩，脉浮表示胃气强盛，脉涩说明因小便频数而津液缺乏，浮脉和涩脉同时并见，病人往往会有便秘，这是因为脾为胃热所约制，不能为胃行其津液，是为脾约病证。应该用麻仁丸主治。

【提要】 本条论述脾中风的证候、脾的真脏脉象以及脾约之病机和证治。

【选注】 程林：风为阳邪，故中风必翕翕发热，脾主肌肉四肢，风行于肌肉四肢之间，则身懈惰，四肢不收，形如醉人。腹为阴，阴中之至阴，脾也，故腹中烦重。《内经》曰：肌肉蠕动命曰微风。以风入于中，摇动于外，故皮目为之瞤动。腹中烦重,隔其息道,不能达于肾肝,故短气也。

《内经》曰:脾为孤脏,中央土,以灌四旁,为胃而行津液,胃热则津液枯,而小便又偏渗,大肠失传送之职矣。《内经》"燥者濡之",润之以麻仁、芍药、杏仁,结者攻之,下之以大黄、枳实、厚朴,共成润下之剂。

李彣:风属阳邪而气疏泄,形如醉人,言其面赤而四肢软也。皮目,上下眼胞也。

脉弱以滑,是有胃气,浮之大坚,则胃气绝,真脏脉见矣。覆杯则内空,洁洁者,空而无有之象也。状如摇者,脉躁疾不宁,气将散也,故死。

趺阳胃脉也。胃为水谷之海,浮为阳脉,故胃气强而能食,小便数则津液亡,故脉涩。盖脾主为胃行津液,此以胃强脾弱,约束津液不能四布,但输膀胱,致小便数而大便坚也。麻子仁丸通幽润燥。

曹颖甫:脾绝之脉,《内经》言但代无胃,而不举其形态,此言浮之坚,按之如覆杯洁洁,即但代无胃之的解也。浮取似实,重按绝无,或如杯中酒空,覆之绝无涓滴,或忽然上出鱼际,忽然下入尺部,初如摇荡不宁,继乃卒然中绝,后人所谓雀啄脉也。

徐忠可:洁洁状如摇,是不能成至而欲倾圮之象,故其动非活动,转非圆转,非脏气将绝而何? 故死。

脾约病用丸不做汤者,取其缓以开结,不敢骤伤元气也;要知人至脾约,皆用元气不充,津液不到所致耳。

尤在泾:浮者阳气多,涩者阴气少,而趺阳见之,是为胃强而脾弱。约,约束也。犹弱者受强之约束而气馁也。又,约,小也。胃不输精于脾,脾乃干涩而小也。大黄、枳实、厚朴,所以下令胃弱;麻仁、杏仁、芍药,所以滋令脾厚。用蜜丸者,恐速下而并伤及脾也。

陈修园:若以上脾中风诸证,则凡形体之待中土,以收冲和之益者其变证如此,乃详脾中风之内象也。若《内经》云:脾中风状,多汗恶风,身体怠惰,四肢不欲动,色薄微黄,不嗜食,诊在鼻上,其色黄。此言脾中风之外象也。

【解析】 关于脾中风一证,诸家多认为风为阳邪,翕翕发热是中风之本证;脾主肌肉四肢,风行于肌肉四肢之间,则出现四肢不收,形如醉人,皮肉瞤动;脾居腹中,风邪伤脾,故腹中烦重;脾不运湿,气机阻滞,呼吸不利,故短气。

"皮目"一词,李彣认为指眼胞,多数注家均随文注释。《千金要方》作"皮肉",此说较妥。

应指出,这里所说的脾中风,是脾中风邪的内象,而《内经》所云是脾中风邪之外象。

至于脾死脏的脉象,文中指出脾的真脏脉是轻按大而坚,其搏动全无柔和之象;重按则中空,或脉来摇荡不定,突然中断。对此,曹颖甫作了生动的描述。但他说"脾绝之脉,《内经》但言代无胃,而不举其形状",这种说法是不对的。因为《内经》中关于脾之真脏脉的论述有如下几条:①《素问·平人气象论》曰:"死脾脉来,锐坚如鸟之啄,如鸟之距,如屋之漏,如水之流,曰脾死。"②《素问·玉机真脏论》

曰:"真脾脉至,弱而乍数乍疏,色青黄不泽,毛折,乃死。"③《素问·平人气象论》曰:"长夏胃微耎弱曰平,弱多胃少曰脾病,但代无胃曰死。"《内经》所说脾的真脏脉象与本篇虽然文字上不尽相同,但基本精神是一致的。均为脾气将绝,脏真败露,胃气衰竭,失去柔和之象的脉象,故主死。由此可见,仲景所言之真脏脉与《内经》是相互发明的。

对于"覆杯"一词诸家注解归纳起来有如下两种:①覆置之义,则覆杯为安然不动;②倾覆之义,则覆杯为杯之倾倒。二义正相反。下文有"状如摇"三字,则知必为第二义。金寿山认为,"洁洁"可能为"炭炭"之音误。徐忠可曰:"洁洁状如摇,是不能成至而欲倾圮之象,故其动非活动,转非圆转,非脏气将绝而何?故死。"此释为是。

脾约一证,诸家均认为是胃强脾弱所致。趺阳脉浮为胃气有余,趺阳脉涩为脾阴不足,脾不能为胃行其津液,致使大便干而小便数。故治以麻子仁丸泄热润燥,导滞通便。临床上本方常用于慢性便秘,大便干燥而饮食正常者,多能取效。

《医宗金鉴》认为,此条当在《金匮要略·腹满寒疝宿食病脉证治》中便难之下,必是错简在此。可参考。

【原文】 肾著①之病,其人身体重,腰中冷,如坐水中,形如水状,反不渴,小便自利,饮食如故,病属下焦,身劳汗出,衣一作表里冷湿,久久得之,腰以下冷痛,腹重如带五千钱,甘姜苓术汤主之。(十六)

甘草干姜茯苓白术汤方
甘草  白术各二两  干姜  茯苓各四两
上四味,以水五升,煮取三升,分温三服,腰中即温。

【注释】 ①著:此处音义同"着",即留滞附着之意。

【译文】 肾着这种病证,病人身体沉重,腰部冷,好像坐在水中一样;外形好像水气病,但口反不渴,小便通利,饮食正常,是属于下焦的病。由于身体劳动而出汗,衣服里面又冷又湿,时间久了就会得这种病。腰以下感到寒冷而疼痛,腹部沉重,好像围着五千个铜钱似的,这种病应该用甘草干姜茯苓白术汤主治。

【提要】 本条论述肾着的成因、证治以及肾死脏的脉象。

【选注】 徐忠可:腰为肾之府,真气不贯,故冷如坐水中。形如水状者,盖肾有邪则腰间带脉常病,故溶溶如坐水中,其不同之状,微胀如水也。药以苓、术、甘草,扶土渗湿为主,而以干姜一味,温中去冷,谓肾之元不病,其病止在肾之外府。故治其外之寒湿而自愈也。若用桂附则反伤肾之阴矣。

尤在泾:肾受冷湿,着而不去,则为肾着。身重,腰中冷,如坐水中,腰下冷痛,腹重如带五千钱,皆冷湿着肾而阳气不化之征也。不渴,上无热也;小便自利,寒在下也;饮食如故,胃无病也;故曰病属下焦,身劳汗出,衣里冷湿,久久得之。盖所谓清湿袭虚,病起于下者也。然其病不在。肾之中脏,而在肾之外府。故其治法,不在温肾以散寒,而在燠土以胜水。甘、姜、苓、术,辛温甘淡,本非肾药,名肾着者,原其病也。肾脉本石,浮之坚,则不石而外鼓,按之乱如转丸,是变石之体而为躁动,真阳将搏跃而外出矣。益下入尺,言按之至尺泽而脉犹大动也。尺下脉宜伏,今反动,真气不固而将外越,反其封蛰之常,故死。

《医宗金鉴》:肾着者,谓肾为寒湿所伤着而不行之为病也。肾受寒湿故体重,腰冷如坐水中,虽形水肿之状,反不渴,而小便自利,非水也,乃湿也。饮食如故,以病属下焦肾,而不属中焦脾故也。询其所以得之之由,身劳汗出,腰里冷湿,久久伤之也,是以腰以下冷痛寒胜也,腹重湿胜也,如带五千钱,形容重着之甚也。以甘姜苓术汤补土以制水,散寒以渗湿也。

程林:肾脏死,浮之坚,与《内经》辟辟如弹石曰肾死同,意皆坚之象也。按之则乱如转丸,下入尺中者,此阴阳离决之状也,故死。以上真脏与《内经》互有异同……总之脉无胃气,现于三部中,脉象形容不一也。

曹颖甫:肾脉之绝,《内经》云"但石无胃",此云浮之坚,坚者,实也。曰按之乱如转丸,益下入尺中,是躁疾坚硬,动至尺后,而无柔和之象也。

**【解析】** 肾着,是寒湿附着于肾之外府(腰部)而引起的病证。其发生是由于劳动后汗出湿衣,衣着冷湿,久而致病。

从其病机、证候来看,主要是由于寒湿侵袭下焦所致,因而出现身体重,腰中冷,如坐水中,腰以下冷痛,腹重如带五千钱等证。病在下焦,中焦脾胃无病,所以口中不渴,饮食如故。形如水状是指本病外形像水气病,不过又不同于水气病的口渴、小便不利,故曰反不渴,小便自利。

本病为寒湿着于肾之外府,并不在肾之本脏,故不用温肾之法,而用甘姜苓术汤以健脾利水,暖土胜湿。尤在泾说得好:"肾受冷湿,着而不去,则为肾着……然其病不在肾之中脏,而在肾之外府。故其治法,不在温肾以散寒,而在燠土以胜水。甘、姜、苓、术,辛温甘淡,本非肾药,名肾着者,原其病也。"说明本病病变虽在腰部,但在肌肉而未至肾脏。脾主肌肉,司运化水湿,故使用暖土胜湿之法,使寒去湿化,则诸证自解。

关于肾的真脏脉,本篇提出是"浮之坚,按之乱如转丸,益下入尺中"。肾脉当沉,今反其常态而见躁动不藏,轻按之坚实,重按则好似弹丸乱滚,尺部更加明显,是躁疾坚硬,动至尺后,全无柔和之象。《素问·平人气象论》曰:"死肾脉来,发如夺索,辟辟如弹石……但石无胃曰死。"又《素问·玉机真脏论》曰:"真肾脉至,搏而绝,如指弹石辟辟然。"表面看来,本篇提法与《内经》文字不尽相同,而实质上是互相发明的,均属肾精欲竭,肾气欲绝之危候。尤在泾对此做了很好的说明。

综合前述五脏死脉脉象,浮取时多出现异常脉形变化,如肺死脏的浮之虚,肝死脏的浮之弱,心死脏的浮之实,脾死脏的浮之大坚,肾死脏的浮之坚等。五脏病为里证,脉不应浮,现在浮取出现病脉,而且多兼脏真败露,毫无从容和缓的形态,说明脏气已绝,真气涣散,故皆主死。

本篇所论五脏死脉,不外无根(肺死脉、肝死脉),无胃(心死脉),无神(脾死脉、肾死脉)三端,皆属无胃气的脉象。《内经》特别强调脉象的胃气。《素问·玉机真脏论》云:"脉弱以滑,是有胃气。"有胃气的脉象,在形态上表现为虚实和调,阴阳互济,至数分明,从容和缓。若出现毫无从容和缓之感的脉象,就为真脏脉。仲景所论五脏死脉,均无从容和缓之象,如"肺死脏,浮之虚,按之弱如葱叶,下无根","肝死脏,浮之弱,按之如索不来,或曲如蛇行","心死脏,浮之实如丸豆,按之益躁疾","脾死脏,浮之大坚,按之如覆杯,洁洁状如摇","肾死脏,浮之坚,按之乱如转丸,益下入尺中"等,所有这些脉象皆失去了冲和有神的形态,是为无胃气。《针灸甲乙经》云:"人常禀气于胃,脉以胃气为本,无胃气曰逆,逆者死。"所谓无胃气,即是无神、无根之属。由此可知,五脏死脉皆是反常的脉象,属于脏真垂危之候,故见此者必主死。

以上论述五脏中风、中寒证,五脏真脏脉,五脏病的证候和治疗,都是仲景根据临床实践经验,在《内经》的基础上,加以整理、分析、归纳、总结出来的。为我们临床辨证论治,提供了一定的依据.虽然年代久远,脱简较多,注家意见亦不一致,有些问题一时不好定论。但其辨证论治的精神,分析归纳病因病机的方法,以及密切观察脉证变化的态度,是值得我们进一步学习发扬的。特别是关于五脏死脉的论述,以及肝着、脾约、肾着等病的证治,在今天临床上仍有很大的实际意义。

【原文】 问曰:三焦竭①部,上焦竭善噫,何谓也? 师曰:上焦受中焦气未和,不能消谷,故能噫耳。下焦竭,即遗溺失便,其气不和,不能自禁制,不须治,久是愈。(十八)

【注释】 ①三焦竭:有三说,一言三焦各部所属脏腑的功能衰退(中医研究院中医研究生班:《金匮要略注评》);二言"竭,不是枯竭的意思,有更迭之义"。《礼记·札运》"五行之动,迭相竭也",郑玄注:"言五行运转,更相为始也。"三焦竭是说三焦虽分部而相助为理,上中下三焦之病也是互相关联的。(金寿山《金匮诠释》)三言"三焦因阻竭而不能各归其部,不能各司其事,且不能相互为用。"(李今庸《金匮要略讲解》)均可供参考。

【译文】 问:"三焦各部功能暂时衰退,如上焦衰退时,经常嗳气,这是什么道理呢?"老师说:"上焦禀受中焦的气,如果胃气不和,不能够消化食物,陈腐的水谷之气上逆,所以使人嗳气;下焦衰退,就会遗尿或大便失禁,这是由于下焦气不和,不能自己约制的缘故,可以不须治疗,久之正气复而病会自愈。"

【提要】 论述三焦各部机能衰退,互相影响或直接发生的病变。

【选注】 尤怡:上焦在胃上口,其治在膻中,而受气于中焦,今胃未和不能消谷,则上焦所受者非精微之气,而为陈溺之气矣,故为噫。噫,嗳食气也,下焦在膀胱上口,其治在脐下,故其气乏竭,即遗溺失便。然上焦气未和,不能约束禁止,亦令遗溺失便,所谓上虚不能制下者也,云不须治者,谓不须治其下焦,侯上焦气和,久当自愈。夫上焦受气于中焦,而下焦复受气于上焦,推而言之,肾中之元气不正,则脾胃之转运不速,是中焦又复受气于下焦。盖虽各有分部而实相助,为理如此,此造化自然之妙也。(《金匮要略心典》)

梁运通:三焦是气化之所在,如《灵枢·五癃津液别论》谓:"故三焦出气,以温肌肉。"《难经·三十八难》说:"所以府有六者,谓三焦也,有原气之别焉,主持诸气。"言"三焦竭部"是三焦所属上、中、下各部,竭是气化功能虚弱之意。上焦气化功能不足,就多嗳气,其原因是中焦气机不和,向上泛逆所致,如《灵枢·营卫生会》说:"人受气于谷,谷入于胃,以传与肺。"《素问·经脉别论篇》说"经气归于肺","脾气散精,上归于肺"都说明中焦脾胃水谷之气,输布上焦,现中焦之气不和,不能消化水谷变成精微之气,滞气与陈腐食浊之气上逆而为噫气,是上中两焦功能失调所致。若是下焦气化功能不足,不能调摄下焦,就易出现大小便失禁,言"其气不和"是下焦之气不和,自身失于制约二便的功能,故谓"不能自禁制",《中藏经》说下焦"虚寒则大小便泄下而不止"就是这个意思,是下焦气化失调而变生虚寒所致。(《金匮释按》)

【解析】 "三焦竭部",是指三焦各部所属脏腑的生理功能一时性的虚乏,不能发挥应有功能。原文"上焦受中焦气"是指心肺营卫之气皆赖中焦水谷精气所奉养,如果中焦脾胃功能衰退,不能消化水谷,那么上焦所受者皆是脾胃陈腐之气,食气上逆,肺气不降而成为噫气,故原文所说"上焦竭善噫"的病因,既与上焦(肺)本身生理功能一时性不足有关,又与中焦功能衰退不能消谷有关。"下焦竭"者,则肾气失于闭藏,摄纳无权,膀胱失约,肝气疏泄太过,导致遗溺与大便不能控制而自下。所谓"其气不和",亦可理解为三焦之气不和,即上虚不能制下、脾气不摄、肾气不固。由于三焦功能是相互为用、互相制约协调的,故虽有三焦功能一时失调而发生噫气遗溺失便等病变,可不单独依赖药物治疗,待三焦气和,正气复而"久则愈"。

原文"不须治,久则愈",历代注家有不同看法,有谓脱简者;有谓可以不用药物治疗,久则自愈者;有谓不须治下焦或上焦,但必须调治中焦者;亦有认为必须治其下焦者。但结合临床实践,假若三焦功能暂时失调而形体未衰者,可以不须过用药物治疗,以免反伤冲和的中气,待三焦气和而病自愈;若下元不甚虚者,用甘草干姜汤、补中益气汤补益脾肺,亦可向愈;若形气已衰,又必须温补脾肾,如理中汤再加益智仁、桑螵蛸、故纸、巴戟、鹿角片等,均可供参考。

【原文】 师曰:热在上焦者,因咳为肺痿;热在中焦者,则为坚;热在下焦者,则尿血,亦令淋秘不通,大肠有寒者,多鹜溏①;有热者,便肠垢②;小肠有寒者,其人下重便血,有热者,必痔。(十九)

【注释】 ①鹜溏:鹜,即鸭;鹜溏,即鸭溏,形容大便水粪杂下。
②肠垢:指带有黏液垢腻的粪便。《诸病源候论·下痢便肠垢候》:"肠垢者,肠间津汁垢腻也。由热痢蕴积,肠间虚滑,所以因下痢而便肠垢也。"

【译文】 老师说:热邪停留在上焦的,因咳嗽而为肺痿病;热邪停留在中焦的,导致大便坚硬;热邪停留在下焦的,就尿血,亦可导致小便淋沥涩痛、闭塞不通。大肠有寒的人,多水粪杂下如鸭粪;大肠有热的人,则解出带黏液垢腻的粪便;小肠有寒的,其人肛门重坠而便血;小肠有热的,必生痔疮。

【提要】 论述热在三焦的病证和大小肠的寒、热证。

【选注】 丹波元坚:……疑此条大肠小肠,系于传写互错。盖言小肠有寒,故泌别不职而水粪杂下,其有热者,肠垢被迫而下出也。大肠有寒,则阳气下坠,故下重便血,其有热者,毒结肛门,故为痔也。注家顺文解释,竟不勉强凑置,其义始了。(《金匮玉函要略述义》)

黄树曾:……此下重是指脱肛,与上热利下重之指里急后重者不同,此为虚寒,

小肠虚寒则脱肛便血,此便血宜用炮黑姜、侧柏叶、艾叶等药温之,脱肛宜用补中益气汤温补升举之。(《金匮要略释义》)

【解析】 热在上焦,肺失清肃,气逆而咳,久咳津气俱伤,可形成肺痿;热在中焦者,消灼脾胃阴津,肠道失润,大便燥结坚硬。热在下焦者,灼伤肾与膀胱络脉则尿血,热结气分,气化不行,则小便淋沥、尿道疼痛或小便闭塞不通。大肠为传导之官,其病变有寒热之别,有寒则水粪杂下如鸭粪,有热则排出肠垢。小肠为受盛之官,其病变亦有寒热之分,有寒则阳虚气陷不能统摄阴血,故下重便血;有热则热移广肠,结于肛门之经脉则生痔疮。

《温病条辨·下焦篇》云:"先便后血,小肠寒湿,黄土汤主之。"可知本条小肠有寒与黄土汤的病机应是一致的。

【原文】 问曰:病有积、有聚、有䅽气①,何谓也? 师曰:积者,脏病也,终不移;聚者,腑病也,发作有时,展转痛移,为可治。䅽气者,胁下痛,按之则愈,复发为䅽气。

诸积②大法,脉来细而附骨者,乃积也。寸口,积在胸中;微出寸口,积在喉中;关上,积在脐旁;上关上③,积在心下;微下关④,积在少腹;尺中,积在气冲⑤。脉出左,积在左;脉出右,积在右;脉两出,积在中央。各以其部处之⑥。(二十)

【注释】 ①䅽气:䅽即"穀"的异体字。谷气,指停积留滞的饮食之气,以胁下痛和复发为特征。《脉经·卷六》作"䅽气"。

②诸积:包括《难经·五十六难》所分五积:心积曰伏梁,肝积曰肥气,脾积曰痞气,肺积曰息贲,肾积曰奔豚。但其病因皆由气血食痰虫等积滞所引起。

③上关上:关上即是关部。上关上,是指关脉的上部。

④下关:指关脉的下部。

⑤气冲:穴名,即气街,在脐腹下横骨两端,鼠溪穴上三寸,在此代表部位。

⑥各以其部处之:有两释。一指治法,尤怡云:"各随其积所在之处而分治之。"一指诊法,李梴云:"各以其部之处,而诊积之所在也。"据原条文文气,后说较是。

【译文】 问:病有积、有聚、有䅽气,这是什么意思? 老师答道:积,是五脏之病,始终不移动;聚,是六腑之病,发作有一定的时候,疼痛展转移动,是可以治好的。䅽气病,胁下痛,按之则痛消失,后又复发为䅽气。

各种疾病诊断的基本方法,脉象沉细,重按至骨的,这是积病;寸口脉沉细,积在胸中;沉细脉微出寸口之上,是积在喉中;关部沉细的,积在脐的旁边;脉沉细而出于关脉上部,积在心下;脉沉细而出于关脉下部的,是积在少腹;尺部脉沉细的,是积在气冲;沉细脉出于左手,积在身体左边;沉细脉出于右手,积在身体右边;沉细脉在两手同时出现,积在中央部位。根据积的所在部位而进行处理诊治。

【提要】 本条论述积、聚、䅽气的辨证以及诸积的脉象诊断方法。

【选注】 徐忠可:积,迹也,病气之属阴者。脏属阴,两阴相得故不移,不移者,有专痛之处而无迁改也。聚则如市中之物偶聚而已,病之属阳者也。腑属阳,故相比,阳则非如阴之凝,故寒气感则发,否则已。所谓有时者,既无定着,则痛无常处，故曰展转痛移，其根不深，故此积为能治。若瘿气，瘿者谷也，乃食气也，食伤太阴，太阴敦阜之气抑郁肝气，又痛在胁下，病不由脏腑，故按之则气行而愈。然病气虽轻，按之不能绝其病源，故复发，中气强不治自愈。

尤在泾：诸气该气、血、痰、食而言。脉来细而附骨，谓细而沉之至，诸积皆阴故也。又积而不移之处，其气血营卫不复上行而外达，则其脉为之沉细而不起，故列举其脉出之所，以决其受积之处。而复益之曰"脉两出，积在中央"，以中央有积，其气不能分布左右，故脉之见于两手者，俱沉细而不起也。各以其部处之，谓各随其积所在之处而分治之耳。

|   |   | □独现于寸口——积在胸中 |
|---|---|---|
|   |   | □微出寸口——积在喉中 |
|   |   | □关上——积在脐旁 |
|   |   | □上关上——积在心下 |
| 积 | ——脉来细而附骨 | □微下关——积在少腹 |
|   |   | □尺中——积在气冲 |
|   |   | □脉出左——积在左 |
|   |   | □脉出右——积在右 |
|   |   | □脉两出——积在中央 |

《医宗金鉴》：病有积、有聚、有瘿气，当别之也。积者脏病，无时不有，不移其处也。聚者腑病，发作有时，展转痛移也。为可治，谓腑病易治也。瘿气者，饮积胁下痛下，按之则止，不按复痛，以水气得按暂散，故病暂止也，此即其证而言之。然诸积大法，尤当以诊候之也，脉来沉伏附骨而细者，乃诸积之诊也。若见两寸，积在胸中也；微出近鱼际，积在喉中也；两关，积在脐旁也；上关近寸，积在心下也；微下近尺，积在少腹也；尺中，积在气冲也；脉出左，积在左，脉出右，积在右；脉两出，谓左右俱见，积在中央也。各以其部之处，而诊积之所在也。

【解析】 积和聚都是体内的包块，二者具有不同的病机。积者有形，固定不移，痛有定处，病属血分，乃为脏病；聚者无形，聚散无常，痛无定处，病属气分，乃为腑病。《难经》云："积者阴气也，聚者阳气也，故阴沉而伏，阳浮而动，气之所积名曰积，气之所聚名曰聚，故积者五脏所生，聚者六腑所成也。积者，阴气也，其始发有常处，其痛不离其部，上下有所终始，左右有所穷处。聚者，阳气也，其始发无根本，上下无所留止，其痛无常处，谓之聚，故以是别知积聚也。"此说与本篇所论之积聚相符，二书对积聚之形证和鉴别方法亦言之甚详。大致积聚多由气血痰食凝聚而成，后世虽有五积六聚七癥八瘕之说，总不离《难经》《金匮要略》之精神。

关于诊断诸积大法，朱震亨有较详细的说明："凡阴寒凝结，由渐而成者，俱谓之积，故曰诸积，非有一律之证象也。但有一定沉细之脉象，故知其为积也。病气深沉，不可不分上、中、下三焦以处之，脉亦从寸、关、尺三部以候之。如寸口主上焦，脉细而附骨，知其积在胸中，如胸痹之类是也；出寸口，上竟上也，主积在喉中，如痰气相搏，咽中如有炙脔等是也；微下关，积在少腹，如少腹寒痛之类是也；尺候下焦，尺脉细沉，积在气冲，如阴寒疝症之类是也。"虽然如此，但文中列举脉出之处，以定积之部位，临床上不尽符合，只可作为参考。

本篇所言榖气，是指饮食伤脾而郁遏肝气的证候，与宿食病有所不同。榖气为无形之邪，按之气散可愈，去其按则气复聚而痛复作；宿食为有形之实邪，按之则痛剧，临床必须鉴别。

# 结语

本篇论述五脏中风、中寒、死脏脉、五脏病、三焦病以及脏腑积聚等病。但其中五脏风寒部分脱简较多，三焦各部病亦略而不详，且年代久远，注家意见亦不一致，因此很难得出结论，我们可作为一般了解。本文详细论述了肝着、脾约、肾着的病因病机、治法、方药。肝着病为肝经气郁血滞，阳气痹阻所致，故用旋覆花汤行气活血、通阳散结，为后世通络逐瘀之法奠定了良好基础；脾约病为胃气强，脾阴弱，燥热伤津所致，故用麻子仁丸泄热润燥，缓通大便；肾着病为阳气不行，寒湿留于肾之外府所致，故用干姜苓术汤温中散寒，健脾除湿。以上三方均是常用的有效方剂。

# 痰饮咳嗽病脉证并治第十二

**【题解】** 本篇讨论痰饮病的病因病机、分类及证治预后。咳嗽仅是痰饮病某些证型中的一个伴见症状,其发生与痰饮有关,治疗仍以饮病为主。

痰饮,《脉经》《千金》皆作"淡饮"。考"痰"字,古作"淡",与"澹"相通,为水液之淡荡流动貌;饮者,水也。由此可见,"痰饮"的原意是指清稀荡动的水饮。随着中医学术的发展,到宋元起始有痰病和饮病之分。如宋·杨仁斋《直指方》称"稠浊者为痰,清稀者为饮",根据质地清稀与稠浊而区分为"痰"与"饮"两类。这一概念影响沿用至今。本篇之"痰饮",主要是饮病。

痰饮病,为张仲景首创的以病因命名的病证名称。痰饮,泛指体内水液输布运化失常,津液停聚而成的病理产物,随处留积,由其造成的疾病即为痰饮病。

在本篇中,张仲景根据饮邪停积的部位和症状的不同,将其区分为痰饮、悬饮、溢饮、支饮四种。即饮邪停留于肠胃,以"其人素盛今瘦,水走肠间,沥沥有声"为特征者,谓"痰饮";饮邪留积于胁下,以"咳唾引痛"为特征者,谓"悬饮";饮邪泛溢于四肢体表,以"身体痛重"为特征者,谓"溢饮";饮邪支撑于胸膈间,以"咳逆倚息,短气不得卧,其形如肿"为特征者,谓"支饮"。痰饮的概念,有广义和狭义之分,广义痰饮是一切饮病的总称,具体包括上述四饮;狭义痰饮则专指水饮停留于肠胃的病变。

本篇中还有"留饮"和"伏饮"之名称。留饮是指饮邪长期留而不行,伏饮是指饮邪潜伏难出。二者皆喻饮病病位较深,病程较长,病情顽固难治。按其留伏的部位和症状,仍包括在四饮范围之内,并非四饮之外,另有所分。

痰饮形成的病因十分复杂,文中论述比较简略。病机主要为肺、脾、肾三脏功能失调,水液的输布运化失常。如肺失宣降,不能通调水道;脾胃虚弱,失于运化转输;肾阳亏虚,不能气化温煦等,皆影响水液的正常输布,使之留聚于局部而成为痰饮。痰饮,是原发病的病理产物,又是导致继发病的致病原因。

痰饮病的临床表现十分复杂,随其所留部位、影响脏腑不同而症状多样。常见者如咳嗽,痰多清稀,胸满气短,倚息不得平卧,或胸胁疼痛,或恶心呕吐,眩晕心悸,或腹胀肠鸣、泄泻,或小便不利,肢体浮肿等等。

痰饮病的治疗,张仲景提出,当"以温药和之"的基本治则。盖饮为阴邪,易伤阳气,遇寒则聚,得温则行;又多由脏腑阳虚不化所致。予以温药,则能振奋阳气,促使运行,饮邪得以温化消除。在具体应用时,还应分辨标本缓急,根据表里虚实的不同,灵活地掌握。

本篇及第七篇皆有咳嗽,又二者的病机都与痰饮犯肺有关。但第七篇之咳嗽是由痰饮伏肺,兼感外邪所致肺气胀满上逆的独立疾病,名曰"咳嗽上气",临床以咳嗽气喘、胸满等为主症。本篇之咳嗽仅是痰饮某些证型(如支饮、悬饮)病变过程中的一个伴见症状,纯为里病而无表证。

痰饮病涉及西医学呼吸、消化、循环、泌尿、神经多系统多种疾病。如慢性支气管炎、支气管哮喘、肺心病、胸膜炎、胸腔积液、脑积水、内耳性眩晕、胃肠功能紊乱、不全性幽门梗阻、心包积液、急慢性肾功能衰竭等疾病。

【原文】 问曰:夫饮有四,何谓也? 师曰:有痰饮,有悬饮,有溢饮,有支饮。(一)

【译文】 问:饮病有四种,是什么意思? 老师答道:有痰饮,有悬饮,有溢饮,有支饮。

【原文】 问曰:四饮何以为异? 师曰:其人素盛今瘦,水走肠间,沥沥有声,谓之痰饮;饮后水流在胁下,咳唾引痛,谓之悬饮;饮水流行,归于四肢,当汗出而不汗出,身体疼重,谓之溢饮。咳逆倚息,短气不得卧,其形如肿,谓之支饮。(二)

【译文】 问:四饮以什么作为区别? 老师答道:若病人身体向来肥胖,现在消瘦,水饮流走肠间,发出沥沥的声音,这称为痰饮;饮水以后,水流在胁下,咳唾痰涎的时候、牵引胁下疼痛,这称为悬饮;饮后水液流行,渗入四肢,应当汗出却不汗出,身体感到疼痛和沉重,这称为溢饮;咳嗽气逆而倚床呼吸,气息短促不能平卧,病人外形像浮肿的样子,这称为支饮。

【提要】 本条定四饮之名目并论述四饮在证候上的区别。

【选注】 尤在泾:谷入而胃不能散其精,则化而为痰;水入而脾不能输其气,则凝而为饮。其平素饮食所化之精津,凝结而不布,则为痰饮。痰饮者,痰积于中而饮附于外也。

徐忠可:饮非痰,乃实有形之水也,其所因不同,所居不同,故有悬、溢、支之分。悬者如物空悬,悬于膈上而不下也;溢者如水旁积,满盈而偏溢肢体也;支者如果在枝,偏旁而不正中也。痰饮者,亦即饮与涎相杂,久留而不去者,其间或凝或不凝,凝者为痰,不凝者为饮也。

李彣:夫饮有四,而此独以痰饮名,总之,水积阴或为饮,饮凝阳或为痰。则分而言之,饮有四,合而言之,总为痰饮而已。

《诸病源候论》:流饮者,由饮水多,水流走于肠胃之间,漉漉有声,谓之流饮。

悬饮为饮水过多,留注胁下,令胁间悬痛,咳唾引胁痛,故云悬饮。

溢饮谓因大渴而暴饮水,水气溢于肠胃之外,故言溢饮,令人身体疼重而多汗,是其候也。

支饮谓饮水过多,停积于胸膈之间,支乘于心,故云支饮,其病令人咳逆喘息,身体如肿之状,谓之支饮也。

赵以德:水性走下,而高原之水流入于川,川入于海,塞其川,则洪水泛溢,而人之饮水亦若是。《内经》曰:"饮入于胃,游溢精气,上输于脾,脾气散精,上归于肺,通调水道,下输膀胱,水精四布,五经并行。"今所饮之水或因脾土壅塞而不行,或因肺气涩滞而不通,以致流溢,随处停积。水入肠间者,大肠属金主气,小肠属火,水与火气相搏,气火皆动,故水入不得,流走肠间,沥沥有声,是名痰饮。然肠胃与肌肤为合,素受水谷之气长养而肥盛,今为水所病,故肌肉消瘦也。水入胁下者,属足少阳经,少阳经脉从缺盆下胸中,循胁里,过季胁之部分,其经多气属相火,今为水所积,其气不利,从火上逆胸中,遂为咳唾,吊引胁下痛,是名悬饮。水泛溢于表,表,阳也,流于四肢者,四肢为诸阳之本,十二经脉之所起,水至其处,若不胜其表之阳,则水散当为汗出,今不汗,是阳不胜水,反被阻碍经脉荣卫之行,故身体疼重,是名溢饮。水流入肠间,宗气不利,阳不得升,阴不得降,呼吸之息,与水迎逆于其间,遂作咳逆倚息短气不得卧,荣卫皆不利,故形如肿也,是名支饮。

《医宗金鉴》:痰饮者,水饮走肠间不泻,水精留膈间不输,得阳煎熬成痰,得阴凝聚为饮,凡所在处有声,故在上则喉中有漉漉之声,在下则肠间有沥沥之声,即今之遇秋冬则发,至春夏则止,久咳嗽痰喘病也。悬饮者,饮后水留在胁下,不上不下,悬结不散,咳唾引痛,即今之胁下有水气停饮胁痛病也。溢饮者,饮后水流行归于四肢,当汗出不汗出,壅塞经表,身体疼重,即今之风水水肿病也。支饮者,饮后水停于胸,咳逆倚息,短气不得卧,其形如肿状,即今之停饮喘满不得卧之病也。

【解析】　尤在泾认为痰饮是痰积于中而饮附于外,痰由谷而来,饮由水而来,这种说法,不太妥当。徐忠可以凝与不凝区分痰饮,且阐明了它们之间的关系,论理较明。李彣和《医宗金鉴》从阳盛或阴盛的角度来分析痰和饮,也有一定的道理。但本条所说的痰饮,是四饮中的一种,与后世所说的热痰、寒痰、湿痰、燥痰等迥然有别,不可混为一谈。《诸病源候论》中所说的流饮,也就是本节中所说的痰饮。本书对四饮的分类清晰可辨,使人一目了然。《医宗金鉴》对四饮症状的分析,尤为详尽。以上两家的注释皆可取。赵以德能联系《内经》中有关条文,从脏腑的生理功能、水液的输布运化方面来阐述水饮形成的机理,颇为精当,但后段却从大小肠的五行属性来解释痰饮的病机,就有些牵强附会了。

【原文】　水在心,心下坚筑①,短气,恶水不欲饮。(三)

【注释】　①心下坚筑:心下痞坚、满闷不快,筑筑然悸动有力,像捣东西的样子。

【译文】　水饮波及在心,心下坚满,筑筑跳动,呼吸短促,怕水,不想喝水。

【提要】　本条指出水停于心下所发生的证候。

【选注】　尤在泾:水即饮也,坚筑悸动有力,筑筑然也。短气者,心属火而畏水,水气上逼,则火气不伸也。

丹波元胤:坚者,心下坚实也。筑者,筑筑然动也。短气者,饮抑往来之气也。

喻嘉言:水攻于外,火衰故水益坚;火郁于内,气收故筑动短气;火与水为仇,故恶而不饮也。

【解析】　尤在泾所谓的"火气不伸",丹波元胤所说的"饮抑往来之气",喻嘉言所说的"火郁于内",实质上都是阳虚不运所致,故喻嘉言的"火衰故水益坚",道出了本病的根蒂所在。

【原文】　水在肺,吐涎沫,欲饮水。(四)

【译文】　水饮波及在肺,吐涎沫,想喝水。

【提要】　本条指出水饮侵肺所发生的证候。

【选注】　尤在泾:吐涎沫者,气水相激,而水从气泛也,欲饮水者,水独聚肺,而诸经失溉也。

丹波元胤:涎沫即咳而吐痰也。

程林:连绵不断者曰涎,轻浮而白者曰沫。涎者津液所化,沫者水饮所内,酿于肺经则吐,吐多则津液亦干,故欲饮水。

【解析】　欲饮水一证,尤在泾认为是由于水独聚于肺,而诸经失溉所致;程林则认为是由于吐多则津液亦干引起。气不化津,津液本少,不断吐出,则津液更干,焉有不渴之理,故二家注释不可偏执,应当合参。

【原文】　**水在脾,少气身重。(五)**

【译文】　水饮波及在脾,气短,身体沉重。

【提要】　本条指出水饮侵脾所发生的证候。

【选注】　徐忠可:脾主肌肉而恶湿,得水气则濡滞而重,脾津不运,则中气不足,而倦怠少气矣。

尤在泾:脾为水困,故少气。水淫肌肉,故身重。土本制水,而水盛反能制土也。

【解析】　脾本喜燥而恶湿,湿胜水淫,久必伤及脾气。若脾气素虚,失其健运,亦能造成水湿停聚,泛溢为患。故中气不足和水湿停蓄可互为因果。徐忠可看到了脾虚的一面,尤在泾则侧重于水盛的一面,二者实不可偏废。

【原文】　**水在肝,胁下支满<sup>①</sup>,嚏而痛。(六)**

【注释】　①胁下支满:犹如树枝梗于胁肋,支撑胀满。或谓"支满犹偏满"者(《金匮心典》)。

【译文】　水饮波及至肝,胁下支撑胀满,打喷嚏时牵引胁肋疼痛。

【提要】　本条指出水邪侵肝发生的证候。

【选注】　尤在泾:肝脉布胁肋,水在肝,故胁下支满,支满犹偏满也。嚏出于肺,而肝脉上注肺,故嚏时则相引而痛也。

程林:肝脉布胁肋,故胁下支满。水在肝,则条达之性为水郁,其气上走颃颡,至畜门出鼻孔,因作嚏也。嚏则引胁肌,故嚏而痛。

【解析】　肝脉布胁肋,故有胁下支满一证,尤、程二人见解一致。嚏而痛一证,尤在泾认为是肝脉上注于肺的缘故,程林则认为是嚏引胁肌所致,两家注释,皆有道理。

【原文】　**水在肾,心下悸。(七)**

【译文】　水饮波及至肾,脐下跳动。

【提要】　本条指出水饮侵肾所发生的证候。

【选注】　程林:水在肾,则肾气凌心,故筑筑然而悸也。

尤在泾:心下悸者,肾水盛而上凌心火也。

【解析】　水饮犯肾,肾气不化,水气上逆,故心下悸动,程、尤二家注释相同。

以上五条,是从四饮而推及五脏,认为水饮之邪,不仅可以留于肠间、胁下、胸膈、肢体,尚可波及五脏而为病。但这里应注意的是,所谓五脏之水,均非五脏本身有水,不过是受饮邪的影响,出现与各脏有关的外候而已。徐忠可说:"脏中非真能蓄有形之水,不过饮气侵之,不可泥。"此语甚为贴切。所以,我们可以把以上所说的五水,理解为水饮所犯五脏的不同证候。另外,五水与四饮之间,仍有密切关系。如水在心、肾之与痰饮,水在肺之与支饮,水在脾之与痰饮、溢饮,水在肝之与悬饮,其病机、证治,均有内在联系,不可机械划分。

**【原文】** 夫心下有留饮①,其人背寒冷如手大。(八)

**【注释】** ①留饮:痰饮停留不去之意。

**【译文】** 心下有水饮停留,病人背部寒冷,其范围如手掌大。

**【提要】** 本条指出心下有留饮的证候。

**【选注】** 赵以德:心之俞,出于背。背,阳也,心有留饮,则大气不行,唯是寒饮注其俞,出其背,寒冷如掌大,论其俞之处,明其背之非尽寒也。

程林:诸阳受气于胸中,而转行于背,心下有留饮则阳气抑遏而不行,故背寒冷如手大者,言其不尽寒也。

尤在泾:留饮即痰饮之留而不去者也,背寒冷如掌大,留饮之处,阳气所不入也。

**【解析】** 关于留饮的含义以及心下有留饮形成背部寒冷的原因,尤在泾的注解,甚为得当。背寒冷,如手大,赵、程二人皆认为是为了阐明背部并非尽寒,于理亦通。故如手大一语,不可拘泥,饮多则寒冷处亦大,饮少则寒冷处亦小。

**【原文】** 留饮者,胁下痛引缺盆,咳嗽则辄已①。一作转甚。(九)

**【注释】** ①咳嗽则辄已:有两释,一将辄已作转甚解,即咳嗽时痛势更加剧烈;二将辄已作"即止"解,辄,立即也;已,停止也。即因咳嗽唾出留饮,疼痛反而大减之意。(《易解》)二说均可供参考。

**【译文】** 留饮病人,胁下疼痛牵引缺盆,咳嗽时则疼痛更厉害。

**【提要】** 本条指出痰饮停留于胁下所发生的证候。

**【选注】** 程林:缺盆者,五脏六腑之道,故饮留于胁下,而痛上引缺盆,引缺盆则咳嗽,咳嗽则痛引胁下而转甚,此属悬饮。转甚,一本作辄已。未有咳嗽而胁下痛引缺盆辄愈也。

尤在泾:胁下痛引缺盆者,饮留于肝,而气连于肺也。咳嗽则辄已者,饮被气击而欲移,故辄已。一作咳嗽则转甚,亦通,盖水流胁胁下,咳嗽引痛之谓。

**【解析】** 咳嗽则辄已,尤在泾认为"饮被气击而欲移";程林则认为"未有咳嗽而胁下痛引缺盆辄愈电"。验之临床,凡胁下痛者,咳嗽时疼痛只能转甚,而无转愈之理,当以程说为是。程林认为此属悬饮,亦很恰当。

**【原文】** 胸中有留饮,其人短气而渴;四肢历节痛,脉沉者,有留饮。(十)

**【译文】** 胸中有饮邪停留,病人呼吸短促而口渴,四肢关节疼痛,脉象沉的,这是有留饮。

**【提要】** 本条指出饮留胸中及流于关节的脉证。

**【选注】** 沈明宗:此明支饮甚则为溢饮矣。盖留饮乃气郁水积,故谓脉沉者有留饮也。

程林：胸中者，属上焦也，今为留饮隔凝，则气为之短；津液不能上潮，则口为之渴也。饮者，湿类也，流于关节，故四肢历节痛也。经曰：脉得诸沉者，当责有水。故脉沉者为水饮。

尤在泾：四肢历节痛，为风寒湿在关节，若脉不浮而沉，又短气而渴，则知是留饮为病，而非外入邪矣。

黄元御：饮阻窍隧，肺无降路，津液凝滞，故短气而渴。湿流关节，故四肢关节烦痛，此饮之自胸膈而流四肢者，所谓溢饮也。

【解析】 沈明宗认为此节所述之证是支饮甚则为溢饮，黄元御认为"此饮之自胸膈丽流四肢者，所谓溢饮电"。二家注释，颇为得当，与本篇第二条所述溢饮的病因、证候皆相一致。注家以此条为苓桂术甘汤证，可做参考。

【原文】 膈上病痰，满喘咳吐，发则寒热，背痛腰疼，目泣自出，其人振振身𥆧剧，必有伏饮。（十一）

【译文】 膈上有痰，胸满，气喘，咳嗽，吐痰涎，发作时则恶寒发热，背痛腰疼，眼泪自行流出，病人身体颤抖，而且摇动得很厉害，这必然是有痰饮潜伏于内。

【提要】 本条指出膈上伏饮发作时的证候。

【选注】 陈修园：饮留而不去，谓之留饮；伏而难攻，谓之伏饮。膈上伏饮之病，时见痰满喘咳，病根已伏其中，一值外邪暴中其内，饮与外邪相援，一时吐露迅发，则以外邪之为寒热，背痛，腰痛，激出内因之痰满喘咳大作，以致目泣自出，其人振振身𥆧诸剧，因以断之曰，必有伏饮。俗谓哮喘，即是此证。

尤在泾：伏饮亦即痰饮之伏而不觉者，发则始见也，身热背痛腰疼，不似外感，而兼喘满咳嗽唾，则是《活人》所谓痰为病，能令人憎寒发热，状类伤寒者也。目泣自出，振振身𥆧动者，饮发而上迫液道，外攻经隧也。

【解析】 本条所言膈上病痰，是指病的重点在于胸膈，"伏饮"是潜伏不觉、发作有时的一种疾患。陈修园认为本证是膈上素有伏饮，时见痰喘胸满而咳，病根已伏其中，外邪卒伤，引功内饮，内外相援，则痰满喘咳大作，其实就是哮喘病，可与小青龙汤治疗。此说很切合实际。

【原文】 夫病人饮水多，必暴喘满。凡食少饮多，水停心下。甚者则悸，微者短气。

脉双弦①者寒也，皆大下后善虚。脉偏弦②者饮也。（十二）

【注释】 ①双弦：一谓左右两手之脉俱弦；二谓"有一手两条脉，亦曰双弦，此乃元气不壮之人，往往多见此脉，亦属虚"。（见徐彬《金匮要略论注》）

②偏弦：谓或左或右之一手脉弦。

【译文】 病人饮水过多，必定突然气喘胀满。凡是吃东西少而饮水多的，则水饮停在心下。病情重的，则心下悸动；病情轻的，则呼吸短促。

【提要】 本条指出饮病的病机和脉象。

【选注】 赵以德：饮水多留于膈，膈气不行则喘满，食少胃气虚，复多饮，胃土不能运水，水停心下，心火畏水，甚则神不安为怔忡惊悸，微者阳独郁而为短气。夫脉弦者为虚为水，若两寸皆弦，则是大下之后，阳气虚寒所致，若偏见弦，则是积水之处也。

程林：饮水多，则水气停泛于胸膈，必暴喘满也。凡人食少饮多，则胃土不能游溢精气，甚者必停于心下而为悸，微者则阻于胸膈而为短气也。

尤在泾：饮水过多，水溢入肺者，则为喘满，水停心下者，甚则水气凌心而悸，微则气被饮抑而短也。双弦者，两手皆弦，寒气周体也，偏弦者，一手独弦，饮气偏注也。

【解析】 《伤寒论·辨太阳病脉证并治》有"发汗后饮水多必喘""太阳病，小便不利者，以饮水多必心下悸"的记述，可见无论是外感还是杂病，饮水多都会发生喘满心悸。本节所言，脉双弦者为虚寒，偏弦者为饮，临床上必须脉证合参，不可拘泥。

【原文】 **肺饮不弦，但苦喘短气。（十三）**

【译文】 肺中有水饮停留，脉象不弦，只感到气喘而呼吸短促。

【提要】 本条指出水饮犯肺的脉证。

【选注】 赵以德：脉弦为水为饮，今肺饮而曰不弦，何也？水积则弦，未积则不弦，非谓肺饮尽不弦也。此言饮未积，犹得害其阳，虽不为他病，亦适成其苦喘短气也。

尤在泾：肺饮，饮之在肺中者，五脏独有肺饮，以其虚而能受也，肺主气而司呼吸，苦喘短气。肺病已著，脉虽不弦，可以知其有饮矣。

黄元御：肺病痰饮，金能胜木，故脉不弦，但若痰饮阻碍，喘促气短耳。

【解析】 赵以德认为"水积则弦，未积则不弦，非谓肺饮尽不弦也"。其理由是，水饮未积则尚未"害其阳"、中伤经络，这种解释比较恰当。而黄元御单从五行相克来解释，未能深究其理。

【原文】 **支饮亦喘而不能卧，加短气，其脉平也。（十四）**

【译文】 支饮亦有气喘而不能平卧，还有呼吸短促的症状，它的脉象是平和的。

【提要】 本条指出支饮轻证的脉证。

【选注】 赵以德：脉平当无病，何以有病而反平也？正与不弦意同，明其虽有支饮，而饮尚不留伏，不停积，以其在上焦，未及胸中，不伤经络，故脉平，然碍其阴阳升降，故喘不能卧，短气耳。

尤在泾：支饮上附于肺，即同肺饮，故亦喘而短气，其脉亦平而不必弦也。

黄元御：支饮亦饮之偏结于肺部者，故喘不能卧加以短气，其脉亦平而不弦也。

【解析】 此条与上条均为饮邪尚未停积留伏，故其脉亦不弦而平，其证但喘而短气，尚无咳逆证候。必得饮邪停积留伏，影响经气的运行，喘咳并见，其脉也就弦而不平。

【原文】 **病痰饮者，当以温药和之。（十五）**

【译文】 患痰饮病的，应该用温性的药物来调和治疗。

【提要】 本条指出痰饮病总的治疗原则。

【选注】 赵以德：痰饮由水停也，得寒则聚，得温则行，况水从乎气，温药能发越阳气,开腠理,通水道也。

沈明宗:此言痰饮属阴,当用温药也,脾失健运,水湿酿成痰饮,其性属湿而为阴邪,故当温药和之,即助阳而胜脾湿,俾阳运化,湿自除矣。

魏念庭:言和之,则不专事温补,即有得消之品,亦概其义于温药之中,方谓之和之,而不可谓之补之益之也。盖痰饮之邪,因虚而成,而痰亦实物,必可有开导,总不出温药和之四字,其法尽矣。

黄元御:痰饮水寒土湿,火凉金寒,精气堙郁所作,当以温药和之,寒消湿化,自然涣解。盖土不得火,湿气滋生,此痰饮化生之源也。土湿则土不生金,痰凝于心胸,下不制水,饮聚于肠胃,肺冷故气不化水熏蒸而为痰,肾密故水不化气,停瘀而为饮,是以当温也。

【解析】 饮为阴邪,得阳则化,治疗痰饮,当以温药为主。赵以德认为温药可开腠理、通水道,沈明宗认为温药可助阳而胜脾湿。魏念庭则认为温药中既有补益之品,亦有行消开导之剂,由于痰饮病是本虚而标实,不可概言温补,亦当用攻下、逐水等法,所以不言补之益之,而言和之,此种解释,甚为允当。黄元御用五行学说阐述痰饮的发病机制,并无牵强附会之处,且能与脏腑的生理病理密切结合,亦颇可取。

【原文】 心下有痰饮,胸胁支满,目眩,苓桂术甘汤主之。(十六)

苓桂术甘汤方:

茯苓四两　桂枝　白术各三两　甘草二两

上四味,以水六升,煮取三升,分温三服,小便则利。

【译文】 心下有痰饮停留,胸胁支撑胀满,眼目晕眩,用苓桂术甘汤主治。

【提要】 本条指出饮停心下的证治。

【选注】 徐忠可:心下有痰饮,心下非即胃也,乃胃之上心之下,上焦所主,唯其气挟寒湿阴邪,上冲胸胁而为支满。支者撑定不去如痞状也。阴邪抑遏上升之阳,而目见玄色故眩。苓桂术甘汤,正所谓温药也。桂甘之温化气,术之温健脾,苓之平而走下以消饮气,茯苓独多,任以君也。

尤在泾:痰饮阴邪也,为有形,以形碍虚则满,以阴冒阳则眩,苓桂术甘汤温中祛湿,治疗之良剂,是即所谓温药也。盖痰饮为结邪,温则易散,内属脾胃,温则能运耳。

李彣:胸胁支满,痰饮停滞于中也;目眩,阻碍阳气不上升也。茯苓淡渗以利水饮,桂枝宣导以行阳气,白术祛湿健脾,甘草和中益气,同为补土制水之剂。

【解析】 仲景所说的心下,一般是指胃而言,有时将心下膈上统称为心下,有时甚至将胸膈以下的部位亦称心下,故应结合其他证候来看,不可过于拘泥。本节所述的胸胁支满、目眩是痰饮病的主证。饮为阴邪,得阳则化,苓桂术甘汤具有通阳利水,即"温药和之"的作用。但本方虽对心下之痰饮有效,若水走肠间,沥沥有声之痰饮,则非本方力所能及。

【原文】 夫短气有微饮,当从小便去之,苓桂术甘汤主之;方见上。肾气丸亦主之。方见脚气中。(十七)

【译文】 呼吸短促,有轻微的水饮停留,应当从小便去其饮,用苓桂术甘汤主治;肾气丸亦可主治。

【提要】 本条指出微饮的治法。

【选注】 徐忠可:短气有微饮,即上文微者短气也。然支饮、留饮,水在心,皆短气。总是水停心下,故曰当从小便去之。

赵以德:微饮而短气,由饮水停蓄,致三焦之气升降呼吸不利也,二方各有所主,苓桂术甘汤主饮在阳,呼气之短。肾气丸主饮在阴,吸气之短。盖呼者出心肺,吸者出肾肝,茯苓入手太阴,桂枝入手少阴,皆轻清之剂,治其阳也,地黄入足少阴,山萸入足厥阴,皆重浊之剂,治其阴也,一证二方,岂无故载。

尤在泾:气为饮抑则短,欲引其气,必蠲其饮。饮水类也,治水必自小便去之,苓桂术甘益土以气行水,肾气丸养阳气以化阴,虽所主不同,而利小便则一也。

【解析】 据以上诸家见解,苓桂术甘汤和肾气丸虽皆为利水之剂,但作用不同,苓桂术甘汤是益土气以行水,肾气丸是温肾阳以化阴。从“当从小便去之”一句来看,还应有小便不利一证。故短气和小便不利是二方所主的共同证候。但以药测证,则知二方所主,各有不同,正如陆渊雷所说:“二方皆能利小便,而苓桂术甘汤以胸胁逆满为候,肾气丸以脐下仁为候。”临床又不可不辨。

【原文】 病者脉伏,其人欲自利,利反快,虽利,心下续坚满,此为留饮欲去故也,甘遂半夏汤主之。(十八)

甘遂半夏汤方:

甘遂大者三枚　半夏十二枚(以水一升,煮取半升,去滓)

芍药五枚　甘草(如指大一枚(炙)一本作无)

上四味,以水二升,煮取半升,去滓,以蜜半升,和药汁煎取八合。顿服之。

甘遂

【译文】 病人脉象为伏,将要下利,下利后反而感到爽快舒适,虽然下利,但心下仍继续坚硬胀满,这是留饮将去而未去的缘故,用甘遂半夏汤主治。

【提要】 本条指出留饮欲去之下利及虽利不除的治法。

【选注】 徐忠可:仲景谓脉得诸沉当责有水,又曰脉沉者有留饮,又曰脉沉弦者为悬饮,伏者亦即沉之意。然有饮而痛者为胸痹,彼云寸口脉沉而迟,则知此脉字指寸口脉矣。欲自利者,不由外感内伤,亦非药误也,利反快,饮减人爽也,然病根未拔,外饮加之,仍复坚满.故曰续坚满,虽坚满而去者自去,续者自续,其势已动,故曰欲去。

魏念庭：病者脉伏，为水邪所压涸，气血不能通，故脉反伏而不见也。其人欲自利，利反快，水流湿而就下，以下为暂泄其势，故暂安适也；然旋利而心下续坚满，此水邪有根蒂以维系之，不可以顺其下利之势而为剥减也，故曰此为留饮欲去故也。盖阴蜜之气立其基，水饮之邪成其穴，非开被导利之不可也。

尤在泾：脉伏者，有留饮也。其人欲自利，利反快者，所留之饮，从利而减也，虽利心下续坚满者，未尽之邪，复注心下也。虽然未尽，而有欲去之势，故以甘遂半夏因其势而导之。

【解析】　诸家皆认为心下续坚满是下利后饮邪未尽，病根不除，故虽利仍复坚满。但对"留饮欲去"的解释都比较牵强。日人和久田认为"此为留饮欲去故也"一句，应在"利反快"之下，于理颇通。也就是说，下利后有安适轻快之感者，说明留饮随利而去，病欲解；下利后并无轻快之感，续有心下坚满者，说明留饮之邪，根深蒂固，非峻猛攻逐之品，不能荡其巢穴，故用甘遂半夏汤主之。甘遂峻猛有毒，故·《千金要方》以甘遂与半夏同煮，芍药与甘草同煮，最后将二汁加蜜合煮，顿服，较为安全。

【原文】　脉浮而细滑，伤饮。（十九）

【译文】　病人脉象浮而细滑的，是被水饮所伤。

【提要】　本条指出痰饮初期，饮邪未深的脉象。

【选注】　尤在泾：伤饮，饮过多也；气资于饮，饮多反伤气，故脉浮而细滑，则饮之微也。

《医宗金鉴》：凡饮病得脉浮而细滑者，为痰饮初病，水邪未深之诊也。李彣曰：饮脉尚沉，今脉浮者水在肺也。

徐忠可：不曰有饮，而曰伤饮，见为外饮所骤伤，而非停积之水也。

魏念庭：脉浮而细，即弦也，兼滑，饮中痰也，此痰饮之脉也，但在胃则不浮矣，浮不在胃也。

【解析】　饮脉当弦，今见浮而滑之象，诸家多认为是外饮骤伤，水邪未深之故。尤在泾认为是"饮之傲"所致，于理亦通。盖因饮水过多，水停心下，饮邪上迫于肺，肺主皮毛，故脉浮；水湿阻碍，脉道不利，故脉细；痰饮停聚，故脉滑。由于是一时性伤饮，故不见弦脉。唯魏念庭将浮而细之脉强解为弦脉，令人难以信服。

【原文】　脉弦数，有寒饮，冬夏难治。（二十）

【译文】　脉象弦、数，又有寒饮，在冬季和夏季，就很难治疗。

【提要】　本条指出饮病的预后与时令气候有关。

【选注】　尤在泾：脉弦数而有寒饮，则病与脉相左，魏氏所谓饮自寒而夹自热是也，夫相左者必相持，冬则时寒助饮，欲以热攻，则脉数必甚，夏则时热助脉，欲以寒治，则寒饮为碍，故曰难治。

赵以德：此言脉邪之不相应也，寒饮反见数脉，数是《内经》有用热远热，有用寒远寒之诫，在夏用热药治饮，则数脉愈增，在冬用寒药治热，则寒饮愈盛，暂伐天和，所以在冬夏难也，在春秋或可适其寒温而消息之。

【解析】　寒饮脉见弦数，脉证不符，说明本病寒热虚实错杂，用药难以兼顾。

本条特举出冬夏难治一句,是借以阐明本病与季节变化有较密切的关系。临床上也经常见到一些哮喘疯人,每值冬季或夏季,则病情加剧,且用药时又要考虑气候因素,颇为棘手。但这也只是概而言之,临床上不可过于拘泥。

【原文】 脉沉而弦者,悬饮内痛。(二十一)

【译文】 脉象沉而弦的,是悬饮引起的胸胁疼痛。

【提要】 本条指出悬饮的脉证。

【选注】 尤在泾:脉沉而弦,饮气内聚也,饮内聚而气击之则疼。

赵以德:脉沉为病在里,凡弦者为痛,为饮为癖。悬饮结积,在内作痛,故脉见沉弦。

【解析】 脉见沉弦,胸胁牵引而疼,是悬饮停聚于胸胁之间所致。饮阻气击,胸中阳气不伸,胸胁必疼无疑,以尤在泾解释为佳。

【原文】 病悬饮者,十枣汤主之。(二十二)

十枣汤方:

芫花(熬) 甘遂 大戟 各等分

上三味,捣筛,以水一升五合,先煮肥大枣十枚。取九合,去滓,内药末,强人服一钱匕,羸人服半钱,平旦温服之;不下者,明日更加半钱。得快下后,糜粥自养。

【译文】 患悬饮病的,用十枣汤主治。

【提要】 本条提出悬饮病的治法。

【选注】 李彣:三物皆味苦,苦以泄之,能直达水饮巢囊之处。但恐峻利泄人真元,故加大枣甘以缓之,且枣为脾果,补土所以制水也。

徐忠可:脉沉为有水,故曰悬饮。弦则气结,故疼。主十枣汤者,甘遂性苦寒,能泻经隧水湿,而性更迅速直达;大戟性苦辛寒,能泻脏腑之水湿,而为控涎之主;芫花性苦温,能破水饮巢囊,故曰破癖须用芫花。合大枣用者,大戟得枣,即不损脾也。盖悬饮原为骤得之证,故攻之不嫌峻而骤,若稍缓而为水气喘息浮肿。《三因极一病证方论》以十枣汤药为末,枣肉和丸以治之,可谓善于变通者矣。

【解析】 悬饮之为病,常由暴饮后水流胁下,阻遏气机所致。由于起病较急,病情较重,一般温药难以胜任,故用十枣汤峻剂逐水。十枣汤用遂、芫、戟决渠而泄饮,大枣补土而保脾精。蠲饮破癖,其力颇猛,故病人必形气俱实,舌滑而自觉口干,脉象沉弦有力,始可用之。《三因方》以三味为末,枣肉和丸,名十枣丸,可治病势较缓者。

此方服后,当得快下,使水饮由大便排出,此为药到病除之佳兆。若加重药量后仍不得下,乃正不胜邪,《活人书》认为会令人胀满,通身浮肿而死,此又不可不知。

【原文】 病溢饮者,当发其汗,大青龙汤主之;小青龙汤亦主之。(二十三)

大青龙汤方:

麻黄六两(去节) 桂枝二两(去皮) 甘草二两(炙) 杏仁四十个(去皮尖)
生姜三两(切) 大枣十二枚 石膏如鸡子大(碎)

上七味,以水九升,先煮麻黄,减二升,去上沫,内诸药,煮取三升,去滓,温服一升,取微似汗,汗多者,温粉粉之。

小青龙汤方:

麻黄三两(去节)　芍药三两　五味子半升　干姜三两　甘草三两(炙)　细辛三两　桂枝三两(去皮)　半夏半升(洗)

上八味,以水一斗,先煮麻黄,减二升,去上沫,内诸药,煮取三升,去滓,温服一升。

**【译文】**　患溢饮的,应当发汗,用大青龙汤主治;小青龙汤也可主治。

**【提要】**　本条指出溢饮的两种治法。

**【选注】**　尤在泾:水气流行四肢,当汗出而不汗出,身体重痛,谓之溢饮。夫四肢阳也,水在阴者宜利,在阳者宜汗,故以大青龙汤发汗去水,小青龙汤则兼内饮而治之者耳。徐氏曰:大青龙合桂、麻而去芍药,加石膏,则水气不甚而夹热者宜之,倘饮多而寒伏,则必小青龙为当也。

徐忠可:溢饮者,水已流行归四肢,以不汗而致身体疼重,盖表为寒风所侵而疼,肌体着湿而重,全乎是表,但水寒相杂,犹之风寒两伤,内有水气,故以大青龙汤、小青龙汤主之。

方舆鞔:大小青龙汤方意相似,大青龙者,以大发之剂,伍以石膏;小青龙者,虽无石膏,而有半夏、细辛、五味子,品味有八,其缓急寒热表里,以此亦可知矣。喻昌:大青龙者,升天而行云雨也;小青龙者,鼓波而行沧海也。治饮证者,以小青龙为第一义也。

程林:《内经》云:溢饮者,渴暴多饮,而溢入肌肤肠胃之外也。以其病属表,故可大小青龙汤发汗。

**【解析】**　综合以上注家的观点,可得出以下结论:病溢饮者,为水饮溢于肌表,《内经》云"其在皮者,汗之可也",故溢饮当以汗法治疗。大、小青龙俱为表里双解之剂,其发表之药相同,治里之药则异。大青龙有清热除烦之石膏,小青龙有蠲饮止咳之半夏、干姜、细辛、五味子。故溢饮之水气不甚,兼内热而烦躁者可用大青龙汤;溢饮之无里热,内饮重,喘咳甚者可用小青龙汤。正如柯韵伯所说:"两龙俱治有表里证,皆用两解法,大青龙是里热,小青龙是里寒,故发表之药相同,而治里之药则殊也。"临床当辨证使用。

**【原文】**　膈间支饮,其人喘满,心下痞坚,面色黧黑①,其脉沉紧,得之数十日,医吐下之不愈,木防己汤主之。虚者②即愈,实者③三日复发,复与不愈者,宜木防己汤去石膏加茯苓芒硝汤主之。(二十四)

木防己汤方:

木防己三两　石膏十二枚鸡子大　桂枝二两　人参四两

上四味,以水六升,煮取二升,分温再服。

木防己去石膏加茯苓芒硝汤方:

木防己二两　桂枝二两　人参四两　芒硝三合　茯苓四两

上五味,以水六升,煮取二升,去滓,内芒硝,再微煎,分温再服,微利则愈。

**【注释】**　①黧黑:唐·慧琳《一切经音义》引《韵诠》云:"黧,色黑而黄也。"黧黑,谓黑而晦黄。

②虚者:指心下虚软。

③实者:指心下痞坚结实。

【译文】 膈间有支饮,病人气喘胀满,心下板硬痞坚,面色黑而晦黄,脉象沉紧,得病已经数十天,经过医生用吐、下的方法而不愈,用木防己汤主治。心下虚软的,就即时而愈,心下痞坚结实的,过了三天后膈间支饮复发,如再给木防己汤而不愈的,应用木防己汤去石膏加茯苓芒硝汤主治。

【提要】 本条指出支饮重症心下痞坚的治法。

【选注】 尤在泾:支饮上为喘满,而下为痞坚,则不特碍其肺,抑且滞其胃矣。面色黧黑者,胃中成聚,营卫不行。脉浮紧者为外寒,沉紧者为里实。里实可下,而饮气之实,非常法可下;痰饮可吐,而饮之在心下者,非吐可去,宜其得之数十日,医吐下之而不愈也。木防己、桂枝,一苦一辛,并能行水气而散结气;而痞坚之处,必有伏阳,吐下之余,定无完气,书不尽言而意可会也,故又以石膏治热,人参益虚,于法可谓密矣。其虚者,外虽痞坚,而中结聚,即水去气行而愈。其实者,中有实物,气暂行而复聚,故三日复发也。魏氏曰:后方去石膏加芒硝者,以其既散复聚,则有坚定之物,留作包囊,故以坚投坚而不破者,即以软投坚即破也;加茯苓者,亦引饮下行之用耳。

赵以德:心肺在膈上,肺主气,心主血,今支饮在膈间,气血当不通利。气不利,则与水同逆于肺而发喘满;血不利,则与水杂揉,结于心下而为痞坚。肾气上应水饮。肾水之色黑,故黧黑之色见于面也。脉沉为水多,紧为寒,非别有寒邪,即水气之寒也。医虽以吐下之法治,然药不切于病,故不愈。用木防己者,味辛温能散留饮结气,又主肺气喘满,所以为主治;石膏味辛甘微寒,主之下逆气,清肺定喘;人参味甘温,补心肺气不足,皆为防己之佐;桂枝辛温,通血脉开结气,且支饮得温则行,又宜导诸药,用之为使。若邪客之浅,在气分多而虚者,服之即愈。若邪客之深,在血分多而实者,则愈后必再发。以石膏为气分药,故去之;芒硝味咸寒为血分药,能治痰结,去坚消血癖;茯苓伐肾邪,治心下坚满,佐芒硝则行水之力益倍,故加之。

《医宗金鉴》:得之数十日,医或吐之不愈者,是水邪不单在上,故越之而不愈也;或下之不愈者,是水邪不单结在下,虽竭之亦不愈也。心下痞坚,饮结在中可知,故以木防己汤,开三焦水结,通上中下之气,方中用人参,以吐下后伤正也。故水邪虚结者,服之即愈。若水邪实结者,虽愈亦复发也,复与前方,亦不能愈,当以前方减石膏之寒凝,加芒硝峻开坚结,加茯苓直输水道,未有不愈者也。

【解析】 医吐下之不愈之由,以《医宗金鉴》注解较为得当;心下痞坚的虚与实,尤在泾所注较为贴切。其虚者,中无结聚,故用木防己汤,水去气行而愈;其实者,中实有物,木防己汤只能暂时缓解,而不能祛除病根,故减去于治饮无助之石膏,加茯苓健脾渗湿以利水,芒硝软坚攻逐水饮。

木防己汤中之石膏,为伏阳郁热证见烦躁而设,芒硝为增强逐水之效而加。赵以德以气分药和血分药释之,不太妥当。另外,方中石膏的用量太大,比白虎汤中石膏的用量还多,定错无疑,《外台秘要》用作鸡子大三枚,较为恰当。

【原文】 心下有支饮,其人苦冒眩<sup>①</sup>,泽泻汤主之。(二十五)

泽泻汤方:

泽泻五两　白术二两

上二味,以水二升,煮取一升,分温再服。

【注释】 ①冒眩:尤怡云:"冒是昏冒而神不清,如有物冒蔽之也。眩者,目眩转而乍见玄黑也。"(《心典》)

【译文】 心下有支饮,病人苦于昏冒目眩,用泽泻汤主治。

【提要】 本条提出支饮轻证的证治。

【选注】 程林:《内经》曰:清阳出上窍。支饮留于心膈,则上焦之气,浊而不清,清阳不能走于头目,故其人苦冒眩也。白术之甘苦以补脾,则痰不生,泽泻之甘咸以入肾,则水不蓄,小剂以治支饮之轻者。

尤在泾:水饮之邪上乘清阳之位,则为冒眩。冒者,昏冒而神不清,如有物冒蔽之也;眩者,目眩转而乍见玄黑也,泽泻泻水气,白术补土气以胜水也。

高鼓峰:心下有水饮,格其心火不能下行,而但上冲头目也。

【解析】 水饮之停于心下,支撑于胸膈之间,阴乘阳位,清阳之气被饮邪阻遏,不得上升于头目,故"其人苦冒眩",泽泻、白术健脾行水,浊阳去而清阳升,故冒眩自止。尤、程二人的注释,较为贴切。

【原文】 支饮胸满者,厚朴大黄汤主之。(二十六)

厚朴大黄汤方:

厚朴一尺　大黄六两　枳实四枚

上三味,以水五升,煮取二升,分温再服。

【译文】 支饮病胸部胀满的,用厚朴大黄汤主治。

【提要】 本条指出支饮而兼胃家实的证治。

【选注】 尤在泾:胸满疑作腹满,支饮多胸满,此何以独用下法?厚朴大黄汤与小承气汤同,设非腹中疼而闭者,未可以此轻试也。

《医宗金鉴》:胸字当是腹字,若是胸字,无用承气汤之理,是传写之讹也,支饮胸满,邪在肺也,宜用木防己汤、葶苈大枣汤。支饮腹满,邪在胃也,故用厚朴大黄汤,即小承气汤也。

魏念庭:支饮而胸满者,实邪也,饮有何实,饮之所停必裹痰涎,涎沫结久为窝囊,所以为有形之邪,以厚朴大黄汤主之,以治实邪,以有故无殒之义也。

【解析】 从尤在泾和《医宗金鉴》的注释来看,"胸满"应是"腹满"之误,故厚朴大黄汤为支饮而兼胃实者设。本方虽与小承气汤药味相同,但三味药的剂量都比小承气大,攻下的力量不逊于小承气,故用时必须参考其他证候,确有胃家实者方可用之,不能仅以胸满或腹满作为使用本方的依据。又,小承气以大黄为君,本方以厚朴为君,枳实剂量也不小,取气行则水行之义。

【原文】 **支饮不得息,葶苈大枣泻肺汤主之。(方见肺痈中)(二十七)**

【译文】 支饮病呼吸困难,用葶苈大枣泻肺汤主治。

【提要】 本条指出支饮在肺的证治。

【选注】　沈明宗：此支饮偏溢于肺也，支饮贮于肺膈，上干于肺，气逆则呼吸难以通彻，故不得息；然急则治标，故佐大枣之甘以保胃，葶苈之苦以泄肺，俾肺气通调，脾得转输，为峻攻支饮在肺之方也。

《医宗金鉴》：喘咳不得卧，短气不得息，皆水在肺之急证也，故以葶苈大枣汤泻肺水也。

赵以德：支饮留结，气塞胸中，故不得息，葶苈能破结利饮，大枣通肺气补中，此虽与肺痈异而方相通者，盖支饮之与气未尝相离，支饮以液所聚，气行则液行，气停则液聚，而气亦结。气阳也，结以化热，所以化热，所以与肺痈热结者同治。

【解析】　本条所述，为支饮之重证，故以葶苈大枣泻肺汤直泻肺水以救其急，沈明宗和《医宗金鉴》所注，颇为得当。本方除用于支饮外，凡是肺中邪实，气机壅塞者，皆可用之，但有丧证者，需待表解后方可用之。

【原文】　呕家本渴，渴者为欲解，今反不渴，心下有支饮故也，小半夏汤主之。《千金》云：小半夏加茯苓汤。（二十八）

小半夏汤方：

半夏一升　生姜半斤

上二味，以水七升，煮取一升半，分温再服。

【译文】　经常呕吐的人，本来应该口渴，口渴是疾病将要解除之候，现在反而不渴，是心下有支饮的缘故，用小半夏汤主治。

【提要】　本条以呕吐后口渴与否，测知饮邪解与不解，并指出治法。

【选注】　沈明宗：此支饮上溢而呕之方也，凡外邪上逆作呕，必伤津液，应当作渴，故谓呕家本渴，渴则病从呕去，谓之欲解。若心下有支饮停蓄胸膈制燥，故而不渴，则当治饮，所以生姜散邪，半夏涤饮，呕自止矣。

尤在泾：此为饮多而呕者言。渴者饮从呕去，故欲解，若不渴，则知其支饮仍在，而呕亦未止。半夏味辛性燥，辛可散结，燥能蠲饮，生姜制半夏之悍，且可散结止呕也。

【解析】　沈、尤二人对本条的注释，皆为得当，仲景每以先呕后渴或呕而不渴，以及先渴后呕，辨痰饮之去留，使后学者有章可循。

【原文】　腹满，口舌干燥，此肠间有水气，己椒苈黄丸主之。（二十九）

己椒苈黄丸方：

防己　椒目　葶苈（熬）　大黄各一两

上四味，末之，蜜丸如梧子大，先食饮服一丸，日三服，稍增，口中有津液，渴者加芒硝半两。

【译文】　腹部胀满，口舌干燥，这是肠间有水气，用己椒苈黄丸主治。

【选注】　尤在泾：水既聚于下则无复润于上，是以肠间有水气而口舌反干燥也。后虽有水饮之人，只足以益下趋之势，口燥不除，而腹满益甚矣。

赵以德：肺与大肠，合为表里。肺本通调水道，下输膀胱，今不输膀胱，仅从其合，积于肠间，水积则金气不宣，腋郁成热为腹满，津液遂不上行，以成口干舌燥。防己、椒目、葶苈，皆能利水，行积聚结气，而葶苈尤能利小肠，然肠胃水谷之气，苦腹满者,非轻剂所能治,加大黄以泻之。

李彣:腹满,水聚于胃也,肠间有水气,则湿积中焦,津液不为灌溉,故口舌干燥。前云水走肠间,沥沥有声,为痰饮,此肠间有水气,即痰饮也。

【解析】 对本条所说的口干舌燥一证,尤在泾认为是水既聚于下,则无复润于上所致;李彣则认为是"湿积中焦,津液不为灌溉"所引起,观方后有"稍增,口中有津液"之语,则知服药后,水饮去则阳气得通,脾气转而津液得布,口干舌燥自能得愈,是以李彣之论较为精当。

【原文】 卒呕吐,心下痞,膈间有水,眩悸者,小半夏加茯苓汤主之。(三十)

小半夏加茯苓汤方:

半夏一升 生姜半斤 茯苓三两 一法四两

上三味,以水七升,煮取一升五合,分温再服。

【译文】 突然呕吐,心下痞满,为膈间有水饮,有头晕目眩和心下悸的,用小半夏加茯苓汤主治。

【提要】 本条提出停饮而见呕吐、眩悸的治法。

【选注】 尤在泾:饮气逆于胃则呕吐,滞于心则心下痞,凌于心则悸,蔽于阳则眩,半夏、生姜止呕降逆,加茯苓去其水也。

赵以德:心下痞,膈间有水,眩悸者,阳气必不宣散也。

汪昂:半夏生姜行水气而散逆气,能止呕吐,茯苓宁心气而泄肾邪,能利小便,火因水而下行,则眩悸止而痞消矣。

【解析】 小半夏汤为治心下有支饮之主方,但水气凌心之心悸,却非姜夏所能胜任,故加茯苓去水,下肾逆以安神,水气一去则诸症自除。所以小半夏汤证而兼见眩悸者,应用小半夏加茯苓汤治之。

【原文】 假令瘦人①脐下有悸,吐涎沫而癫眩,此水也,五苓散主之。(三十一)

五苓散方:

泽泻一两一分 猪苓三分(去皮) 茯苓三分 白术三分 桂二分(去皮)

上五味,为末,白饮服方寸匕,日三服,多饮暖水,汗出愈。

【注释】 ①瘦人:即本篇第二条狭义痰饮"其人素盛今瘦"的互辞。

【译文】 假如瘦人脐下有悸动感,吐涎沫,而又感到眩晕,这是水饮之证,用五苓散主治。

【提要】 本条指出水饮停于脐下的证治。

【选注】 尤在泾:瘦人不应有水,而脐下悸,则水动于下矣,吐涎沫,则水逆于中,甚而颠眩,则水且犯于上矣,形体虽瘦,而病实为水,乃病机之变也。

喻嘉言:瘦人木火之气本盛,今以水饮之故,下郁于阴中,夹其阴邪鼓动于脐则悸,上入于胃则吐涎沫,及其郁极乃发,直上头目为颠为眩。

《医宗金鉴》:此条脐下有悸,是水停脐下为病也。若欲作奔豚,则为阳虚,当以茯苓桂枝甘草大枣汤主之。

【解析】 水动于下焦,上逆于中上焦,方有是证。此为水邪为患,而非同脐下悸欲作奔豚之阳虚证可比。后者当用苓桂甘枣汤补心气而降逆,培土以制水;此则用五苓散助气以利水,是水邪为患虽同,病机治疗则异。以上三家注释,可互为补充。

【原文】 《外台》茯苓饮:治心胸中有停痰宿水,自吐出水后,心胸间虚,气满,不能食,消痰气,令能食。

茯苓 人参 白术各三两 枳实二两 橘皮二两半 生姜四两

上六味,水六升,煮取一升八合,分温三服,如人行八九里进之。

【提要】 论述痰饮吐后、邪少虚多的证治。

【方解】 脾虚不能为胃行其津液,水饮滞留于胸膈,满而上逆,所以吐水;吐后邪去正虚,虚气上逆,故胸满而不能进食。用茯苓淡渗利水;参、术健脾益气而使新饮不聚;生姜、橘皮、枳实,驱胃内残留的水饮,消除痰气,使其能食。

【原文】 咳家其脉弦,为有水。十枣汤主之。方见上(三十二)

【译文】 经常咳嗽的病人,脉呈弦象,为内有水饮,用十枣汤主治。

【提要】 本条指出悬饮致咳的脉象和治法。

【选注】 尤在泾:脉弦为水,咳而脉弦,知为水饮,渍入肺也,十枣汤逐水气自大小便去,水去则肺宁而咳愈。

魏念庭:咳家,专为痰饮在内,逆气上冲之咳嗽言也,故其脉必弦,无外感家之浮,无虚劳家之数,但见弦者,知有水饮在中为患也。

【解析】 本条所说的咳嗽,是由饮邪引起,欲止咳必治饮。但仅凭咳嗽、脉弦,不可轻用十枣汤。须如《外台秘要》所述:"饮气嗽者,有所饮之物,停滞在胸,水气上冲,冲入于肺,肺得此气,便成咳,久而不除,渐成水气。其状不限四时昼夜,嗽不断,遇诸动嗽物,但致困剧,甚者乃至双眼突出,气如欲断,汗出,大小便不利,吐痰饮涎沫无限,气上喘,急息肩,每旦眼肿,不得平卧。"方可用之。且出一干枣三味丸,用大枣六十枚。葶苈一升,杏仁一升,合捣做丸,桑白皮饮下七八丸,日再服,可稍加用量,以大便通利为度。附此以供参考。

【原文】 夫有支饮家,咳烦胸中痛者,不猝死,至一百日或一岁,宜十枣汤。(方见上)(三十三)

【译文】 常患支饮病,咳嗽烦闷而胸中疼痛的,如果不突然死亡,延续到一百天或一年,应该用十枣汤治疗。

【提要】 本条指出水饮咳嗽的证治。

【选注】 尤在泾:胸中支饮,扰乱清道,赵氏所谓动脉则咳,动心则烦,搏击阳气则痛者,是也。其甚者营卫竭绝,神气乃亡,为猝死矣,否则延久不愈,至一百日或一岁,则犹有可治,为其邪差缓而正得持也。然以经久不去之病,而仍以十枣攻击之药者,岂非以支饮不去,则其咳烦胸痛必无止期,与其事敌以苟安,不如悉力一决之,犹或可图耶,然亦危矣。

魏念庭:不猝死,仲景之意,宜早治以十枣汤,至一百日或一岁,则难治矣。宜十枣汤者,是宜于百日一岁之前也。若谓日久饮深,宜十枣汤,恐非圣人履霜坚冰之意。总之,涵咏白文自明。

徐忠可：夫有支饮家，乃追原之词也，谓支饮本不痛，蔓延至胸痹而痛，气上逆为咳，火上壅为烦，已有死道矣。不卒死，甚至百日，或经年之久，其虚可知辛元气之未竭也，原其病支饮为本。病本不拔，终无愈期。逡巡不愈，正坐医家以虚故畏缩，故因宜十枣汤，以见攻病不嫌峻，不得悠悠以待毙也。

黄元御：咳烦胸痛者，支饮阻膈肝胆不降下也，其病虽久，而支饮未去，犹宜十枣汤也。

【解析】　对于本条，大多数注家都认为病支饮为本，病本不拔，绝无愈期，故不应为久病正必虚而束缚手脚。魏念庭谓日久饮深，则不宜用十枣汤，是泥于久病必虚之说。其实，新病未必皆实，久病未必皆虚。临床上，只要病人尚能耐受药力，十枣汤是可以使用的。用之得当，往往可收起死回生之效。但因十枣汤为逐水峻剂，故使用时，药量应小，因人因病制宜，得快下则止后服，并以晨起服用较为妥当。

【原文】　久咳数岁，其脉弱者可治；实大数者死；其脉虚者必苦冒。其人本有支饮在胸中故也。治属饮家。（三十四）

【译文】　患咳嗽有数年，病人脉象弱的可以治愈，脉象实大数的就会死亡。病人脉象虚的必然头目昏冒；这是病人本有支饮在胸中的缘故。其治疗应当从水饮病方面着手。

【提要】　本条是从久咳的脉象来测知支饮的预后。

【选注】　沈明宗：久咳数载，是非虚劳咳嗽，乃脾肺素不足，肺气滞而不利，津化为饮，上溢胸中肺叶空窍之处，即支饮伏饮之类。内之伏饮相招，风寒袭入，内外合邪而发，世谓痰火屡屡举发者是矣。然久咳必是邪正两衰，其脉故弱，脉证相应，故为可治，实大数者，邪热炽盛，阴气大亏，甚者必造于亡，故主死也。脉虚者，乃上焦膻中宗气不布，痰饮浊阴上溢，胸中气逆上冲，所以苦冒。冒者，瞑眩黑花昏晕之类。因其人本有支饮，存蓄胸中，则当治其支饮而咳自宁，故治属饮家。

尤在泾：久咳数岁不已者，支饮渍肺而咳，饮久不已，则咳久不愈也。咳久者其气必虚，而脉反实大数，则其邪犹盛，以犹盛之邪，而临已虚之气，其能久持乎？故死。若脉虚者，止气固虚，而饮气亦衰，故可治。然饮虽衰丽正不能御，亦足以上蔽清阳之气，故其人必苦冒也，此病为支饮所致，去其饮则病自愈，故曰：治属饮家。

【解析】　尤在泾所注颇为精当，正如《内经》所说："久病脉弱者生，实大者死。"本病久咳数岁，脉弱为正邪俱衰，尚可治；若脉反见实大而数，为正虚邪盛，故难治。本节凭脉之虚实来测久病的预后，临床上颇有参考价值。

【原文】　咳逆倚息不得卧，小青龙汤主之。方见上（三十五）

【译文】　病人咳嗽气逆，倚床呼吸，不能平卧，用小青龙汤主治。

【提要】　本条指出内饮外寒的证治。

【选注】　尤在泾：倚息，倚几而息，能俯而不能仰也。肺居上焦而司呼吸，外寒内饮，壅闭肺气，甚则但坐不得卧也。麻黄、桂枝散外入之寒；半夏消内积之饮；细辛、干姜治其咳满；芍药、五味监麻桂之性，使入饮去邪也。

《医宗金鉴》：咳逆，古咳嗽名也，倚息，今呼吸促也，咳嗽呼吸气促不得卧，久病多属痰饮，新病每兼形寒，故宜以小青龙汤汗之，以散内饮外寒也。

国学经典文库

中医四大名著

金匮要略·各论

图文珍藏版

徐忠可：咳逆倚息不得卧，即前支饮的证也，不用十枣汤而用小青龙汤，必以其夹表也。然此必病发未久而不得卧，则势亦急，故暂从麻桂治表，姜夏治饮耳。

赵以德：此首篇支饮之病也，以饮性寒下应于肾，肾气上逆入肺，肺为之不利，肺主行营卫，肺不利则营卫受病，犹外感风寒心下有水证也，故亦用小青龙汤治之。

沈明宗：此表里合邪之治也，肺主声，变动为咳，胸中素积支饮，招邪入内，壅逆肺气，则咳逆倚息不得卧，是形容喘逆不能撑持，体躯难舒，呼吸之状也。故用小青龙之麻桂甘草开发腠理，以驱外邪从表而出；半夏细辛温散内伏之风寒，而逐痰饮下行；干姜温肺行阳而散里寒；五味芍药以收肺气之逆，使表风内饮，一齐而解，此乃寒风夹饮咳嗽之主方也。

【解析】　本条是指其人素有支饮，复感外寒，风寒郁于表，饮邪阻于内，则肺失宣降，气机不利，故咳逆倚息不得卧。用小青龙汤外散风寒，内逐痰饮，表里双解之。各家注释，大体一致。另外，只要是寒饮停于上焦，证见咳逆倚息不得卧，外无风寒表证者，亦可应用此方，故赵以德之注，并非无由。

【原文】　青龙汤下已，多唾口燥，寸脉沉，尺脉微，手足厥逆，气从小腹上冲胸咽，手足痹，其面翕热如醉状，因复下流阴股，小便难，时复冒者，与茯苓桂枝五味甘草汤治其气冲。（三十六）

桂苓五味甘草汤方：

茯苓四两　桂枝四两（去皮）　甘草三两（炙）　五味子半升

上四味，以水八升，煮取三升，去滓，分温三服。

【译文】　病人服用小青龙汤之后，吐出很多痰唾，口干燥，寸部脉象沉，尺部脉象微，手足厥冷，气从小腹上冲到胸部和咽部，手足麻痹，面部时而微微发热，像酒醉的样子，接着冲气又向下流到两腿内侧，小便难，有时又见头目昏冒的，与茯苓桂枝五味甘草汤，治疗病人的冲气。

【提要】　本条指出素虚之人服小青龙汤后的变证及治法。

【选注】　尤在泾：服青龙汤已，设其人下实不虚，则邪解而病除。若虚则麻黄细辛辛甘温散之品，虽能发越外邪，亦易动人冲气。冲气，冲脉之气也。冲脉起于下焦，夹肾脉上行至喉咙，多唾口燥，气冲胸咽，皆冲气上入之候也。寸沉迟微，手足厥而痹者，厥气上行而阳气不治也。下流阴股，小便难，时复冒者，冲气不归而仍上逆也。茯苓桂枝能抑冲气，使之下行，然逆气非敛不降，故以五味之酸敛其气，土厚则阳火自伏，故以甘草之甘补其中也。

沈明宗：此下皆服小青龙汤，外邪解而里饮未除，扰动内伤之变也。表邪虽退，内饮未消，拒格胸间，心火不得下达，反刑肺金，则多唾口燥，犹如肺痿之类也。但饮为阴邪，而内癖则阳气衰弱，故寸脉沉，下焦阳微，一故尺脉微而手足厥冷。因服青龙汤散剂，扰乱下焦，虚阳即随冲任之脉厥而上行，故气从小腹上冲胸咽。至于手足痹而不用，真阳以挟胃热上冲，其面翕热如醉状，冲气复反下流阴股，不归肾间而决渎，故小便难。冲气往返，扰动胸中留饮，则时复冒。故易桂苓以逐冲气归源，五味收敛肺气之逆，甘草安和脾胃，不使虚阳上浮，此乃救逆之变方也。

徐忠可：不堪发散动其气冲，以致肺燥，如痿而多唾。唾者其痰薄如唾也。又口燥,燥者觉口干,非渴也。下流阴股,谓浮于面之阳,旋复在两股之阴,作热气也。

《医宗金鉴》:小青龙汤辛温大散,唯有余之人宜之,若误施之于不足之人,辛热则伤阴,故多唾口燥也。大散则伤阳,故手足厥逆,面热如醉,阳外浮也。小便难,气上逆,阴内竭也。脉沉微,里气衰也。手足痹,表气虚也。时复冒,虚之甚也。虽阴阳表里俱虚,然属洪汗寒热错杂之坏病,故与茯苓桂枝五味甘草汤,先通阳和阴,俟上冲气平,再议他法也。

【解析】 对于本病的病机,《医宗金鉴》认为是不足之人服用小青龙汤后,辛热伤阴,大散伤阳,造成了阴阳更加虚损的局面,故有是证,说理明切。而沈明宗用虚阳随冲任之脉厥而上行,冲气复反下流阴股,不归肾间来解释手足厥逆以下诸证,堪称高论。尤在泾所见亦同。这与《内经》"冲脉为病,逆气里急"的经旨一致。五味子一药,在此并非为敛肺气之逆而设,实为敛肾纳气以助桂平冲而施,尤在泾的见解,又略胜一筹。因仲景止咳,从不单用五味子,必与姜、辛同用,取其一敛一散,一开一合,共奏散寒止咳之功。以上诸家注释,各有所长,可互为补充。

【原文】 冲气即低,而反更咳、胸满者,用桂苓五味甘草汤去桂加干姜、细辛,以治其咳满。(三十七)

苓甘五味姜辛汤方:

茯苓四两 甘草 干姜 细辛各三两 五味子半升

上五味,以水八升,煮取三升去滓,温服半升,日三服。

【译文】 冲气已平,但反而更加咳嗽、胸满的,用桂苓五味甘草汤去桂加干姜、细辛,来治疗其咳嗽和胸满。

【提要】 本条指出冲气已平,饮邪复动的治法。

【选注】 尤在泾:服前汤已,冲气即低,而反更咳胸满者,下焦冲逆之气既伏,而肺中伏匿之寒饮续出也。故去桂枝之辛而导气,加干姜细辛之辛而入肺者,合茯苓五味甘草,消饮驱寒以泄满止咳也。

徐忠可:冲气即低,乃桂苓之力单刀直入,肾邪遂伏,故低也。反更咳满,明是肺中伏匿之寒未去,但青龙汤已用桂,桂苓五味甘草汤又用桂,两用桂而邪不伏,以桂能去阳分凝滞之寒,而不能驱脏内沉匿之寒,故从不得再用桂枝之例而去之,唯取细辛入阴之辛热,干姜纯阳之辛热,以除满驱寒而止咳也。

丹波元简:按成无己云:桂枝泄奔豚。故桂枝加桂汤用五两,以主奔豚气从小腹上至心者。今冲气即低,乃桂之功著矣,故去之。沈氏、《金鉴》并云桂走表,故去之,非。

【解析】 冲气即低,乃桂之功著,故去之;咳满加剧,是肺中隐伏之寒饮复动,故加干姜、细辛合茯苓、五味子以消饮散寒,泄满止咳。徐忠可以桂"不能驱脏内沉匿之寒",故去之;尤在泾以桂枝辛而导气故去之,皆未得其要。唯丹波元简引成无己之说,颇为贴切,可谓知其要者,一言而终。此乃仲景出"知犯何逆,随证治之"又一范例,以示后人。

【原文】 咳满即止,而更复渴,冲气复发者,以细辛、干姜为热药也,服之当遂渴,而渴反止者,为支饮也。支饮者法当冒,冒者必呕,呕者复内半夏以去其水。

**桂苓五味甘草去桂加姜辛夏汤方：**

茯苓四两　甘草　细辛　干姜各二两　五味子　半夏各半升

上六味，以水八升，煮取三升，去滓，温服半升，日三。

【译文】　咳嗽与胸满已止，却更复渴和冲气复发的，这是因为细辛、干姜属热性药物，服了应当口渴。如果反而不渴的，是有支饮的缘故；患支饮病的理应头目昏晕，昏晕的人必定呕吐，呕吐的再加半夏以去水饮。

【提要】　本条指出冲气与饮气上逆的鉴别以及饮气上逆的治法。

【选注】　尤在泾：冲脉之火，得表药以发之则动，得热药以通之亦动，而辛热气味，既能劫夺胃中之阴，亦能布散积饮之气。仲景以为渴而冲气动者，自当治其冲气；不渴而冒与呕者，则当治其水饮，故内半夏以去其水，而所以治渴而冲气动者，惜未之及也。约而言之，冲气为麻黄所发者，治之如桂、苓、五味、甘草，从其气而导之矣。其为辛甘所发者，则宜甘淡戍寒，益其阴以引之，亦自然之道也。若更用桂枝，必悍格不下，即下亦必复冲，所以然者，伤其阴故也。

沈明宗：此支饮内蓄而复发也。咳满即止，肺之风寒已去；而更发渴，冲气复发者，饮滞外邪，留于胸膈未除也。即以细辛干姜热药推之，若无痰饮内蓄，而服细辛干姜热药，助其燥热，应当遂渴。而渴反止者，是内饮上噎喉间，浸润燥热，故不作渴，但阻胸中阳气，反逆而上行而冒，冒家阳气上逆，饮亦随之而上，故冒者必呕。呕是于前去桂苓五味甘草汤，复内半夏，消去其水，呕即止矣。

唐容川：此言咳满止而作渴者，为冲气，非饮也，不得仍用姜辛矣。细玩而渴反止者下，当有咳满不止意在，故断以为支饮。通观支饮皆言咳满，则知此处有咳满不止意在。此承上咳满而言，故不冉重其词而咳满之意已见，古人文法简奥，皆如是也。归注未能体会，不知支饮仍当用姜辛原方，不得误作冲气治之。唯冲气有时复冒证，而支饮者法亦当冒，此不可不辨。冲气之冒不呕，支饮之冒是饮犯胃，必兼呕证，宜仍用姜辛原方加半夏以去胃中之水则愈，勿误认为冲气也。

【解析】　姜、辛为热药，伤阴动阳，故使冲气复发而见口渴，当仍可考虑用苓桂味甘汤。若口不渴，而见冒且呕，是饮邪上逆之候，并非冲气上逆所致，故用苓桂味甘汤去桂加姜辛治之，因有呕吐一证，故加半夏以降逆止呕，此与上节之病机大致相同，故唐容川云"当有咳满下止意在"，亦是读于无字处之卓见。饮邪上逆与虚阳上冲皆有眩冒一证，但前者口不渴而呕，后者渴而不呕，尤、唐二人以此鉴别之，论理颇当。至于尤在泾所说的冲气由阳虚和阴虚引起，则治疗亦异，可供临床参考。

【原文】　水去呕止，其人形肿者，加杏仁主之。其证应内麻黄，以其人遂痹，故不内之。若逆而内之者，必厥，所以然者，以其人血虚，麻黄发其阳故也。（三十九）

**苓甘五味加姜辛半夏杏仁汤方：**

茯苓四两　甘草三两　五味半升　干姜三两　细辛三两　半夏半升　杏仁半升（去皮尖）

上七味,以水一斗,煮取三升,去滓,温服半升,日三服。

　　【译文】　服用苓甘五味姜辛半夏汤后,水饮消除,呕吐停止,但病人身体浮肿的,应用前方加杏仁主治;这个证候本来应该加入麻黄,但因为病人手足感到麻痹,故不宜加入;如果违反了禁忌而用麻黄,病人就会手足发凉,这是因为病人血虚,麻黄又能发汗使病人亡阳的缘故。

　　【提要】　本条指出支饮不除,有转为溢饮的可能,并出其治法。

　　【选注】　尤在泾:水在胃者为呕,水在肺为咳为肿。呕止而形肿者,胃气和而肺壅未通也,是唯麻黄可以通之。而血虚之人,阳气无偶,发之最易厥脱,麻黄不可用矣。杏仁味辛能散,味苦能发,力虽不及,与证适宜也。

　　徐忠可:形肿谓身肿也,肺气已衰不能遍布,则滞而肿,故以杏仁利之,气不滞则肿自消也。其证应纳麻黄者,水气篇:无水虚肿者,谓之水气,发其汗自已,发汗宜麻黄也。以其遂痹,即前手足痹也,咳不应痹而痹,故曰逆。逆而内之,谓误用麻黄,则阴阳俱虚而厥,然必厥之意尚未明,故曰所以必厥者,以其人因血虚不能附气,故气行涩而痹,更以麻黄阳药发泄其阳气,则亡血复汗,温气去而寒气多,焉得不厥,正如新产亡血复汗,血虚而厥也。

　　黄元御:服苓甘五味姜辛半夏后,水去呕止,其人形肿者,此卫气之郁,宜加杏仁利肺壅而泄卫郁。肿家应内麻黄以泄卫郁,以其人服小青龙后,阳随汗泄,手足麻痹,故不内之,若逆而内之者,必手足厥冷;所以然者,以汗泄血中温气,其人阴中之阳已虚,麻黄复泄其血中之阳气故也。

　　【解析】　其形如肿,为心下之饮虽去,但饮气外溢,肺卫壅滞尚未宣通。本当用麻黄发汗以消肿,但其人素有不足,又因发汗,阴阳俱虚,寸沉尺微。而仲景早有尺脉微不可发汗之明训,故不可再用麻黄复伤其阴、虚其阳,只可用杏仁利肺壅而泄卫郁,卫宣通则水肿自消。以上三家注释,无非此意。

　　【原文】　若面热如醉,此为胃热上冲熏其面,加大黄以利之。(四十)

　　苓甘五味加姜辛半夏杏大黄汤方:

　　茯苓四两　甘草三两　五味半升

　　干姜三两　细辛三两　半夏半升

　　杏仁半升　大黄三两

　　上八味,以水一斗,煮取三升,去滓,温服半升,日三服。

　　【译文】　如果面部热得像醉酒的样子,这是胃热上冲熏蒸颜面的缘故,应该加大黄泄其胃热。

　　【提要】　本条指出水饮夹胃热的治法。

　　【选注】　尤在泾:水饮有夹阴之寒者,亦有夹阳之热者,若面热如醉,则为胃热随经上冲之证,胃之脉上行

五味

于面故也，即于消饮药中加大黄以下其热，与冲气上逆其面翕热如醉者不同。冲气上行者，病属下焦阴中之阳，故以酸温止之，此属中焦阳明之热，故以苦寒下之。

徐忠可：面属阳明，胃气盛则面热如醉，是胃气之热上熏之也，即不因酒而如醉，其热势不可当，故加大黄以利之，虽有苓辛之热，各自为功而无妨矣。

【解析】　本条所述之"面热如醉"，是胃热上熏所致，与冲气上逆之"其面翕热如醉状"自是不同，故一用桂枝降逆，五味酸收以摄纳虚阳而平冲，一用大黄苦寒以清泻上冲之胃热，虚实有别，用药亦异。

以上六条等于是"下虚上实之痰饮咳嗽"的一个绝妙医案，记载了服用小青龙汤后的各种变化：①初起为外寒引动内饮，故用小青龙汤以表里双解之。②因患者为不足之人，小青龙辛热伤阴，大散伤阳，致使虚阳上越，冲气上逆，故用苓桂味甘汤以敛气平冲。③服上方后，冲气即平，咳满加剧，说明肺饮复动，故用上方去平冲降逆之桂枝，加干姜细辛以治咳满。④服上方后，咳满即止，渴而冲气复发者，仍可服用苓桂味甘汤，如不渴、眩冒而呕者，此为饮邪上逆，可在苓桂味甘汤去桂加干姜细辛方中加半夏以蠲饮止呕。⑤服上方后，水去呕止，但因水饮外溢，肺卫壅滞，其人形肿者，可于苓甘五味加姜辛半夏汤中再加入杏仁，以宣利肺气，化饮消肿。因患者阴阳俱虚，故不可再用麻黄发汗。⑥服上方后，若面热如醉，是胃热上冲，熏蒸其面，故于苓甘五味姜辛半杏汤中再加大黄以清泻胃热。

从上面的治疗过程中可以看出，仲景临证圆活，用方严谨，方随证转，药随方变，丝丝入扣，其辨证论治之法，足以为后学者仿效。

【原文】　**先渴后呕，为水停心下，此属饮家，小半夏加茯苓汤主之。方见上（四十一）**

【译文】　先口渴而后呕吐，是水饮停于心下，这是素有水饮的病人，用小半夏加茯苓汤主治。

【提要】　本条指出先渴后呕，水饮内停的治法。

【选注】　尤在泾：先渴后呕者，本无呕病，因渴饮水，水多不下而上逆也。故曰此属饮家，小半夏止呕降逆，加茯苓去其停水。盖始虽渴而终为饮，但当治饮，而不必治其渴也。

魏念庭：水停心下，阻隔正气，不化生津液，上于胸咽，故渴也；渴必饮水，水得水而愈恣其冲逆，所以先渴而后必呕也。此属饮家，当治其饮，不可以为渴家治其渴也。治饮则用辛燥，治渴必用寒润，大相径庭，可不明其属于何家而妄治之乎。

周扬俊：渴未有不饮水者，渴饮水，则为水解，而水亦为渴消矣。乃复作呕者何哉？为水不为渴消，而且不得下归于胃，下趋膀胱，致停于心下也。虽然就下性也，水又何以停？因上脘本有痰饮，阻抑上升之津，故先为渴，然后知先能为上阻者，亦即后能下阻者也。心下去上未远，如清华之位，岂得容水，少刻势必呕出，故仍以小半夏加茯苓汤主之也。

【解析】　本病是先有胃中停饮，津液不能上升而致口渴；口渴则饮水，水入不下则助饮邪上逆而呕。小半夏加茯苓汤可行水散饮，饮行则呕自止。饮家当治其饮，不必治其渴，饮去渴自止，尤、魏、周三人，所注相同。《伤寒论》有"水逆"一证，也是渴欲饮水,水入则吐,并且有发热之表证,但其病机为水蓄膀胱。肾之气化不行,关门不利,肾为胃关,下关不开,胃气不降,逆而上行,故致水入则吐,所以用五苓散以通阳化气,解表行水。二者自是不同,临床需要加以鉴别。

# 结语

本篇所说的痰饮,是为人体水液潴留于脏腑器官之间的疾患,与后世医家所指的咳嗽吐痰的"痰",含义并不完全相同。本篇所说的咳嗽,也是仅指由痰饮所致的咳嗽。

痰饮的发生,主要是由于寒湿侵袭,饮冷过多等外因,加之人体水液运化功能失调所致。由于肺主通调水道,脾主运化水湿,肾施蒸化开合,共同完成对水液的吸收、运化和排泄,因此无论其中哪一个脏器的功能失常,都会导致积水停饮,痰饮之病由之而生。其中的关键在于脾,如脾阳不振,则上不能转输精微以养肺,肺失所养,则难司治节之权;下不能助肾以制水,水湿停聚而不化,此为痰饮病的发病机理。

喻嘉言在《医门法律》中引证《素问·经脉别论》说:"盖胃为水谷之海,五脏六腑之大源,饮入于胃,游溢精气,上输于脾,脾气散精,上归于肺,通调水道,下输膀胱,水精四布,五经并行,以为常人。《金匮要略》即以水精不四布,五经不并行之处,以言其患。"并进一步阐述道:"浅者在于躯壳之内,脏腑之外,其名有四,曰痰饮、曰悬饮、曰溢饮、曰支饮。痰饮者水走肠间沥沥有声;悬饮者水流胁下,咳唾引痛;溢饮者,水流行于四肢,汗不出而身重;支饮者,咳逆倚息,短气,其形如肿。一由胃下流于肠,一由胃而旁流于胁,一由胃而外出于四肢,一由胃而上入于胸膈,始先不觉,日积月累,水之精华转而混浊,于是遂成痰饮。必先团聚于呼吸大气难到之处,故由肠而胁而四肢,至渐渍于胸膈,其势愈逆,是痰饮之患,未有不从胃起者坼。"从而说明了一切饮病皆本于胃的机理。

《圣济总录》认为痰饮的形成,是由于三焦的气机不调,以及脉道壅闭所致:"三焦者,水谷之道路,气之所终始也。三焦调适,气脉平匀,则能宣通水液,行入于经,化而为血,灌溉周身;若三焦气塞,脉道壅闭,则水饮停滞,不得宣行,聚成痰饮"。三焦气化,自与肺、脾、肾三脏分不开,而主要还在于脾土湿郁,阳用不布,水液不化,以致三焦气塞,脉道不通,从而水液的输布失常,不能循行于经,潴留于脏腑器官之间,引起不同的证候。

综上所述,痰饮病的形成,主要是脾胃阳困,失其健运,水饮停聚而致。但也应当指出,久病则大多与肾阳虚衰,蒸化无权有关。

痰饮在其发病过程中,出现许多证候,如呕、咳、满、痛、肿、喘、悸、眩等,但这些证候并非全部在同一个病人身上出现,而是因痰饮所在的病变部位不同,从而出现不同的证候。如水饮逆于胃则呕,射于肺则咳,侮于脾则满,犯于肝则痛,溢于外则肿,入于肾则喘,凌于心则悸,蔽于阳则眩。但其中需要说明的是,喘有在肺在肾之分,悸有心悸、脐下悸之别,又不可一概而论。

国学经典文库

中医四大名著

金匮要略·各论

图文珍藏版

痰饮病的治疗,大法有四:第一,温化法。此为痰饮之正治法,如胃阳虚者用苓桂术甘汤,肾阳虚者用肾气丸。第二,发汗法。适用于兼表里证者,如大青龙汤、小青龙汤等。第三,利小便法。适用于水饮在心下及下焦者,如泽泻汤、五苓散等。第四,攻下逐水法。适用于饮邪深痼难化,以上三法难以胜任者,如十枣汤、甘遂半夏汤、己椒苈黄丸等。此外,尚有虚实错杂者,需扶正祛邪,如木防己汤、木防己加茯苓芒硝汤。上虚下实,冲气上逆者,需通阳和阴,消饮降冲,如苓桂味甘汤。

　　如果就四饮而论,则痰饮在于肠胃,有温胃导水法(苓桂术甘汤),温肾利水法(肾气丸),温下逐水法(甘遂半夏汤、己椒苈黄丸),表里双治消水法(五苓散);悬饮在胁下,用泻水法(十枣汤);溢饮在于体表,用发汗法(大、小青龙汤);支饮在于胸膈,用利湿法(泽泻汤),攻下法(厚朴大黄汤、十枣汤),泻水法(葶苈大枣泻肺汤),发汗法(小青龙汤),温中法(小半夏汤、小半夏加茯苓汤)。其中小青龙汤既用于治疗溢饮,也用于治疗支饮;十枣汤既用于悬饮,也用于支饮。可见四饮往往互相影响,有时合并为病,难以截然划分,故治疗时,也往往一方多用。

　　但是,如前所述,由于脾主运化、肺主治节、肾主摄水,脾不散精、肺失通调、肾虚不化是水湿停聚、痰饮为病的主要机理,故而发汗、攻下、利小便等仅是治标之法,健脾、温肺、益肾方为治本之法。又因为饮为阴邪,得温则散,得阳始化,阳气不复,饮终难化。故脾肾阳虚,气不化津为其本;肺失宣降,治节无权为其标。针对本病是阳虚阴盛,本虚标实,所以在治疗时,应以温养阳气为主,即便是使用利水、攻下等法,其目的也是为了驱逐饮邪,使阳用得布。治标之后,也应以温补脾肾等治本之法巩固疗效,以收全功。"病痰饮者,当以温药和之",其理即在于此。

# 消渴小便不利淋病脉证并治第十三

【题解】　本篇讨论消渴、小便不利、淋病三种疾病的病因病机及辨证治疗,故名篇。这些疾患都有小便异常和口渴的症状,病机均涉及肾与膀胱,所出方治有的可以互用,故合为一篇。

消渴,《说文解字》:"消,尽也";渴,即口渴。消渴,即口渴消水之意。中医学消渴含义有二,其一指消渴症,多见于外感热病中,指口渴多饮水的症状而言,多因热盛津伤所致。其二指消渴病,是独立的内伤杂病之一。以口渴多饮,多食易饥,尿频量多,形体消瘦,或尿浊、尿甜为主症。多由饮食、劳倦、七情所伤,肺胃阴津不足,肾脏阴阳亏虚所致。本篇重点论述消渴病。

"消渴"之名,早在《内经》中就已有记载,并根据发病因素及症状的不同,而又有"消瘅、膈消、消中、肺消"等名称。《金匮》将其作为独立的疾病,系统论述其因机证治,所出治法方药,仍为目前临床所习用。

小便不利,即小便不畅利。以症状言,为小便量少,排出不畅或困难,甚至闭塞不通。它涉及范围较广,包括淋证、癃闭等,是多种外感病和杂病病变过程中的一个症状,故中医内科学已不将其作为独立的病证。本节主要讨论多种原因所致,以小便不利为主症疾病的辨证论治。篇名"小便利",赵本及《医统正脉》本同,然篇内条文以讨论小便不利为主,后世多改为"小便不利"。

淋病,杂病名,以证候特点命名。是指以小便频数短涩,淋沥刺痛,欲出未尽,小腹拘急,或痛引腰腹为主症的疾病。张仲景在"五脏风寒积聚"篇曾提出"热在下焦"是淋病的病因,湿热蕴结于下焦膀胱是淋病的基本病机。

淋病的病名,最早见于《内经》,有"淋""淋溲""淋闷"等多种记载。在《金匮》中,仲景把淋病作为独立的疾病予以论述。然由于原文脱漏较多,本节淋病论述不详,且有证无方,是其缺憾。

【原文】　厥阴之为病,消渴,气上冲心,心中疼热,饥而不欲食,食即吐,下之不肯止。(一)

【译文】　厥阴病的证候表现,主要是口渴饮水无度,气逆向上冲心,心中疼痛有灼热感,腹中饥饿而又不想吃,若勉强进食,就会立即呕吐出来(甚至吐出蛔虫)。如果使用下法治疗,常可导致腹泻不止。

【提要】　本条论厥阴病的消渴不可用下法治疗。

【选注】　尤在泾:此邪热入厥阴而成消渴,成氏所谓"邪愈深者热愈甚也"。气上冲心,心中疼热者,木喜攻土,胃虚求食,而客热复不能消谷也。食即吐蛔者,蛔无食而动,闻食臭而出也。下之利不止者,胃气重伤,而邪热下注也。夫厥阴风木之气,能生阳火而烁阴津,津虚火实,脏燥无液,求救于水,则为消渴。消渴者,水入不足以制火，而反为火所消也。

赵以德：是证在伤寒传厥阴证中，但曰吐蛔，下之利不止，此曰食即吐，下不止。岂食入便至于利下不止乎？成注曰：邪传厥阴，则热已深也。邪自太阳传至太阴，止咽干，未成渴；传少阴，止口燥舌干而渴，未成消；传至厥阴，热甚多饮水，乃成消渴也。饮水多而小便少，谓之消渴。火生于木，厥阴客热，气上冲心，心中疼热，伤寒至厥阴受病，时为传经，尽当入腑，胃虚热客，饥不欲食，蛔在胃中，无食则动，闻食臭即出，得食吐蛔，此热在厥阴经，若便下之，虚其胃气，厥阴木邪相乘，必吐下不止。伤寒杂病证起之由虽异，至成六气之热邪则一。五脏来传之热，与色欲劳役饮食之热，客于厥阴，其热敏无异也。

喻嘉言：消渴之证，《内经》有其论无其治，《金匮》有论有治矣。而集书者采《伤寒论》厥阴经消之文凑入，后人不能抉择，斯亦不适于用也。盖伤寒热邪至厥阴而尽，热势入深，故渴而消水，以热解则不渴，且不消矣，岂杂证积渐为患之比乎。

《医宗金鉴》：此条是《伤寒论》厥阴经正病，与杂病消渴之义不同，必是错简。

陈修园：消证后人有上消中消下消之分。而其病源总属厥阴。夫厥阴风木中见少阳相火，风郁火燔则病消渴，《内经》亦有"风消"二字。消必兼风言之，亦即此意。且上消系太阴者，心热移肺也；中消系阳明者，火燔土燥也；下消系少阴者，水虚不可制火，实火虚不可化水也。时医俱不言及厥阴，而不知风胜则干，火从木出，消证不外乎此，师故于开宗处指出总纲。

【解析】　本条有的注家主张是《伤寒论》错简，后人编书时误入，其实《金匮要略》收此条，是用来表明杂病消渴与热性病中消渴症的区别的，对于审察异同，明确诊断，实具深意。非误入之文。

考《脉经》记载此条时，无"蛔"字，"不肯止"作"利不止"，若断句如"厥阴之为病，消渴，气上冲心，心中疼，热饥不欲食；食即吐下之，利不止"，则文义更明。意在说明厥阴消渴乃木火上逆，非吐下之法可疗，总当平木火治冲逆，消渴始可得止。本条强调了治病必当求本，若不明审病因病机，治必不愈。

陈修园认为消渴病的总源属厥阴，把本条看作总纲，似嫌泥执。本条原文未出方治，陈修园认为可于乌梅丸中求治，其实本证病因在于木火上逆犯胃，似当选用温胆汤、碧玉散、栀子黄连等味以治为妥。

【原文】　寸口脉浮而迟，浮即为虚，迟即为劳；虚则卫气不足，劳则营气竭。

跌阳脉浮而数，浮即为气，数即消谷而大坚一作紧。气盛则溲数，溲数即坚，坚数相搏，即为消渴。（二）

【译文】　寸口脉见浮而迟，浮脉属虚，迟脉属劳；虚是卫气不足的表现，劳是营气衰竭的象征。

跌阳脉见浮而数，脉浮是胃气盛，脉数为胃有热，胃热气盛，则易消谷食而且大便坚硬。气盛又会导致小便频数，小便频数则加剧大便坚硬，便坚与溲数如此相互影响，就会形成消渴病。

【提要】　本条论述消渴病的病机。

【选注】　魏念庭：浮者，浮取大而无力也；迟者，沉取涩而不滑也。寸口主肺属气,浮弱之诊,中气不足,而卫气何有于足乎?寸口又主膻中属血,涩迟之诊,心血不足,而营气何得不竭乎?一言虚,阳虚气病也;一言劳,阴虚血病也,合言之,则虚劳内热,消渴之证甚明也。

徐忠可:此段论消渴之脉,当从寸口跌阳合而证之也。病消渴者,虽非形病,然中气不纯,运化促急,元气不厚,营卫自虚,故寸口脉浮而迟,浮不因表,是属气不敛矣,故曰浮即为虚。迟不因寒,是属营不充盛矣,故曰迟即为劳。劳者,犹言罢劳也。气既不敛,则不能并力内入,而循运度之常,故曰虚则卫气不足。营不充盛,则不能辅气健运,而见迟慢之状,故曰劳则营气竭。

《医宗金鉴》:此条当在虚劳篇中,错简在此。

【解析】 本条通过从寸口浮迟之脉阐述消渴病,其病机为营卫精气不足,燥热内生。本条意在说明,尽管消渴病病因很多,如劳倦伤脾、肥甘伤胃、精神刺激伤心、恣情纵欲伤肾等,而其病理变化,皆是营卫精气不足,虚劳积渐而成。

再从脉象分析,《金匮要略·血痹虚劳病脉证并治》论男子脉大为劳,极虚亦为劳,则虚劳之脉即是"迟""大而散",按之无力。本条浮而迟即是虚劳之脉。《金匮要略·中风历节病脉证并治》谓"荣卫俱微,三焦无所御,四属断绝"是言营卫俱虚,即断绝营养,用以证此,则知因营卫俱虚,饮食不为营养,易于形成多饮、多食、多尿为三焦失常的消渴证。证之临床,消渴病为慢性疾病,而虚劳病人确易诱发消渴,是虚劳为消渴内因殆无疑义。

【原文】 **男子消渴,小便反多,以饮一斗,小便一斗,肾气丸主之。方见脚气中(三)**

【译文】 男子患了消渴病,其证小便特多,假如饮水一斗,小便也解出一斗,当用肾气丸主治。

【提要】 本条论述下消证治。

【选注】 程林:小便多则消渴,经曰饮一溲二者不治,今饮一溲一,故与肾气丸治之。肾中之动气,即水中之命火,下焦肾中之火,蒸其水之精气,达于上焦,若肺金清肃,如云升而雨降,则水精四布,五经并行,自无消渴之患。今其人必摄养失宜,肾水衰竭,龙雷之火不安于下,但炎于上,刑肺金,肺热叶焦,则消渴引饮,其饮入于胃,游溢渗出,下无火化,直入膀胱,则饮一斗溺一斗也,故用桂附肾气丸助真火蒸化,上升津液,何消渴之有哉。

尤在泾:男子以肾为事,肾中有气,所以主气化,行津液,而润心肺者也。此气既虚,则不能上至,气不至则水亦不至,而心肺失其润矣。盖水液属阴,非气不至,气虽属阳,中实含水,水之与气未尝相离也。肾气丸中有桂、附,所以斡旋肾中颓堕之气,而使上行心肺之分,故名曰肾气。不然,则滋阴润燥之品,其于饮水无济,但益下趋之势而已。驯至阳气安消,有降无升,饮一溲二而死不治。夫岂知饮入于胃,非得肾中真阳,焉能游溢精气而上输脾肺耶。按消渴证,有太阴、厥阴、阳明、少阴之异。系太阴者,心热移肺也;系厥阴者,风胜则干,抑火从木出也;系阳明者,火燔而土燥也;系少阴者,水虚不能制火也。然此不言水虚不能制火,而言火虚不能化水,则法之变而论之精也。唯火不化水,故饮一斗,溲亦一斗。不然。未有不为火所消者矣。推而言之，厥阴内热之渴，水为热所消，其小便必不多；阳明内坚之渴，水入不能内润而从旁转，其小便虽数而出亦必少也。

《医宗金鉴》：饮水多而小便少者，水消于上，故名上消也；食谷多而大便坚者，食消于中，故名中消也；饮水多而小便反多者，水消于下，故名下消也。上、中二消属热，唯下消寒热兼之，以肾为水火之脏也。饮一溲一，其中无热消耗可知矣。故以肾气丸从阴中温养其阳，使肾阴摄水则不直趋下源，肾气上蒸则能化生津液，何消渴之有耶。

沈明宗："男子"二字，是指房劳伤肾，火旺水亏而成消渴者。

【解析】　学习本条，当知上消中消多属热证，而下消则有寒有热。因为肾为水火之脏，是真阴真阳所寄之处，肾阴虚损固然可以致病，肾阳不足也同样可以形成下消证。本条即是论述下焦虚寒的下消证治，若属肾阴虚者则不适宜。本病的病理变化主要在肾，证候重点在于"小便反多"。据《外台秘要》记载消渴之小便本不多，今多，故曰反。以此来说明是肾气不足而别于其他原因的消渴。治疗方法当以补益肾气为主，使真阳振奋，蒸化水气，上升而为津液，同时又可化气摄水，则消渴可止，小便亦可恢复正常。肾气丸为滋阴补阳之剂，甚合病情。另外，以方测证，除多饮多尿外，当有脚肿、阳痿、腰酸、羸瘦等表现。

肾气丸的作用，以尤在泾所云"主气化，行津液，而润心肺"最为恰当。肾气丸能主气化，故妇人转胞可用，《金匮要略·血痹虚劳病脉证并治》小便不利可用，概借其气化之力而愈病。肾气丸能行津液，故痰饮可用，脚气可用，概亦借其温养肾气行津液化水湿之力。肾气丸能润心肺，故下焦虚寒之消渴病可用，取其既洒发肾气发陈全身，使上焦如雾露之溉而治多饮，又可补益肾气以摄水精而治多尿。总之，本方重在补益肾气、斡旋肾气，故名肾气丸。

肾气丸是滋阴补阳之方，即所谓善补阳者必从阴中求阳，善补阴者必从阳中求阴之义。近人岳美中认为，肾气丸中六味滋阴，具"壮水之主，以制阳光"的作用；桂附温阳，具"益火之源，以消阴翳"的作用，相反适所以相成。实为简明之论。不过，临证时当根据病情或重用桂附，或重用地黄，不可拘泥。《外台秘要》转引此条曰："男子消渴，饮一斗，小便亦得一斗，宜八味肾气丸主之，神方。消渴人宜常服之，即本方，但用山茱萸五两，桂附各三两。"可资参考。

应该注意的是，用肾气丸治消渴，必须是下焦虚寒的消渴病。但也不可据此而偏用温药以治消渴，否则殊属大误。因消渴一病，当以燥热为主，治消渴大法亦当以寒治热。朱丹溪主滋阴，在《金匮钩玄》一书中说："夫肾水属阴而本寒，虚则为热；心火属阳而本热，虚则为寒。若肾水阴寒，则心火阳实，是谓阳实阴虚而上下俱热矣。以彼人言，但见消渴数溲妄言为下部寒尔，岂知肠胃燥热怫郁使之然也……此又不知消渴小便多者，盖燥热太盛而三焦肠胃之腠理怫郁结滞，致密壅塞，而水液不能渗泄浸润于外，以养乎百骸。故肠胃之外，燥热太甚，虽多饮水，入于肠之内，终不能浸润于外，故渴不止而小便多。水液既不能渗泄浸润于外，则阴燥竭而无以自养，故久而多变为聋盲疮疡痤痹之类而危殆，其为燥热伤阴也明矣。"张景岳喜用温药，但对消渴一病，却不用桂附。俞震在《古今医案按》中评曰："景岳喜用温药,然所谓养阳者,并不参以桂附,则知消而且渴,必非桂附所宜矣。"并谓"消有虚实,不得遽认为寒"。皆是切中肯綮之言。

又,临床应用中,附片一味,用北五味子代之效果亦佳。

再,此证久延则小便不臭,反作甘气,为肾败而土气下泄。更有尿面浮如脂者,为肾败津精不禁,皆为难治。笔者经验若小便清长、味甘、脉细数,可用肾气丸加桂心、五味子、鹿角胶等味;若小便多,夜尤甚,大便秘,喜热饮,脉大虚,肾气丸加益智仁煎人参胶糊丸服之可愈。

关于饮一斗小便亦一斗,与饮一溲二证治上的区别。饮一溲二是龙火内燔,消津不消水,水与膏液并下,故饮少溲多。因胃热熏肺,心热移肺,二热交相攻之,故肺通调失职化源不生,高源之水为火热所迫,合外饮之水建瓴而下,此时真阴欲尽而躁火燎原,故曰难治。若饮一溲一是肾阳不足,釜底无薪,水不化气,气不上升为云为雨,肺无以布,因而致渴,渴故饮水;水不化气,纯从小便而出,故饮一斗小便亦一斗,乃阴无以生阳无以化之象,宜温肾阳以化气,气升则渴除,气化则泉缩。故二者治疗不同,预后亦不一致。近人程门雪谓饮一溲二用地黄饮子,饮一溲一用肾气丸,可供参考。

肾气丸方应用数则于下:

《陈氏外科精要》:一士大夫病渴,治疗累岁不安,一名医使服八味丸(去本方以真北五味子代附子)不半输而疾瘳。因疏其病源云:今医多用醒脾生津止渴之药,误矣。其疾本起于肾水枯竭不能上润,是以心火上炎不能既济,煎熬而生渴,今服此药,降心火生其肾水,则渴自止矣。

《医宗必读》:八味丸(于本方加车前、沉香、人参)治患淋数年,痛如刀锥,诸药不应。

《古方便览》:一士人患热病后口渴,饮茶津,每日三四升,小便昼夜五六十行,其他无少苦,诸治不奏效,予即作八味丸料饮之,诸证顿退。

【原文】 脉浮,小便不利,微热消渴者,宜利小便发汗,五苓散主之。(方见上)(四)

【译文】 若病人脉象见浮,小便不利,自觉有轻微发热和口渴饮水证候的,适宜利小便与发汗二法并施,用五苓散主治。

【提要】 本条论外有表热、里有停水的类消渴的治法。

【选注】 剧扬俊:若脉浮者,表未解也,饮水多而小便少者,谓之消渴,里热甚也,微热消渴者,热未成实,上焦躁也,与是药生津液和表里。

魏念庭:有证亦消渴而因不同者,又不可概以虚劳目之也,如脉浮而小便不利,则非水无制而火衰,火上升而津耗之证矣。其脉亦浮者,必风湿外感之邪也。表外中风脉必浮,内有湿热,故小便不利,正津为湿邪所格,不能上于胸咽故消渴,是饮多而不小便,水为内热所消,非同于虚劳之饮一斗溲一斗,以小便为消也。

尤在泾:热渴饮水,水入不能已其热,而热亦不能消其水。于是水与热结而热浮水外,故小便不利而微热消渴也。五苓散利其与热俱结之水,兼多饮暖水取汗,以去其水外浮溢之热,热除水去,渴当自止。

《医宗金鉴》:脉浮,病生于外也;脉浮微热,热在表也;小便不利,水停中也;水停则不化津液,故消渴也。发表利水止渴生津之剂,唯五苓散能之,故以五苓散主之也。于此推之,曰脉浮,可知上条脉沉也;曰微热,可知上条无热也。且可知凡脉沉无热之消渴,皆当用肾气丸方也。

曹颖甫:此条见太阳篇发汗后条下,盖因大汗之后,浮阳在表,吸下焦水气,不得输泄于膀胱,但用五苓散发汗利小水,俾水道下通,津液上承,而消渴自止。此与真消渴不同,因其相似而类及之。

【解析】 本条亦见于《伤寒论》71条,其区别在于彼为外感,此为杂病;彼为发汗后之变证,此则由于水旁溢而津不升,其因虽不一但为病则同,故可同治。

本条与上条比较,上条是肾阳虚不能化水,以致小便多而口渴,本条是小便不利水停于下,津液不能上润而口渴,所以治法一以肾气丸温肾化水,一以五苓散外解表邪内消水气,化气行水。

又,脉浮微热,是表邪入里外邪未尽,消渴饮水小便不利,是热结太阳膀胱,为蓄水性的消渴,故以五苓散多饮暖水使汗出表解。不过,此证舌质淡胖,如阴虚消渴必舌质红赤。

此证如舌白不能食,只渴饮水,是脾肾不足,饮水不能滋干,日久必转变为水肿或腹泻。因此,本篇将此方与肾气丸并列是颇含辨证论治的深意的。

关于"微热"一证,尤在泾认为是水与热结而浮于外所致。由是观之,当知这里的"脉浮"也不是表证,与微热同一病理。至于用五苓散的目的,不在解表,而在从表里分消其水,故仲景不曰解表而曰发汗。究竟本证有无表证,我们认为当视具体情况而定,不可执一而论。因为本条消渴是热性病过程中的一个症状,与消渴病根本不同,其主证之一是小便不利,因此有人主张合下条并归于小便不利。其实无论有无表证,只要属于热郁膀胱水停于下者即可应用本方治疗。所以《伤寒论·辨太阳病脉证并治》用此治太阳蓄水证的消渴欲饮,《金匮要略·痰饮咳嗽病脉证并治》用此治水停脐下水饮上逆吐涎沫癫眩证,皆取其化气利水,使内停之水从小便而去,则诸证可除。

【原文】 渴欲饮水,水入则吐者,名曰水逆①,五苓散主之。(方见上)(五)

【注释】 ①水逆:证候名,是膀胱蓄水较重的一种表现,以小便不利,渴而饮水,水入即吐为其主症。

【译文】 若病人口渴而想饮水,饮水后立即吐出的,名叫水逆证,也用五苓散主治。

【提要】 本条论蓄水消渴饮水即吐的证治

【选注】 尤在泾:热渴饮水,热已消而水不行,则逆而成呕,乃消渴之变证。曰水逆者,明非消渴而为水逆也。故亦宜五苓散去其停水。

李彣:内有积水,故水入格拒而上吐,名水逆也,五苓散利水故主之。

魏念庭:水气上逆,饮入即吐者,此非消渴之证,与消渴正相反;一水入即消,一水入即吐也。此名曰水逆,其人小便亦必不利,亦宜五苓散主之。

《医宗金鉴》:渴欲饮水,水入即吐,名水逆者,是里热微而水邪盛也,故以五苓散利水止吐也。

【解析】 本证渴欲饮水,较前消渴饮水,症稍轻减。此因水蓄在胃,新旧水相搏,不能分消,故而饮水即吐,这是脾气不运,膀胱热结气化不行之故。因为病机仍是水饮内停气化不行、津液不升小便不利,故与前证同法,用五苓散治疗。不过临证时需要注意,五苓散证在《伤寒论》中有外热、口干燥而烦、消渴饮水、心下痞闷、小便不利等证。本条虽未言及舌质,根据临床所见,舌淡不甚红者方宜用,若舌红有阴虚证者则要慎用,以防分消走利更伤其阴。

又,本篇先论消渴,次论小便不利。五苓散证二条,在病机上以停水为主,在证候上以小便不利为主,消渴为兼证,置于消渴之后、小便不利之前加以论述,既与二病相关又相鉴别,实起承先启后的衔接作用,用意十分深远,示人五苓散既可治消渴症又可治小便不利症,但是又与消渴病和淋病的主方主药有别,虽可异病同治以借用,而又当辨证以施治,方有准的。至于有的注家主张这二条是为小便不利而设,则似乎又局限了条文。

本篇至此,皆是论述消渴,但在病因、病机以及发病过程等方面有所不同,通过反复论述,有利于鉴别诊断。故对于五苓散证二条,徐忠可、沈明宗皆说:此非真消渴也,合论以示辨耳。

至于五苓散方,其中猪苓、茯苓、泽泻均属淡渗之品,有导水下行、通行小便之功;白术甘淡渗湿,化气利水健脾;桂枝温阳通经,以利气化,使膀胱津液得以通调,外则输津于皮毛,内则通行于上下,自然小便利,口渴除,水饮去,水逆止。观方后云"多饮暖水,汗出愈",则本方不仅有利水之功,也有发汗之用。不过五苓散的主要作用仍在利水。

本方应用范围甚广,简列如下,以供参考。

(1)水泻如注,小便全无,及湿泻久泻等证。

(2)寒湿内盛之霍乱,但热霍乱禁用。

(3)湿伤脾阳,腹部肿胀及周身肿满者。

(4)瘦人脐下悸,吐涎沫,兼颠眩之水气证。

【原文】 渴欲饮水不止者,文蛤散主之。(六)

文蛤散方;

文蛤五两

上一味,杵为散,以沸汤①五合,和服方寸匕。

【注释】 ①沸汤:指开水。

【译文】 病人口渴想喝水,而渴仍不止的,用文蛤散主治。

【提要】 本条论消渴非停水为患的证治。

【选注】 赵以德:文蛤散治疗伤寒冷水潠若灌,其热不去,肉上粟起,意欲饮,反不渴者,此治表之水寒。今不言表,而曰饮不止,属里者亦用之,何也?尝考本草,文蛤、海蛤,治浮肿,利膀胱,下小便,则知内外之水,皆可用之。其味咸冷,咸冷本于水,则可益水,其性润下,润下则可以行水,合咸冷润下,则可退火,治热证之渴饮不止,由肾水衰少,不能制盛火之炎燥而渴,今益水治火,一味两得之。《内经》

日心移热于肺,传为膈消者,尤宜以咸味,切于入心也。

徐忠可:渴欲饮水,此里有热也;不止,则其热之结坚矣。文蛤性咸,而为至阴之物,能软坚,能润燥,能除热,故主之。然只一味,取其专而下入,以清中下焦之燥热也。

尤在泾:热渴饮水,水入不能消其热而反为热所消,故渴不止。文蛤味咸性寒,寒能除热,咸能润下,用以折炎上之势而除热渴之疾也。

《医宗金鉴》:渴欲饮水,水入则吐,小便不利者,五苓散证也;渴欲饮水,水入则消,口干舌燥者,白虎人参汤证也。渴欲饮水而不吐水,非水邪盛也;不口干舌燥,非热邪即也;唯引饮不止,故以文蛤一味,不寒不温,不清不利,专意于生津止渴也。或云:文蛤即今吴人所食花蛤,性寒味咸,利水胜热,然屡试而不效。尝考五倍子亦名文蛤,按法制之名百药煎,大能生津止渴,故尝用之,屡试屡验也。

【解析】 渴欲饮水不止,谓口渴欲饮水服一般止渴药不能已也。有人作口渴饮水无一息之停解,不对。这里是形容渴非饮水所能得解。盖此是火之溺于水也,故不仅饮水不解,而且一般的止渴药也不能已。必得文蛤寒生津始能愈之。

一味文蛤能治消渴,历来使人疑惑。有人认为本证是类消渴证。以文蛤咸寒,能清热止渴,与牡蛎同效,故本证可能是指杂证中虚阳上浮、液不上潮的口渴,证类消渴,实际不是消渴。也有人认为本方可治疗消渴初起病未甚者。二说都有道理,录以并存。我们倾向于本证是指消渴病,文蛤散是治消渴的验方。

又,本条当与《伤寒论》141条互参。彼言病发于阳应从汗解,反以冷水溪之,若灌之,其热被劫不得去,弥更益烦,肉上粟起,意欲饮水,反不渴者,服文蛤散(即本方),若不差者,予五苓散。盖《伤寒论》原是误治,热郁不得汗,内犯胸中,胸中心肺受热,则发心烦肺渴。然热在表多而胸内较少,故较原证心烦剧而渴不甚。用咸寒止渴、清肺胃利尿的文蛤治热,如不愈,则配合五苓散表里双解,即仍以发汗利小便为正治,此为变法。《金匮要略》本条与《伤寒论》文蛤散证有异。彼为外感,此为杂病;彼为表证,此为里证。彼由病在阳误以冷水与饮,或用冷水浇身,致热与水结于躯壳之皮肉间而起粟粒,热郁于表故欲饮水,胃中无热故反不渴;此由于服一般止渴药而渴如故,非热与水结于躯壳,故无肉上粟起之证。彼为火厄于水,此为火溺于水。厄于水者恶水故不渴;溺于水者喜水故渴欲饮水不止。总在病位不同,故见证有异,但病机有相同处,故治法可一。

关于文蛤散,似属验方,因为仲景撰《伤寒杂病论》博采众方,因此古时一些行之有效的单方验方亦有可能被收入。文蛤一药,大多数注家认为是花蛤,亦即海蛤壳。独《医宗金鉴》据《三因极一病证方论》认为是五倍子。五倍子治消渴,近人已有报导,《世医得效方》亦有用五倍子为末,水服方寸匕,日三服,治疗消渴饮水的记载,由此可证,文蛤当是五倍子。

又,考《本草三家注》张隐庵曰:"文蛤外刚内柔,象合离明,能燥水湿而散热邪也。"所以《伤寒论》《金匮要略》用之皆效。

方寸匕,古代量取药末的器具名。其形状如刀匕,大小为古代一寸正方,故名。一方寸匕约等于2.74毫升,盛金石药末约为2克,草木药末为1克左右。

【原文】　淋之为病，小便如粟状①，小腹弦急②，痛引脐中。(七)

【注释】　①小便如粟状：指小便解出粟状之物，即砂石。

②小腹弦急：指脐以下部位拘急作痛。

【译文】　淋病的证候表现是，小便解出像小米样的硬物，小腹部拘急作痛，而且上引脐中部也痛。

【提要】　本条论述淋病证候。

【选注】　魏念庭：淋病者亦津液病也。热在上焦，耗其津液，则为消渴；热在下焦，耗其津、液，则为淋。淋者气不足而邪热乘之，所化之溺重浊而有渣滓，故溺道癃闭阻塞，而不能畅利也；所以淋之为病，小便如粟状，乃邪热煎熬于膀胱之腑，致溺结成有形之块，如卤水煎熬而成盐块之理也。所结之块，有坚如金石不可碎破者。大凡阴盛则软，阳盛则坚。膀胱气化不足，何非命门正阳有亏乎？肾阳亏者，肾水必先枯竭，所以火不能深藏而多焰，寒水之源先热矣。膀胱之中，焉能不煎熬成块，成淋病之根也。其证应小腹弦急痛引脐中。热邪癃闭于膀胱，故小腹之痛引脐中，其实火衰水竭于少阴，故腑有虚热，而溺少气化耳。

尤在泾：淋病有数证，云小便如粟状者，即后世所谓石淋是也。乃膀胱为火热燔灼，水液结为滓质，犹海水煎熬而成咸也。小腹弦急痛引脐中者，病在肾与膀胱也。按巢氏云：淋之为病，由肾虚而膀胱热也。肾气通于阴，阴，水液下流之道也。膀胱为津液之府，肾虚则小便数，膀胱热则水下涩，数而且涩，淋沥不宣，故谓之淋。其状小便出少起多，小腹弦急，痛引于脐。又有石淋、劳淋、血淋、气淋、膏淋之异，详见本论。其言颇为明晰，可补仲景之未备。

《医宗金鉴》：小便不利及淋病，皆或有少腹弦急，痛引脐中之证。然小便不利者，水道涩少而小痛，淋则溲数水道涩少而痛，有不同也。小便溺出状如粟米者，即今之所谓石淋也。

徐忠可：淋之为病，全在下焦，故前十一篇内，言下焦有热，亦主淋闭不通。此言小便如粟状，粟者色白而滴沥，甚则如米屑也。然气血不同，故后人有五淋之名。小腹气不和，失其浑厚之元则弦急矣。热邪上乘，则痛引脐中矣。

丹波元简：如粟状，依《巢源》出少起多之语，唯言滴沥短少，如米屑耳。云色白，殆凿矣。沈、程以下诸注，皆以为石淋，然以理推之，小便下砂石，不宜言如粟状，故今从徐注。

【解析】　天于本条，多数注家认为是指石淋而言。考小便如粟状，粟的另一含义是指"沙"，《山海经》中"英水多丹粟"可证。似此，本条当指石淋。不过本条也可以看作淋病的一股证候，如小便涩、小腹弦急、痛等均为诸淋共有之证，亦不必为石淋一证所限。

本条叙证简略，未出方治，若为石淋，后世有八正散、石韦散方，海金沙、金钱草药可供参考。

【原文】　跌阳脉数，胃中有热，即消谷引食，大便必坚，小便即数。(八)

【译文】　跌阳部位脉见数，表示胃有邪热，所以大量消耗水谷而不断进食，同时必然引起大便坚硬，小便频数。

【提要】 本条论中消证与阳明热实淋病的病因病机。

【选注】 赵以德：消万物者莫甚于火，胃有热即消谷，消谷则饥，饥则引食，食虽入，以火燥其玄府，水津不布，下入膀胱，肠胃津液不生，故大便坚；膀胱内热，则损肾阴，阴虚则水不得固藏，故数出之，《巢氏病源》云：肾虚则小便数也。

尤在泾：胃中有热，消谷引饮，即后世所谓消谷善饥为中消者是也。胃热则液干，故大便坚；便坚则水液独走前阴，故小便数。亦即前条消渴胃坚之证，而列于淋病之下，疑错简也。

陈修园：淋病为下焦之热，而下焦本于中焦……此言淋病由于胃热下注，与消渴异流而同源也，师篇中凡复言迭叙之证，皆有深意。

《医宗金鉴》：此复申上条大便坚、小便数之义也。

曹颖甫：仲师于此节，既不言淋证，而其义则与趺阳脉浮而数大致略同。故予决其为衍文。

【解析】 本条与第三条下半段略同，有的注家据此认为是中消证之补充。但是细观仲景之文，凡重复迭出的条文自有深意在。《内经》言消渴，则谓"二阳结谓之消"，本条亦反复详明。故本条总论消渴之病机，不仅论中消一证，而且在强调胃热消谷成结为消渴的同时，亦启迪了后之学者：治消渴当明胃热为患，重在二阳也。同时淋病本于下焦，而下焦亦来源于中焦，淋之为病，推其病源，亦本于中焦胃也。本条放在淋病内，是欲使人明了胃为中焦，上下二焦皆以此为根本。胃热盛，大便干，小便频数，即如本篇所述之消渴，淋以及小便不利诸证属实热者皆与胃相关也。因为肺主气，主一身治节，为水之上源，肺脉从于中焦，还循胃口，胃热熏肺，治节失职，化源不清，既可病淋，又可病消渴。又肾主水，司气化，升清降浊，胃土燥热则下灼肾水，亦可病淋与消渴。明于此即知本条实为消渴、淋病之总设，而揭出中焦胃是二病交关处。因此把本条仅作消渴论则嫌局限，仅作淋病论亦嫌局限。

现在临床上用八正散治淋病，内有大黄、栀子，用以泻肺胃热，利膀胱，即本此。消渴病有能食、便干、脉有力者，用调胃承气汤加栀子、金银花治疗，亦是祖法于此。推而论之，即白虎汤治消渴，亦是同一道理。由是观之，认为本条是衍文、是错简者，皆未得其要也。

【原文】 淋家不可发汗，发汗则必便血①。（九）

【注释】 ①便血：这里指小便出血。

【译文】 素患淋病之人，不可以辛温之药发汗，如果发汗，就必然会导致尿血。阴液更感不足，若再用阳药发汗，则必劫伤营分，迫血妄行，引起尿血。

【提要】 本条论淋家禁汗。

【选注】 徐忠可：淋家一段，谓淋为下焦内证，故汗为戒，误汗则便血，发其阳则动血也。不出方者，淋病下焦主之，而胃热则近消渴，肾热则类小便不利，前后可相通酌用耳。

尤在泾：淋家热结在下，而反发其汗，热气乘心之虚而内扰其阴，则必便血。

《医宗金鉴》：淋家，湿热蓄于膀胱之病也。若发其汗，湿从汗去，热则独留，水府告匮，热迫阴血从小便出，即今之所谓血淋也。

【解析】 本条见于《伤寒论》84 条,为淋病治禁。淋病多因肾虚膀胱有热,阴液常感不足,加之膀胱蓄热,故常见发热。但从病机看不同于外感;从治疗论不可辛温发汗。盖辛温阳药如麻黄、羌活、防风、苏叶等,发汗更伤阴气,阴伤则热更盛,迫血妄行,因而便血。但是"便血"二字,有尿血和大便血两个含义。下焦膀胱与大肠皆为多血之腑,热盛拥迫,即可逼血妄行。不过证之临床,尿血占多数,大便血占少数。

本条虽论淋病禁用辛温发汗而未出方治,但应用清热凉血化瘀利尿的治法,即可由此悟出。当然临床还须辨证论治,当汗者亦不可执此而泥定不汗,不过总属罕见。

又,对于本条所述,有的注家指为血淋,我们认为应将本条看作淋病的治疗原则,而不必拘于一证。因为便血亦有过汗伤营之意,临床上有人表现为尿血,也有人可因热灼营分血分而出现其他危笃病象。笔者曾见一前列腺炎病人,因误汗而热入营血,发生血疹谵语等诸多危候,故临证当予注意。

【原文】 小便不利者,有水气,其人若渴,瓜蒌瞿麦丸主之。(十)
瓜蒌瞿麦丸方:

瓜蒌根二两　茯苓三两　薯蓣三两　附子一枚(炮)　瞿麦一两
上五味,末之,炼蜜丸梧子大,饮服三丸,日三服;不知,增至
七八丸,以小便利,腹中温为知①。

【校勘】 "若渴",徐镕本作"苦渴",宜从。

【注释】 ①知:病愈也。《方言·第三》:"南楚病愈者谓之知。"

【译文】 病人若因水气停留而引起小便不畅利的,其人口渴严重,用瓜蒌瞿麦丸主治。

【提要】 本条论下寒上燥消渴的证治。

【选注】 赵以德:《内经》云:肺者,通调水道,下输膀胱。又谓膀胱藏津液,气化出之。盖肺气通于膀胱,上通则下行,下寒则上闭,若塞若闭,或有其一,即气不化,气不化,则水不行而积矣。水积则津液不生而胃中燥,故苦渴。

陈修园:此言小便不利求之膀胱,然膀胱之所以能出者,气化水,气之所以化者,不在膀胱而在肾。故清上焦之热,补中焦之虚,行下焦之水,各药中加附子一味,振作肾气以为诸药之先锋。方后自注"腹中温"三字,为大眼目,即。肾气丸之变方也。

【解析】 本条既有"苦渴"又有"小便不利",究竟应归于何处?多数注家将本条归于小便不利中讨论,其实不妥,应归于消渴病中。"若渴"当作"苦渴",即为渴所苦也。《金匮要略·水气病脉证并治》有"病者苦水"一语也是这个意思。原文强调"苦渴",可知非一般的口渴而是消渴病的口渴。而消渴病一般应多饮、多食、多尿,现在何以提出小便不利?须知消渴病的"三多",其实不必兼备,故临证有"消渴""消中""肾消"之分。在某些病例中,某些症状不一定出现。所以临证常见有口不渴者,或胃纳不佳者。本方正是治疗小便少之消渴,因此本条应属于消渴而不应归入小便不利。推测作者用意,示人应常中有变,辨证最宜详审,切不可见其

小便不利而认为不是消渴病。

　　本条叙证简略，似不全面，尤其下焦阳虚之证没有指出，但从方后"小便利，腹中温为知"以及文中"有水气"可以看出，本证原有腹中冷痛或腰以下有浮肿。

　　关于本证病机，赵以德认为与肺有关，陈修园认为不在膀胱而在肾。须知本证上见消渴下见小便不利，其病机全在"有水气"，而水气停留不化，与肺脾肾三脏都密切相关。试观本方以栝楼、薯蓣治肺，茯苓、薯蓣治脾，附子、瞿麦治肾与膀胱，亦可揣知制方之义仍重在肺脾肾。赵、陈二人之论各有正确的一面，也各有不足之处。

　　栝楼瞿麦丸，用栝楼根滋肺燥，重用薯蓣、茯苓健脾，配以瞿麦利水以祛脾湿，用附子以温肾寒，肺脾肾同治，而渴、小便不利诸证悉除，此制方之大要也。

　　前人谓本方为肾气丸变方。盖小便不利、腹中不温，是下焦阳虚，不能化气行水，故曰"有水气"。肾气丸旨在滋阴补阳鼓舞肾气。本方用附子辛热以振肾阳化气，并助薯蓣、茯苓健脾胃之阳以运化水气。方中又有滋阴润燥之药，阴升则不渴，阳降则利尿，总在气化而水行，实与肾气丸略同，故称肾气丸之变方。

　　本方服法值得注意，药量由小渐大，且以丸药缓图，是欲使阳气缓缓恢复，以杜暴热之患。消渴病最损阴津，此时津液已伤，而瞿麦走泄真阴，故不敢骤用重剂，恐阳热亡津，分利伤液，则不但不能愈疾，反速其亡矣。

　　凡下焦阳气虚冷、苦渴、小便不利，用肾气丸又碍于地黄之滋腻与山萸之妨脾者，应用本方最为合适。

　　【原文】　小便不利，蒲灰散主之，滑石白鱼散、茯苓戎盐汤并主之。（十一）

蒲灰散方：

　　蒲灰七分　滑石三分

　　上二味，杵为散，饮服方寸匕，日三服。

滑石白鱼散方：

　　滑石二分　乱发二分（烧）　白鱼二分

　　上三味，杵为散，饮服方寸匕，日三服。

茯苓戎盐汤方：

　　茯苓半斤　白术二两　戎盐弹丸大一枚

　　上三味，先将茯苓、白术，以水五升，煮取三升，再煎，分温三服。

滑石

　　【译文】　小便不畅利，可以斟酌病情用蒲灰散主治，或用滑石白鱼散、茯苓戎盐汤主治。

　　【提要】　本条论小便不利的三种治法。

　　【选注】　魏念庭：小便不利者，所因有不同，治法亦不一，仲师并列三方，以俟主治者择善而从之。

《医宗金鉴》:无表里他证,小便不利而渴者,消渴水邪病也;小便不利不渴者,小便癃闭病也。主蒲灰散,滑石白鱼散者,蒲灰、乱发血分药也,滑石、白鱼利水药也,然必是水郁于血分,故并主是方也。观东垣以通关丸,治热郁血分之小便不利,则可知在血分多不渴也。主茯苓戎盐汤者,茯苓淡渗,白术燥湿,戎盐润下,亦必是水湿郁于下也。

**【解析】** 本条三方用药无非关系气血两个方面。滑石利尿除六腑之涩结,茯苓淡渗利尿安神,白术健脾祛湿,皆为气分药。蒲灰破恶血利小便,乱发即血余,消瘀血通关窍利尿,白鱼祛水气调血脉,戎盐润下减寒走血,皆为血分药。仲景于此,示人小便不利总当在行气利水与活血化瘀中求治法。因为凡小便不利,多由气滞血瘀于膀胱。气能行水,而水蓄则气滞,气滞则水不行,利尿则能行气通阳。血瘀也能令气滞,消瘀血即能行气利尿。三方皆用气药、血药,而用药偏气偏血则侧重不同。滑石白鱼散血药最重,蒲灰散次之,茯苓戎盐汤方又次之。蒲灰散善于利湿通溺,但消瘀止血之功不如滑石白鱼散,而茯苓戎盐汤则具健脾之功,为通中寓补之方。

蒲灰散,由蒲灰、滑石两味组成。方中蒲灰,即是蒲黄,《千金要方》载蒲黄、滑石两味组方,治"小便不利,茎中急痛,少腹急痛"可证。蒲黄有生用和炒用的不同,《大明本草》载"破血消肿者生用之,补血止血者须炒用",而从本方配伍滑石来看,应以生用为是。为何名之曰蒲灰?邹润安《本经疏证》说:"蒲黄之质,固有似灰也。"非炒之成灰可知。本方蒲黄能凉血消瘀散肿,滑石善于清热利湿,合用具有化瘀利窍泄热之功。凡因湿热引起的小便不利、尿道疼痛、少腹急痛者可用之;或小便不利,兼见身肿,病机属于湿热者亦可用之。例如《金匮要略·水气病脉证并治》"厥而皮水者,蒲灰散主之"即是。本方多用于结石证。

本方应用范围,略举如下:

(1)治尿血、泻血,利水道。(即本方,甄权)

(2)凉血、活血,止心腹诸痛。(即本方,《本草纲目》)

(3)蒲灰散治皮水小便不利而渴。(《张氏医通》)

(4)用蒲灰散治污血、小便不利。(《济阴纲目》)

滑石白鱼散中白鱼即衣鱼,乃衣中或书中蛀虫,功可通小便,与后世蟋蟀作用相仿。滑石白鱼散重在通淋。

又,《名医别录》谓白鱼能"疗淋堕胎",乱发"主石淋,大小便不通",是以白鱼消瘀行血,乱发止血消瘀。故不少注家谓本方证即后世所谓血淋,因此本证除小便不利、血尿外,当有小腹胀痛等证。本方作用在于养阴通瘀、利尿止血。

本方应用范围,略举如下:

(1)滑石白鱼散治消渴,小便不利,小腹胀痛有瘀血。(《张氏医通》)

(2)治阳散,可治诸淋,用发灰五分,合欢木、滑石共三钱,阿胶、甘草共一钱。上为末,用热汤送下,日服一钱匙,七日服尽,无不治者。(《汉药神效方》)

茯苓戎盐汤中的戎盐,即青盐,咸寒入肾,能疗溺血吐血,渗利水湿;茯苓、白术健脾利湿,三者同用可治小便不利。

应用本方需要注意两点:第一,利小便一般不用盐;第二,所用的是青盐,不是一般食盐。《大明本草》谓戎盐助水脏、益精气,故茯苓戎盐汤乃培补脾肾之方。尤在泾谓其"咸寒入肾,以润下之性,而就渗利之职,为驱除阴分水湿之法也"。总之,本方适宜于中焦脾虚、下焦湿热较甚的小便不利证。曹颖甫谓"此方为膏淋、血淋阻塞水道通治之方"可供参考。

综上所述,本方作用为益肾健脾,清利湿热,通利小便。

本方应用范围,略举如下:

(1)茯苓戎盐汤治胞中精枯血滞,小便不利。(《张氏医通》)

(2)茯苓戎盐汤治心下悸、小便不利者。(《方极》)

【原文】 渴欲饮水,口干舌燥者,白虎加人参汤主之。(方见中暍中。)(十二)

【译文】 病人口渴想喝水,喝水后口舌仍干燥的,用白虎加人参汤主治。

【提要】 本条论肺胃热盛的消渴的证治。

【选注】 喻嘉言:此治火热伤其肺胃,清热救渴之良剂也。故消渴病之在上焦者,必取用之。东垣以治膈消,洁古以治能食而渴者。

尤在泾:此肺胃热盛伤津,故以白虎清热,人参生津止渴。盖即所谓上消、膈消之证,疑亦错简于此也。

《医宗金鉴》:消渴则渴欲饮水,水入即消,而仍口干舌燥者,是热邪盛也,故以白虎加人参汤,清热生津也。

【解析】 本条所述肺胃热盛消渴的证治,亦见于《伤寒论》222条及《金匮要略·痉湿暍病脉证治》。无论伤寒杂病,凡渴欲饮水、饮而不解、口干舌燥,病机相同者皆可用之。盖消渴病口大渴而饮不解渴。口干舌燥者,乃胃中热盛,烁灼津液,饮入之水虽多,立即被胃热蒸腾。胃中干燥故大渴,胃络上通于心,胃热上熏于肺,形成肺胃热盛伤津之候,主以白昵加人参汤,清热生津使胃热去、胃阴还,则燥渴自解。方中人参一味必用,益气养阴也。

凡投白虎者,必市其脉大、有汗、身热、渴欲饮水,始可投也。但是也要知道,白虎加人参汤为清肺胃生津止渴之良剂,凡暑伤元气及阴虚者无不相宜。不论外感还是杂病,如见渴欲饮水、口干舌燥,系肺胃热炽津枯者即可酌投,慎勿泥于石膏大寒之说而视为虎狼也。

又,本证之口干舌燥是由于肺胃热炽津枯所致,与温经汤证之唇口干燥有别,后者由于血瘀而不外荣所致,临证尚有瘀血现象如舌质紫黯等外证可凭,故治法有别。本证口干舌燥与小建中汤证之咽干口燥也有别,后者是由于阳气不能外充与咽所致,临证尚有中阳虚衰表现可凭,不难区别。

本方不仅适用于热性病中的气阴两伤口渴引饮,对消渴病中的上消中消,加味用之,亦具良效,临床常加生地或与清燥救肺汤配合使用。

生生堂治验:章庐先生年七旬,病消渴,引饮无度,小便白浊,周殚百治,而疲悴日加,举家以为不得愈,病人亦嘱后事于乃弟矣。会先生诊之,脉浮滑,舌燥裂,心下硬。曰:可治也,乃与人参白虎,百余帖而痊愈。

【原文】 脉浮发热,渴欲饮水,小便不利者,猪苓汤主之。(十三)

猪苓汤方:

猪苓(去皮) 茯苓 阿胶 滑石 泽泻各一两

上五味,以水四升,先煮四味,取二升,去滓,内胶烊消,温服七合,日三服。

【译文】 病人脉浮发热,渴欲饮水,小便不利的,用猪苓汤主治。

【提要】 本条论热伤阴分的小便不利的证治。

【选注】 尤在泾:此与前五苓散病证同而药则异。五苓散行阳之化,热初入者宜之;猪苓汤行阴之化,热入久而阴伤者宜之也。

《医宗金鉴》:此与上条文同义异。文同者,脉浮小便不利、发热、微热、渴欲饮水,消渴也。而义异者,一以五苓散利水发汗,一以猪苓汤利水滋干也。审其所以义异之意,必在有汗、无汗之间也。何以知之? 一以发汗为主,其因无汗可知;一以滋干为主,其因有汗可知。故文同而义异,病同而治别也。

柯韵伯:脉证全同五苓,彼以太阳寒水利于发汗,汗出则膀胱气化而小便行,故利水之中仍兼发汗之味;此阳明燥土最忌发汗,汗之则胃亡津液,而小便更不利,所以利水之中仍用滋阴之品。二方同为利水,太阳用五苓者,因寒水在心下,故有水逆之证,桂枝以散寒,白术以培土也。阳明用猪苓者,因热在胃中,故有自汗证,滑石以滋土,阿胶以生津也。散以散寒,汤以润燥,用意微矣。

【解析】 本条与五苓散证见证相类而病机不同。五苓散证病在太阳膀胱之气化不行,小便不利,水停而津不升,渴欲饮水而又水入则吐,治疗以通阳化气为主,故用桂枝气化水行,则小便通而热渴亦解。且方中桂术并用,是于健脾之中,兼利小便与发汗,俾表里双解而疾瘳。猪苓汤证病在肺热津伤,故见口渴;肺既受伤不能通调水道,因而小便不利,治当滋阴清热为主,故用阿胶、滑石滋阴利水,使阴津恢复则口渴自愈,清热利水则发热解而小便亦利。汪昂说:"五苓泻湿胜,故用桂术,猪苓泻热胜,故用滑石。"是为简明之论。临床上常用五苓散治小便不利,但以舌质不红、内热不甚,有停水心下痞之证为主;若遇舌红尿涩、身热汗出等阴虚内热之证夹杂,则又当以猪苓汤为宜。

关于猪苓汤,《外台秘要》"阿胶"下有"炙"字,"滑石"下有"绵裹"二字,为是。因阿胶经炙后滋阴而不妨湿、不碍膈。滑石质轻绵裹不轻散,煎时不外溢。

猪苓汤以猪苓、茯苓甘淡利水,泽泻咸寒渗泄肾浊,滑石滑窍泄热,阿胶咸润滋阴清热,合为利水滋阴之剂,用以治疗阴液不足、发热、水气不利的疾患确有疗效。但是应当注意,本方毕竟利水之药较多,虽有滋阴清热之力,但津伤太过者,则非本方所宜。

## 结语

本篇对消渴的论述有二,一是热病过程中的口渴引饮证候,一是杂病的消渴病。如厥阴病消渴,以及五苓散证、猪苓汤证、文蛤散证、白虎加人参汤证等属于前者,如"趺阳脉浮而数",肾气丸、栝楼瞿麦丸等证属于后者。

对于消渴的病因病机，喻嘉言谓"消渴之患，常始于微而成于著，始于胃而极于肺肾"，是最为简明之论，既合《内经》之旨，又彰《金匮要略》之义，堪称消渴总的病因病机。另外本篇也认识到本病可由多种原因引起，故篇中虽无三消之名，而已具三消之实。

消渴病主证，口渴多饮、多食、多尿、消瘦、大便坚、小便数。后世方书中补出或小便混浊，或口有甜味，或并发痈疽，皆可参考。

治疗上，热病消渴用五苓散、猪苓汤、白虎加人参汤，审证而施。杂病消渴，上消中消可用白虎加人参汤，轻证用文蛤散，下消用'肾气丸。不过必须注意，消渴之病，不可斤斤计较于上、中、下三消分治。盖除初起纯由胃热外，至其极，肺消无不伤其'肾液，肾消亦无不耗其肺津，三消之证息息相关。程钟龄说："治上消者，宜润其肺，兼清其胃；治中消者，宜清其胃，兼滋其肾；治下消者，宜滋其肾，兼补其肺。"最是经验之谈，可供临床借鉴。

后世在《金匮要略》原则启迪下，治法上有了很大发展，如上消用《丹溪心法》消渴方（黄连、花粉、生地汁、藕汁、牛乳）；中消用调胃承气汤、玉女煎等；下消阳虚者用六味地黄汤加味，气阴两伤者用钱氏白术散，阴阳两虚肾阳不足者用肾气丸。目前临床上常用玉泉丸及张锡纯滋膵饮（生箭芪五钱、大生地一两、生淮山药一两、净萸肉五钱、生猪胰子三钱切碎），颇具疗效。

本篇所论小便不利，有五苓散证、猪苓汤证和栝楼瞿麦丸证。其中五苓散化气利水、猪苓汤滋阴利水，二方发热原因不一，所以利水之法虽同，而解热之法则异。栝楼瞿麦丸化气利水兼以润燥，适用于肾阳不足、下寒上燥的小便不利。至于蒲灰散、滑石白鱼散、茯苓戎盐汤三方，均治小便不利，但多兼有淋证或尿血，与上述诸方化气利小便者有别。

后世治疗小便不利，对膀胱积热者用八正散、知柏八味丸；对肺热气壅者用清肺饮（茯苓、黄芩、桑白皮、麦冬、车前子、山栀、木通）；对肾命火衰者用济生肾气丸、香茸丸（麝香、鹿茸、麋茸、苁蓉、熟地、沉香、五味子、茯苓、龙骨）；对阴虚阳不化气，小便欲解不得者用滋肾通关丸（知母、黄柏、肉桂），可资临证参考。

至于淋病，本篇所述简略，多数注家认为其中多有脱漏。不过淋病与小便不利，方治可以互通。具体治法，当参考后世方书及《中医内科学讲义》。兹将《诸病源候论·诸淋候》转录于下，作为对本篇所论淋病病因症状的补充。

"诸淋者，由肾虚而膀胱热故也。膀胱与肾为表里，俱主水，水入小肠，下于胞，行于阴为溲便也。肾气通于阴，阴，津液下流之道也。若饮食不节，喜怒不时，虚实不调，则脏腑不和，致肾虚而膀胱热也。膀胱津液之府，热则津液内溢，而流于睾。水道不通，水不上不下，停积于胞。肾虚则小便数，膀胱热则水下涩，则淋沥不宣，故谓之淋。其状小便出少，起数，小腹弦急，痛引于脐。"

除总论外，《诸病源候论》又分"淋候"有七，于"五淋"外多出"热淋""寒淋"两种，并录于下，以供参考。

"石淋者，淋而出石也。肾主水，水结则化为石，故肾客沙石；肾虚为热所乘，热则成淋。其病之状，小便则茎里痛，尿不能卒出，痛引少腹，膀胱里急，沙石从小便道出。甚者寒痛，令闷绝。

气淋者，肾虚膀胱热，气胀所为也。膀胱与肾为表里，膀胱热，热气流入于胞，热则生实，令胞内气胀，则小便满。肾虚不能制其小便，故成淋。其状，膀胱小便皆满，尿涩，常有余沥是也，亦曰气癃。诊其少阴脉数者，男子则气淋。

膏淋者，淋而有肥状似膏，故谓之膏淋，亦曰肉淋，此肾虚不能制于肥液，故与小便俱出也。

劳淋者，谓劳伤肾气，而生热成淋也。肾气通于阴。其状，尿留茎内，数起不出，引小腹痛，小便不利，劳倦即发也。

热淋者，三焦有热，气搏于肾，流入于胞，而成淋也。其状小便赤涩，亦有宿病淋，今得热而发者，其热甚则变尿血，亦有小便后如似小豆羹汁状者，蓄作有时也。

血淋者，是热淋之甚者则尿血，谓之血淋。心主血，血之行身，通逼经络，循环腑脏，劳甚者则散失其常经，溢渗入胞，而成血淋也。

寒淋者，其病状先寒战然后尿是也。由肾气虚弱，下焦受于冷气入胞与正气交争，寒气胜则战寒而成淋，正气胜战寒解，故得小便也。"

# 水气病脉证并治第十四

**【题解】** 本篇系统讨论水气病的病因病机、分类、辨证及治疗,属水气病专篇。

水气病,即水肿病。是因体内水湿潴留,泛溢肌肤,停蓄体腔;引起眼睑、头面、四肢或全身浮肿,按之凹陷不起,甚则出现腹水、胸水为主要临床表现的病证。中医学认为,体内之水是在脏腑阳气的气化作用下,以气的形式得以代谢的。水得阳则化为气,气行则水行,气停则水聚。所以,言"水气病"是以病机命名,言"水肿病"是从症状命名,二者本质是一致的。

水气病的形成,有外感、内伤诸多因素。病机的重点在于肺、脾、肾三脏功能失调,此外与三焦、膀胱也有一定关系。肺居上焦,为水之上源,主宣发肃降,通调水道;外邪束表犯肺,则肺失宣降,水道不通,津气不能四布,聚而成水。脾居中焦,主运化水湿;邪气困脾,或脾土虚弱,失于运化,则聚湿而为水。肾居下焦属水脏,主水而司开阖;肾气虚弱,膀胱气化失司,开阖不利,水液内停而为水。三焦不利,水道不畅,也可聚湿而为水病。

本篇根据病因病机、病位及脉证特点,将水气病分为风水、皮水、正水、石水、黄汗五种类型。其次又从水气形成的内脏根源,提出心水、肺水、脾水、肝水、肾水等五脏水的概念。还根据水、气、血三者的联系,提出水分、气分、血分病。先病水而后病血者,谓水分病;先病血而后病水者,谓血分病;由气而病水者,谓之气分病。

本篇提出"腰以下肿,当利小便,腰以上肿,当发汗乃愈";"病水腹大,小便不利,其脉沉绝者,有水,可下之"的水气病治法原则。即根据水停部位和病势,分别采用发汗散水、利尿导水、攻下逐水三大法则;充分体现了因势利导的祛邪原则。

痰饮病和水气病都属体内水液输布障碍所致的病证。二者同出一源,有一定联系,但也有区别。概言之,痰饮乃水饮停积于局部,以停留部位脏腑功能失调的症状为特征,常见咳喘唾痰、呕吐下利、眩晕心悸等症;治疗以温化为大法。水气病乃水湿泛溢周身、停蓄体腔所致;以全身浮肿、腹水等为特征,治疗以利水消肿为法。

中医学水气病涉及西医学肾脏、肝脏、心脏、营养代谢、内分泌等多个系统的疾病。如急、慢性肾炎、肾盂肾炎、肾病综合征,慢性肝炎、肝硬化,各种心脏疾患之慢性充血性心力衰竭,营养不良、贫血、维生素 $B_1$ 缺乏症,甲状腺机能减退症等。

**【原文】** 师曰:病有风水、有皮水、有正水、有石水、有黄汗。风水其脉自浮,外证骨节疼痛,恶风;皮水其脉亦浮,外证胕肿①,按之没指,不恶风,其腹如鼓,不渴,当发其汗。正水其脉沉迟,外证自喘;石水其脉自沉,外证腹满不喘。黄汗其脉沉迟,身发热,胸满,四肢头面肿,久不愈,必致痈脓。(一)

【注释】 ①胕肿:胕与肤通,胕肿指皮肤浮肿。如《素问·水热穴论篇》:"上下溢于皮肤,故曰胕肿。胕肿者,聚水而生病也。"

【译文】 老师说:水气病有风水、皮水、正水、石水、黄汗等五种。风水之脉,自当出现浮象,其外表症状是骨节疼痛和怕风;皮水的脉象也是浮的,外表症状有皮肤浮肿,按之凹陷不起,不怕风,腹部肿胀如鼓,口中不渴。这两种病都应当用发汗的方法治疗。正水的脉象沉而迟,外证当有气喘;石水的脉象亦当现沉,外证腹部胀满,但不气喘。黄汗病脉象沉迟,身体发热,胸中满闷,四肢、头部及颜面部都浮肿,如经久不愈,势必发生痈疮脓肿。

【提要】 本条总论水气病五种类型的脉证,并提出风水和皮水的治疗原则以及黄汗的脉证和转归。

【选注】 徐忠可:《内经》上有水胀及石水二条,仲景特列五条,示人水病浅深,欲人因名思义,而处治无误耳。故以水从外邪而成,其邪在经络者,别之曰风水,谓当从风治也;或水虽从外邪而成,其邪已渗入于皮,不在表,不在里者,别之曰皮水,谓在皮而不离于风也。其有不因风,由三阴结而成水者,别之曰正水,谓当正治其水也。其阴邪多而沉于下者,别之曰石水,谓病全在下也。其有亦因风邪或水邪,虽为外邪,内伤于心,热郁而为黄汗,状如风水,而脉不浮者,别之曰黄汗,谓病邪同水,而所入在心也。

凡水病相去不远,故《内经》水胀篇概曰:目窠上微肿。如新卧起之状,其颈脉动,时咳,阴股间寒,足胫肿,腹乃大,水已成矣。以手按其腹,随手而起,如裹水之状,而不分别为言;然而病因不同,治法迥异,故仲景先从脉别之,则浮者为风,风邪相搏,则骨节疼痛,风尚在表,则恶风,合三者他证所不能同,故以此主风水之辨。若脉浮为风,而身胕肿。胕者,浮也,甚且按之没指,其浮何如? 是邪已去经而在皮间,去经故不恶风,在皮间故腹皮如鼓。《千金》此下当有不满二字,乃外虽似胀,而病不在内,故不满也。风在皮,内不燥,故不渴。治之亦宜从风,故曰当发其汗,是皮水与风水脉不异而证异也。若正水。则三阴结而非风,结则脉沉,水属阴故迟。三阴结而下焦阴气不复与胸中之阳相调,故水气格阳在上而喘,即《内经》颈脉动、喘、时咳,曰水也。其目窠如蚕,两胫肿,腹大,不问可知。然与石水相辨不在此,故只举喘言之。若石水,脉亦沉,但不迟。《内经》曰:阴阳结邪,多阴少阳,曰石水。少腹肿,则知此所谓腹满,乃少腹肿也。病属在下焦,非全体病,故不喘,其颈脉动,咳,目窠如蚕,亦或与正水等,微甚不同可知矣。若黄汗,乃从汗出入水,水邪伤心,或汗出当风所致。汗与水总属水气,因其入内而结,结则热郁而黄,故脉亦沉迟,心受邪郁,故身发热,伤在上,故胸满,阳部之邪从阳,故走四肢并头面肿。若久不愈,邪气归阴,营气热,故凝滞而为痈脓。

程林:风水与皮水相类属表,正水与石水相类属里;但风水恶风,皮水不恶风;正水自喘,石水不自喘为异耳。

尤在泾:风水,水为风激,因风而病水也。风伤皮毛,而湿流关节,故脉浮恶风而骨节疼痛也。皮水,水行皮中,内合肺气,故其脉亦浮,不兼风,故不恶风也。其腹如鼓,即《内经》鼕鼕然不坚之意,以其病在皮肤而不及肠脏,故外有胀形,而内无满喘也。水在皮者,宜从汗解,故曰当发其汗。正水,肾脏之水自盛也。石水,水之聚而不行者也。正水乘阳之虚而侵及上焦,故脉沉迟而喘,石水因阴之盛而结于小腹,故脉沉腹满而不喘也。黄汗,汗出沾衣如柏汁,得之湿热交病,而湿居热外,其盛于上而阳不行,则身热胸满,四肢头面肿,久则浸及于里而营不通,则逆于肉理而为痈脓也。

《医宗金鉴》:风水得之内有水气,外感风邪,风则从上肿,故面浮肿,骨节疼痛恶风,风在经表也。皮水得之内有水气,皮受湿邪,湿则从下肿,故胕浮肿,其腹如鼓,按之没指,水在皮里也,非风邪,故不恶风,因水湿,故不渴也。其邪俱在外,故均脉浮,皆当从汗从散而解也。正水水之在上病也,石水水之在下病也;故在上则胸满自喘,在下则腹满不喘也。其邪俱在内,故均脉沉迟,皆当从下从温解也。黄汗者,汗出柏汁色也,其脉沉迟,脏内有寒饮;身发热者,经外有伏热。寒饮故胸满,四肢头面肿;伏热若久不愈,故必致痈脓也。由此推之,可知黄汗是内饮外热,蒸郁于中,从土化而成也。以黄汗而列水病之门者,亦因水之为病而肿也。

《诸病源候论》:风水候曰:风水病者,由脾肾气虚弱所为也,肾不能制于水,故水有散溢皮肤,又与风湿相搏,故云风水也;令人身浮肿,如裹水之状,颈脉动时咳,按肿上,凹而不起也,骨节疼痛而恶风是也,脉浮大者名曰风水也。又石水候云:肾主水,肾虚则水气妄行,不依经络,停聚结在脐间,小腹肿胀如石,故云石水;其候引胁下胀痛而不喘是也,脉沉者名曰石水,尺脉微大,亦为石水;肿起脐下至小腹,垂垂然上至胃脘,则死不治。又皮水候云:肺主于皮毛,肾主于水,肾虚则水妄行,流溢于皮肤,故令身体面目悉肿,按之没指而无汗也,腹如故而不满亦不渴,四肢重而不恶风是也,脉浮者名曰皮水也。又大腹水肿候云:夫水肿病者,皆由营卫否涩,肾脾虚弱所为,而大腹水肿者,或因大病之后,或积劳损,或新热食,入于水,自渍及浴,令水气不散,流溢肠外,三焦闭塞,小便不通,水气结聚于内,乃大腹水肿,故四肢小,阴下湿,手足逆冷,腰痛上气,咳嗽烦疼,故云大腹水肿。

【解析】 诸家注解,对本条从水气病的病因、病机以及证候分类和治疗原则上都做了详尽的分析,可以帮助我们在原文基础上进一步认识多种水气病形成机理及临床表现的不同,从而有利于掌握这些证候特点以指导临床诊断治疗。其中徐忠可能够结合《内经》有关水病的论述,深刻阐述水气病的病机。《诸病源候论》对水肿病候的描述更为详细具体,便于掌握,特别是对皮水"其腹如鼓不渴"认为是"腹如故而不满,亦不渴",颇合临床实际。至于正水一候,《诸病源候论》虽未叙及,但其有"大腹水肿"一候,则与正水相当。程林指出风水与皮水之鉴别在于恶风与不恶风;正水与石水的鉴别在于自喘与不自喘,可谓简洁明了,得其大要。《医宗金鉴》提出风水、皮水,邪俱在外,皆当从汗从散而解;正水、石水,邪俱在内,皆当从下从温而解的治疗原则,实是深得仲景心法之奥。以上都是古人在实践中的体验,对于指导临床实践,均有一定参考价值。

本条可与《素问·评热病论》和《素问·水热穴论》互相参看。

【原文】 脉浮而洪，浮则为风，洪则为气，风气①相搏。风强②则为隐疹③，身体为痒，痒为泄风④，久为痂癞⑤；气强⑥则为水，难以俯仰，风气相击，身体洪肿，汗出乃愈。恶风则虚，此为风水；不恶风者，小便通利，上焦有寒，其口多涎，此为黄汗。（二）

【注释】 ①风气：指外界的风邪和体内的水气两种邪气。

②风强：指风邪偏盛。

③隐疹：即瘾疹，因外受风邪而诱发，以皮肤出现小丘疹和瘙痒为主症，类似"风疹"病。

④泄风：指隐疹身痒的病机，是卫气排泄风邪外出的象征，所以叫泄风。

⑤痂癞：指隐疹经久不愈，可化脓结痂，有如癞疾之象。

⑥气强：指水气偏盛。

【译文】 病人脉象浮而洪，浮是外感风邪，洪是水气涌盛。风邪与水气相聚合，如风邪偏盛，则可发生隐疹，隐疹使病人皮肤瘙痒，痒是正气排泄风邪外出的象征，所以叫泄风，隐疹经久不愈，还可变成痂癞。若水气偏盛者，则为水气病，水气病人因全身浮肿，所以俯仰困难，可以采用发汗方法治愈它。怕风是表阳虚弱的象征，多属风水病；不怕风的，小便通利，这是寒湿郁于上焦，其人口中涎沫较多，此为黄汗病初起的证候表现。

【提要】 本条从脉象上分析风水产生的原因及机理，并兼论同因异病的鉴别。

【选注】 赵以德：风者，外感之风也。气者，荣卫之气也。风乃阳邪，从上受之，故脉浮。荣卫得风而热，故脉洪，洪大也。《内经》曰：脉大则病进，由邪之盛耳。荣行脉中，主血，卫行脉外主气。风强者，风得热而强也。风热入搏于卫，客于皮里，气滞郁聚而风鼓之为瘾疹。火复助风，腠理开，毫毛摇，则身体痒，痒为泄风。《内经》曰：诸痛疮痒，皆属于火，又曰：风气外在腠理，则为泄风。久之不解，风入分肉间，相搏于脉之内外，气道涩而不利，与卫相搏，则肌肉膹膜而疮出。风入脉中，内攻荣血，风气合热而血府坏，遂为痂癞也。《内经》曰：风气与太阳俱入，行诸脉俞，散于分肉之间，与卫气相干，其道不行，使肌肉膹膜之而有病。又曰：脉风成厉，厉即癞也。所谓气强者，卫因热则怫郁，停而不行，气水同类，气停则水生，所聚之液血皆化水也，不唯荣卫不能和，筋骨肌肉郁热之邪，且禁固，难俯仰也。至于风气复行相击，荣卫之热与水，皆散溢于肌表，而为洪肿。及风气两解，则水散行，汗出乃愈。恶风者，不敌于风，与水同为汗散而表虚，因名风水。不恶风者，卫气不从汗散，外得固腠理，则不恶而得因上焦，则小便通利。所谓上焦有寒者，因风邪在上焦，非真有寒冷也。如伤寒证，邪客上焦，则中焦之谷气不得上输于肺，郁为内热，津液凝积为胃热，热则廉泉开。廉泉者，津液之道也，开则发，涎出流于唇口，此黄汗由身倦浮肿，胃热发出土色也。

尤在泾：风，天之气；气，人之气；是皆失其和者也。风气相搏，风强则气从风而侵淫肌体，故为瘾疹；气强则风从气而鼓涌水液，故为水。风气并强，两相搏击，而水液从之，则为风水。汗之则风去而水行，故曰汗出乃愈。然风水之病，其状与黄汗相似,故仲景于此复辨其证,以恶风者为风水,不恶风者为黄汗;而风水之脉浮,黄汗之脉沉,更不必言矣。

《医宗金鉴》:"此为黄汗"四字当是衍文。六脉俱浮为洪,浮则为风,洪则为气,风气相搏之病,若风强于气,相搏为病则偏于营,故为瘾疹,身体为痒,痒者肌虚,为风邪外薄故也,名曰泄风,即今之风燥疮是也,故日久不愈则成痂癞。痂癞,疥癣疬癞之类是也。若气强于风,相搏为病则偏于卫,故为水气,难以俯仰,即今之支饮咳逆倚息,短气不得卧也。若风气两相强击为病,则为风水,故通身浮肿也。以上诸证,皆属肌表,故当发汗,汗出乃愈也。风水无汗,当以越婢汤发汗;若汗出恶风,则为表阳虚,故加附子也。若不恶风,小便通利,非表阳有寒,乃上焦有寒也;上焦有寒,唯兼水病者,不能约束津液,故其口多涎也。

**【解析】** 赵以德结合《内经》有关论述对本条机理进行了全面分析,尤在泾及《医宗金鉴》对风强、气强、风气两强均做了中肯而切合实际的论述,特别是《医宗金鉴》提出用越婢汤治风水,卫虚恶风者加附子的治疗方法,更可指导临床治疗。唯其认为"此为黄汗"四字当是衍文的看法,未免失当。何梦瑶《医碥》认为"不恶风者"以下五句是错简,也缺乏充分的文献资料依据。我们认为,《金匮要略》由于年代久远,有可能存在错简和传抄之误,参考同时代或与其相距较近时代的文献进行校勘订正是有必要和有价值的,但应有充分的依据,不能一遇费解,便予删节或更改,而应当保留其本来面目,广采各家注释,以求申明原意。

本条可分五段来读:

"脉浮而洪……风气相搏"为第一段。言风气相搏则脉浮而洪。浮主表,属阳,风为阳邪,故浮则为风。大而涌沸曰洪,为水气盛实之脉,故洪则为气。脉既浮且洪,则为风邪与水气两强相搏而成风水之候。

"风强则为隐疹……久为痂癞"为第二段。本段是说病之初期,以外感风邪为主,风胜于气,脉必浮而不洪;风邪入伤营血,其证则发瘾疹;身痒是风邪向外的现象,故称之曰"泄风"。瘾疹日久不愈,搔抓结痂而成痂癞之疾。

"气强则为水,难以俯仰"为第三段。本段是说气胜于风,则水气凝聚,水道坏通,聚水成病而见肿胀喘满、难以俯仰之证。此种水病与风水有异。

"风气相击……此为风水"为第四段。本段是说风气两强,风水合邪,则风邪水气内不得入于脏腑,外不得越于皮肤,因而形成周身浮肿、恶风的风水病证。

"不恶风者……此为黄汗"为第五段。本段是说黄汗虽然也有身体浮肿等证,但不恶风、小便通利、口多涎等证又与风水有别,自可为辨。

**【原文】** 寸口脉沉滑者,中有水气,面目肿大有热,名曰风水;视人之目窠上微拥①,如蚕新卧起状②,其颈脉③动,时时咳,按其手足上,陷而不起者,风水。(三)

**【注释】** ①目窠上微拥;窠,目窠即眼胞。微拥,即微肿,《灵枢·水胀》曰:"目窠上微肿"。全句意为,两眼胞微肿。

②如蚕新卧起状:形容水气病人眼胞微肿,像睡眠后刚起来的人的眼胞微肿

一样。

③颈脉：王冰注："颈脉，谓耳下结喉旁人迎脉也"，属足阳明胃经。

**【译文】** 病人寸口部的脉象沉而滑，这是内有水气的缘故。它的症状是面目肿大，身体发热，这种病名叫"风水"。在望诊时还可看到病人眼胞微微肿起，像睡觉刚醒的样子，颈部两侧的脉管跳动剧烈，时时咳嗽。触按病人的手足，皮肤凹陷，不能很快弹起来，这些都是风水病的症状。

**【提要】** 本条进一步论述风水病的各种证候，指出风水病发展到严重阶段的脉证。

**【选注】** 赵以德：《内经》脉沉曰水，脉滑曰风，面肿曰风，目肿如新卧起之状曰水，颈脉动喘咳曰水。又肾风者，面胕疣然，少气时热，其有胕肿者，亦曰本于肾，名风水。皆出《内经》也。

魏念庭：前言脉自浮为风水，此言寸口沉滑为中有水气，是沉滑之脉，乃水气之本脉，而浮之脉为风水之本脉也。若再见面目肿大有热之证，则可以兼风水而名病，不止为中有水气矣。

尤在泾：风水其脉自浮，此云沉滑者，乃水脉，非风脉也，至面目肿大有热，则水得风而外浮，其脉亦必变而为浮矣。仲景不言者，以风水该之也。目裹上微肿，如蚕新卧起者，《内经》所谓水为阴，而目下亦阴，聚水者必微肿先见于目下是也。颈脉动者，颈间人迎脉动甚，风水上凑故也。时时咳者，水渍入肺也。按其手足上陷而不起，与经以手按其腹随手而起如裹水之状者不同，然腹中气大，而肢间气细，气大则按之随手而起，气细则按之窅而不起，而其浮肿则一也。

**【解析】** 本条文句诚如赵以德所言"皆出《内经》"，故讨论本条，可参考《灵枢·水胀》"水始起也，目窠上微肿，如新卧起之状，其颈脉动，时咳，阴股间寒，足胫肿，腹乃大，其水已成矣。以手按其腹，随手而起，如裹水之状，此其候也"，《灵枢·论疾诊尺》"视人之目窠上微痈，如新卧起状，其颈脉动，时咳，按其手足上，窅而不起者，风水肤胀也"，《素问·平人气象论》"颈脉动，喘疾咳，曰水。目裹微肿，如卧蚕起之状，曰水……面肿曰风，足胫肿曰水"等论述。

本条可分两段来读：

从开头至"名曰风水"为第一段。叙述病人若见脉象沉滑，为内有水气，加之外证面目大，并且伴有表证发热，可知本证是由于风邪上受，内合于肺所致。风水脉象，首节言脉浮，次节言脉浮洪，本节又言脉沉滑，这正是风水病逐渐发展在脉象上的表现。风水初起，因有外邪，表证为甚，脉必自浮；如进一步发展，风水相搏，风气两胜，则脉见浮洪；更重则肿势渐剧，水气较甚，风被水遏，所以脉转沉滑。从这些脉象的变化上。可以反映出病情有浅深轻重之异。仲景唯恐后人见脉沉而误诊为正水，所以提出"有热"二字，说明这是阳证、表证，故"名曰风水"。

"视人之目窠"以下为第二段。指出若病人外证见到目窠微肿，有似新卧起之状，且其"颈脉动，时时咳"，则说明虽然肿势不甚严重，但水气已经上壅，影响及肺，且有泛溢之势。此时重按病人手足，凹陷不起，则可知是风水病正处在发展阶段,应该尽快予以治疗。

【原文】 太阳病,脉浮而紧,法当骨节疼痛,反不疼,身体反重而酸,其人不渴,汗出即愈,此为风水。恶寒者,此为极虚发汗得之。

渴而不恶寒者,此为皮水。

身肿而冷,状如周痹①,胸中窒,不能食,反聚痛,暮躁不得眠,此为黄汗,痛在骨节。

咳而喘,不渴者,此为脾胀,其状如肿,发汗即愈。

然诸病此者,渴而下利,小便数者,皆不可发汗。(四)

【注释】 ①周痹:病名。病在血脉、肌肉,证见周身上下游走疼痛,见《灵枢》第二十七篇。

【译文】 太阳病,脉象浮而紧的,理应骨节疼痛,今反不痛,只感到身体沉重酸楚,口不渴,这是风水病,用解表法使其出汗就会痊愈。如果病人出汗后怕冷严重的,这是由于阳气虚弱而又发汗所致。

若病人口渴而不怕冷的,这是皮水病。

病人身体肿胀而两胫发冷,其他症状如像周痹病,但同时又见胸中闷塞,不能进食,疼痛反而聚集在筋骨关节部位,傍晚时出现烦躁不安,以致不能安眠,这是黄汗病的特征。

若病人咳嗽气喘,口不渴,这是肺胀病。肺胀病也可出现像水肿那样的浮肿症状,如果使用发汗法治疗就会痊愈。

然而各种水气病,如果见到病人口渴而又腹泻,小便频数量多的,就不能用发汗法治疗。

【提要】 本条对风水、皮水、黄汗、肺胀等进行辨证,并指出治疗原则和禁忌。

【选注】 尤在泾:太阳有寒,则脉紧骨疼;有湿则脉濡身重;有风则脉浮体酸,此明辨也。今得伤寒脉而骨节不疼,身体反重而酸,即非伤寒,乃风水外胜也。风水在表而非里,故不渴。风固当汗,水在皮者亦宜汗,故曰汗出即愈。然必气盛而实者,汗之乃愈。不然则其表益虚,风水虽解,而恶寒转增矣。故曰恶寒者,此为极虚发汗得之。若其渴而不恶寒者,则非病风而独病水,不在皮外而在皮中,视风水为较深矣。其证身肿而冷,状如周痹,周痹为寒湿痹其阳,皮水为水气淫于肤也。胸中窒,不能食者,寒袭于外而气窒于中也。反聚痛,暮躁不得眠者,热为寒郁,而寒甚于暮也。寒湿外淫,必流关节,故曰此为黄汗,痛在骨节也。其咳而喘不渴者,水寒伤肺,气攻于表,有如肿病,而实同皮水,故曰发汗则愈。然此诸病,若其人渴而下利,小便数者,则不可以水气当汗而概发之也。仲景叮咛之意,岂非虑人之津气先亡耶。

或问前二条云:风水外证,骨节疼。此云骨节反不疼,身体反重而酸;前条云皮水不渴,此云渴,何也? 曰:风与水合而成病,其流注关节者,则为骨节疼痛;其浸淫肌体者,则骨节不疼而身体酸重。由所伤之处不同故也。前所云皮水不渴者,非言皮水本不渴也,谓腹如鼓而不渴者,病方外盛而未入里,犹可发其汗也;此所谓渴而不恶寒者,所以别于风水之不渴而恶风也。程氏曰"水气外留于皮,内薄于肺,故令人渴"是也。

《医宗金鉴》:按脾胀之"脾"字,当为"肺"字,是传写之讹。发汗即愈之下,当有前条"越婢加术汤主之"七字。注:此又详申风水、皮水、黄汗、肺胀四证之治法也。太阳病,谓头痛发热恶风也。脉浮而紧,似伤寒也,伤寒法当骨节疼痛,反不疼,身体反重而酸,面目浮肿,其人不渴,非伤寒也,乃风水也,发汗汗出即愈也。若愈后恶寒者,此为过于发汗,极虚得之,当补表阳,自可愈也。有是证渴而不恶寒,似传里也,但跗浮肿,其腹如鼓,乃皮水也。有是证胸中窒反聚痛,不能食,暮躁不得卧,似里实也;但身肿而冷,麻木如痹,此为欲作黄汗也。痛在骨节,似伤寒也,但其状如水肿,咳嗽不渴,此为肺胀也。以上四证,皆初病皮毛,状类伤寒,故均以越婢加术汤主之,发汗即愈也。若渴而下利,小便数者,则津液已夺,故不可发汗也。

**【解析】** 本条进一步重申风水、皮水、黄汗、肺胀的辨证和治则,全条可分五段来读:

"太阳病……此为极虚,发汗得之"为第一段。说明风水病的证候特点及其与太阳伤寒病的区别,并指出汗不得法的变证。

"渴而不恶寒者,此为皮水"为第二段。简述皮水的证候。临床所遇皮水患者,一般没有明显的周身麻木痹痛之证,故"身肿而冷,状如周痹"之证不应作为皮水的特征看待。

"身肿而冷……痛在骨节"为第三段。叙述黄汗的症状特点。观本篇后文"黄汗之病,两胫自冷……若身重汗出已,辄轻者,久久必身瞤,瞤即胸中痛,又从腰以上必汗出,下无汗,腰髋弛痛,如有物在皮中状,剧者不能食,身疼重,小便不利,此为黄汗"条,可知"身肿而冷,状如周痹"及"痛在骨节"皆为黄汗病的临床表现,其发病自是由于寒湿之邪侵入血脉,客于分肉,流注关节,而致"真气不能周"所致,所以可用桂枝加黄芪汤治疗。

"咳而喘……发汗即愈"为第四段。说明肺胀的症状及治则。《灵枢·经脉》云:"肺……是动则病肺胀满膨膨而喘咳"。故可知注家认为本条"脾胀"当为"肺胀"是有道理的。另外,骨节疼痛一证,非肺胀病的见证,故不当放于此节。

"然诸病此者……皆不可发汗"为第五段。提示不可拘泥于水气当汗而概发之,必须针对具体情况处理,若因下利等原因导致津液亏乏而兼见口渴、小便数(短赤而频)者,则不可妄投汗剂,以防更伤其阴,重亡其液。

**【原文】** 里水者,一身面目黄肿,其脉沉,小便不利,故令病水。假如小便自利,此亡津液,故令渴也。越婢加术汤主之。方见下。(五)

**【译文】** 患皮水病的人,周身及面部、眼胞都肿得很厉害,脉象亦沉。由于小便不畅利,所以使人患皮水病,应该用越婢加术汤来主治。假如病人小便通利,这就容易导致津液耗竭,而产生口渴的症状(越婢加术汤也就不适宜了)。

**【提要】** 本条论述皮水的证治。

**【选注】** 赵以德:《内经》三阴结谓之水。三阴乃脾肺少阴肾也。盖胃为五脏六腑之海，十二经皆受气焉。脾为之行津液者，脏腑经络，必因脾，乃得禀水谷气，今脾之阴不与胃之阳和，则阴气结伏，津液凝聚不行，而关门闭矣。关闭则小便不利，不利则水积，积则溢，面目一身，水从脾气所结，不与胃和，遂从土色发黄肿，结自三阴，故曰里水，其脉沉也。如小便自利，则中上焦之津液，从三阴降下而亡，故渴也。

尤在泾：里水，水从里积，与风水不同，故其脉沉，而盛于内者，必溢于外，故一身面目悉黄色肿也。水病小便当不利，今反自利，则津液消亡，水病已而渴病起矣。越婢加术，是治其水，非治其渴也。以其身面悉肿，故取麻黄之发表；以其肿而且黄，知其湿中有热，故取石膏之清热与白术之除湿。不然，则渴而小便利者，而顾犯不可发汗之戒耶。或云此治小便利，黄肿未去者之法，越婢散肌表之水，白术止渴生津也。亦通。

《医宗金鉴》："越婢加术汤主之"七字，当在"太阳病，脉浮而紧"条"发汗即愈"下，文义始属，必是错简。在此观其里水之文，自可知非越婢加术汤发表之药所能治矣。

黄树曾：里者何？皮内之白膜，即腠理也。居皮之内，故曰里，由腠理所发之水，谓之里水，腠理之膏油，属脾。水浸膏油，脾土之色见，则肿而黄；水发于腠理而非由于风邪，故脉沉而不浮，湿郁生热，水行不顺，故小便不利。此证无汗，若身黄肿，而汗出亦黄，则为黄汗。当辨。再里水证不渴，若小便自利，是脏腑内水分必涸竭，故令渴，而谓之亡津液。

【解析】　关于"里水"，《脉经》《外台秘要》俱作"皮水"。《脉经》注云："一云皮水，其脉沉，头面浮肿，小便不利，故令病水，假令小便自利，亡津液，故令渴也。"可见"里水"实际就是皮水，并非皮水之外，另有一种"里水"之病。诚如黄树曾所释，所谓"里"者，是"皮内之白膜，即腠理也"，也就是皮中之意。因本病水停皮中，故可称"皮水"，亦可称"里水"。赵以德以及《医宗金鉴》皆认为并非皮水，而是水停体内之里水，特别是《医宗金鉴》认为本条方治有误，文义不属，这种看法是不够确切的。要知同一水肿病，因其肿势程度的不同，其症状也有轻重浅深之异。本条所言脉沉、一身面目红肿、小便不利，与第一条"皮水，其脉亦浮，外肘肿，按之没指，不恶风，其腹如故，不渴"相比较，主要是增加了小便不利一证，另外，由脉浮转变为脉沉，这些变化只是说明病情有了发展，肿的程度较前更加严重而已。前条是病属初起，肿尚不甚，故脉多浮，而小便没有明显的不利；本条是病情发展，肿势较重，水阻气滞，水道不通，故脉见沉和小便不利。

关于"黄肿"，赵、尤、黄三人皆认为是身肿而色黄。但根据《脉经》"黄肿"应作"洪肿"，即肿得厉害的意思。这种看法与临床实际比较切合。

关于治疗方法，《医宗金鉴》认为"非越婢加术汤发表之药所能治矣"，殊不知越婢加术汤中麻黄为肺家之专药，兼具发汗、平喘、利水之功。肺合皮毛，功能宣降而通调水道，今皮水水气壅遏于皮肤之间，则肺失宣降，水道不开，用麻黄发之，则气行水利。而且方中麻黄得石膏、白术，则不重发汗而在宣肺利水，且白术配麻黄能行表里之湿,因此,临床上常以本方治皮水重证。

**【原文】** 趺阳脉当伏,今反紧,本自有寒,疝瘕①,腹中痛,医反下之,下之即胸满短气。(六)

趺阳脉当伏,今反数,本自有热,消谷,小便数,今反不利,此欲作水。(七)

**【注释】** ①疝瘕:指腹痛有块的证候,本条由寒气引起,所以积块或聚或散,没有定处。

**【译文】** 趺阳部位的脉象一般是沉伏的,而今反见紧象,这是素体有寒邪内结的缘故,所以病人常患疝瘕腹痛的证候,应当用温药治疗。如果医生反用苦寒之药攻下,病人就会发生胸中满闷和呼吸短促的变证。

又,趺阳脉应当沉伏,现在反而见数,这是素有积热的缘故,所以病人常有消谷善饥、小便频数之证。如果病人的小便反而不利,就有可能形成水气病。

**【提要】** 此二条指出了水肿病的形成有时与旧疾或误治有关。

**【选注】** 赵以德:趺阳脉当伏者,非趺阳胃气之本脉也,为水蓄于下,其气伏,故其脉亦伏。脉法曰:伏者为水,急者为疝瘕,小腹痛。脉当伏而反紧,知其初有寒疝瘕痛。先病者治其本,先当温其疝瘕。治寒救阳而后行(水)可见。若反下之,是重虚在上之阳,阳气不布比,而成胸满短气也。

又,此与上条一寒一热,互举其因。此为热消谷,不能上化精微,热浊下流,致膀胱不化,小便蓄成积水,故脉不伏而从热反数也。

尤在泾:趺阳虽系胃脉而出于阴部,故其脉当伏。今反紧者,以其腹中宿有寒疾故也。寒则盈温而反下之,阳气重伤,即胸满短气。其反数者,以其胃中有热故也。热则当消谷而小便数。今反不利,则水液日积,故欲作水。夫阴气伤者,水为热蓄而不行;阳气竭者,水与寒积而不下。仲景并举二端,以见水病之原有如此也。

**【解析】** 关于"趺阳脉当伏",赵以德以为非胃气之本脉,乃因水蓄于下,其气内伏所致的病脉,这种说法不免有些牵强,因此二条是言有旧病或误治后转为水肿者,并不是原来即有水病,故其"伏"当是指平人正常的趺阳脉。因此,尤在泾认为伏为平脉是比较确切的。趺阳即足跗上的冲阳穴,《灵枢·本输》曰:"胃脉过于冲阳,冲阳在足跗上五寸陷中。"即趺阳脉本在足背二骨之间陷处,其脉贵沉实而不浮露,故曰"当伏"。

"此欲作水"一句,有注家认为与前条无关,以为前条是客,不过举其有寒者,以为对照,实无干水病;后条是主,说明水之因热而生。此说从文句上讲,其理亦可通。但是,究其水气病的机理,尤在泾认为"阴气伤者,水为热蓄而不行;阳气竭者,水与寒积而不下",指出"此欲作水"四字是总括二条的看法,更为接近临床实际。

**【原文】** 寸口脉浮而迟,浮脉则热,迟脉则潜①,热潜相搏②,名曰沉③。趺阳脉浮而数,浮脉即热,数脉即止④,热止相搏,名曰伏⑤。沉伏相搏,名曰水。沉则络脉虚⑥,伏则小便难,虚难相搏,水走皮肤,即为水矣。(八)

**【注释】** ①潜:潜藏,指热邪潜入营血之中。
②搏:相聚合之意,同"搏"义。

③沉：指热邪内伏而不外达。

④止：伏止不行，指热邪伤及膀胱，气化不利。

⑤伏：指热邪沉伏于下，不能由小便而泄。

⑥虚：指营血虚弱。

【译文】　寸口部的脉象浮而兼迟，脉浮为外热，脉迟为热邪潜藏，热邪与营血相聚合，则内伏而不外达，故名之曰沉。趺阳部位的脉象浮而兼数，脉浮为胃热气盛，脉数可使小便止涩不利，热邪与水相互团聚，不能由小便排泄，则沉伏于下，故名之曰伏。热邪沉潜，加之水邪留伏，水热互结，则可导致水气病，故名曰水。热邪沉潜则使络脉营血亏虚，水邪留伏则使气化不利而小便困难，虚热与水邪相合，水热之邪不从小便排泄，反而泛溢皮肤，于是形成水气病。

【提要】　本条论述水肿形成的机理。

【选注】　徐忠可：此段论正水所成之由也。谓人身中健运不息，所以成云行雨施之用，故人之汗，以天地之雨名之，人之气，以天地之疾风名之。故寸口脉主上，犹天道必下济而光明，故曰阴生于阳；趺阳脉主下，犹地轴必上出而旋运，故曰卫气起于下焦。今寸口脉浮而迟，浮主热，乃又见迟，迟者元气潜于下也，既见热脉，又见潜脉，是热为虚热，而潜为真潜，故曰热潜相搏名曰沉。言其所下济之元气，沉而不复举也。今趺阳脉浮而数，浮主热，乃又见数，数者卫气止于下，既见热脉，又见止脉，是于客气为热而真气为止，故曰热止相搏名曰伏，言其宜上出之胃气伏而不能升也。从上而下者，不返而终沉，从下而上者，停止而久伏，则旋运之气几乎息矣，息则阴水乘之，故曰沉伏相搏名曰水，见非止客水也。恐人不明沉伏之义，故又曰络脉者，阴精阳气所往来也，寸口阳气沉而在下，则络脉虚；小便者，水道之所以出也，趺阳真气止而在下，气有余便是火，火热甚，则小便难，于是上不能运其水，下不能出其火，又焉能禁止水之胡行而乱走耶，故曰虚难相搏，水走皮肤，即为水矣。水者，即身中之阴气，合水阴而横溢也。沉伏二义，俱于浮脉见之，非真明天地升降阴阳之道者，其能道只字耶，此仲景所以为万世师也。

尤在泾：热而潜，则热有内伏之势，而无外发之机矣，故曰沉；热而止，则热有留滞之象，而无运行之道矣，故曰伏。热留于内而不行，则水气因之而蓄，故曰沉伏相搏，名曰水。热留于内，则气不外行而络脉虚，热止于中，则阳不下化而小便难；以不化之水，而当不行之气，则唯有浸淫躯壳而已，故曰虚难相搏，水走皮肤，即为水矣。此亦所谓阴气伤者，水为热蓄不下也。

【解析】　对于本条，多数注家认为文义艰涩，其义难明，不予注释。从徐、尤二注可以看出，本条主要是通过寸口与趺阳脉的变化，来分析水肿病形成的机理。不过，徐忠可的解释失于过分玄奥，不若尤在泾之说简捷中肯，使人易于理解。故释义从之，以供参考。

【原文】　寸口脉弦而紧，弦则卫气不行，即恶寒，水不沾流①，走于肠间。
少阴脉紧而沉，紧则为痛，沉则为水，小便即难。（九）

【注释】　①沾流：沾音詹，濡也，渍也，即濡润滋养之意；流者，指水液流布膀胱而为尿。沾流是人体正常的水液代谢过程。喻昌作"活流",言水液随气运行,供给全身需用,亦可从。

【译文】 病人寸部的脉象弦而兼紧,脉弦是卫气运行不畅,因而病人感觉怕冷。同时因水液不能浸渍和排泄,所以流注于肠道之间,形成水气病。

若少阴部位的脉象紧而沉,脉紧主疼痛,脉沉有水气。寒自内生,气化失职,所以导致小便困难,也能形成水气病。

【提要】 此两条仍从脉证上说明水肿的病机。

【选注】 赵以德:脉弦为水,紧为寒,卫气喜温而恶寒,水寒则卫气无以温分肉,肥腠理,故恶寒也。然肺者荣卫之主,通明水道,下输膀胱,气化出溺。今卫气不行,即肺之治节不行,治节不行,则输化之职废,故不得沾流水道,反走肠间。肠,大肠也。大肠与肺合,若上条之走皮肤,皮肤亦肺所主。二者对出,以明肺之不调,则随其所属而为病耳。

尤在泾:此二条并阳衰阴盛之证,而寸口则主卫气,少阴则主肾阳。主卫气者,寒从外得而阳气被抑;主肾阳者,寒自内生而气化不速,亦即所谓阳气竭者,水与寒积而不行者也。

【解析】 此二条,多数注家亦认为文义不属,意欠连贯,疑有脱简,不加注释。从赵、尤二注可以看出,此二条仍然是从脉证的变化方面论述水肿病的发生机理的。二家之注,均贴切可从。可见,水肿病的形成和肺、肾的关系是很密切的。肺主气,主肃降而通调水道,下输膀胱;肾为水脏,开窍于二阴,主气化而司开阖。肺、肾功能失职,则治节不行,水道不通,气化失司,开阖无能,故水液不循常道,外不得输津于皮毛,散泄于腠理,下不得通降于膀胱,气化而为溺,势必潴留体内而形成水肿。

【原文】 **脉得诸沉,当责有水,身体肿重。水病脉出**①**者,死。(十)**

【注释】 ①脉出:指水气病之沉脉暴出而无根,上有而下绝无。

【译文】 若病人脉象见沉,而又身体浮肿沉重,这是水气留蓄、泛溢所致的常见脉症。若水气病人的脉象由沉伏暴出而无根,上有而下绝无,这是阴盛格阳的危象,多主死。

【提要】 本条说明水肿病的共同脉证以及预后判断。

【选注】 尤在泾:水为阴,阴盛故令脉沉。又水行皮肤,营卫被遏,亦令脉沉。若水病而脉出,则真气反出邪水之上,根本脱离,而病气独胜,故死。出与浮迥异,浮者盛于上而弱于下,出则上有而下绝无也。

魏念庭:身体肿重,脉竟伏而不出,此水邪与寒邪闭其阳,格阻其气,故脉沉而不见也,法当为之升阳通气,服药后寒邪渐散,水邪渐消,脉徐出者,阳回气旺,可望生机也;如服升阳通气之药,脉即暴出者,此微阳之根已铲,阳药入而群阴不受,没灭其阳,阳即出亡,而不可救矣,故曰水病脉出者死。

【解析】 尤在泾指出脉出与脉浮迥异,实当注意。脉浮是"举之有余,按之不足",上盛而下弱,是脉气鼓搏于外,为邪在外而正御之的现象;脉出则是脉突然暴出,即本为沉伏之脉,而突然盛大无根,轻取有脉,重按则散,这是真气涣散于外的现象,故预后多属不良。

魏念庭所说服升阳通气之药脉暴出者,与《伤寒论》少阴病服白通加猪胆汁汤后脉暴出同一机理。然又当知,不仅水气病及白通加猪胆汁汤证如此,凡重病久虚脉暴出者,均属预后不佳。

【原文】 夫水病人,目下有卧蚕,面目鲜泽,脉伏,其人消渴。病水腹大,小便不利,其脉沉绝①者,有水,可下之。(十一)

【注释】 ①脉沉绝:指脉沉之甚,有如欲绝之状。

【译文】 患水气病的人,下眼胞浮肿,好像有蚕在那里躺着,面部和眼胞肿得光亮润泽,脉象沉伏,其人口渴而饮水多。如果患水气病丽肚腹肿大,小便不利,脉象沉得很难切到,这是里有水气蓄积,可用攻下法治疗。

【提要】 本条指出水肿病或用下法治疗的脉证。

【选注】 徐忠可:此为正水言之。谓凡水病人,脾胃为水气所犯,故目之下包曰窠,胃脉之所至,脾脉之所主,病水则有形如卧蚕,水气主润,故面目鲜华而润泽,不同于风燥也。脉伏即沉电。其人消渴,水在皮肤,内之真气耗,耗则竭;然非骤至之热,故直消渴,不若偶渴病水也。在下必腹大,小便不利,盖非痞塞,则不能成水耳。至于脉沉绝,则沉之甚电。水病不尽可下,沉甚则水甚,故可下之,以去其标。

尤在泾:目下有卧蚕者,目下微肿,如蚕之卧,经所谓水在腹者,必使目下肿也。水气以润皮肤而壅营卫,故面目鲜泽,且脉伏不起也。消渴者。阳气被郁而生热也。病水,凶水而为病也。夫始因水病而生渴,继因消渴而益病水,于是腹大,小便不利,其脉沉绝,水气瘀壅而不行,脉道被遏而不出,其势亦太甚矣,故必下其水,以通其脉。

【解析】 本条是论述水病可下的脉证。但应注意条文中"可下"二字,含有尚可考虑的意义。水肿病人,按一般原则,当采用发汗或利小便的方法治疗。若用之无效,且正气未衰,病属腹水实证者,往往可采用逐水攻下法,常得显效。然而此法当辨清脉证酌情使用。因为水停常与阳气不运有关,而攻下之剂又最易伐正伤阳,所以常用的方法是寓攻于补,或攻补交替使用。如肿势严重,必须逐水以救急,则十枣汤、已椒苈黄丸或后世的神佑丸、舟车丸等,皆可酌情选用。但这毕竟属于"急则治标"之法,用时一定要掌握好分寸。

【原文】 问曰:病下利后,渴饮水,小便不利,腹满因肿者,何也? 答曰:此法当病水。若小便自利及汗出者,自当愈。(十二)

【译文】 问:病人患泄泻之后,口渴想饮水,小便不畅利,腹部胀满,前阴部也出现水肿,这是什么道理呢? 答:按理说,这要形成水肿病。但若病人小便通利和能出汗者,此病就能自然痊愈。

【提要】 本条评述下利后可以导致水肿及其自愈之机。

【选注】 尤在泾:下利后阴亡无液,故渴欲饮水。而土虚无气,不能制水,则又小便不利,腹满凶肿,知其将聚水为病矣。若小便利则从下通,汗出则从外泄,水虽聚而旋行,故病当愈。然其所以汗与利者,气内复而机自行也,岂辛散淡渗所能强责之哉。

《医宗金鉴》:病下利则虚其土伤其津也,土虚则水易妄行,津伤则必欲饮水。若小便自利及汗出者,则水精输布,何水病之有?唯小便不利,则水无所从出,故必病水。病水者脾必虚,不能制水,故腹满也;肾必虚,不能主水,故阴肿也。于此推之,凡病后伤津,渴欲饮水,小便不利者,皆当防病水也。

【解析】 尤在泾与《医宗金鉴》对本条病机分析均较精当。特别是《医宗金鉴》提出"凡病后伤津,渴欲饮水,小便不利者,皆当防病水"的见解,更是独具匠心。本条病机,其本在脾肾虚衰,其标在小便不利;而口渴饮多,则为发病之诱因。本条虽指下利而言,然对其他病后,如何预防水肿的发生,亦有启发意义。仲景在《伤寒论》中指出"太阳病,发汗后,大汗出,胃中干,烦躁不得眠,欲得饮水者,少少与饮之,令胃气和则愈"。就是提示人们,病后伤津,渴欲饮水者,应该少量频饮,使胃气调和,胃津自复,则口渴自止;若暴饮多饮,则水停胃中,脾为湿困,气化不及,聚而不运,有发生水肿等病变的可能。

【原文】 心水者,其身重而少气,不得卧,烦而躁,其人阴肿。(十三)

【译文】 心脏病而导致水肿者,病人感到身体沉重,呼吸短促而气少懒言,心中烦躁不安,不能平卧,病人的前阴部也有水肿现象。

【原文】 肝水者,其腹大,不能自转侧,胁下腹痛,时时津液微生,小便续通①。(十四)

【注释】 ①小便续通:指小便断续通畅,即时通时不通。

【译文】 患肝水的病人,其腹部肿大,甚至不能自由转动,胁腹部位常常作痛,口中津液时时微生,其小便也时通时不通。

【原文】 肺水者,其身肿,小便难,时时鸭溏。(十五)

【译文】 患肺水的病人,周身浮肿,小便不利,大便时时如鸭之溏泄。

【原文】 脾水者,其腹大,四肢苦重,津液不生,但苦少气,小便难。(十六)

【译文】 患脾水的病人,腹部肿大,四肢感到非常沉重。因为津液不能生发,所以病人唯以气短不续为最苦,而且小便亦困难。

【原文】 肾水者,其腹大,脐肿腰痛,不得溺,阴下湿如牛鼻上汗,其足逆冷,面反瘦。(十七)

【译文】 患肾水病的人,其腹部也胀大,甚至脐肿而突,同时有腰痛,无尿,会阴部经常潮湿,好像牛鼻上出的汗一样。病人双足寒冷至膝,其面部与腹部相比,反而显得瘦削。

【提要】 以上五条,论述五脏水的发病机制及症状。

【选注】 尤在泾:心,阳脏也,而水困之,其阳则弱,故身重而少气也。阴肿者,水气随心气下交于肾也。肝病喜归脾,脾受肝之水而不行,则腹大不能转侧也。肝之府在胁,而气连少腹,故胁下腹痛也。时时津液微生,小便续通者,肝喜冲逆而主疏泄,水液随之而上下也。肺主气化,治节一身,肺以其水行于身则肿,无气以化其水则小便难。鸭溏,如鸭之垢,水粪杂下也。脾主腹而气行四肢,脾受水气,则腹大四肢重。津气生于谷,谷气运于脾,脾湿不运,则津液不生而少气。小便难者,湿不行也。身半以下,肾气主之,水在肾,则腰痛,脐肿,腹大也。不得溺,阴下湿,如牛鼻上汗;其足逆冷者,肾为阴,水亦为阴,两阴相得,阳气不行,而湿寒独胜也;面反瘦也,面为阳,阴盛于下,则阳衰于上也。

魏念庭:又为明水气附于五脏,而另立一五水之证,盖水邪亦积聚之类也。贴近于其处则伏留于是脏,是可以脏而名证,是五水又以分附于五脏而得名矣。但脏虽各附,而其实异其地者,不异其邪,治之者亦异其处者,不当易其法也。

【解析】 五脏水病,从其病位和症状来看,肝、脾、肾三脏均为阴脏,位居于腹,病变重心在里在下,故三脏病水均有腹大;心肺二脏,属于阳脏,但居于胸,病变重心在上在表,故心肺病水,均有身重、身肿、烦躁不得卧(可能尚有咳喘)等证。可知五脏水与四水在表里上下方面仍有联系之处。不过四水中,有来自外感者,如风水;而五脏水则皆发于内脏,可能属于正水、石水一类疾患。就其治疗而言,则五脏水与四水不应有多少区别,正像魏念庭所说那样治虽异其处而不当易其法也。可见五脏水病治疗原则仍不出发汗、利小便等法。

甲状腺
气管
上腔静脉
肺
肝
下腔静脉
胆囊
胃
输尿管
阑尾
膀胱
尿道

主动脉
心脏
食道
膈肌
主动脉
脾
胃
肾
小肠
大肠
直肠

五脏

【原文】 师曰:诸有水者,腰以下肿,当利小便;腰以上肿,当发汗乃愈。(十八)

【译文】 老师说:一切水气病,凡腰部以下肿甚者,应当以利小便治疗为主;若腰以上肿甚的,应当以发汗治疗才能痊愈。

【提要】 本条提出水肿病的一般治疗原则。

【选注】 赵以德:分腰上下为便利发汗何也?盖身半以上,天之分,阳也;身半以下,地之分,阴也。而身之腠理行天分之阳,小便通地分之阴,故水停于天者,开腠理而水从汗散;水停于地者,决其出关而水自出矣。即《内经》开鬼门洁净府法也。

尤在泾:腰以下为阴,阴难得汗而易下泄,故当利小便;腰以上为阳,阳易外泄,故当发汗。各因其势而利导之也。

《医宗金鉴》:诸有水者,谓诸水病也。治诸水之病,当知表里上下分消之法,腰以上肿者,水在外,当发其汗乃愈,越婢青龙等汤证也;腰以下肿者,水在下,当利小便乃愈,五苓猪苓等汤证也。

【解析】 这里所提出的治疗水肿病的一般原则,对临床实践的指导价值很大。但它并不能代替水肿病治疗的具体方法。因为人体的脏腑经络、内外上下，都是密切联系并互相影响的，所以临诊时，必须根据具体情况，灵活变通，方能取效。例如，腰以下的水肿，利小便的方法有时无效，如再加入一些发汗药或宣通肺气药之后，小便始通，水肿亦可迅速消退，此即后世所称之"提壶揭盖"法；腰以上的水肿，本当用发汗的方法治疗，但有时无效，如再兼用利小便之药，往往见效迅速。又发汗和利小便都是以祛邪为主的治疗，只可用于阳证、实证，不能妄投于阴证、虚证。对阴证、虚证之水肿病，则当以温阳化气，补气利水等治法扶正以祛邪。这些都是应当注意的。

【原文】 师曰：寸口脉沉而迟，沉则为水，迟则为寒，寒水相搏。趺阳脉伏，水谷不化，脾气衰则鹜溏，胃气衰则身肿。少阳脉卑①，少阴脉细，男子则小便不利，妇人则经水不通，经为血，血不利则为水，名曰血分。（十九）

【注释】 ①少阳脉卑：少阳脉指和髎部位之动脉，在上耳角根之前，鬓发之后，即耳门微前上方，属手少阳三焦经脉。卑，指脉搏按之沉而弱，主营气虚弱。

【译文】 老师指出：病人寸部脉象沉而迟，沉脉主水，迟脉主寒，寒水相互搏结，可以形成水气病。若病人趺阳脉见沉伏，表示脾胃阳气不足，脾气衰不能消化水谷，于是水粪杂下，像鸭子的稀薄大便，胃气衰则营卫运行不畅，故见身体浮肿。若病人少阳脉沉而弱，少阴脉细而小，则表示肾气不足。这样的脉象如见于男子，因肾气不化而小便不利，可导致水气病；如见于妇人，则常见经水不通。因为月经来源于血，经水不通则表示血行不利，血不利则化而为水，亦可形成水气病，但这叫作血分水气病。

【提要】 本条论述水肿病发生的机理，并由水分推论到血分。

【选注】 尤在泾：此合诊寸口、趺阳，而知为寒水胜而胃阳不行也。胃阳不行则水谷不化，水谷不化而脾胃俱衰。脾气主里，故衰则鹜溏；胃气主表，故衰则身肿也。少阳者，生气也；少阴者，地道也；而俱受气于脾胃。脾胃衰则少阳脉卑而生气不荣；少阴脉细而地道不通，男子则小便不利，妇人则经水不通。而其所以然者，则皆阳气不行，阴气乃结之故。曰血分者，谓虽病于水而实出于血也。

程林：沉为水，迟为寒，水寒相搏，则土败矣，是以胃之趺阳脉则伏，脾之水谷则不磨，脾寒则寒内着而为鹜溏，胃衰则水外溢而为身肿也。少阳者，三焦也。《内经》曰：三焦者，决渎之官，水道出焉。今少阳脉卑，则不能决渎矣，在男子则小便不利。少阴者肾也。《中藏经》曰：肾者女子以包血。以其与冲脉并行，今少阴脉细，则寒气客于胞门矣。在妇人则经水不通。经虽为血，其体则水，况水病而血不行，其血亦化为水，故名曰血分。

【解析】 水肿病的成因很多，但其主要机理，则在肺、脾、肾三脏功能的障碍以及三焦决渎之权的失常。这在前面释义中已做了解说，故不赘述。这里应该指出的是，由于经闭而导致水肿的，一般称为血分，这是妇女水肿病的特殊证候，应与一般水肿病加以区别。至于对血分病的治疗，就不能单纯治水，而是应该考虑先治血病，后治水病。《医宗说约》云："有血分汪，妇人发经水断绝，而后四肢肿满，小便不通,此血瘀水道,以通经为主,宜小渊经散(琥珀、没药、当归、桂心、白芍药、细辛、麝香为末,生姜汁,黄酒调服,本为治产后水肿方)。"可供参考。

**【原文】** 问曰:病有血分水分,何也? 师曰:经水前断,后病水,名曰血分,此病难治;先病水,后经水断,名曰水分,此病易治。何以故? 去水,其经自下。(二十)

**【译文】** 问:妇女患水肿病有血分、水分之不同,这是为什么? 老师说:如果病人月经先停,后病水肿的,叫作血分,这种水肿病难治;如果病人先病水肿,其后月经闭止不来的,叫作水分,这种水肿病易治。为什么呢? 因为去其水,其月经自然即来。

**【提要】** 本条指出血分病与水分病的发病机理不同以及治疗上有难易之分。

**【选注】** 尤在泾:此复设问答,以明血分、水分之异。血分者,因血而病及水也;水分者,因水而病及血也。血病深而难通,故曰难治;水病浅而易行,故曰易治。

**【解析】** 本条原缺,尤在泾根据《脉经》补入本条,并对血分病与水分病的病情深浅及治疗之难易作了简明扼要的说明,对于指导治疗妇科疾患引起的水肿病,以及水肿病引起的妇女月经不调等疾患,是有一定意义的。先经闭而后病水肿者,治当以通经为主,已如前述,先水病而后引起经闭者,自应考虑到以治水为主。

**【原文】** 问曰:病者苦水①,面目身体四肢皆肿,小便不利,脉之②,不言水,反言胸中痛,气上冲咽,状如炙肉③,当微咳喘。审如师言,其脉何类④?

师曰:寸口脉沉而紧,沉为水,紧为寒,沉紧相搏,结在关元⑤。始时尚微,年盛⑥不觉,阳衰⑦之后,营卫相干⑧,阳损阴盛,结寒微动,肾气⑨上冲,喉咽塞噎⑩,胁下急痛。医以为留饮而大下之,气击⑪不去,其病不除。后重吐之,胃家虚烦,咽燥欲饮水,小便不利,水谷不化,面目手足浮肿。又与葶苈丸下水,当时如小差,食饮过度,肿复如前,胸胁苦痛,像若奔豚,其水扬溢,则浮咳喘逆⑫。当先攻击冲气,令止,乃治咳;咳止,其喘自差。先治新病,病⑬当在后。(二十一)

**【注释】** ①苦水:苦,形容词,或用作动词,作"患"或作"为……所苦"解。苦水,即患水气病,或为水气病所苦。

②脉之:脉,在此做动词,即诊断之意;之,代词,指病人。

③状如炙肉:形容冲气发作时的症状,病人自觉咽中如像有烤肉块阻塞一样,吞之不下,吐之不出。《说文》:"炙,炙肉也,从肉在火上。"

④其脉何类:脉代表证候;类,类别,分析。全句意为,病人的上述证候,应当如何来分析呢? 即上述证候产生的机制何在?

⑤关元:任脉俞穴之一,在脐下三寸处。

⑥年盛:指壮年之时。

⑦阳衰:即阳气衰减之时,一般指女子五七(三十五岁)、男子六八(四十八岁)以后,其时阳明脉始衰。

⑧营卫相干:干,忏也。即指营卫之气不相和谐。

⑨肾气:这里指下焦阴寒水饮之气。

⑩喉咽塞噎：《说文》"噎，饭窒也"。喉咽塞噎，指咽喉阻塞不畅，甚至影响呼吸和饮食。

⑪气击：指气上冲击于咽喉、胸胁，即冲气发作时的证候表现。

⑫浮咳喘逆：指浮肿、咳嗽、喘促、冲气上逆四个症状。

⑬病：指水气病，前句新病指冲气、咳喘病。

**【译文】** 问：患水气病的人，其面目周身四肢都浮肿，小便不利，但老师在为病人诊断的时候，却不谈水肿，反而仅说病人胸中疼痛，自觉阵阵有气上冲胸咽，气上冲时，咽中好像有烤肉块梗塞一样，而且应当有微微咳喘。如果病情确如老师所说的那样，那么这些证候产生的机制何在？

老师回答说：病人寸口部的脉象沉而紧，沉是有水，紧为有寒，寒与水相聚，常凝结于下焦关元之处。在寒水开始凝结的时候，还比较轻微，而且年龄又正在壮年气盛之时，所以感觉不大，待到年纪增大，阳气渐衰之后，营卫不和，阳气日衰，阴寒渐盛，于是蓄结在脐下的寒水之气开始蠢动。这种寒水之气一旦循冲脉上冲，病人就会出现咽喉阻塞不利，胸胁部发生拘急疼痛等症状。此时医生如以为是留饮胁痛而用峻药大下之，不仅气上冲不降，其病仍不能根除。其后又因见咽喉部梗塞而重用吐法治之，反使胃气虚弱而烦闷不舒，咽中干燥而想喝水，小便不利，饮食不消化，面目手足出现浮肿。因见其浮肿，医生又给病人服葶苈丸攻下其水，当时好像浮肿略有减轻，但由于饮食过多，水肿又复发如前，而且胸胁部剧烈疼痛，其病情好像奔豚那样。由于阴寒水气向上泛溢，所以出现浮肿、咳嗽、喘促、冲气上逆等症状。此时的治疗方法，应当首先平降冲气，使冲逆停止后，再治咳嗽，咳嗽止，则喘息自然痊愈。总之，先治冲逆咳喘等新发生的病证，水气病的根治应当在新病愈后再进行治疗。

**【提要】** 本杀论述水肿病因为误治而发生的变证，并指出主次先后的治法。

**【选注】** 尤在泾：此水气先得而冲气后发之证，面目肢体俱肿，咽喉噎塞，胸胁满痛，有似留饮而实挟冲气也。冲气宜温降，不宜攻下，下之亦未必去，故曰气击不下，其病不除，医乃不知而复吐之，胃气重伤，胃液因尽，故咽燥欲饮水，而小便不利，水谷不化，且聚水而成病电。是当养胃气以行水，不宜径下其水。水虽下，终必复聚，故暂差而寻复如前也。水聚于中，气冲于下，其水扬溢，上乃肺位，则咳且喘逆，是不可攻其水，当先止其冲气。冲气既止，然后水气可去，水去则咳与喘逆俱去矣。先治新病，病当在后者，谓先治其冲气，而后治其水气也。

**【解析】** 本节以问答形式进行阐述，全条可分三部分讨论。

1.本证的形成过程

从"寸口脉沉而紧，沉为水，紧为寒，沉紧相搏，结在关元"来看，说明本证在年壮之时已有水寒之气结聚于下焦，只是由于当时病尚轻浅，加之年盛体阳未衰，虽有水寒之邪，但尚不致为病。然而到了中年之后，阳气逐渐衰弱，营卫运行也就不畅，此时结在下焦的水气便逐渐扩展，挟肾气而上冲，因而形成咽喉塞噎，胁下急痛等证。这种情况，是臆该用温肾祛寒的方法治疗的，假使误用吐下之法，则会造成种种变证。

**2.误治后的演变情况**

首先医者误认本病胁下急痛为悬饮留伏,而用攻下之法,投以十枣汤等方,由于药不对证,正气徒伤而病邪未除;其后又误认为病变在于上焦而用吐法,这时,不仅冲气不上,反而使胃部受到损害,既伤胃阳,又耗胃阴,所以发生虚烦和咽中干燥,渴欲饮水等汪。小便不利,为阳气不能化水。既经误下,又复误吐,脾胃阳气更虚,以致饮多不能消化,水气泛滥,而为面目手足浮肿。最后,医者见有浮肿,又用葶苈丸(方佚)下水,但葶苈丸只能治标,不能治本,所以"当时如小差",但由于脾胃阳气未复,饮食不节,故肿复如前;并且冲气上逆,胸胁疼痛,好像奔豚病的样子,由于水气犯肺,还出现咳嗽气喘等证。

**3.正确的治疗方法**

此病是先病积水,继患冲气,复因误施吐下,而发浮肿咳喘,因此,正确的处理方法,必须辨清先后缓急,由于冲气为急,故先治其冲气(如苓桂味甘汤之类);待冲气平后,再治其咳(如苓甘五味姜辛汤之类);咳止,喘息自减,最后治疗水肿本病(如真武汤之类)。此即首篇"先治新病,后治痼疾"的具体应用。仲景原文虽未出方,但据其治则可选如上方剂以治之,可供参考。

**【原文】** 风水,脉浮身重,汗出恶风者,防己黄芪汤主之。腹痛加芍药。(二十二)

**防己黄芪汤方:**方见湿病中。

**【译文】** 风水病,见脉浮、身体肿重、自汗出而恶风的,用防己黄芪汤主治。若病人腹痛的,用本方加芍药治疗。

**【提要】** 本条指出风水表虚的证治。

**【选注】** 《医宗金鉴》:风水之病,外风内水也;脉浮、恶风者,风也;身重者,水也。汗出表虚,故用防己黄芪固表以散风也,若腹痛加芍药以调中也。

黄树曾:按脉浮汗出恶风,与太阳桂枝证同,唯彼必有头项强痛恶寒之证,而此则无,故风水乃杂病而非外感,身重者,水溢皮肤肌肉也。且桂枝证但为风邪,此邪为风与水合病,故一用桂枝汤以解肌,一用防己黄芪汤祛风水之合邪,截然不同也。

**【解析】** 本条与《金匮要略·痉湿暍病脉证治》防己黄芪汤证的症状基本相同,只是彼条作"风湿",本条为"风水"。仅此二字之差,可以体会水、湿本是同类,不过在程度的轻重、聚散的形态方面有所差异,洋溢四射而有形者为水,弥漫如雾露而无形者为湿。因此,它们所表现的证候就有所区别。但又因其病机都是影响脾胃,阻碍水液之运化,故治疗方法则无大异。

**【原文】** 风水恶风,一身悉肿,脉浮不渴,续自汗出①,无大热,越婢汤主之。(二十三)

**越婢汤方:**

麻黄六两　石膏半斤　生姜三两　大枣十五枚　甘草二两

上五味,以水六升,先煮麻黄,去上沫,内诸药,煮取三升,分温三服。恶风者,加附子一枚炮。风水加术四两。《古今录验》。

【注释】　①续自汗出：指断续自汗出，为风水壅遏于表，肌腠不畅，郁热自里而发的症状。

【译文】　风水病，出现恶风，全身浮肿、脉浮，口不渴，断续自汗出，没有高热征象的用越婢汤主治。

【提要】　本条论述风水夹热的证治。

【选注】　徐忠可：前证身重湿多，此独一身悉肿，则风多气强矣。风为阳邪，脉浮为热，又汗非骤出，续自汗出，若有气蒸出之者然；又外无大热，则外表少而内热多，故以越婢汤主之。麻黄发越其阳，石膏清其热，甘草和其中，姜枣以通营卫而宣阳气也。此方剂独重，盖比前风多气多则热多，且属急风，故欲一剂铲之。若恶寒者，知内虚，故加附子。《古今录验》加术，并驱湿矣。

尤在泾：此与上条证候颇同，而治特异。麻黄之发阳气，十倍防己，乃反减黄芪之实表，增石膏之辛寒，何耶？脉浮不渴句，或作脉浮而渴。渴者热之内炽，汗为热逼，与表虚出汗不同，故得以石膏清热，麻黄散肿，而无事兼固其表也。

【解析】　本证"脉浮不渴"，尤在泾认为应作"脉浮而渴"。考风水病的口渴问题，《素问·评热病论》载风水有口干苦渴之证；《金匮要略·水气病脉证并治》第四条即云："其人不渴，汗出即愈，此为风水。"可见，风水是有渴或不渴的。据病情推测，越婢汤证是可能有口渴的，但并不是说口不渴的就不能用越婢汤。因为越婢汤用石膏，伍麻黄、生姜，目的在于发越水气，而不在渴与不渴，所以，风水病口不渴者亦可用越婢汤。关键要结合其他证候分析。

越婢汤与防己黄芪汤均为治疗风水之方剂，但二方在主治证候及病机治则上有异同之处，临证时不可不知。

【原文】　皮水为病，四肢肿，水气在皮肤中，四肢聂聂动①者，防己茯苓汤主之。（二十四）

防己茯苓汤方：

防己三两　黄芪三两　桂枝三两　茯苓六两　甘草二两

上五味，以水六升，煮取二升，分温三服。

【注释】　①聂聂动：聂，树叶动貌。聂聂动，形容其动轻微，多为自觉症状。

【译文】　皮水病，四肢肿胀明显，并时有轻微跳动感觉的，是水气滞留在皮肤下所引起，用防己茯苓汤主治。

【提要】　本条论述皮水的证治。

防己

【选注】　徐忠可：按前皮水所注证皆不列，谓挈皮水二字即概之也。又特揭言四肢肿，聂聂动，以明水气在肤中之状，而后皮字义晓然矣。药亦同防己黄芪汤，但去术加桂、苓者，风水之湿在经络内，皮水之湿在皮肤近外，故但以苓协桂，渗周身之湿，而不以术燥其中气也。不用姜枣者，湿不在上焦之营卫，无取乎宣之耳。

尤在泾：皮中水气，浸淫四末，而壅遏卫气，气水相逐，则四肢聂聂动也。防己、茯苓善驱水气，桂枝得茯苓，则不发表而反行水，且合黄芪、甘草，助表中之气，以行防己、茯苓之力也。

沈明宗：此邪在皮肤而肿也。风入于卫，阳气虚滞则四肢肿，经谓结阳者肿四肢，即皮水也。皮毛受风，气虚而肿，所谓水气在皮肤中。邪正相搏，风虚内鼓，故四肢聂聂而动，是因表虚也。盖肺与三焦之气，同入膀胱而行决渎，今水不行，则当小便利而病得除，故防己茯苓除湿而利水，以黄芪补卫而实表，表实则邪不能容，甘草安土而制水邪，桂枝以和营卫，又行阳化气而实四末，俾风从外出，水从内泄矣。

【解析】　徐、尤二人对本证病机、治法都做了恰当的分析。沈明宗认为本证外有风邪之说，恐欠妥切。要知本证皮水，是水在肌表，不一定夹有外邪。防己茯苓汤中的桂枝是合茯苓以驱肌表之水，并非为解表而设。尤在泾认为"桂枝得茯苓，则不发表而反行水"，此言最切实际。

徐忠可将防己茯苓汤与防己黄芪汤相比较，于临床亦有意义。考本方即防己黄芪汤去白术、姜、枣，加桂枝、茯苓，可见本方专主肌表有水气，而防己黄芪汤主表里均有水气。再从两方中药物分量来看，防己黄芪汤中防己一两，黄芪一两一分；防己茯苓汤中防己三两，黄芪三两，而且用桂枝。这说明防己茯苓汤证表分之水特重，而且水气遍于全身，甚于四肢；防己黄芪汤证里分之水较重，而且水气偏重于下部。

【原文】　里水①，越婢加术汤主之，甘草麻黄汤亦主之。（二十五）

越婢加术汤方：（方见上。于内加白术四两。又见脚气中。）

甘草麻黄汤方：

甘草二两　麻黄四两

上二味，以水五升，先煮麻黄，去上沫，内甘草，煮取三升，温服一升，重覆汗出，不汗，再服。慎风寒。

【注释】　①里水：即皮水，如《外台·卷二十》云："范汪皮水，一身面目悉肿，甘草麻黄汤主之方。"又云："《古今录验》皮水，越婢汤加术主之方。"

【译文】　皮水病，可以用越婢加术汤主治，亦可以用甘草麻黄汤主治。

【提要】　本条重申皮水的治法。

【选注】　《医宗金鉴》：皮水表虚有汗者，防己茯苓汤固所宜也；若表实无汗有热者，则当用越婢加术汤；无热者，则当用甘草麻黄汤，发其汗使水外从皮去也。

曹颖甫：里水一证，用越婢加术，使水湿与里热悉从汗解，前文已详言之矣。此节特补出甘草麻黄汤方治，用麻黄汤之半以发其汗为急务，盖专为无里热者设也。

【解析】　本条"里水"，《外台秘要》引范汪作"皮水"。又说："皮水一身面目悉肿,甘草麻黄汤主之。"将本条二方分为两节。观越婢加术汤与甘草麻黄汤同治皮水,但以方测证,二方主治证候当有所区别,现讨论如下。

《金匮要略·中风历节病脉证并治》附方《千金》越婢加术汤主治中有谓:"腠理开,汗大泄。"本节甘草麻黄汤服法中说:"温服一升,重覆汗出,不汗再服。"且越婢加术汤中用石膏伍麻黄,甘草麻黄汤则独用麻黄,可知越婢加术汤证是有汗的,而且汗出较多,汗多的原因是由于内热蒸迫,故用石膏清热而制麻黄发汗之力;甘草麻黄汤证是无汗的,无汗的原因是由于表实,但并无内热,故仅用麻黄以宣肺发散。此外,越婢加术汤证当有口渴,而甘草麻黄汤证则不渴。至于《医宗金鉴》认为二方都是治疗表实无汗,只是一为有热,一为无热的看法,可供参考。

还应当注意,在使用越婢加术汤时,由于本证多汗,容易造成表阳虚而见恶风之证,此时应加附子以益阳固表。在使用甘草麻黄汤时,如见脉浮而涩,或沉小者,应当考虑是否阳虚,若是,则甘草麻黄汤必须慎用,以防汗出更伤其阳,造成不良后果。

【原文】 水之为病,其脉沉小,属少阴;浮者为风。无水虚胀者,为气。水,发其汗即已。脉沉者,宜麻黄附子汤;浮者,宜杏子汤。(二十六)

麻黄附子汤方:

麻黄三两　甘草二两　附子一枚炮

上三味,以水七升,先煮麻黄,去上沫,内诸药,煮取二升半,温服八分,日三服。

杏子汤方:未见,恐是麻黄杏仁甘草石膏汤。

【译文】 水气病,凡脉见沉小的,属少阴阳虚正水证;若见浮脉,则为受风邪诱发的风水证。正水、风水均可使用汗法治愈,但脉沉的正水宜用麻黄附子汤,脉浮的风水宜用杏子汤。此外,如因阳虚气滞作胀者,并非水肿,所以不能使用汗法治疗。

【提要】 本条论述正水与风水的不同治法,以及水肿与气胀的鉴别。

【选注】 尤在泾:水气脉沉小者属少阴,言肾水也;脉浮者为风,即风水也。其无水而虚胀者,则为气病,而非水病矣。气病不可发汗,水病发其汗则止。然而发汗之法,亦有不同,少阴则当温其经,风水即当通其肺,故曰脉沉者宜麻黄附子汤,脉浮者宜杏子汤。沉谓少阴,浮谓风也。

黄树曾:杏子汤方缺,注家多以为即麻黄杏仁甘草石膏汤。陈元犀(陈灵石)非之,余亦非之。缘仲景下笔谦慎,一方有二足者,必加注脚。如炙甘草汤下注一名复脉汤是也。考杏子汤及麻黄杏仁甘草石膏汤方下无注脚,矧此节已明示水病当发汗,脉浮者,宜杏子汤,则杏子汤之为汗剂可知。以余揣度,当系麻黄杏仁甘草三味,因脉浮知夹风邪,故君杏仁祛风消肿,而用麻黄发汗,甘草调剂也。若麻黄杏仁甘草石膏汤,乃治汗下后汗出而喘无大热者,且一般名流,佥认系温证主方。温证忌汗,则麻黄杏仁甘草石膏汤显非汗剂,自不宜施之于应发汗之水病。故杏子汤必非麻黄杏子甘草石膏汤也。

【解析】 对本条的病机分析,尤在泾之说言简意赅。对杏子汤的考证,黄树曾之说可以参考。林亿等人认为是麻杏甘石汤，但本证脉浮不一定有内热，所以石膏也未必一定要用。故验之于临床，则魏念庭认为："杏子汤之方，内水湿而外风寒，其夹热者可以用麻杏甘石也。如不夹热者，莫妙于前言甘草麻黄汤加杏子，今谓之三拗矣。"他的看法更为实际而灵活。

又本证脉沉，与越婢加术汤证的脉证亦自不同。此为沉小，必细而无力，肾阳不足之证；彼则必沉而有力，水气壅遏脉道之故。一虚一实，判然有别。

此外，本证麻黄附子汤与《伤寒论》中麻黄附子甘草汤药味相同，而汤名主治各异。今录黄树曾之论以供参考："按麻黄附子汤与麻黄附子甘草汤药味同而麻黄分数，附甘生熟则异。所以然着，以其主治之病证不同，故汤名亦各别。夫少阴水证，阴寒之邪弥漫，抑遏阳气，亟宜发其阳令其水从汗泄，故用麻黄三两，复以生附子开之，盖麻黄能发阳表汗，生附子善除风寒邪气也。因名麻黄附子汤。佐以生甘草者，解生附子之毒，和麻黄之燥也。伤寒少阴病二三日，无里证，有表邪，非汗不解，又恐过汗有伤少阴心肾之真液，故用缓中之炙甘草监较少之麻黄微发其汗，而以炮附子贴切其里也。"

【原文】 厥而皮水者，蒲灰散主之。方见消渴中。（二十七）

【译文】 皮水病出现手足厥冷的，用蒲灰散主治。

【提要】 本条提出皮水而有四肢厥冷的治法。

【选注】 魏念庭：厥而皮水者，厥为阳虚阴盛之证，但在皮水中，则非宗阳内虚之证，而乃卫阳外虚之厥也。皮水之邪既盛，必溢于四肢，周身之卫气凝滞不行矣，故令得厥，非必里阳已微，方见厥逆也。此厥之因水而成者，治其水而厥可愈。主之以蒲灰散，祛水即用利水之法，水去而卫得行于皮肤，四肢可以回温而厥亦已矣。

尤在泾：厥而皮水者，水邪外盛，隔其身中之阳不行于四肢也。此厥之成于水者，去其水则自愈，不必以附子、桂枝之属，助其内伏之阳也。

【解析】 皮水虽属水湿，但与寒湿有别。诚如尤在泾所说，本证与阳气虚衰的厥冷不同，故不必用佳、附以助其内阳，只宜用蒲灰、滑石甘淡通利之品以利其小便，则水气郁滞，阳气遏阻的现象自然得以消除，而厥冷与浮肿皆愈。此即前人所说"通阳不在温，而在利小便"的治法。

【原文】 问曰：黄汗之为病，身体肿，一作重。发热汗出而渴，状如风水，汗沾衣，色正黄如柏汁，脉自沉，何从得之？师曰：以汗出入水中浴，水从汗孔入得之，宜芪芍桂酒汤主之。（二十八）

黄芪芍桂苦酒汤方：

黄芪五两　芍药三两　桂枝三两

上三味，以苦酒一升，水七升，相和，煮取三升，温服一升。当心烦，服至六七日乃解。若心烦不止者，以苦酒阻故也。（一方用美酒醯代苦酒。）

【译文】 问道：黄汗发病，身体浮肿，发烧出汗而口渴，病状好像风水。其汗液沾内衣，颜色正黄，像黄柏汁，脉象沉。那么，这种病是怎样得来的呢？老师说：

因为出汗时,进入水中洗澡,水从汗孔渗入肌腠,故得黄汗病。宜用芪芍桂酒汤主治。

**【提要】** 本条论述黄汗的病机与证治。

**【选注】** 徐忠可:此段正言黄汗病因与治法也。谓身肿似皮水,发热汗出而渴如风水,则脉不宜沉而自沉,使非风湿相搏,何以有此,故问所从得,度有不止于风者也,所以仲景答汗出入水中浴,水从汗孔入得之。盖汗出则腠疏,客水之气从毛孔而伤其心,故水火相蒸而色黄,水气搏结而脉沉。此证亦有从酒后汗出当风所致者,盖虽无外水所出之汗,因风内反,亦是水也。但此只是入浴者言之,其理当参会耳。药用芪芍桂酒,盖桂、芍乃驱风圣药,得芪酒而遍走肌肉,不治湿而湿去,风能胜湿也。然心得补气热药,当暂烦,病去方解,故曰当心烦至六七日乃解;然非增病,故但曰苦酒阻故也。

尤在泾:黄汗之病,与风水相似。但风水脉浮,黄汗脉沉;风水恶风,而黄汗不恶风为异。其汗沾衣,色正黄如柏汁,则黄汗之所独也。风水为风气外合水气,黄汗为水气内遏热气。热被水遏,水与热得,交蒸互郁,汗液则黄。黄芪、桂枝、芍药,行阳益阴,得酒则气益和而行愈周,盖欲使营卫大行而邪气毕达耳。云苦酒阻者,欲行而未得遽行,久积药力,乃自行耳。故曰服至六七日乃解。

**【解析】** 关于黄汗病的成因,本条云:"以汗出入水中浴,水从汗孔入得之。"但实际上,并不一定局限于汗出入水一端,凡是表疏湿郁,汗液排泄受阻,皆可导致表卫不畅,湿热交蒸而发生黄汗病。《医碥》云:"水寒遏郁汗液于肌肉,为热所蒸而成黄汗。然汗出浴水,亦举隅之论耳,当推广之。"此说颇有见地。

**【原文】** 黄汗之病,两胫自冷;假令发热,此属历节。食已汗出,又身常暮盗汗出者,此劳气也。若汗出已反发热者,久久其身必甲错;发热不止者,必生恶疮。

若身重,汗出已辄轻①者,久久必身瞤②,瞤即胸中痛。又从腰以上必汗出,下无汗,腰髋弛痛③,如有物在皮中状。剧者不能食,身疼重,烦躁,小便不利。此为黄汗,桂枝加黄芪汤主之。(二十九)

桂枝加黄芪汤方:

桂枝三两　芍药三两　甘草二两　生姜三两　大枣十二枚　黄芪二两

上六味,以水八升,煮取三升,温服一升,须臾饮热稀粥一升余,以助药力,温服取微汗。若不汗。更服。

**【注释】** ①辄轻:辄,就。辄轻,指汗出后就感觉轻快,不出汗时则感重滞,说明黄汗病虽有汗,但汗出后营卫仍不和,故病不解。

②瞤:原指眼睑跳动,这里指身体肌肉不自主的掣动感。

③腰髋弛痛:指腰髋部的筋脉肌肉弛缓无力,酸软疼痛。

**【译文】** 黄汗这种病,两足小腿常常寒冷。假如两小腿部发热的,这是历节病。又病人吃了饭淌汗,或夜晚睡觉时身体常出盗汗者,这是虚劳病。黄汗病如果汗出以后反而发热的,日子长了,其身体的皮肤必然干燥起屑,像鳞甲般交错。全身发热不止的,必然要生恶疮。

黄汗病，如身体沉重的，汗出之后，往往感觉轻快些。但长此下去，病人必自觉身上的肌肉时而瞤动，肌肉瞤动时就引起胸中疼痛。又病人还必然出现腰以上出汗，而腰以下无汗，腰髋部的肌肉弛缓无力，酸软疼痛，好像有虫在皮肤里面爬行一样。病势严重的不能进食，身体疼痛沉重，心中烦躁，小便不利。这些都是黄汗病的表现，用桂枝加黄芪汤主治。

【提要】　本条论述黄汗病与历节、劳气的鉴别，以及黄汗病的证治、转归。

【选注】　魏念庭：黄汗之病，两胫必冷，水湿阴寒之邪积于腹里，胫乃下体，清湿之邪，先受伤焉，胫膝未有不冷者；假令不冷而发热，则必兼外中之寒邪，客于历节，斯合湿变热而发热也。若食已汗出，又身常暮卧盗汗出者，为水湿入血分，营气虚也。汗出已反发热者，汗出热，久久津液内伤，肺金必燥，而皮肤因之甲错，不复润泽；且发热不止，火邪夹湿，留流而发皮肤，必生恶疮，成为痈脓，皆黄汗积久不愈之所致也。况黄汗家即有温邪，身必重，汗出湿散，为之少轻；但正气日虚，盗汗日出，卫气失御，阳亡为汗，久久必身瞤动。瞤动即胸中痛，卫阳日泄，宗阳日衰，遂成表里阳虚之候，而黄汗之水湿，究不能除也。且从腰以上汗出，下无汗者，湿邪在下，而阳虚气散于上也。腰髋弛痛者，寒湿之气，凝江于下体，而气血俱不能畅利其行。斯痛也，如有物在皮中状者，湿气散布于肢骸，而邪热乘之以流走也。剧者，竟不得食，寒湿之气上攻，胃气弱而不能御也。身疼重者，寒湿之本象，烦躁者，邪气冲胸喉，上甚为热也。小便不利，正气阳全虚，而气化为湿热阻滞不行也……仲景主之以桂枝加黄芪汤，驱邪于表，升阳于里，驱邪以固卫，而营气之泄为汗止矣。升阳兼补气，而内湿之酿为热者消矣。一方而湿去热除，气充阳旺，乃邪正兼理之法也。

尤在泾：两胫自冷者，阳被郁而不下通也。黄汗本发热，此云假令发热，便为历节者，谓胫热，非谓身热也。盖历节黄汗，病形相似，而历节一身尽热，黄汗则身热而胫冷也。食已汗出，又身尝暮卧盗汗出者，营中之热，因气之动而外浮，或乘阳之间而潜出也。然黄汗，郁证也，汗出则有外达之机，若汗出已反发热者，是热与汗俱出于外，久而肌肤甲错，或生恶疮，所谓自内之外而盛于外也。若汗出已身重辄轻者，是湿与汗俱出也。然湿虽出而阳亦伤，久必身瞤而胸中痛。若从腰以上汗出下无汗者，是阳上通而不下通也，故腰髋弛痛，如有物在皮中状。其病之剧而未经得汗者，则窒于胸中而不能食，壅于肉理而身体重，郁于心而烦躁，闭于下而小便不通利也。此其进退微甚之机不同如此，而要皆水气伤心之所致，故曰此为黄汗。桂枝黄芪，亦行阳散邪之法，而尤贵饮热稀粥取汗，以发交郁之邪也。

【解析】　本条指出黄汗与历节的鉴别是"两胫自冷"，是谓黄汗，"假令发热，此属历节"。应注意的是，黄汗和历节皆有发热症状，唯历节是一身尽热，而黄汗则身热胫冷。此外，还应参考其他方面的表现加以区别。

本条还对黄汗和劳气（虚劳）做出鉴别：

| 黄汗 | 汗出 | 随时汗出，汗多色黄 |
| 劳气 | | 食后汗出或盗汗（汗色不黄） |

**【原文】** 师曰:寸口脉迟而涩,迟则为寒,涩为血不足;趺阳脉微而迟,微则为气,迟则为寒。寒气不足①,则手足逆冷,手足逆冷,则营卫不利,营卫不利,则腹满胁鸣相逐,气转膀胱。营卫俱劳②,阳气不通即身冷,阴气不通即骨疼。阳前通③则恶寒,阴前通则痹不仁。阴阳相得,其气乃行,大气④一转,其气乃散。实则失气,虚则遗尿⑤,名曰气分。(三十)

**【注释】** ①寒气不足:即有寒而又气血不足。

②营卫俱劳:"劳则气耗",即指营卫之气虚衰。

③前通:《广韵》"前,先也。"成无己《注解伤寒论》亦作"先"解。"阳前通"和"阴前通",即指营卫失调,不能谐行之义。

④大气:这里指膻中之宗气。

⑤遗尿:这里指小便失禁。

**【译文】** 老师说:寸口脉象迟而兼涩,迟为有寒,涩是血不足。又趺阳脉象微而兼迟,微是气虚,迟是内寒。由于气血虚寒,于是手足逆冷,手足逆冷,说明营卫运行不利,而营卫不通利,则导致腹部胀满,肠中气水相攻逐,故而肠鸣有声,甚至寒气冲动于小腹膀胱部位。如果营卫之气俱衰,卫阳不通即身体寒冷,营阴不通就骨节疼痛。如果营卫失调而不谐行,卫阳先通则恶寒,营阴先通则肌肤麻痹不仁。只有营卫二气相互结合协调,膻中之宗气才能正常运行,宗气一转,其水湿邪气就会消散。如果病变属实证,病人常有腹胀矢气的表现,如果属虚,则常有小便失禁,这叫作气分病。

**【提要】** 本条论述气分病的病机和症状。

**【选注】** 尤在泾:微则为气者,为气不足也。寒气不足,该寸口、趺阳为言,寒而气血复不足也。寒气不足,则手足无气而逆冷,营卫无源而不利。由是脏腑之中,真气不从而客寒独胜,则腹满胁鸣相逐。气转膀胱,即后所谓矢气、遗溺之端也。营卫俱劳者,营卫俱乏竭也。阳气温于表,故不通则身冷;阴气营于里,故不通则骨疼。不通者,极虚而不能行,与有余而壅者不同。阳前通则恶寒,阴前通则痹不仁者,阳先行而阴不与俱行,则阴失阳而恶寒;阴先行而阳不与俱行,则阳独滞而痹不仁也。盖阴与阳常相须也,不可失。失则气机不续而邪乃着;不失则上下交通而邪不容。故曰阴阳相得,其气乃行,大气一转,其气乃散。矢气遗溺,皆相失之证。曰气分者,谓寒气乘阳之虚而病于气也。

赵以德:人之气血荣卫,皆主于谷。谷入于胃,化为精微。脾与胃以膜相连,主四肢。脾输谷气于三阴,胃输谷气于三阳,六经皆起于手足,故内外悉藉谷气温养之也。寸口以候荣卫,趺阳以候脾胃。脾胃之脉虚寒,则手足不得禀水谷气,故逆冷也。手足逆冷,则荣卫之运行于阴阳六经者皆不利,荣卫不利,则逆冷之气,入积于中而不泻,不泻则内之温气去,寒独留,寒独留则宗气不行而腹满。脾之募在季胁章门,寒气入于募,止当少阳经脉所过,且少阳为枢,主十二官行气之使,少阳之腑,三焦也,既不得行升发之气于三焦以化荣卫,必引留募之寒,相逐于三焦之下输,下输属膀胱也。当其时,卫微荣衰,卫气不得行其阳于表,即身冷,荣卫不得行其阴于里,即骨痛。阳虽暂得前通,身冷不能即温,斯恶寒也;阴既前通,痛应少愈,然荣气未与卫之阳合,孤阴独至,故痹而不仁。必从膻中气海之宗气通转,然后阴阳和,荣卫布,邪气乃从下焦而散也。三焦者,决渎之官,水道出焉。前后二窍皆属之。前窍属阳,后窍属阴,阳道实则前窍固,邪从后窍矢气而出;阳道虚,则从前窍遗尿而去矣。为大气一转而邪散,故曰气分。

**【解析】** 水与气是有密切关系的。水得阳则化为气,气得阴则聚为水。阳气虚衰,水不运行,停留阻滞则营卫不利气机不畅,三焦不通,决渎之令不行。故可出现腹满肠鸣,气窜攻逐等址;同时,由于阳气不足,则见身冷恶寒,手足逆冷等证;营阴不足,不能濡养筋骨,充益肌肤,故见骨节疼痛,麻痹不仁等证。若阴寒之气盛于下焦,则会影响膀胱的功能,若阳道尚实,膀胱约束有力,则阳逐阴邪而为矢气,故云"实则失气";若阳道虚衰,膀胱约束无力,则遗溺不禁。《素问·宣明五气》曰:"膀胱……不约为遗溺。"故云"虚则遗溺"。这些都是气分病的证候表现。如果气分病进一步发展,阳气衰微,不能蒸化,导致水气凝聚,潴留于体内或泛溢于肌肤,则可成为水肿病。

至于气分病的治疗原则,本条指出"阴阳相得,其气乃行,大气一转,其气乃散",说明温阳通气、调和营卫是治疗本病的主要法则。

**【原文】** 气分,心下坚,大如盘,边如旋杯①,水饮所作,桂枝去芍药加麻辛附子汤主之。(三十一)

桂枝去芍药加麻黄细辛附子汤方:

桂枝三两　生姜三两　甘草二两　大枣十二枚　麻黄二两　细辛二两　附子一枚(炮)

上七味,以水七升,煮麻黄,去上沫,内诸药,煮取二升,分温三服,当汗出,如虫行皮中,即愈。

**【注释】** ①旋杯:即复杯,为水饮凝聚心下的一种体征,中高边低,按之外硬内软,故曰复杯之状。

**【译文】** 气分病,病人心下按之坚硬,状如盘大,中高边低如复杯,此为水饮凝聚而成,用桂枝去芍药加麻辛附子汤主治。

**【提要】** 本条指出气分病的一种治法。

**【选注】** 尤在泾:气分,即寒气乘阳之虚而结于气者。心下坚大如盘,边如旋盘,其势亦已甚矣;然不直攻其气,而以辛甘温药,行阳以化气,视后人之袭用枳、朴、香、砂者,工拙悬殊矣。云当汗出如虫行皮中者,盖欲使既结之阳复行周身而愈也。

《医宗金鉴》:"气分,心下坚,大如盘,边如旋杯,水饮所作"之十六字,当是衍文,观心下坚之本条自知。"桂枝去芍药加麻黄附子细辛汤主之"十五字,当在上条气分之下,义始相属,正是气分之结病而出其方治也。

唐容川:此证是心肾交病,上不能降,下不能升,日积月累,如铁石之难破。方中用麻黄、桂枝、生姜以攻其上,附子、细辛以攻其下,甘草、大枣补中焦以运其气,庶上下之气交通,而病可愈,所谓大气一转,其结乃散也。

【解析】 本条承上条补述气分病的症状,并出方治。《医宗金鉴》认为"桂枝去芍药加麻黄附子细辛汤主之"十五字当在上条气分之下,颇有卓见。上条所言身寒骨痛、手足逆冷、腹满肠鸣、恶寒麻痹、矢气遗溺等气分证皆为气血俱虚,营卫不利,阴阳不通,寒气内客所致之气胀,必以温养营卫阴阳、发散寒邪之法为治,故用桂甘姜枣麻辛附子汤,桂枝汤去酸寒恋阴之芍药,加温经散寒的麻黄、附子、细辛,目的在于温通阳气、调和营卫,使周身一气,营运无阻,则阴邪消散,诸证自除。方后云"汗出,如虫行皮中,即愈",即药后阳气通于营卫,生理机能开始恢复的现象。

【原文】 心下坚,大如盘,边如旋盘,水饮所作,枳术汤主之。(三十二)
枳术汤方:

　枳实七枚　白术二两

　上二味,以水五升,煮取三升,分温三服,腹中软即当散也。

【译文】 病人心下坚满,其大如盘,边如旋盘者,为水饮凝聚而成,亦可用枳术汤主治。

【提要】 本条论述气分病的另一种治法。

【选注】 尤在泾:证与上同,曰水饮所作者,所以别于气分也。气无形,以辛甘散之,水有形,以苦泄之也。

《医宗金鉴》:心下坚,大如盘,边如旋盘,此里水所作也,似当下而不可下者,以坚大而不满痛,是为水气虚结,未可下也。故以白术倍枳实,补正而兼破坚,气行则结开,两得之矣。此里水不可下之和剂也。

唐容川:此合上二节为一章,皆论气分也。缘前历言血分能成水病,此因补论气分,尤为水之所由成也。上文名曰气分一节,文词奥衍,未能悉解,然大气一转,其气乃散,此两句是一节之主,其意盖谓宗气乃太阳膀胱所化之气,上述至胸,借脾肺之转枢而气乃散达。次节承明曰:设气分结而不达,心下坚,大如盘,边如旋盘,则为大气不转之证,主用桂甘姜枣麻辛附子汤,以转其大气,大气一转,则水病不做矣。本节又承申之曰:心下坚,大如盘,边如旋盘,本是气不散,然气积则为水,气积不散,水饮所由起也。作字即起字之义。兼治水饮,用枳术汤。此共三节,推到水饮所作,以见水病多起于气分,较上文起于血分者尤多,此仲景微补正意,遥对血分,错综文字,贵人会心。

【解析】 本条与前条相较,证候似同而方治迥异。前条在于寒气凝滞,气无形,故用辛甘散之;本条在于水饮痞结,饮有形,故用温以运之,苦以泄之。同时,前条是表里兼病,而本条是病在中焦。

桂枝去芍药加麻辛附子汤和枳术汤在临床应用上的区别点:前者为温阳散寒,通利气机之剂,方中桂枝汤去芍药,能振奋卫阳,麻黄细辛附子汤,能温发里阳,两者相协,可以通彻表里,使阳气通行,阴凝解散,阴阳调和,气血营卫亦自复常,故本方适用于气分病而见心下坚兼恶寒逆冷、腹满肠鸣、骨疼麻痹、矢气遗溺等证候者。枳术汤是行气散结、健脾消痞之方,方用枳实消痞逐水,白术健脾祛湿,二药合用,则可开寒饮而消水邪，故适用于"心下坚，大如盘，边如旋盘"而无恶寒逆冷、腹满肠鸣等上述症状者。至于二方服后的反应亦各不相同。前方服后有"汗出，如虫行皮中，即愈"，这是阻气得助，周行于身，推动阴凝之邪解散的现象；而后方服后"腹中软"，是水湿阴寒"当散"的征象。

【原文】 《外台》防己黄芪汤：治风水，脉浮为在表，其人或头汗出，表无他病，病者但下重，从腰以上为和，腰以下当肿及阴，难以屈伸。方见风湿中。

【提要】 本方主治表气虚，水湿偏盛的风水证候。

【选注】 赵以德：头汗者风，腰以下肿者，本甚于风，故表无他病，当治腰以下为要。然是汤前条治风水在表，此可治风水在下之病，何也？考《本草》防己疗风水肿，手脚挛急。李东垣治腰下及足湿热肿甚。脉浮头汗，虽曰表无他病，然与表同，故可通治。

【解析】 防己黄芪汤治风湿表虚之证，已如《金匮要略·痉湿暍病脉证治》中所述，如风水之表虚者同样可用。由此可见，水湿同类，仅在程度上有轻重之异，故使用此方，皆能起到益气祛湿、走表行水的作用。《外台秘要》此条叙证，当是风水的变证，病虽在表，而肿势却以腰以下为甚，为阳气不振，湿胜下趋所致，使用本方，仍属益气行水之意。《外台秘要》所述，既补充了风水的证候，亦推广了防己黄芪汤的应用范围，于临证是有参考价值的。

此方《外台秘要》注明引自《深师方》，但追本溯源，本方当是仲景方。《外台秘要》名为木防己汤，用量与仲景防己黄芪汤不同，兹转录于下：生姜三两，大枣十二枚（擘），白术四两，木防己四两，甘草二两（炙），黄芪五两。

# 结语

本篇所论述的水气病，共有风水、皮水、正水、石水、黄汗、心水、肝水、肺水、脾水、肾水、水分、气分、血分等13种病证，此外还有"里水"一证，即指"皮水"。这些病证，多有浮肿或腹水的共同表现，但由于病因不同，病机各异，以致在证候上，彼此之间也都有着显著的区别。这些水气病，按其特点，又可分为三类，即水气（即水肿）、黄汗、气分，现分别小结如下。

## 一、水气病

1.水气病的成因

水气病的形成，有以外因为主者，如感受风邪或湿邪，导致肺气不宣，水道不通，或导致脾失健运，水湿潴留而发生风水、皮水等；有以内伤为主者，即以五脏不足为主因而发生五脏水以及利后致肿等；此外，如误治之后，影响内脏气机，导致三焦决渎失权。亦有发生水肿的可能。

2.水气病的病机

水气病的病机，无论原因如何，不外乎肺、脾、肾、三焦的功能失常。人体水液调节，有赖于肾、脾、肺、三焦、膀胱等脏器的正常活动，相互协调，气化方能得以正常进行。如果由于外感风邪水湿，或因内伤饮食劳倦，以致影响到肺气之通调，脾气之转输，肾气之开阖，三焦之决渎，都能导致膀胱气化不行，小便因而不利，水液运行发生障碍，潴留泛溢而为水肿。如肺为水之上源，主肃降而通调水道，下输膀胱，肺气若因外感风邪闭郁不宣，则肃降之令不行，水道不能通调，水液不能下输膀胱，故可导致水液运行障碍。脾主运化水湿，脾若因外湿所困，或内伤致虚，都可减弱其运化能力，脾不运化，则水湿不能转输而潴蓄体内，泛溢肌肤，故可为肿。肾为水脏，职司开阖，主司二便排泄，若肾阳虚衰，不能主司气化，排泄水液，则亦可聚水而成水肿。"三焦者，决渎之官，水道出焉"，肺、脾、肾三脏功能失调，则三焦决渎失权，水谷之道路受阻，水液之运行不畅，故可导致水肿形成。另外，膀胱为津液之府，气化则能出，与水液代谢也有直接关系，但因膀胱与肾为表里之脏腑，故肾阳之熏蒸、开阖功能实际体现在膀胱之气化功能上。这些就是水气病形成的病理机转。

　　3.水气病的证候分类

　　本篇论述水气病，有以风水、皮水、正水、石水分类的；有以五脏分类的。风水、皮水，其病在表，以身肿为主；但两者的发病情况、病势缓急，以及兼证等，均有所不同，其中最主要的，以有无表证为辨。正水、石水，其病在里，以腹满为主，但前者水在于里，涉及肺、脾、肾三脏，其证腹满而喘，甚至身肿；后者水亦在里，但水肿侧重小腹，以涉及肾脏为主，未波及肺，所以其证腹满而不喘，病情延久，亦可出现四肢水肿。

　　五脏水中的心水、肺水，因心肺属于阳脏，证多身重身肿；肝水、脾水、肾水，因肝脾肾为阴脏，故证以腹大为主。又因五脏的功能及其所居部位不同，故见证亦异，但总属于正水、石水的范围。

　　4.水气病的治疗原则

　　水气病的治疗原则，本篇提出了发汗、利小便和逐水等法，是与《素问·汤液醪醴论》所说的"开鬼门""洁净府"和"去菀陈莝"的治疗原则相符合的。但这些方法均以祛邪为主，对阳水、实证，用之较宜；如为阴水、虚证，又当采用温运脾肾之法。

　　5.治疗水气病的方剂

　　风水有越婢汤、防己黄芪汤，前方宜于风水夹热者，后方宜于汗出表虚者。若脉浮者，又可用杏子汤治之。皮水有越婢加术汤、甘草麻黄汤，前方用于阳郁而有热而湿重者。后方用于肺气不宣而无郁热者，这是发汗轻重不同的两种方法。又有防己茯苓汤，是表里分消之剂，用于皮水因阳郁而出现四肢水肿、聂聂跳动者。蒲灰散是利水通阳之方，用于阳气被阻而手足逆冷者。从立法用药来看，风水比较单纯，以发汗为主；皮水比较复杂，发汗固宜，但分消、利小便又为常用之法，这正是由于湿气在表，亦可浸淫于里的缘故。正水脉沉宜汗的，用麻黄附子汤，是寓助阳于发汗之中的方剂，即所谓温经发汗法，与一般发汗剂的作用不同。关于石水，本篇有论而无方治，如属阴水、虚证者，可参考《伤寒论》真武汤证，以及《金匮要略·血痹虚劳病脉证并治》第十五条"虚劳腰痛,少腹拘急,小便不利者,八味肾气丸主之",酌情选用这类温阳化气、温肾利水的方剂,往往可以获得一定疗效。水肿实证可下之法,本篇亦有法无方,临证时可考虑用《金匮要略·痰饮咳嗽病脉证并治》的十枣汤、己椒苈黄丸等方,因为水与饮,有共通之处。

总之,关于水气病的治疗方法,后世医家有很多发展,临证时可以取法。为了便于学习和掌握水气病治疗方法的具体运用,现按本论所出方剂及笔者认为较合适的方剂,依原文精神。

## 二、黄汗病

1.黄汗病的形成机制

其发病主要是由于湿邪侵袭,表阳被郁,湿热蒸于营分,水溢于皮肤所致。因其与水气病有类似之处,所以本篇将两者合并论述。

2.黄汗病的证候表现

其证候表现主要有汗出沾衣,色正黄如柏汁,身肿发热,不恶风,口渴,胸中窒,不能食,反聚痛,暮躁不得眠,小便不利等。至于脉之沉迟,是从总的病机而言,意味着黄汗病是由湿热内郁所致。

3.黄汗病的治疗方法

其治疗一般不宜发汗,不过,因其病机主要在于湿热郁表,卫阳不伸,营卫不利,蕴积熏蒸而成,所以可用芪芍桂酒汤或桂枝加黄芪汤缓取微汗,宣达阳气,调和营卫,散水祛湿。其中前者用于周身汗出,表气已虚,故重用黄芪为君;后者用于汗出不透,腰以上有汗,腰以下无汗,故主以桂枝汤,另加黄芪。

对于黄汗的治疗,后世不断有所发展,兹介绍几个后世方剂,以备临证时参考。

(1)《外台秘要》疗黄疸身肿,发热汗出而渴者,状如风水,汗出着衣皆黄,汗黄,用吴兰汤方:吴兰(可用板兰)、芍药、麦冬、桑皮、防己、白鲜皮、山栀各六分。

(2)《太平圣惠方》治黄汗病,身体肿,汗出而不渴,其汗沾衣,黄如柏染,用黄芪散方:黄芪、赤芍、茵陈、石膏、麦冬、豉、竹叶。

(3)《太平圣惠方》治黄汗出,身体重,热不退,大小便不利,宜服此方:茵陈、赤芍、甘草(炙)、木通、黄芪、大黄(微炒)。

(4)《太平圣惠方》治脾脏瘀热不散,心神烦乱,小便赤涩,或汗出如柏汁,宜服此方:甘草(炙)、山栀仁、黄柏、白术。

4.黄汗病的鉴别诊断

本篇有时将黄汗与水气合论,或与历节互勘,或与"劳气"对比,目的皆在于相互鉴别,以利于辨证。大凡黄汗与水气同与水湿邪有关,但黄汗为湿邪郁表,卫阳不达,营卫不利,湿热蒸酿而成,其证虽有身肿,但以汗出色黄为主要特征;而水气则是水湿凝聚,潴留体内,泛溢肌肤而致,特点主要为肌肤四肢水肿,按之没指,或腹满而喘,或腹满不喘,小便不利等。黄汗与历节的主要鉴别点在于:虽然二者皆有身热而肿，但黄汗身虽热而"两胫自冷"；历节身体尪羸而以关节肿胀最为明显，且其"脚肿如脱"。二者皆身疼痛，然黄汗其痛状如周痹，上下游行，且以麻痹不仁为主；而历节则以关节部疼痛不可屈伸为主。况且，黄汗是全身汗出而色黄；而历节则以关节处黄汗渗出为主。至于黄汗与"劳气"的鉴别则以黄汗为随时汗出而色黄，劳气则为暮卧盗汗或食已汗出而汗色不黄为要点，且"劳气"多无身肿等证。

此外，黄汗与黄疸病亦当注意鉴别。一般黄汗病是汗出色黄而身目不黄；黄疸则是一身面目悉黄。但黄疸病也有出黄汗者，治疗当以黄疸为主要目标，黄疸愈，则黄汗自止。

## 三、气分病

气分病，主要的症状是腹满，肠鸣相逐，气转膀胱，实则矢气，虚则遗溺，恶寒身冷，胃疼麻痹等；或者"心下坚，大如盘，边如旋盘"等。其病机在于寒湿阻滞，阳气不化，营卫不利，水饮停聚，三焦气机不畅。因此，就其临床表现而言，有类于今之癥聚诸证，为气分暂时聚结而形成。所以，对于气分病的治疗，重点在温阳通气，正所谓"阴阳相得，其气乃行，大气一转，其气乃散"之义；其次，可用健脾祛湿、行气消癥之法。前者用桂枝去芍加麻辛附子汤，后者用枳术汤。

# 黄疸病脉证并治第十五

国学经典文库

中医四大名著

金匮要略·各论

图文珍藏版

296

**【题解】**　本篇专门讨论黄疸病的病因病机、分类、证治及预后，属一病成篇。

黄疸是以身黄、目黄、尿黄为特征的疾病。黄疸，又作"黄瘅"，杂病名。《说文》："瘅，黄病也。"故该病以症状命名。黄疸病名，最早出自《内经》。例如《素问·平人气象论》："溺黄赤，安卧者，黄疸……目黄者曰黄疸"；《灵枢·论疾诊尺》篇："寒热身痛，而色微黄，齿垢黄，爪甲上黄，黄疸也。"本篇所论黄疸涉及范围较广，凡皮肤发黄者皆属之，除真正的黄疸病之外，还涉及燥结发黄、虚劳萎黄等等。

黄疸的成因病机，仲景提出有感受外邪、饮食水谷所伤、嗜酒太过以及房劳伤肾几个方面。其产生机理主要与湿郁和脾有关，提出"黄家所得，从湿得之"，"脾色必黄，瘀热以行"的论点。

《金匮》按照黄疸的原始病因，分为谷疸、酒疸、女劳疸三类。诸疸可统称为黄疸，若失治误治兼瘀血者则成为黑疸，故有"五疸"之名。后世在此基础上，分类更加繁杂。如隋·巢元方有"黄病二十八候"；宋·《圣济总录》有"九疸三十六黄"。宋·韩祗和首先提出了"阳黄""阴黄"的概念。元·罗天益则进一步将阳黄、阴黄的辨证施治系统化，他把黄疸病分为阴、阳两大类，由博返约，提纲挈领，对临床指导意义较大。

本篇提出"诸病黄家，但当利其小便"的黄疸治疗原则，利小便祛湿退黄是黄疸病的正治大法。结合各种黄疸的具体病机，有清利湿热，温化寒湿，解表发汗，攻下瘀热，和解少阳，润燥逐瘀，调补脾胃，和胃降逆等多种治法，但以清利湿热为主。

黄疸病与西医学黄疸的含义基本相同。包括了西医学多种疾病影响及胆红素代谢而导致的皮肤、黏膜黄染。具体有肝细胞性黄疸、溶血性黄疸及阻塞性黄疸。临床如肝炎、肝硬化、肝癌、钩体病、疟疾、肠伤寒、蚕豆黄、胆总管结石等疾病。萎黄类似于西医学的营养不良、各种贫血类疾病。

**【原文】**　寸口脉浮而缓，浮则为风，缓则为痹。痹非中风。四肢苦烦，脾色必黄，瘀热以行。（一）

**【译文】**　寸口部位出现浮而且缓的脉象，脉浮为有风邪，脉缓为湿邪痹阻。此处的痹，即非痹证，也非伤寒太阳中风。四肢烦扰不舒，皮肤颜色必发黄，这是脾之瘀热行于肌表之故。

**【提要】**　本条通过脉象论述黄疸病的成因及病理变化。

**【选注】**　尤在泾：脉浮为风，脉缓为湿，云为痹者，风与湿合而痹也。然非风痹疼痛之谓，故又曰痹非中风。所以然者，风得湿而变热，湿应脾而内行，是以四肢不疼而苦烦，脾脏瘀热而色黄。脾者四运之轴也，脾以其所瘀之热，转输流布，而肢体面目尽黄矣,故曰瘀热以行。

徐忠可:此总言黄疸初时由风兼夹寒湿,后则变热也……见疸病所因虽不同,必内伤脾也。然至于黄则热反不坚于内,故曰瘀热以行。此言黄疸之病概由热郁而外蒸也。

南京中医学院(今南京中医药大学)《金匮要略译释》:寸口脉浮为风,风非外来之风,它的含义是热,热气外熏故脉浮。

【解析】　本条首先通过脉象来测知黄疸病的原因,并论述黄疸病的病理机转主要是外感邪气,伤脾,脾湿内生,湿热熏蒸,瘀热以行,发为黄疸。该论述指明了黄疸病的发生主要责之于脾,脾虚则运化失职,湿气内生,湿邪困脾,更使脾功不健,易致外邪内侵,外邪入里化热,湿热相熏蒸影响血分,血分瘀热以行而成黄疸。

对脉"浮则为风"中"风"字的解释,大多数注家认为是以"风为百病之长"而代表外邪之意。说明黄疸病的形成多由感受外邪而致。这种认识是长期临床实践经验的总结,是符合客观规律的。唯南京中医学院《译释》谓"风非外来之风,它的含义是热"。笔者认为不必如此,或风或热皆可理解为外邪的代名词。

【原文】　趺阳脉紧而数,数则为热,热则消谷,紧则为寒,食即为满。尺脉浮为伤肾,趺阳脉紧为伤脾。风寒相搏,食谷即眩,谷气不消,胃中苦浊[1],浊气下流,小便不通,阴被其寒,热流膀胱,身体尽黄,名曰谷疸。

额上黑,微汗出,手足中热,薄暮即发,膀胱急,小便自利,名曰女劳疸;腹如水状不治。

心中懊憹而热,不能食,时欲吐,名曰酒疸。(二)

【注释】　①苦浊:"苦"作"病"字解。"浊"即指湿热。下"浊气"亦为湿热。

【译文】　趺阳脉紧而数,数为胃有热,胃热盛则能食善饥;紧为脾有寒,脾寒运化不及,食后即感到胀满。尺脉浮是肾虚有热,趺阳脉紧是寒伤脾。风寒相合,令食后眩晕,食物不得消化,胃中为湿热所苦。湿热之邪下流膀胱,使小便不通利。寒湿困阻太阴脾,胃中湿热下扰膀胱,令全身发黄。此病称作谷疸。

额上发黑,微微汗出,手足心发热,每到黄昏时发作,膀胱拘急不舒,小便通利,此病称作女劳疸。如果腹部胀满好像有水一样,就无法治疗。

心胸郁闷不舒而且感到烦热,不能进食,时时欲吐,此病称作酒疸。

【提要】　本条主要讨论谷疸、女劳疸、酒疸等各种黄疸的不同病因、病机和临床表现。

【选注】　陈修园:此言趺阳脉,以明胃热脾寒,郁而成疸;又言肾脉浮,趺阳脉紧,为素热脾寒,亦能郁而成疸。

尤在泾:趺阳脉数为热者,其热在胃故消谷;脉紧为寒者,其寒在脾故满,满者必生湿,胃热而脾湿亦黄病之原也。尺脉浮为伤肾者,风伤肾;趺阳脉紧为伤脾者,寒伤脾也,肾得风而生热,脾得寒而生湿,又黄病之原也。湿热相合,其气必归脾胃,脾胃者,仓廪之官也;谷入而助其热则眩,谷不消而气以瘀,则胃中苦浊,浊气当出下窍。若小便通,则浊随溺去,今不通,则浊虽下流而不外出,于是阴受其湿,阳受其热,转相流被而身体尽黄矣。曰谷疸者,病虽始于风寒,而实成于谷气耳。肾劳而热,黑色上出,犹脾病而黄外见也。额于部为庭,《灵枢》云:"庭者额也。"又云:"肾病者,颧与颜黑。"微汗出者,肾热上行,而气通于心也。手足心热,薄暮即发者,病在里在阴也。膀胱急者,肾热所逼也。小便自利,病不在腑也。此得之房劳过度,热从肾出,故名曰女劳疸。若腹如水状,则不特阴伤,阳亦伤矣,故曰不治。懊忱,郁闷不宁之意,热内蓄则不能食,热上冲则时欲吐,酒气熏心而味归脾胃也,此得之饮酒过多所致,故名酒疸。

《医宗金鉴》:趺阳紧数而尺脉浮,四肢苦烦,身面色黄乃疸病也;盖其人素有湿热,外被风寒相搏,内为女劳所伤及食谷饮酒,或与湿瘀,或与热郁,皆能为是病也。若胃脉数是热胜于湿,则从胃阳热化,热则消谷,故能食而谓之阳黄。若胃脉紧是湿胜于热,则从脾阴寒化,寒则不食,故食即满而谓之阴黄也。阳黄则为热疸、酒疸。阴黄则为女劳疸、谷疸也。若尺脉不沉而浮,则为伤肾,肾伤病疸,亦为女劳疸也。胃脉不缓而紧则为伤脾,脾伤病疸亦为谷疸也。谷疸则食谷即满,谷气不消,胃中苦浊,清气阻于上行,故一头眩也,浊气流于膀胱,故小便不通也。女劳疸则额上黑,肾病色也;微汗出,湿不瘀也;五心热,薄暮发,肾阴热也;膀胱急,小便利,下焦虚也。腹满如水状,脾肾两败,故谓不治也。若心中懊忱,热不能食,时欲吐,小腹满,小便不利,虽见目青面黑,必是酒疸病也。

**【解析】** 本条总述了谷疸、女劳疸、酒疸三种黄疸病的病因病机和证候表现。后世各注家对该条文的认识也基本上是一致的,现概述如下:谷疸多与饮食有关,因而得名。或因饮食不节损伤脾胃,或因饮食不洁外邪随之内侵,即所谓"风寒相搏","阴被其寒",造成脾湿胃热,湿热郁蒸而发黄。女劳疸,仲景提出凡具有额上黑、微汗出、手足中热、薄暮热即发、膀胱急、小便自利者即是。其病因多为房劳伤肾或浊气下流,热流膀胱而造成肾虚脾湿之证。尤其是出现腹如水状,则更说明是脾肾两败之候,而肾为先天之本,脾为后天之源,本源俱损,故为难治。酒疸多因长期大量饮酒而致,酒性最易助热生湿,酒气伤胃,故酒疸之病理以胃热为主。临床上要审证求因,辨证论治,必须依据病情全面分析,不能只拘于所谓谷疸、女劳疸、酒疸之名,最重要的是抓住黄疸病的病理实质。

**【原文】** 阳明病,脉迟者,食难用饱,饱则发烦头眩,小便必难。此欲作谷疸。虽下之,腹满如故,所以然者,脉迟故也。(三)

**【译文】** 阳明病,脉象迟,不能饱食,饱食后则烦闷、头晕、小便不利,这是谷疸欲作之征。虽用攻下药治疗,腹部依然胀满,所以如此,是由于脉迟的缘故。

**【提要】** 本条指出寒湿型谷疸的证候及治疗禁忌。

**【选注】** 尤在泾:脉迟胃弱,则谷化不速,谷化不速,则谷气郁而生热,而非胃有实热,故虽下之而腹满不去。伤寒里实,脉迟者尚未可攻,况非里实者也。

喻嘉言:此因外感阳明,胃中之余热未除,故食难用饱,饱则复生热,两热相合而发烦头眩,小便难,腹满,势以必至。在阳明证本当下,阳明而至腹满尤当急下。独此一证,下之腹满必如故,非但无益反增困耳。以其脉迟而胃气空虚,津液不充,其满不过虚热内壅，非结热当下之比。《金匮》重出此条，原有深意，见脉迟胃虚，下之既无益，而开鬼门、洁净府之法用之无益，不待言矣。必用和法先和其中，后乃下之。仲景云：脉迟尚未可攻。味一尚字，其当攻之旨跃然。《金匮》又云：诸黄腹痛而呕者，用小柴胡汤。观此仍是治伤寒，邪高痛下，故使呕也。小柴胡汤主之之法，是以知之耳。

程林：脉迟为寒，寒不杀谷，故食难用饱，饱则谷气不消，胃中苦浊，浊气蕴蓄则发烦，熏蒸则作眩也。小便难者，以脉迟则无阳以施化浊气，但留于胃而不宣，是以欲作谷疸，若下之徒虚其胃而腹满如故也，所以然者，以脉迟为寒之故也。

《医宗金鉴》：谷疸属胃热，脉当数，今脉迟，脾脏寒也，寒不化谷，所以虽饥欲食，食难用饱，饱则烦闷，胃中填塞健运失常也。清者阻于上升，故头眩，浊者阻于下降，故小便难也，此皆欲作谷疸之征。其证原从太阴寒湿郁黩而生，若误以为阳明热湿发黄，下之虽腹满暂减，顷复如故，所以然者，脉迟寒故也。此发明欲作谷疸属脾阴寒化而不可下者也。

【解析】　本条在《伤寒论·辨阳明病脉证并治》有载，仲景在此再次提出以强调寒湿发黄与湿热黄疸之鉴别。因为二者的病理和治疗原则是不同的，不容混淆。本条指出脉迟是鉴别诊断的着眼点，脉迟为寒，若腹胀满一证，脉数多为实热，脉迟则多为虚寒，实热者则当攻下，虚寒者则当温补而禁用攻下，这里强调以脉象来辨别寒热虚实并决定其治疗原则。当然，临证时还当四诊合参，如黄疸伴有虚寒征象者则为寒湿发黄，其表现除腹满脉迟、小便不利、头眩外，尚有畏寒、不发热、便溏、色黄黯晦等；湿热发黄则除腹满、小便不利、头眩心烦外，当有身热、脉数、便秘、色黄鲜明等热象。

本条虽未提出具体的治疗方法，但以药测证、以证推药，寒湿发黄应助阳化湿以温法治之，如后世茵陈四逆汤、理中汤加茵陈、茵陈术附汤等。若属湿热黄疸，则治以清利湿热，如茵陈蒿汤、栀子柏皮汤等，二者判然有异。当然，本条的"阳明病，脉迟"也要与大承气汤证的脉迟相鉴别。

在后世注家之中，唯喻嘉言认为此证系胃中虚热内壅，非为结热故不可下，而提出以小柴胡汤主治，而且还强调头眩乃饱食后两热相合所致。笔者认为此说未必是原文之意，只能供参考。

【原文】　夫病酒黄疸，必小便不利，其候心中热，足下热，是其证也。（四）

【译文】　患酒黄疸的病人，必见小便不利，心中热，足下热，是其证状。

【提要】　本条补充说明酒疸的证候。

【选注】　尤在泾：酒之湿热积于中而不下出，则为酒疸，积于中则心中热，注于下则足下热也。

唐容川：酒味厚入血分，一入于胃则上熏心包，故必心中热，心中懊憹，心中如啖大蒜状，皆是酒熏心包之故。包络与三焦相表里，包络移热于三焦，则决渎不清而小便不利，足下热亦是血分之热，与女劳疸之手足心热同义也。温经汤证手足心热亦同，知酒疸在血分，益知女劳疸亦在血分。

程林：夫小便利则湿热行，不利则热留于胃，胃脉贯膈下足跗，上熏胃脘则心中热，下注足跗则足下热也。

【解析】　本条主要是补充说明酒疸的临床表现。关于这些证候的病理机制，多数注家认为是湿热留滞于胃则心中热，湿热下注则小便不利、足下热。小便不利，湿热无由排出，而更加重了临床症状。唯唐容川认为，是病在血分所致，这种看法别具一格。笔者认为，与现代医学结合起来看，唐容川之说是有道理的，应该把湿热熏蒸与伤及血分结合起来以解释黄疸的病饥，此观点可供参考。

【原文】　**酒黄疸者，或无热，靖言了了①，腹满欲吐，鼻燥；其脉浮者先吐之，沉弦者先下之。（五）**

【注释】　①靖言了了：语言不乱，神情安静。

【译文】　患酒黄疸的病人，有的无热，神情安静，语言不乱，腹胀满欲吐，鼻干燥；如果脉象浮就先用吐法治疗，如脉象沉弦，就先用下法治疗。

【提要】　本条指出酒疸无热的证治。

【选注】　尤在泾：酒黄疸者，心中必热，或亦有不热，静言了了者，则其热不聚于心中，而或从下积为腹满，或从上冲为欲吐鼻燥也。腹满者可下之，欲吐者可因其势而越之，既腹满且欲吐，则可下亦可吐，然必审其脉浮者，则邪近上，宜先吐，脉沉弦者，则邪近下，宜先下也。

魏念庭：此疸成于酒，湿邪存注，如水气之证，皆有形之物，均可谓之实邪也；实邪则宜吐下，不同于胃虚成疸之证，故治法迥有不同，乃有故无殒之义，非虚者责之之法也。

沈明宗：详先字，要知吐下之后，再以清解余热，不待言矣。

《医宗金鉴》：此详申酒疸之为病也，酒体湿而性热，过饮之人必生湿热为疸病也。无热，无外热也，谵语、鼻燥，有内热也，小腹满，湿热蓄于膀胱也；欲吐，湿热酿于胃中也。其脉浮者，酒热在经，先吐之以解外也；沉弦者酒饮在里，先下之以解内也。

陆渊雷《金匮要略今释》引《千金要方·卷十·伤寒发黄门》：夫酒疸，其脉浮者先过之，沉弦者先下之。夫病酒疸者，或无热靖言了了，腹满欲呕吐者宜吐之，方煎苦参散七味者是……方，苦参、黄连、瓜蒂、黄柏、大黄各一两，丁力二两，右六味制下筛，饮服方寸匕。当大吐。吐者日一服，不吐，日再，亦得下，服五日知，可消息，不觉退，更服之，小折，便消息之。

【解析】　1.对原文的不同认识

各医家注本中对"靖言了了"和"腹满"句的记载不同，认识也有异。如"靖言了了"，赵开美本作"请言"；王叔和本作"靖言了"；《外台秘要》引《千金要方》作"静言"；南京中医学院《金匮要略译释》作"靖言"；今从中医研究院（今中国中医科学院）本《金匮要略语译》作"二靖言了了"。而《医宗金鉴》则作"谵语"，谵语与靖言是天壤之别。谵语者说明热重上扰神明；靖言者乃为无热神志清楚。笔者认为从全文分析，当以后者为是。

2.关于从脉论治的原则

本条所论酒疸的病理和临床表现是很复杂而且矛盾的。病人同时出现腹满及欲吐,构成了治疗矛盾。一般来讲,实证腹满当下之,欲吐当吐之。今病人既腹满又欲吐,形成既可吐又可下的局面,何去何从? 仲景提示,只能从脉论治。因为根据病势的趋向有表里上下等不同,治疗则必因势利导,这就要从脉象来判断。脉浮者,是病势趋上,《内经》云:其高者因而越之,则当用吐法。若脉沉弦者,是病势近里,可先用下法。仲景在很多情况下是从脉论治的,此时诊脉就具有很重要的意义了。当然临证时必须脉证合参,结合四诊全面分析,掌握标本缓急。

3.注意本条治法"先"字的含义

原文曰"先吐之""先下之",仲景在此用"先"字有深义。它提示此时用吐或下法只是临时措施,或吐或下之后还必须审证求因,辨证论治。正如沈明宗谓:"详先字,要知吐下之后,再以清解余热,不待言矣。"

【原文】 酒疸,心中热,欲呕者,吐之愈。(六)

【译文】 患酒黄疸的病人,自觉心中热,想呕的,用涌吐法治疗,吐后病愈。

【提要】 本条指出酒疸欲吐的治疗方法。

【选注】 《医宗金鉴》:酒疸心中热欲吐者,谓胃中有烦乱懊侬欲吐,非吐之不能愈也。

程林:前证热深则懊侬欲吐,今热微则心中热亦欲吐,病属上焦,故一吐之可愈。

【解析】 以上三条都是论述酒疸的临床表现及治疗原则。此三条中有两条有"心中热"一条无热,因为无热故"靖言了了"。可推知心中有热者必言语不了了。而且实际上酒疸有热为多,无热少见,湿热为患是酒疸的主要病理。上条是腹满与欲吐同时存在,其治疗当根据脉象,欲呕脉浮者先用吐法;腹满脉沉弦者先用下法。本条只言欲呕则当用吐法。在使用吐下法后尚要善后调理才是。

【原文】 酒疸下之,久久为黑疸[1],目青面黑,心中如啖蒜齑状[2],大便正黑,皮肤爪之不仁[2],其脉浮弱,虽黑微黄,故知之。(七)

【注释】 ①黑疸:是酒疸误下后的变证。目青面黑,大便亦变黑色。这是一种症状,并不是黄疸中的一种。

②心中如啖蒜齑状:"啖"是吃的意思。"齑",指捣碎的姜、蒜、韭菜等。此言胃中有灼热不舒感。

③爪之不仁:谓肌肤麻痹,搔之无痛痒感。

【译文】 酒疸经下法治疗后,时间长了转变为黑疸。证见两目青,面色黑,心中如吃了姜、蒜、韭菜等辛辣食物一样灼热不舒。大便黑色,皮肤搔抓不知痛痒,脉象浮而弱,皮肤虽黑但微带黄色,故知黑疸是酒疸误下的变证。

【提要】 本条指出酒疸误下后变为黑疸的脉证。

【选注】 尤在泾:酒疸虽有可下之例,然必审其腹满脉沉弦者,而后下之,不然,湿热乘虚陷入血中,则变为黑疸。目青面黑,皮肤不仁,皆血变而瘀之征也。然虽曰黑疸,而其原则仍是酒家,故心中热气熏灼如啖蒜状,一如懊憹之无奈也。且其脉当浮弱,其色虽黑当微黄,必不如女劳之色纯黑而脉必沉也。

曹颖甫:若心中热而误下之,则在上之热未除,在下之阴先竭,积久遂成黑疸。伤其血分,故目青。跌打损伤肌肤见青色者,伤血故也。湿热不除,面色熏黄,此与湿家身色如熏黄同,但彼为黄中见黑,此为黑中见黄,为小异耳。心热仍在,懊憹欲死,故如啖蒜状,犹谬所谓猢猻吃辣胡椒也。酒少饮则能生血,多饮反能伤血,热瘀在下,熏灼胞中血海,热血上行则瘀积肠中,故大便色黑。血不荣于肌表,故皮肤扒搔而不知痛痒,酒气在上故脉仍见浮,特因误下,而见弱耳。面色黑而微黄,故知非女劳之比。窃以为此证黄连阿胶汤或可为治,或借用百合病之百合地黄汤以清血热而滋肺阴。附存管见,候海内明眼人研核之。

【解析】 1.酒疸证治小结

上面有四条论述了酒疸的证候和治则。名酒疸者,乃多与饮酒有关也。其证候表现:小便不利,心中热,足下热;或无热,靖言了了,小腹满欲吐,鼻燥;或心中热欲呕,或心中懊憹而热,不能食,时欲吐,脉或浮或沉弦。其病理主要是湿热内蕴。所以酒疸的治法应以清利湿热为主。如病势向上、欲吐、脉浮可用吐法;病势向下、腹满脉沉弦可用下法。其代表方剂后文有载。如误治,不当下而用下法,正气受损,湿热乘虚内陷血分可变为黑疸。

2.关于黑疸

黑疸是黄疸的一种,根据其疸色黯黑而命名。本条谓酒疸误下,久久为黑疸,实际上一切黄疸若治疗不及时或不得当,黄疸久久不退皆可变为黑疸,不一定必得之误下,此点《诸病源候论》有论:夫黄疸、酒疸、女劳疸久久多变为黑疸。后世多将其归为阴黄。但《金匮要略》中所谓黑疸,或因酒疸误下,或属女劳黑疸,多认为是属瘀血,而一般所谓阴黄多属寒湿郁结,虽然都属阴黄而治疗并不相同。所以黄疸属阴属阳,不能局限于色泽,更主要的是对其证候加以分析,才能全面。

【原文】 师曰:病黄疸,发热烦喘,胸满口燥者,以病发时火劫其汗①,两热所得②。然黄家所得,从湿得之。一身尽发热而黄,肚热③,热在里,当下之。(八)

【注释】 ①火劫其汗:谓用艾灸、温针或熏法,强迫出汗。

②两热所得:谓火与热相互搏结。

③肚热:谓腹中热。

【译文】 老师说:患黄疸病,证见发热、烦躁、气喘、胸中胀满、口中干燥,这是疾病发作时,用火攻的方法强迫出汗,致热邪与火邪两相搏结而得。但病人发黄是因湿而得。病人周身发热,皮肤色黄;腹中热,这是热邪在里,当用攻下法治疗。

【提要】 本条论述误用火劫发黄的证治。

【选注】 尤在泾:烦满燥渴,病发于热,而复以火劫之,以热相遇,相得不解,则发黄疸;然非内兼湿邪,则热与热相攻,而反相散矣,何疸证之有哉?故曰:黄家所得,从湿得之,明其病之不独因于热也。而治其病者,必先审其在表在里,而施或汗或下之法,若一身尽热而腹热尤甚,则其热在里,里不可从表散,故曰当下。

《医宗金鉴》:此详申黄疸误用火汗之为病也。病疸者,湿热也,今湿淫于内,则胸满烦喘。热淫于内,则发热口燥。若病发时,复以火劫其汗,则为两热相合,盖黄家所得,由湿得之,则一身尽热,而身面即发黄也。今因火劫误汗而发黄,虽有表热,则不当汗也,但扪其肚热,其热在里,当下之以去其热也。

曹颖甫:黄疸所由成,胃热与脾湿相掺杂者为多,独发热、烦渴、胸满、口燥之证为亢热而无湿,推原其故,则以方遭他病时,证属阳热,复以火劫发汗,两热相得,掺杂之证,判若天渊,概云从湿得之乎? 一身尽发热而黄,肚热,仲景即明示人以瘀热在里,直可决为独阳无阴之大黄硝石汤证。

陆渊雷:肚字,《说文》《玉篇》俱不载,盖隋唐间后起之字,足证《金匮》中此等诸条皆后人之言。

【解析】 1.火劫发黄的病机

本条是说明黄疸也有因误用火劫法而得者。《伤寒论》第111条谓:太阳病中风,以火劫发汗,邪风被火热,血气流溢,失其常度,两阳相熏灼,其身发黄。与此条证相同。病者本一身尽热,且腹热尤甚,知热已在里,不可从表发汗而误用火劫,两热相得,郁结而发黄。所谓误治实为促使疾病发展转化的一个因素而已。

2.关于"然黄家所得,从湿得之"一句的分析

这是一句关于黄疸病机的重要论述。中医认为黄疸的产生关键是湿邪郁积,若病人素体阳盛,则湿从热化,湿热蒸熏而发为阳黄;若病人素体阳虚阴盛,则湿从寒化,寒湿郁结发为阴黄,总不离湿邪作祟,所以说"黄家所得,从湿得之"。另外此句的含义尚有:①湿性黏滞,不能速去,所以黄疸病程较长;②湿邪有外感六淫之湿,有脾病内生之湿,所以黄疸病的发生多由外因加内因所致。脾虚有内湿存在者更易感受外邪而发生黄疸;③提示对黄疸的治疗应以利湿为主,所以后世有治黄疸不利小便非其治也之说。仲景在本篇后文强调:诸病黄家,但利其小便。直到目前,无论中、西医都仍然以此为法。

3.关于"当下之"的方剂

仲景在本条只讲下法,未出方剂,沈明宗主张用栀子大黄汤;曹颖甫主张用大黄硝石汤。可供参考。

【原文】 脉沉,渴欲饮水,小便不利者,皆发黄。(九)

【译文】 脉沉,口渴想饮水,小便不通利的,都会发黄。

【提要】 本条说明黄疸病的脉证病机。

【选注】 尤在泾:脉沉者,热难外泄,小便不利者,热不下出,而渴饮之水与热相得,适足以蒸郁成黄而已。

《医宗金鉴》:脉沉,主里也;渴欲饮水,热瘀也;小便不利,湿郁也;热瘀湿郁于里,故发黄也。首条谓脉浮缓、紧数皆令发黄,是得之于外因也;此条脉沉亦令发黄,是得之于内因也,故治黄有汗、下二法也。

【解析】 本条是继前条补充说明湿热阳黄热重于湿的临床表现:渴欲饮水,小便不利,再加上前条之一身尽热、肚热、烦喘、胸满、口燥等证,正是热在里,故见

脉沉（数），构成典型的湿热阳黄而热重于湿的表现。

"渴欲饮水，小便不利"，颇似五苓散证，要注意二者的区别。其主要鉴别点：五苓散证当有脉浮，水入即吐，此证则脉沉而无吐。

**【原文】** 腹满，舌痿黄①，燥不得睡，属黄家。（舌痿疑作身痿）（十）

**【注释】** ①痿黄：即萎黄，谓身黄而不润泽。

**【译文】** 腹胀满，肤色萎黄，烦躁不得安睡，属素有发黄病证的人。

**【提要】** 本条论述寒湿阴黄的证候。

**【选注】** 尤在泾：脾之脉，连舌本，散舌下，腹满舌痿，脾不行矣，脾不行者有湿，躁不得睡者有热，热湿相搏，则黄疸之候也。

赵以德：瘀热内积为腹满，外连肌表成痿黄，身热气烦，血少荣微，夜不入阴，故不睡。属黄家者，以其虽不似黄疸之黄，亦由积渐所致也。黄疸之黄深，实热之黄，痿黄之黄浅，虚热之黄。若舌痿黄燥者亦有说，心脾脉络舌上下，凡舌本黄燥，即是内热，况舌痿乎，湿热结积，虽不行肌表，然已见于舌，即属黄家也。

南京中医学院《金匮要略译释》：腹满身重是湿重，躁不得卧是热重，湿热相搏，则为发黄之候，故曰"属黄家"。

湖北中医药大学《金匮要略释义》：腹满是太阴（脾）寒湿证，是脾不运化所致……躁不得睡，是湿郁于中，胃不和则卧不安。腹满而色黄晦暗，是属于阴黄，所以说"属黄家"。

**【解析】** 1.各注家对本条的认识

尤、赵、南京中医学院等认为此乃湿热相搏，瘀热内积而成；湖北中医药大学《金匮要略释义》认为此属寒湿阴黄；上海金寿山认为是黄疸已转为慢性。笔者认为以慢性寒湿发黄属阴黄证为妥，根据如下：一是黄色晦暗不明；二是以文中"属黄家"之说为据，仲景谓"家"者如喘家、衄家、淋家、汗家、疮家等，皆指一些慢性反复发作的疾病，此谓"黄家"，可知黄疸病程较长，已转为慢性，寒湿困脾则见腹满，湿邪中阻，胃不和则卧不安。所以从寒湿发黄解释是有道理的。

2.关于腹满，躁不得睡的辨证

引起腹满，躁不得睡的病因很多，如腹满可见于寒、热、虚、实诸证，有由于食积停滞的，有由于实热燥结的，有由于脾胃虚寒的；躁证有属于阳明者，有属太阳者，有属少阴者；不得睡有属黄连阿胶汤证的，有属胸膈郁热的栀子厚朴汤证的，有属食积胃脘的保和丸证的。所以临证时必须辨明其因，才能恰当治疗。本条的腹满，躁不得睡，身痿黄属寒湿阴黄，当从阴黄论治。若腹满，躁不得睡，有热象如渴欲饮水、发热、口燥等而发黄的，当从阳黄论治。

**【原文】** 黄疸之病，当以十八日为期，治之十日以上瘥，反剧为难治。

**【译文】** 黄疸病，应以十八日作为痊愈的期限，治疗十日以上痊愈，若反加剧的，便是难治之症。

**【提要】** 本条指出黄疸病的预后判断。

**【选注】** 尤在泾：土无定位，寄旺于四季之末各十八日，黄者土气也，内伤于脾,故即以土王之数为黄病之期,盖谓十八日脾气至而虚者当复,即实者亦当通也。治之十日以上瘥者,邪浅而正胜之则易治,否则邪反胜正而增剧,所谓病胜脏者也,故难治。

《医宗金鉴》引高世栻谓:十八日乃脾土寄旺于四季之期,十日土之成数也,黄疸之病在于脾土,故当以十八日为期,然治之宜先,故治之十日以上即当瘥。若至十日以上不瘥,而疸病反剧者,是谓难治,谓土气虚败不可治也。

【解析】 关于黄疸病经过早期恰当及时的治疗可以在十至十八日退黄这一点,是仲景经过大量临床观察得出的符合客观实际的正确结果,是经验之谈。直到目前为止,如急性黄疸型传染性肝炎,无论采用何种中、西药物治疗,其退黄日期仍在2周左右,如果经过2周左右的积极治疗,黄疸不退者,预后多不良。由此可见古人对病情观察的细致性、准确性和科学性。

至于为什么以十八日为期,这纯是经验之谈,而且多数传染病都具有一个自然转归病程,这与机体整个免疫系统自动控制有关。从中医角度来讲,病情的发展取决于邪正双方力量的对比,正气的盛衰对疾病预后起着决定性作用。治疗到一定时期,正胜邪却则病向愈,如果正不胜邪则难治。至于与脾寄旺于四时之末十八日的关系,有待进一步研究。

【原文】 疸而渴者,其疸难治,疸而不渴者,其疸可治。发于阴部[①],其人必呕;阳部[①],其人振寒而发热也。(十二)

【注释】 ①阳部、阴部:阴指在里,阳指在表。

【译文】 黄疸病证见口渴的,比较难治;黄疸病证见口不渴的,则易治疗。病邪发于内部的,病人必见呕吐;病邪发于外部的,病人出现寒战并且发热。

【提要】 本条接上条继续说明黄疸病的预后。

【选注】 尤在泾:疸而渴,则热方炽而湿且日增,故难治;不渴则热已减而湿亦自消,故可治。阴部者里之脏腑,关于气,故呕;阳部者表之躯壳,属于形,故振寒而发热。此阴阳内外浅深微甚之辨也。

《医宗金鉴》:未成疸前,小便不利而渴者,是欲作疸病也。已成疸后而渴者,是热深不已,故难治也;不渴者是热浅将除,故可治也。疸发于阴者,人必呕逆,呕逆者,阴里为之也。发于阳者.人必振寒发热,寒热者,阳表为之也。此以渴不渴,别疸之难治可治;以呕逆寒热,辨黄之在表在里也。

【解析】 各注家对本条的解释基本一致,都认为黄疸在表证阶段易治,若病在内里,且热势方炽渴而呕者难治。其意在说明黄疸病应予早期治疗,预后才好。如果没有及早治疗,病势入里预后就较差。当然应结合其他证候加以分析,不能仅以渴与不渴来决定预后,而且病发于阳于阴也难以截然划分。

【原文】 谷疸之为病,寒热不食,食即头眩,心胸不安,久久发黄为谷疸,茵陈蒿汤主之。(十三)

**茵陈蒿汤方:**

**茵陈蒿六两　栀子十四枚　大黄二两**

上三味，以水一斗，先煮茵陈，减六升，内二味，煮取三升，去滓，分温三服。小便当利，尿如皂角汁状，色正赤，一宿腹减，黄从小便去也。

【译文】 谷疸病，恶寒发热不能食，食后即感头眩晕，心胸烦闷不适，时间久了身体发黄成为谷疸，用茵陈蒿汤主治。

【提要】 本条指出阳明瘀热、湿热郁蒸而成谷疸的证治。

【选注】 尤在泾：谷疸为阳明湿热瘀郁之证。阳明既郁，营卫之源壅而不利，则作寒热，健运之机窒而不用，则为不食，食入则适以助湿热而增逆满，为头眩，心胸不安而已。茵陈、栀子、大黄，苦寒通泄，使湿热从小便出也。

《医宗金鉴》：此详申谷疸之为病也。未成谷疸之时，其人多病寒热，寒热作时，则不能食，寒热止时，则或能食，虽能食，然食后即头晕目眩、心烦不安，此为湿瘀热郁而内蒸，将作谷疸之征也。久久身面必发黄，为谷疸矣。宜茵陈蒿汤利下，使从大小二便而出之。

【解析】 1.对本条的不同注解

一是以尤在泾为代表的一种见解，认为此寒热不食，食则头眩、心胸不安是谷疸湿热瘀郁之证，即是谷疸的临床表现；《医宗金鉴》则认为是未成谷疸之时的表现，相当于所谓黄疸前期的表现。且《医宗金鉴》并未强调必是阳明热瘀，营卫之源壅塞不利而致。笔者认为《医宗金鉴》之认识比较恰当，因为黄疸前期往往可表现为外感寒热型，或表现为胃肠功能紊乱，以脾胃症状为主者等。"久久"之谓，即经过一定时间，一旦出现黄疸，才会确诊为"谷疸"。笔者认为，此条是对黄疸前期症状的描述，并提出发生谷疸的治疗方法。

2.茵陈蒿汤方解

茵陈蒿汤由茵陈、栀子、大黄三味组成。其中茵陈为主药，清热利湿、利胆退黄；山栀子为辅药，清热利尿，使湿热从小便而出，有显著的利胆作用；大黄为佐使，清热泻下，荡涤积滞，使湿热从大便而出。三药相配，共奏清热利湿、利胆退黄之效。服后通利二便，使湿热从二便而去。

3.茵陈蒿汤的临床应用

应用本方治疗黄疸，仲景共载三条。在《伤寒论》里有两条，第236条：阳明病，发热汗出者，此为热越，不能发黄也；但头汗出，身无汗，剂颈而还，小便不利，渴引水浆者，此为瘀热在里，身必发黄，茵陈蒿汤主之。第260条：伤寒七八日，身黄如橘子色，小便不利，腹微满者，茵陈蒿汤主之。加上本条，共计三条，都是应用于湿热郁蒸，热重于湿的阳黄的治疗。

另外，虽然茵陈蒿汤主要是治疗湿热阳黄，但恰当的加减后可以治疗各种黄疸。如对寒湿阴黄，后世用茵陈四逆汤或茵陈术附汤治疗；湿重于热的阳黄用茵陈五苓散治疗等。

【原文】 黄家日晡所发热，而反恶寒，此为女劳得之；膀胱急，少腹满，身尽黄，额上黑，足下热，因作黑疸，其腹胀如水状，大便必黑，时溏，此女劳之病，非水也。腹满者难治。硝石矾石散主之。（十四）

硝石矾石散方：

硝石　矾石(烧)等分

上二味，为散，以大麦粥汁和服方寸匕，日三服。病随大小便去，小便正黄，大便正黑，是候也。

【译文】　素有发黄症的人，多在申酉时发热。若此时反出现怕冷，这是女劳疸所为。膀胱拘急，少腹胀满，周身发黄，额上色黑，足下觉热，因而成为黑疸。腹部胀满如有水状，大便必是黑色，时常溏泄，此因女劳而病，不是因水而病。腹部胀满的难治。用硝石矾石散主治。

【提要】　本条提出女劳疸兼瘀血的证治和预后。

【选注】　尤在泾：黄家日晡所本当发热，乃不发热而反恶寒者，此为女劳肾热所致，与酒疸谷疸不同，酒疸谷疸

大麦粥

热在胃，女劳疸热在肾；胃浅而肾深，热深则外反恶寒也。膀胱急，额上黑，足下热，大便黑，皆肾热之征，虽少腹满胀有如水状，而实为肾热而气内蓄，非脾湿而水不行也。唯是证兼腹满，则阳气并伤，而其治为难耳。

《医宗金鉴》：黄疸日晡所发热，乃阳明热证，当不恶寒也；而反恶寒者，非阳明热证，此或为女劳得之也。女劳疸之证虽膀胱急，少腹满，而小便自利；身虽尽黄而额上则黑，虽发热.唯足下甚，此少阴热因作黑疸也。故腹胀如水状，而大便必黑，时溏，知非水胀病，乃为女劳得之疸胀病也。时溏黑色者，亦脏病及血之征也。血病者颜必变，岂有色黑而血不病者乎？女劳疸腹满者为难治，以其脾肾两败也。以硝石入血消坚，矾石入气胜湿。然此方治标固宜，非图本之治，世久书讹，姑辨其理也。

喻嘉言：因女劳而成疸者，血瘀不行，为难治矣。甚者血瘀之久，大腹尽满而成血蛊，尤为极重而难治矣。

【解析】　1.关于本条所载证候的病机分析

多数注家认为是瘀血而致，亦即女劳疸合并瘀血内生。所以仲景在原文中提出"此女劳之病，非水也"一句，以示腹胀满并非水气为患，而是血分蓄血成瘀。再加大便色黑时溏的瘀血见证，因此本条是描述女劳兼瘀血的证治。另外要特别注意"腹满难治"一句的病机，对此句的认识，南京中医学院《金匮要略译释》谓：腹满是脾肾两败；尤在泾谓：唯是证兼腹满，则阳气并伤，而其治为难耳；《医宗金鉴》认为是女劳得之疸胀病，以其脾肾两败也；喻嘉言认为：甚者血瘀之久，大腹尽满而成血蛊，尤为极重而难治矣。综合众说，本条是指女劳疸合并有瘀血内生者，发展到

疾病的晚期,瘀血严重则表现出腹胀满,必是肝、脾、肾三脏俱损,则预后不良,难以治愈。

2.关于女劳疸的治疗

女劳疸本属虚劳发黄,多为肾虚所致。对女劳疸本证的治法多以补肾为主,根据文献记载,如偏于肾阴虚者可用六味地黄丸;偏于肾阳虚者,可用八味肾气丸,又《太平圣惠方》中有鹿茸散(鹿茸、熟地、萸肉、五味、黄芪、牡蛎)可采用。

本条所述女劳疸兼瘀血证是女劳疸之变证,硝石矾石散只能用于此女劳疸兼瘀血的变证,单纯肾虚之女劳疸并非此方对证。所以,金寿山曾指出:本条文方证不符,证为女劳,女劳属虚,岂可用硝石矾石散。可供参考。

3.硝石矾石散的方解

硝石,即火硝,味苦咸,入血分以消坚,矾石,入气分以胜湿,两药同用有消瘀逐湿之放。用大麦粥汁和服,以消除两药的副作用,并能和胃宽胸。

关于该方的临床应用,湖北中医药大学《金匮要略释义》谓近代医家认为方中的矾石可用皂矾,并谓不但能治女劳疸,且可治其他内伤诸黄,此说可供临床参考。另金寿山《金匮选讲》谓:硝石矾石散目前常用于消胆石,硝石或用火硝,或用芒硝各地不一,矾石用胆矾,以面糊为丸或制成片剂吞服,每片含药量一分,每服三至五片,日服二至三次,饭后服,有一定疗效。

【原文】 酒黄疸,心中懊憹或热痛,栀子大黄汤主之。(十五)

**栀子大黄汤方:**

**栀子十四枚 大黄一两 枳实五枚 豉一升**

**上四味,以水六升,煮取二升,分温三服。**

【译文】 患酒黄疸,心中郁闷不舒或灼热而痛,用栀子大黄汤主治。

【提要】 本条论述酒疸的主证和治法。

【选注】 尤在泾:酒家热积而成实,为心中懊憹或心中热痛,栀子、淡豉彻热于上,枳实、大黄除实于中,亦上下分消之法也。

徐忠可:此独举心中懊憹为酒疸第一的据也,热而致痛更甚矣。

喻嘉言:此治酒热内结,昏惑懊憹之剂。然《伤寒论》中有云:阳明病无汗,小便不利,心中懊憹者,身必发黄。是则诸凡热甚于内者,皆足致此,非独酒也。

【解析】 1.对本条证的认识

本条是讨论酒疸胃热盛,心中懊憹甚或心中热痛的证治。徐忠可认为心中懊憹是诊断酒疸的第一根据;喻嘉言认为凡热甚于内者皆足以致此证,非独酒也。实际上当辩证地看,酒黄疸常见心中懊憹一证,但绝非凡见心中懊憹必是酒黄疸,如《伤寒论》中谓汗、吐、下治余热未尽,热扰胸膈者的栀子豉汤证就具有心中懊憹,甚至烦热胸中窒、心中结痛。所以徐忠可之说提示我们掌握酒疸的主证,喻嘉言之说提示了方剂的应用范围,不只限于酒疸,凡见心中懊憹皆可用之。这对临床实践是有指导意义的,而且也体现了中医辨证论治的特点。

2.栀子大黄汤的方解

该方由栀子、大黄、枳实、淡豉四药组成,实际上是枳实栀子豉汤加大黄而成。方中栀子、豆豉清胃中郁热,大黄、枳实泻热除胃中积滞,共奏清除实热之功。恰应本条里热重之病机。

3.栀子大黄汤与茵陈蒿汤的对比

原文中虽谓茵陈蒿汤治谷疸,栀子大黄汤治酒疸,但实际上都是治疗黄疸热重于湿者,有其相似之处。但也有所不同:在组成上,栀子大黄汤大黄用一两,而茵陈蒿汤大黄用二两,可知栀子大黄汤通便利湿作用不如茵陈蒿汤,但和胃清热除烦作用则优于茵陈蒿汤;在证候方面,茵陈蒿汤证腹满不能食较显著,栀子大黄汤证心中懊侬较显著。应用时可互相参照。

【原文】 诸病黄家,但利其小便;假令脉浮,当以汗解之,宜桂枝加黄芪汤主之。(方见水气病中。)(十六)

【译文】 凡患发黄病的人,只需利其小便,如果脉浮,当用发汗法治疗,宜用桂枝加黄芪汤主治。

【提要】 本条指出黄疸病的治疗常法及其初起在表的证治。

【选注】 尤在泾:小便利则湿热除而黄自已,故利小便为黄家通法,然脉浮则邪近在表,宜从汗解,亦脉浮者先吐之之意,但本无外风而欲出汗,则桂枝发散之中必兼黄芪固卫,斯病去而表不伤,抑亦助正气以逐邪气也。

《医宗金鉴》:诸黄家病,谓一切黄家病也。黄病无表里证,热盛而渴者,当清之,湿盛小便不利者,但当利其小便。假令脉浮则为在表,当以汗解之,宜桂枝加黄芪汤。于此推之,可知脉沉在里,当以下解之也。

【解析】 桂枝加黄芪汤,即佳枝汤加黄芪组成,其中桂枝、芍药各三两,甘草二两,生姜三两,大枣十二枚,黄芪二两,以治黄疸脉浮有表证者。但以药测证,当是表虚而内热不重者方可用之,使微微汗出,而泄黄势。该方本治水气病,此用治黄疸表虚者,正体现了中医异病同治的辨证论治的特点。若属表实无汗而内热较重者,则宜《外台秘要》许仁则疗急黄的麻黄等五味汤(麻黄、葛根、石膏、茵陈、生姜);另如《伤寒论》有伤寒瘀热在里,身必发黄,麻黄连翘赤小豆汤主之,也主治表实无汗而湿热内郁之黄疸。因此,临床上用汗法治疗外感有表证发黄时要注意辨其表实表虚之不同,不可拘泥一方。

【原文】 诸黄,猪膏发煎主之。(十七)

猪膏发煎方:

猪膏半斤　乱发如鸡子大三枚

上二味,和膏中煎之,发消药成,分再服。病从小便出。

【译文】 各种发黄,用猪膏发煎主治。

【提要】 本条论述肠胃燥结的萎黄的证治。

【选注】 尤在泾:此治黄疸不湿而燥者之法。本草:猪脂利血脉,解风热,乱发消瘀开关格,利水道,故曰病从小便出。

《医宗金鉴》:诸黄,谓一切黄也。皆主猪膏发煎,恐未必尽然。医者审之,此必有脱简也。

【解析】 猪膏发煎由猪膏和乱发组成,猪膏润燥,乱发消瘀,所以是润燥祛瘀之方,故能促使胃肠功能恢复,则黄疸自退。文中言诸黄皆该方主之实不甚妥,当是对伴有瘀血和胃肠燥结的萎黄证而设,对湿热熏蒸引起的黄疸恐未必尽然。《医宗金鉴》之说是有道理的。当然,对黄疸伴燥结者可对症用之以通便去燥。

【原文】 黄疸病,茵陈五苓散主之。一本云茵陈汤及五苓散并主之。(十八)
茵陈五苓散方:
茵陈蒿末十分　五苓散五分方见痰饮中
上二物和,先食饮方寸匕,日三服。

【译文】 有些黄疸病,可用茵陈五苓散主治。

【提要】 本条提出黄疸病属湿重于热的治法。

【选注】 尤在泾:此正治湿热成瘅者之法,茵陈散结热,五苓利水去湿也。

五苓散

《医宗金鉴》:黄疸病之下,当有"小便不利者"五字,茵陈五苓散方有着落,必传写之遗。黄疸病脉沉腹满在里者,以大黄硝石汤下之;脉浮无汗在表者,以桂枝加黄芪汤汗之;小便不利者,不在表里,故以茵陈五苓散主之。

徐忠可:此表里两解之方,然五苓中有术桂,乃为稍涉虚者设也。

南京中医学院《金匮要略译释》:茵陈五苓散作用在于发汗利水,是表里两解法,适用于小便不利而内热不甚的黄疸。

【解析】 以上各注家对本条的认识不甚一致,尤在泾、《医宗金鉴》之解较妥。徐忠可及南京中医学院《金匮要略译释》之注皆认为是表里双解法,恐不甚切合。因本方茵陈分量倍于五苓散,主要是茵陈清热利湿,五苓散在此只化气利尿而不取其解表之用。所以目前多用此方治疗湿重于热型黄疸,即内热不甚而小便不利者用之利尿祛湿退黄,恰应"诸病黄家,但利其小便"之则。

【原文】 黄疸腹满,小便不利而赤,自汗出,此为表和里实,当下之,宜大黄硝石汤。(十九)

大黄硝石汤方:
大黄　黄柏　硝石各四两　栀子十五枚
上四味,以水六升,煮取二升,去滓,内硝,更煮取一升,顿服。

【译文】 黄疸病腹部胀满,小便不畅而颜色发红,自汗出,这是表无外邪,里有实热,应当用下法治疗,宜用大黄硝石汤。

【提要】 本条提出黄疸病表和而热盛里实的证治。

【选注】 尤在泾：腹满，小便不利而赤为里实，自汗出为表和，大黄硝石亦下热去实之法，视栀子大黄及茵陈蒿汤较猛也。

喻嘉言：湿热郁蒸而发黄，其当从下夺，亦须仿治伤寒之法，里热者始可用之。重则用大黄硝石汤，荡涤其湿热，如大承气汤之例；稍轻则用栀子大黄汤，清解而兼下夺，如三黄汤之例；更轻则用茵陈蒿汤，清解为君，微加大黄为使，如栀豉汤中加大黄如博棋子大之例。是则汗法国不敢轻用，下法亦在所慎施，以疸证多夹内伤，不得不回护之耳。

【解析】 本条所论黄疸病乃热盛里实、湿热充斥三焦之证。从证候上看是一派湿热熏蒸之象，则其治疗当用下法荡涤湿热。所以用栀子清上焦湿热，使之从小便而出，黄柏清下焦湿热，大黄清中焦湿热，使之从大便而泄，硝石配大黄在苦寒泄热之中寓有燥湿之用，诸药相合泄三焦湿热从二便排除，共奏清热通便、利湿除黄之效，善治黄疸里有实热者。这与《伤寒论》中阳明病发热汗出腹满多用急下之例意义相同。故大黄硝石汤是属荡涤瘀热之峻剂，其应用应注意腹证及脉象，必须是腹满拒按、二便不利、脉象滑数有力者方可使用。如果内热而未成实，虽小便不利色赤，亦只能用栀子柏皮汤。

本方与茵陈蒿汤、栀子大黄汤的应用也当区别：三方虽同治可下的热重于湿的黄疸病，而茵陈蒿汤以清为主，用大黄主要是清热解毒；栀子大黄汤主治黄疸心中懊恼或热痛，减大黄之用量也在于清热而不是取其攻下；而大黄硝石汤取大黄四两，以下为主，荡涤肠胃积热，必是里实之证。三者应用当明辨细别。

【原文】 黄疸病，小便色不变，欲自利，腹满而喘，不可除热，热除必哕。哕者，小半夏汤主之。方见痰饮中。（二十）

【译文】 黄疸病，小便颜色不变，想要自行下利，腹胀满而喘，不可用除热的方法治疗，热邪虽除，必然引起呃逆。呃逆的，用小半夏汤主治。

【提要】 本条沧述寒湿黄疸误用苦寒清热法引起哕证的处理方法。

【选注】 尤在泾：便清自利，内无热征，则腹满非里实，喘非气盛矣。虽有疸热，亦不可以寒药攻之，热气虽除，阳气则伤，必发为哕；哕，呃逆也。

《医宗金鉴》：黄疸病小便当赤，今不赤而白，且欲自利，虽腹满而喘，是湿盛无热，阴黄证也。切不可除热，若除热以凉药下之，则胃必寒而作哕，哕者主之以小半夏汤，以止哕也。

【解析】 本条含义有三：其一是说明黄疸具有脾胃虚寒症状（小便色不变、腹满、欲自利而喘等）者属寒湿阴黄，治疗当用温法，如茵陈四逆汤或理中汤加茵陈之类，如果误用清热利湿之苦寒药物就会损伤胃阳，发生哕逆等变证，因此在临床上治疗黄疸必须注意辨证施治；其二是如果误治发生哕逆则可用小半夏汤温胃止哕，半夏生姜能降冲逆而止呕哕，温寒湿而行郁满；其三是小半夏汤不能治疗黄疸，此时用之乃治标之法，临时对症治疗，必待哕止之后，再根据证候随证治疗才是。

【原文】 诸黄，腹痛而呕者，宜柴胡汤。必小柴胡汤，方见呕吐中。（二十一）

【译文】　各种发黄,证见腹痛而呕吐的,宜用小柴胡汤治疗。

【提要】　本条论述黄疸而有肝胃不和表现的证治。

【选注】　尤在泾:腹痛而呕,病在少阳,脾胃病者,木邪易张也。故以小柴胡汤散邪气,止痛呕,亦非小柴胡能治诸黄也。

《医宗金鉴》:呕而腹痛,胃实热也,然必有潮热便硬,始宜大柴胡汤两解之;若无潮热便软,则当用小柴胡汤去黄芩加芍药,和之可也。

程林:经曰:呕而腹满,视其前后知何部不利,利之则愈。今黄家腹痛而呕,应内有实邪,当用大柴胡汤以下之。若小柴胡汤则止呕,未可疗腹痛电,明者详之。

【解析】　仲景在原文中谓宜柴胡汤,并非专指小柴胡汤。柴胡汤亦并非专治黄疸,需随证加减,若黄疸兼半表半里之证如胸胁苦满、心烦喜呕、食欲不振或往来寒热者,宜小柴胡汤加茵陈;若黄疸兼腹痛而呕无潮热、无便硬者,当用小柴胡汤加芍药等;若黄疸兼里热盛,便秘腹满者,当用大柴胡汤加茵陈。又《医醇賸义》云:小柴胡加栀子汤,治邪热留于半表半里而发黄者,仍以和其表里之法,于小柴胡汤内加栀子。总之,凡属肝郁气滞,肝气犯胃的肝胆疾病如急慢性肝炎、胆囊炎、胆道感染、胆石症等引起的黄疸,皆可辨证施治应用柴胡汤辈加减治疗。

【原文】　**男子黄,小便自利,当与虚劳小建中汤。方见虚劳中。(二十二)**

【译文】　男子发黄,小便自行通利,当用治虚劳的小建中汤。

【提要】　本条论述虚黄的证治。

【选注】　尤在泾:小便利者,不能发黄,以热从小便去也;今小便利而黄不去,知非热病,乃土虚而色外见,宜补中而不可除热者也。夫黄疸之病湿热所郁也。故在表者汗而发之,在里者攻而去之,此大法也。乃亦有不湿而燥者,则变清利为润导,如猪膏发煎之治也;不热而寒,不实而虚者,则变攻为补,变寒为温,如小建中之法也;其有兼证错出者,则先治兼证而后治本证,如小半夏及小柴胡之治也。仲景论黄疸一证,而于正变虚实之法详尽如此,其心可谓尽矣。

《医宗金鉴》:妇人产后经崩发黄色者,乃脱血之黄色,非黄疸也。询知其人必有失血亡血之故,以致虚黄之色外现,斯时汗下渗利之法俱不可施,唯当与虚劳失血同治,故以小建中汤调养营卫,黄自愈矣。

【解析】　1.对"虚黄"的认识

历代医家对虚黄的认识不甚一致,此选尤在泾及《医宗金鉴》之注为代表说明之。

一类认为虚黄乃是萎黄病,不属黄疸病,其主要表现是两目不黄,周身肌肤呈淡黄色干萎无光泽,小便自利且色不黄,并伴有倦怠无力、眩晕耳鸣、心悸少寐,或大便溏薄、舌淡苔白、脉虚无力。多由于心脾两虚气血衰少不能荣养脏腑、滋润肌肤而致,多见于失血过多,大病之后,或饥饱失常损伤脾胃。正如《医宗金鉴》谓妇人产后经崩发黄色者乃脱血之黄色,非黄疸也。

另一类认为虚黄乃是黄疸病之一种,黄疸病人兼虚寒证或心脾气血不足表现者当是。如尤在泾之说。实际上,临床确实可见到有小建中汤证者,古今皆有医案可据,如《环溪草堂医案》载:两目及身体皆黄,小便自利而清,此属脾虚,非湿热也,名曰虚黄。《静香楼医案》载:两目身体悉黄,而中无痞闷,小便自利,此仲景所谓虚黄也;皆有目黄、身黄,当为黄疸也。《中医杂志》1958 年 7 月号报道溶血性黄疸按中医虚黄证治疗,用黄芪建中汤及归芪建中汤合真武汤加茵陈得以控制。这些验案说明黄疸病也有见小建中汤证者,可称为虚黄。所以虚黄这一概念包含黄疸病属虚劳性者,又包含不属黄疸病而是萎黄病的肌肤发黄。

2.关于"虚黄"的治疗

历代医家对此证治疗多以阴黄、虚劳而论。如《金匮要略方论集注》"阴证略例":内感伤寒,劳役形体,饮食失节,中州变寒之病生黄,非伤寒坏之而得,只用建中、理中、大建中足矣,不必用茵陈也。王好古《此事难知》谓:中州寒生黄,用大小建中,不必茵陈,皆气虚之阴黄也,气虚则脾不运,久瘀于里,则脾败而色外见,故黄,其黄色必淡。戴复庵谓:失血后多令面黄,或偏身黄,血不荣也……宜养荣汤、十全大补汤,此血虚之阴黄也,此为干黄,小便利,四肢不沉重也。由此可见,对虚黄一证诸补虚之方皆可随证采用,原文小建中汤只是举例而言,此外如归脾汤、黄芪建中汤、归芪建中汤、大建中汤、人参养荣汤、十全大补汤、八珍汤等皆可应用。如若属肾虚劳损者可用八味肾气丸或六味地黄丸随证加减。

3."小便自利"的意义

本篇所载黄疸病,多有小便不利的证候,如第二条:"风寒相搏,食谷即眩,谷气不消,胃中苦浊,浊气下流,小便不通……名为谷疸。"第三条:"……小便必难,此欲作谷疸。"第四条:"夫病酒黄疸,必小便不利……"第九条:"脉沉,渴欲饮水,小便不利者,皆发黄。"第十六条:"诸病黄家,但利其小便。"第十七条:"黄疸腹满,小便不利而赤……"此皆指湿热黄疸而有小便不利。唯本条与女劳疸是"小便自利"。可见本条所谓"男子黄"及女劳疸不属湿热而属虚劳范畴。小便之利与不利当是虚黄与湿热发黄的主要鉴别点之一。

【原文】 瓜蒂汤:治诸黄。方见暍病中。

【译文】 瓜蒂汤治疗各种发黄。

【提要】 论述使湿热从上泄出的治黄方法。

【方解】 方中专用瓜蒂,味苦而长于涌吐,如果黄疸病而见胸膈满闷或心烦懊憹、欲吐者可因势利导,用此方催吐,以祛胸膈实邪。

【用法】 (1)煎汤可作口服:如隋代医家谢士泰编著的《删繁方》云:服讫吐出黄汁,亦治脉浮欲吐者之法也。

(2)做散剂搐鼻法:如赵以德谓:古方多用此治黄,或作散,或吹鼻,皆取黄水为效。

又《千金翼方》:黄疸,目黄不除,瓜丁散方,瓜丁细末,如一大豆许,内鼻中,令病人深吸取入鼻中,黄水出差。

(3)近人或民间亦多用瓜蒂散搐鼻中取流出黄水治疗黄疸。

(4)应用时注意病人体质,体虚亡血等不可轻易使用。

【原文】 《千金》麻黄醇酒汤：治黄疸。

麻黄三两

上一味,以美清酒五升,煮取二升半,顿服尽。冬月用酒,春月用水煮之。

【译文】 《千金》方中的麻黄醇酒汤可治黄疸。

【提要】 本条再论汗法治疗黄疸。

【方解】 独取麻黄走肌表力专发汗,配醇酒以使药力周行全身而通营卫,二药相合使湿热随汗从肌表而解,则黄自退。

【应用】 《千金要方》谓此方为"治伤寒热出表发黄疸方"。《三因极一病证方论》谓:"麻黄醇酒汤治伤寒,瘀热不解,郁发于表,发为黄疸,其脉浮紧者以汗解之。"《金匮方歌括》谓:"麻黄轻清走表,乃气分之药,主无汗表实证。黄疸病不离湿热之邪,用麻黄醇酒汤者,以黄在肌表营卫之间……"可见此方主治乃湿热在表郁阻成黄,脉浮紧,无汗者。

# 结语

本篇是关于黄疸病的专论:其对黄疸病的论述,范围相当广泛,对各种黄疸的病因、病机、证候、诊断、治疗、预后进行较全面系统的归纳、分析和阐述,为后世对黄疸病的论治奠定了基础。现将有关问题小结于下。

1.黄疸病的病因病机

根据《伤寒论》及本篇记载,黄疸病的病因病机如下:①由于感受外邪,即所谓"风寒相搏""阳明发黄""太阴发黄"等多是由于外感病毒邪气,以致湿热蕴结,脾之瘀热行于外而发黄。②酒食不节或饮食不洁,内伤脾胃,运化失权,湿郁化热,湿热交蒸,而为黄疸。③劳伤过度,使脾肾受损,肾虚脾湿而致所谓女劳疸,此则多为重症肝胆疾患,长期不愈,肝病及肾的病理表现。所以黄疸的发生关乎肝、脾、肾三脏;或胃热脾湿,或肾虚脾湿而湿热内生、熏蒸肝胆。后世进一步认识到,阳黄之作,湿从热化,湿热郁蒸;阴黄之作,湿从寒化,寒湿郁阻。这就是说,黄疸的表现与疾病的性质、病程的长短、病人的体质都有关。

总之,中医认为黄疸病的发生,外因为时邪侵袭,内因为脾虚正气不足,诱因多与饮食不节有关。湿盛脾虚乃病机核心,湿从热化则发为阳黄,湿从寒化则发为阴黄。

2.黄疸病的分类

本篇将黄疸分别命名为谷疸、酒疸、女劳疸,同时又有黑疸之称。这是仲景按病因分类的分类方法,但这种分类没能概括本篇丰富的内容,目前临床上已很少应用。若综合《伤寒论》与《金匮要略》对黄疸的论述,实际包括外感发黄、湿热发黄、寒湿发黄、火劫发黄、燥结发黄、女劳发黄和虚黄等,其中以湿热发黄为重点。同时,《伤寒论》中的发黄多指急性热病中的病变,《金匮要略》所谓黄疸病则多为慢性,所以仲景分立"发黄"和"黄疸"两个名称,以示区别。后世医家自元代罗天益始,将黄疸概括为阳黄、阴黄两大类,又在阳黄所表现的不同证候基础上进一步分为热胜于湿、湿胜于热和湿热两盛的不同类型,又有急黄的论证,这就更丰富了中医学对黄疸的认识,有利于辨证论治。如本篇的大黄硝石汤证、栀子大黄汤证、茵陈蒿汤证属阳黄热重于湿型,茵陈五苓散证则属湿重于热型,而硝石矾石散证则属阴黄范畴了。

3.黄疸病的治疗八法

本篇对黄疸治疗的论述丰富多彩,方法详备,除清热利湿是一个主法外,尚有汗、吐、下、和、温、补、消等,八法具备,随证选用。

(1)汗法:治黄疸而具表证者。属表虚者用本篇的桂枝加黄芪汤;属表实者则用《伤寒论》麻黄连翘赤小豆汤及本篇附方《千金》麻黄醇酒汤。

(2)吐法:仲景在原文中提出"酒家,心中热,欲吐者,吐之愈"。附方中瓜蒂散补其有法无方也。

(3)下法:适用于里实热盛,大便不通者。如大黄硝石汤,能泻热去实。

(4)和法:肝胆疾病多影响脾胃,则宜取调和肝脾之法在黄疸病治疗过程中广泛应用。根据临床证候分别选用小柴胡汤、大柴胡汤,及后世的柴胡疏肝散、逍遥散等。

(5)清法:是黄疸病的正治法,清热利湿以退黄,如茵陈汤、栀子柏皮汤、茵陈五苓散等。

(6)温法:用于寒湿发黄者。如本篇第三条就是论述太阴寒湿谷疸,仲景未出具体方剂,后世如茵陈理中汤、茵陈术附汤、茵陈四逆汤之类,温脾化湿,皆可酌情使用。

(7)补法:在湿热黄疸的恢复期或转入慢性的过程中,往往出现湿热余邪残留未尽,而肝郁脾肾气血已虚.此时需消补兼施。如本篇的小建中汤,及后世的归芪建中汤、黄芪建中汤。

(8)消法:本篇硝石矾石散、猪膏发煎的应用皆属消法。后世之活血化瘀之方治疗黄疸伴肝脾肿大等慢性肝胆病,成为非常重要的治疗方法。

上述八法中,清、下二法是正法,其他皆属变法,正如尤在泾所说:"夫黄疸之病,湿热所郁也,故在表者汗而发之,在里者攻而去之,此大法也。乃亦有不湿而燥者,则变清利为润导,如猪膏发煎之治也;不热而寒,不实而虚者,则变攻为补,变寒为温,如小建中汤之法也;其有兼证错出者。则先治兼证,而后治本证,如小半夏及小柴胡之治也。仲景论黄疸一证,而于正、变、虚、实之法,详尽如此。"

由此可见,中医学治疗黄疸的方法,甚为丰富,确实是一个伟大的宝库,应当努力发掘,研究整理,加以提高。

# 惊悸吐衄下血胸满瘀血病脉证治第十六

**【题解】** 本篇讨论惊悸、吐血、衄血、下血和瘀血等病证的脉证及治疗。胸满仅是瘀血的一个伴见症状，不属独立疾病。惊悸的发生与心有关，吐血、衄血、下血、瘀血皆是血脉的病变，属血证。而心主血脉，由于上述病证皆与心和血脉有密切联系，所以将其合为一篇。

惊与悸，是互有影响的两种病情。惊，即惊恐。是神情不定，卧起不安的精神症状。多因突受外界剧烈刺激，使心气涣散，神不安舍所致；故说警证发于外，"有所触而动曰惊。"悸，即心悸，自觉心中跳动，动悸不宁的症状。多因心的气血亏虚，心神失养所致；故说悸证起于内，"无所触而动曰悸。"但是临床上惊、悸两证往往互相影响，如受惊必伴心悸，心悸者更易发生惊恐，二者常互为因果，合并出现，故统称"惊悸"。惊悸，是独立的病证，后世中医内科学将其归于心悸范畴。临床以自觉心中悸动、惊惕不安，甚至不能自主为主症。类似于西医学各种心脏疾病、神经官能症、甲状腺机能亢进、贫血、电解质紊乱等所引起的心律失常。

吐血、衄血、下血、瘀血皆属血证。衄血，指鼻衄。衄血量多时，又称"鼻洪"或"鼻大衄"。吐血，包括咯血和呕血两种，咯血指血从肺来，经气道随咳嗽而出，也称咳血；呕血，指血从胃来经口吐出或呕吐而出。下血，包括大便下血、尿血及阴道出血，本篇所论以大便下血为主。出血的途径虽然不同，导致出血的原因虽多，但基本病机可归纳为火热熏灼、迫血妄行，正气亏虚、气不摄血，瘀血阻络、血不归经三个方面。《金匮》主要论述血热妄行和气不摄血两种病机所致的吐血、衄血、大便下血证治。

瘀血，既是病理产物，又是致病因素。凡离经之血不能及时排出而停积体内，或血液运行不畅，壅遏于经络内，滞留于组织器官中，皆称为瘀血。由瘀血所致的疾病即瘀血病，以病因命名。《金匮》首创瘀血病名，并将其作为一个独立的疾病对待。本篇指出胸满、唇萎舌青，但欲漱水不欲咽，脉微大来迟等瘀血的辨证要点；提出"可下之"的治法原则，奠定了瘀血证治的基础。由于瘀血广泛地见于多种疾病的病理过程中，故后世一般将其作为多种疾病的一个证候类型对待。

**【原文】** 寸口脉动而弱，动即为惊，弱则为悸。（一）

**【译文】** 寸口部位出现动而且弱的脉象，脉动是因为惊，脉弱是因为悸。

**【选注】** 徐彬：前奔豚章，既言有惊怖，有火邪，皆从惊发得之，此又另揭惊悸言之，非详其病所从得，乃谓病有惊狂不安者，有只心悸不宁者，惊乃邪袭于心在实边，故其寸口脉动，动者有粒如豆也；悸者神不能主在虚边，故其寸口脉弱，弱者脉来无力也。动而弱者，有邪袭之而心本原虚也，故惊悸并见。（《金匮要略论注》）

程林：动乃数脉见于关上，上下无头尾如豆大，厥厥动摇者名曰动，乃阴阳相搏,当以见于关为是,不应见于寸口也。惊者,为物卒动。邪从外来,有动于心,故脉为之动摇;悸者,为心跳动。病从内生,有怯于心,故脉为之弱也。(《金匮要略直解》)

【解析】 惊证与悸证虽有外来与内生的不同,但两者常互相影响,并互为因果。受惊必致心悸,而心悸又易为惊恐所扰。惊证日短,病轻多实,悸证日久,病深多虚。惊可导致动脉,但并非动脉均主惊;悸可导致弱脉,但并非弱脉均主悸。因此临床上,仅以脉之动、弱诊断惊、悸,不足为凭,必须脉证合参,方为全面。

【原文】 师曰:夫脉浮,目睛晕黄①,衄未止。晕黄去,目睛慧了②,知衄今止。
(二)

【校勘】 "夫",赵本及俞乔本并作"夫",程氏、《金鉴》同。其余诸家本均作"尺"为是。

【注释】 ①目睛晕黄:有两种情况,一是望诊可见黑睛周围发生黄晕,与黄疸白珠发黄有别;另是病人自觉视物昏黄不清。

②目睛慧了:谓目睛清明。

【译文】 老师说:尺部脉浮,黑睛周围有黄晕,视物昏黄不清,说明衄血尚未停止。目睛晕黄退去,视物明晰清楚,说明衄血已停止。

【提要】 本条以脉象的动或弱来区分惊与悸,提示惊、悸二病的不同病机。

【选注】 赵以德:心者君主之官,神明出焉,不役形,不劳心,则精气全而神明安其宅;苟有所伤,则气虚而脉动,动则心悸神惕。精虚则脉弱,弱则怔忡恐悸。盖惊自外物触入而动属阳,阳变则脉动;悸自内恐而生属阴,阴耗则脉弱。是病宜和平之剂,补其精气,镇其神灵,尤当处之以静也。

徐忠可:前奔豚章既言有惊怖,有火邪,皆从惊发得之;此又另揭惊悸言之,非详其病所从得,乃谓病有惊狂不安者,有只心悸不宁者。惊乃邪袭于心,在实边,故其寸口脉动,动者有粒如豆也;悸乃神不能主,在虚边,故其寸口脉弱,弱者脉来无力也。动而弱者,有邪袭之而心本原虚也,故惊悸并见。然而脉仍分属,动则惊气之发,弱则悸气所行,故曰:动即为惊,弱则为悸。

尤在泾:惊则气乱,故脉动,悸属里虚,故脉弱。动即为惊者,因惊而脉动,病从外得;弱则为悸者,因弱而为悸,病自内生。其动而且弱者,则内已虚而外复干之也。

【解析】 惊与悸都是与心的功能失调有关的疾病。心主血脉,又主神志,在生理上,心的这两个功能是互相联系的,在病理上则又是互相影响的。惊病是以神志失调为主,也涉及血脉的病变,悸病是以血脉病变为主,也影响到神志失调。此亦即惊与悸常相兼为病的原因。

惊,是以病因得名的。《素问·举痛论》曰:"惊则心无所倚,神无所归,虚无所定,故气乱矣。"可知,惊系指由突受外惊,如耳闻巨响,目见异物,或遇险临危,以致心惊神摇,不能自主的证候。本篇在论惊之证治时,又举出火邪劫迫致惊一条,则是将凡有与受惊后的表现相类似的病证,病因虽非受惊,亦归于惊病范畴,当是仲景对惊病认识的发展。惊病除有神志症状外,必有心悸、脉乱的表现。

悸,则是以症状命名的,专指心跳、心慌的证候而言。导致心悸的病因是很多的,见于《伤寒论》的有发汗过多、水气凌心、水停心下三种,他如因于惊恐、因于亡血等致成心悸的亦不少见。就病机论,悸证主要是气血不足,或是邪气侵凌于心,造成心的功能失常。

本条只从寸口脉的动与弱来叙述惊与悸,虽文字简单,实已提示出惊为气乱、悸乃里虚的病机。诸家对本节注解,已属详尽。不难看出,惊,主要在病因病机上着眼识证,临床表现以惊恐不安为主,同时兼见心悸;悸,主要在症状上着眼识证,表现以血脉虚弱心跳心慌为主,在病因上可有受惊一途。在治疗方面,治惊之法,不外如《素问·至真要大论》所说的"惊者平之",以镇惊安神为主,佐以补心养血之品。至于治悸,则当求其所因,分别采取不同措施,因于水邪者,当驱水散饮,因于过汗者,当益气生津,血虚者养血,气虚者补气,由惊而致悸者,又当从惊病之治法,惊平则悸除。

本篇论述惊悸的文字甚简,不过示人以权衡规矩,学习时当结合《内经》和《伤寒论》的有关论述,并参考后世医家对惊悸的认识,前后对照,方能加深对本病的理解。

【原文】 师曰:夫脉浮,目睛晕黄①,衄未止。晕黄去,目睛慧了②,知衄今止。(二)

【注释】 ①目睛晕黄:有两种情况,一是望诊可见黑睛周围发生黄晕,与黄疸白珠发黄有别;另是病人自觉视物昏黄不清。

②目睛慧了:谓目睛清明。

【译文】 老师说:尺部脉浮,黑睛周围有黄晕,视物昏黄不清,说明衄血尚未停止。目睛晕黄退去,视物明晰清楚,说明衄血已停止。

【提要】 本条根据脉证来推断衄血的预后。

【选注】 徐忠可:衄为清道之血,从督脉由风府贯顶下鼻中,此肝肾热郁,火冲阳经,而经血妄出,故云衄者其尺脉浮。以尺主下焦,肝肾有热,而虚则尺脉浮,故前曰尺脉浮为伤肾。目睛属肝,阳明热气乘之,则目睛晕黄。乙癸同源,故尺浮晕黄,其邪气正盛,衄为未止;晕黄去则热已衰,更目睛慧了,知肾热已解,则肝血无恙。血乃阴属,无热迫之,则衄从何来,故曰知衄今止。

尤在泾:尺脉浮知肾有游火,目睛晕黄知肝有蓄热,衄病得此则未欲止,盖血为阴类,为肝肾之火热所逼而不守也;若晕黄去,目睛且慧了,知不独肝热除,肾热亦除矣,故其衄今当止。

《医宗金鉴》:脉浮主阳主表,若目睛清洁,主阳表病也;目睛晕黄,主血脉病也。盖以诸脉络于目,而血热则赤,血瘀则黄。今目睛黄晕,知其衄未止也;若黄晕去,目睛慧了,知其衄已止,故曰:衄今止也。

【解析】 本条经文论述如何判断衄血证的预后。其方法是切按尺脉,观察目睛,询问病人视觉情况。若尺脉见浮,眼睛出现黄晕,而且视物昏花,便知衄血未止;若尺脉静而不浮,眼睛的晕黄退去,而且视物清晰明慧,便知衄血即可停止。从中我们不但可以学得平脉辨证的方法,还可进一步理解衄血病的病因病机,参看注家解释,就可帮助我们体会其中的道理。目为肝窍,黄为土色,目黄则为肝胃郁热,尺脉应沉,反浮则为肾虚火升。肝主藏血,得诸火之炎,其血必热,血热则易于外溢,此即衄血的发病机制。若目睛晕黄退去,则知肝胃热除。目睛慧了,当是肾火已降、肾精复康之兆,因肾"其充在骨"(《素问·六节脏象论》),"骨之精为瞳子"(《灵枢·大惑论》),瞳子所以视物,实赖肾精,故目睛慧了为肾火降精复征兆。肝胃热除,肾火得降,知衄必自止。

**【原文】** 又曰:从春至夏衄者太阳,从秋至冬衄者阳明。(三)

**【译文】** 老师又说:从春季到夏季衄血者属太阳,从秋季到冬季衄血者属阳明。

**【提要】** 本条从四季气候变更中指出衄血之所属。

**【选注】** 李彣:衄血出于鼻,手太阳经上频抵鼻,目下为频;足太阳经,从巅入络脑,鼻与脑通;手阳明经夹鼻孔;足阳明经起鼻交额中,四经皆循鼻分,故皆能致衄。太阳行身之表,经云:太阳为开。是春生夏长,阳气在外有开之义;故春夏衄者太阳。阳明行身之里,经云:阳明为阖。是秋敛冬藏,阳气在内,有藏之义,故秋冬衄者阳明。

《医宗金鉴》:衄血阳络伤也,下血阴络伤也。太阳主外,春夏主外,故从春至夏衄血,属太阳也。阳明主内,秋冬主内,故从秋至冬衄血,属阳明也。

尤在泾:少阳之脉不入鼻额,故不主衄也。

魏念庭:从春至夏,阳气方升,此时得衄,多因外感风寒客于肌表.而邪热生于胸胃,热既内盛,血遂上逆而致衄,故曰太阳之衄,以外感之因也。从秋至冬,阳气方降,此时得衄,多因内伤,津液耗于脏腑,而邪热生于三焦,热亦内盛,血亦上逆而致衄,故曰阳明之衄,以内伤之因也,是就其分属大纲言之。然春夏岂无内伤之衄,秋冬岂无外感之衄,又在人临证审谛,而不可拘执而言者矣。

**【解析】** 对于本条的解释,诸家多以经络循行、阴阳升降为据,这在理论上比较容易令人接受。李彣之注说理透彻,实为本条佳解,《医宗金鉴》、尤在泾之注词简而义皆同于李彣。然而这般解释,作为一种理论则无不可,付诸实际却不尽然,临床上鲜有以春夏秋冬来区分太阳阳明之衄的经验,当然这需要我们在实践中进一步体会。但魏念庭之解,已超然众家之外,颇觉切合实际,他认为太阳、阳明,是以之分别外感与内伤的病因,"就其分属大纲"而言。春夏阳气方升,此时得衄,多因外感风寒客于肌表,邪热生于胸胃,使血热上逆所致,太阳主表主外,故春至夏得衄属太阳,言其病因多外感;秋冬阳气伏降,此时得衄多因内伤,津液耗于脏腑,邪热生于三焦,使血热上逆所致,阳明主里主内,故秋至冬得衄属阳明,言其病因多内伤。同时,魏念庭又不拘泥于此。指出秋冬亦有外感之衄,春夏亦有内伤之衄。

必须明确,衄血的原因很多,内伤外感皆有之,而其发病与季节的关系并不固定,本条经文不过作为归纳疾病的一种方法而已,其实是古人重视自然气候与人体发病的关系的体现,因此,我们对本条要活看,不可死于句下。

**【原文】** 衄家不可汗,汗出必额上陷①,脉紧急,直视不能眴②,不得眠。(四)

**【注释】** ①额上陷:额上两旁动脉因血脱而下陷不起。

②眴:眼球转动貌。

【译文】 常流鼻血的病人,不可发其汗。误汗必致额上凹陷处的经脉下陷,脉紧急,目直视不能转动,不得眠。

【提要】 本条指出衄家误汗的变证。

【选注】 《医宗金鉴》:衄,该吐血而言也。衄血吐血之家,阴已亡矣,若发其汗,汗出液竭,诸脉失养,则额角上陷中之脉为热所灼,紧且急也。目直视,目瞪不转睛也。不能眴,目睫不合也。亦为热灼其脉,引缩使然也。不得眠,阳气不能行于阴也。凡此之病,皆阳盛阴微之危证,故衄家慎不可汗也。

尤在泾:血与汗皆阴也,衄家复汗,则阴重伤矣。脉者血之府,额上陷者,额止两旁之动脉,因血脱于上而陷下不起也;脉紧急者,寸口之脉,血不荣而失柔,如木无液而枝乃劲也,直视不眴不眠者,阴气亡则阳独胜也。

黄树曾:太阳阳明之脉均抵额上,素有衄病之人,阳经之血已虚;如发汗令汗出则阳气义份,自然额上陷落。血虚不荣于脉,故脉紧张而不柔和。太阳之脉起于目内眦,目得血而能视,阳气足始能开合转动自如;今阳气既耗,阴气又虚,故直视不能眴,即所谓目瞪也,目瞪则不能合,不能合故不得睡眠也。

【解析】 本条已见于《伤寒论·辨太阳病脉证并治》,大意是说衄家不可发汗,误汗必预后不良。诸家对本条的基本精神认识一致,对误汗后出现的变证的病机做了详细的分析,足供我们参考。唯对"额上陷,脉紧急"一句的解释有异,赵本及后世多种注本断句如此,多数注家也就以此随文训释,委实牵强。《医宗金鉴》认为是"额角上陷中之脉"紧急,真是独到之见,而且也颇为有理。查《素问·骨空论》有"䯏下陷脉灸之"一句,说明"陷脉"二字,古已成词,不能分开来读,有"䯏下陷脉",亦可有额角上"陷脉",乃自然之理,《医宗金鉴》之说,可由此得到佐证。

另外,本条虽只提到衄家忌汗,但其实正如《医宗金鉴》所云"衄,该吐血面言也",不过是仲景用笔之简,旨在启人悟机,学者尤必隅反引申,当知不仅衄家,凡失血者,皆不可汗,所谓"夺血者无汗",就是这个意思。

【原文】 病人面无色,无寒热。脉沉弦者,衄;浮弱,手按之绝者,下血;烦咳者,必吐血。(五)

【译文】 病人面色㿠白,不恶寒发热,脉沉弦的,为衄血;脉浮弱,以手按之则无,为下血;烦躁咳嗽的,必致吐血。

【提要】 本条论述内伤失血的几种脉证。

【选注】 程林:病人面无血色,脱血之象也。《上经》曰:"男子脉虚沉弦,无寒热,时目瞑兼衄。"无寒热而脉弦衄者,则与上证不殊,为劳证也;若脉浮弱,手按之绝者,有阳无阴也,故知下血;烦咳者,病属上焦也,故知吐血。

尤在泾:无寒热,病非外感也。衄因外感者,其脉必浮大,阳气重也,衄因内伤者,其脉当沉弦,阴气厉也。虽与前尺脉浮不同,其为阴之不靖则一也。若脉浮弱按之绝者,血下过多而阴脉不充也。烦咳者,血从上溢,而心肺焦燥也,此皆病成而后见之诊也。

《医宗金鉴》:脉沉,当是脉浮,文义始属,必传写之讹也。赤色,血色也。面无血色,谓面白之人,纯白而无赤;面黄之人,纯黄而不红也。人有恐怖则面色㿠白,其状惊骇;人有愧心,乍白乍红,其状惶怯。今无故而面无血色,则知非惊愧致气乱血散也;且无寒热病,又可知非虚损不生血少血也。既非血散,又非血少,当询之病人,必有失血之故。诊之于脉,必有吐衄下血之因。衄血属阳,故脉见浮弦,按之必芤,营血空也;下血属阴,脉见沉弱,按之欲绝,营气微也。且脉色如斯,而证兼烦咳,是病在心肺,故必吐血也。

【解析】 诸家对本条的注解,各有见地,综合起来看,便能全面理解原文精神。"病人面无血色",为脱血之象,为三种失血证共有之症,诸家认识一致。失血的成因有内伤外感之分,本条论各种失血证,以无寒热冠首,尤在泾指出此乃示病非外感,程林则进而指出当是劳证,总之,可以认为是内伤失血。对本条论述之细腻,当首推《医宗金鉴》,其对面无血色一症鉴别诊断尤为精当,从面无血色的特点和伴有症状方面进行细致的分析,逐一排除了恐怖、愧心、虚损不生血等多种病因,而知面无血色、无寒热乃失血之的证,其叙述细致贴切,足启后学。但《医宗金鉴》对文中"脉沉""脉浮"的看法,却有不妥之处,动辄认为经文有讹,未免失之主观,学习原文,当尊重原文,以我意解经意则可,欲经意随我意则不可,除非有所考证,否则不能贸然疑经文之讹误。

【原文】 夫吐血,咳逆上气,其脉数而有热,不得卧者,死。(六)

【译文】 吐血,病人伴见咳嗽、喘逆、脉数、发热,不能卧寐的,属死证。

【提要】 本条指出吐血证见到阳气独盛者属死候。

【选注】 徐忠可:凡吐血先由阳虚,后乃至阴虚。阴虚而火日以盛,有灼阴之火,无生阴之阳。咳则肺气耗散,逆而上气,则肝挟相火上乘;脉数有热,则无阴不得卧,夜卧血不归肝,而木枯火燃,君火变为燥火。阴阳俱亏,凶证相并,有立尽之势,故曰死。

唐容川:血随气为运行,气以血为依归。但病血而不病气,则气足以资血源为可治,唯气血交病则不可治矣。肺痿咳逆上气不休,则气不归根矣。心血大虚,其火独旺,则脉数身热,盗汗心烦,不得安卧,而血不灌溉矣。凡此二者,病血不病气,则犹借气以启血之化源;病气不病血,则犹借血以引气归其宅,若两无根蒂,不死何为。

尤在泾:脉数身热,阳独胜也;吐血咳逆上气不得卧,阴之灼也。以既灼之阴,而从独胜之阳,有不尽不已之势,故死。

程林:吐血、咳逆、上气,则肺脏伤矣。脉数则虚热不去,火来刑金矣。阴血消亡,故不得卧,死可必矣。

【解析】 本条主要论述吐血证预后不良的脉证,诸家之解各具详略,以从唐注为善,唐容川独能以气与血在生理与病理上的关系为依据,揭示本条脉证的病机,论理质朴,值得学习。程林之解,则以五脏生克乘侮关系立论,简明扼要;尤在泾之解,专从阴烁阳盛病机上着笔,重点突出,皆为较好注脚。

本条所论脉证,临床是可以见到的,肺痨吐血多有此表现,预后较差。陈修园对本证治疗,提出二加龙骨牡蛎汤,即桂枝加龙骨牡蛎汤去桂加附子、白薇,意在镇纳独盛之阳,固敛将亡之阴,或可补救危亡。

【原文】 夫酒客咳者,必致吐血,此因极饮过度所致也。(七)

【译文】 平素嗜酒之人,又见咳嗽,必然导致吐血。这是因为饮酒过度所致。

【提要】 本条提出酒伤所致的吐血证的病机。

【选注】 徐忠可:此言吐血不必由于气不摄血;亦不必由于阴火炽盛。其有酒客而致咳,则肺伤已极,又为咳所击动,必致吐血,故曰极饮过度所致。则治之者,当以清酒热为主也。

尤在泾:酒之热毒,积于胃而熏于肺则咳,久之肺络热伤,其血必随咳而吐出。云此因极饮过度所致者,言当治其酒热,不当治其血也。

《医宗金鉴》:酒性大热,溃脉伤经,极饮过度,必致咳嗽吐血也。

【解析】 吐血一证,其特点是血从口出,追溯血之来源,不外肺、胃,源于肺者,必见咳嗽上气,源于胃者,必见呕吐恶心。就其病因病机而论,有由于气不摄血者,有由于阴虚火旺者,有由于实热炽盛者,举凡能导致血液上逆,肺胃络伤者,皆可造成吐血证。本篇所论吐血证,在病位上似专指肺络之伤,如前两条论吐血,皆有咳嗽一症。在病性上,本篇述及阴虚火旺之吐血,也述及实热炽盛之吐血,如本条就是酒客伤于极饮,热毒熏蒸导致吐血。对于本条注解,徐、尤二人能联系治疗,指出治酒客吐血当治其酒热,莫专治其血。当知此理不独适于酒客,凡是湿热内盛者,皆可作酒客论。启示我们治疗疾病必须抓住根本,重视病因病机,亦即"必伏其所主而先其所因"之意。另外,本条还可警示酒客,使之望而生畏,杜绝嗜饮,预防吐血的发生。

【原文】 寸口脉弦而大,弦则为减,大则为芤,减则为寒,芤则为虚,寒虚相击,此名曰革,妇人则半产漏下,男子则亡血。(八)

【提要】 本条从革脉的脉象及形成机理中阐发亡血证的病机。

【选注】 尤在泾:此条已见虚劳病中,仲景复举之者,盖谓亡血之证,有从虚寒得之者耳。

【解析】 本条已见于《金匮要略·血痹虚劳病脉证并治》中,文字略有出入。因为亡血之证有因虚寒而得者,故本篇又予举出。

【原文】 亡血不可发其表,汗出即寒慄而振。(九)

【译文】 失血的病人,不可以发汗解表,汗出后会寒战怕冷。

【提要】 本条指出亡血家禁汗并述误汗后的症状。

【选注】 尤在泾:亡血者亡其阴也,更发其表,则阳亦伤矣。阳伤外不固,故寒慄。阴亡者内不守,故振振动摇。前衄血复汗,为竭其阴,此则并亡其阳,皆所谓粗工嘻嘻者也。

《医宗金鉴》:凡失血之后,血气未复为亡血也,皆不可发汗。失血之初,固属阳热,亡血之后,热随血去,热虽消而气逐血虚,阳亦微矣。若发其汗,则阳气衰微,力不能支,故身寒噤慄而振振耸动也。发阴虚之汗,汗出则亡阴,即发吐衄之汗也,故见不得慄,不得眠,亡阴之病也。发阳虚之汗,汗出则亡阳,即发亡血之汗也,故见寒慄而振,亡阳之病电。

李彣:夺血者无汗,以汗与血,俱属心液,血亡液竭,无复余液作汗也。今又发表,则阴虚且更亡阳,表间卫气虚极,故寒慄而振。

【解析】 本条与上条"衄家不可发汗",皆属亡血忌汗,但对误汗后出现坏证的描写却显然有别,上条言"额上陷脉紧急,直视不能眴,不得眠",一派阴虚液亏之象;本条则言"寒慄而振",却是阳虚卫虚之候。两条经文皆在说明亡血家禁汗的道理,亡血家误汗后的变证不出亡阴与伤阳两端。误汗既可劫阴又可损阳,因人体质有偏阴偏阳的不同,偏阴虚者误汗,相对容易出现阴虚变证,偏阳虚者误汗,相对容易出现阳虚变证,临证时应仔细观察其阴阳偏胜情况,斟酌治疗。各家对本条之注均平允可从,尤在泾以营亡卫伤解释,词简义畅,使人一目了然。唯其"前衄复汗,为竭其阴,此则亡其阳"一句,则嫌不够透彻,同样误汗何以前竭其阴,此亡其阳呢?《医宗金鉴》独能阐明其理,以为前乃阴虚而更发其汗,故见亡阴,此乃阳虚,更发其汗,故见亡阳,乃误汗前体质不同使然。

【原文】 病人胸满,唇痿①舌青,口燥,但欲漱水不欲咽,无寒热,脉微大来迟,腹不满,其人言我满,为有瘀血。(十)

【注释】 ①唇痿:口唇色萎不泽。

【译文】 病人胸胀满,唇色萎而不泽,舌色青,口干燥,但只想漱水而不欲下咽,无恶寒发热症状,脉象微大而迟,腹无胀满之征,但病人自觉腹部胀满,此为内有瘀血。

【提要】 本条叙述瘀血内结的主要脉证。

【选注】 徐忠可:仲景论妇人有瘀血,以其证唇口干燥故知之。则此所谓唇痿口燥,即口干燥,足证瘀血无疑矣。然前一证言漱水不欲咽,后一证又言渴,可知瘀血证不甚则但漱水,甚则亦有渴者,盖瘀久而热郁也。

沈明宗:假令气分热盛,则腹胀满。今腹不满而言我满者,乃外虽不满,内脏血壅气滞而胀,故言我满,知是瘀血也。

《医宗金鉴》:表实无汗,胸满而喘者,风寒之胸满也;里实便涩,胸满烦热者,热壅之胸满也;面目浮肿,胸满而喘不得卧者,停饮之胸满也;呼吸不快,胸满太息而稍宽者,气滞之胸满也。今病人无寒热他病,唯胸满、唇痿、舌青、口燥、漱水不欲咽,乃瘀血之胸满也。唇、舌,血华之处也,血病不荣,故痿瘁色变也。热在血分,故口燥漱水不欲咽也。脉微大来迟,阴凝之诊,则当腹满,今腹不满,询之其人,言我满在胸不在腹也,与上如是之证推之,为有瘀血也。

【解析】 《伤寒论》和本书讨论瘀血证的特点,约有五方面:①少腹硬满而小便利者为有血,不利者为无血。②腹不满而病人自觉腹满,是形不外见而血结于内。③病人善忘,或如狂发狂,屎虽硬而大便反易,其色必黑,为有瘀血。④本条之口干燥但欲漱水不欲咽和舌青唇痿等症状体征,亦为瘀血表现。⑤《金匮要略·血痹虚劳病脉证并治》中大黄䗪虫丸证的"肌肤甲错,两目黯黑",也是瘀血特有体征。后世论瘀血,多不出此藩篱。

各家对本条的解释,皆能从瘀血的病机之中分析其证候,对学习者掌握瘀血的要领,很有帮助。因篇名中有"胸满"二字,故《医宗金鉴》在本节注文中着力阐述之，列举诸种原因所致胸满，以与本证瘀血之胸满相鉴别，能使学习者清楚地了解胸满是多种疾病皆可出现的一个症状，本证之胸满只是瘀血证的一个症状，而非特有症状，这对瘀血的辨证有现实意义。但是，正因为《医宗金鉴》重视了对胸满的阐述，所以连"其人言我满"一句也释为其人"言我满在胸不在腹"，就难以令人信服了，无论从文例上还是从内容上看，这种说法都是不妥当的。须知腹部外形不满而病人自觉腹满正是瘀血的特点，仲景因以示人，若予他解，实有乖经旨。

【原文】 病者如热状，烦满，口干燥而渴，其脉反无热，此为阴伏，是瘀血也，当下之。（十一）

【译文】 病人好像发热，心烦胸满，口中干燥而渴，诊其脉反没有热，这是瘀血郁热深伏于血分所致。治当攻下瘀血。

【提要】 本条叙述热伏阴分的瘀血脉证及治法。

【选注】 赵以德：血，阴也，配于阳，神得之以安，气得之以和，咽得之以润，经脉得之以行，身形之中不可须臾离也；今因血积，神无以养则烦，气无以和则满，口无以润则燥，肠胃无以泽则渴；是皆阳失所配，荣卫不布，津液不化而为是病也。非阳之自强而生热者，故曰如热伏。

《医宗金鉴》：此承上文互详证脉以明其治也。如热状，即所谓心烦胸满，口干燥渴之热证也。其人当得数大之阳脉，今反见沉伏之阴脉，是为热伏于阴，乃瘀血也。血瘀者当下之，直桃核承气、抵当汤丸之类也。

李彣：血瘀内无实热，故外证但如热状，而其脉不数疾，反无热也。烦满者，血瘀经气不舒；燥渴者，血瘀津液不布。血属阴，瘀则脉伏于内，故为阴伏。当下之，以去瘀生新也。

尤在泾：如有热状，即下所谓烦满口干燥而渴也。脉无热，不数大也。有热证而无热脉，知为血瘀不流，不能充泽所致，故曰此为阴伏。阴伏者，阴邪结而伏于内也，故曰当下。

【解析】 本条与上条皆论瘀血，在脉证上可以互详。上条言脉为微大来迟，本条言脉为无热，无热之脉自然可以是微大来迟的。仲景不言及具体脉象，而仅以"脉反无热"概之者，乃是专与所述的"如热状"相对而言，使人醒目，较之提出具体脉象更具普遍意义，更易于抓住辨证的纲领。在症状叙述方面，上条云"口燥，但欲漱水不欲欲咽"，本条云"口干燥而渴"，前后似不一致，其实都是瘀血郁热，不过轻重程度不同。前者瘀热不甚，故只有"口燥，但欲漱水不欲咽"，后者瘀热较重，故"口干燥而渴"。但也有人认为本条"口干燥而渴"的"而"字是"不"字之误，理由是古代篆体中"而"与"不"相似，传写时易于讹误，这将有待进一步考证。

通过以上两条原文，可见仲景临证十分重视脉证合参，就本节所述之证来看，症状似阳明热证，但脉不见洪数，舍证从脉，认为是瘀血郁热之证。仲景善于在复杂证候中抓住本质特点，于症状可否之间把握关键，是值得我们效法的。

另外，本条虽然为瘀血郁热证指出治法，却未出方，《医宗金鉴》提出桃核承气汤、抵当汤、丸之类方剂，足可参考。《金匮要略·妇人产后病脉证治》的下瘀血汤，用于本证，亦无不可。瘀血证用下法治疗，是有效的措施，现在临床上不乏使用,有不少这方面的报道,如有人介绍治跌打损伤,单纯用活血化瘀药效果较差,若加用攻下药物便能大大提高疗效,并且民间也有治损伤先用一种草药通大便再用活血药的方法流传,可见仲景本条证治实为经验的结晶,我们在治疗瘀血证时,尤当重视下法的应用。

【原文】　火邪者,桂枝去芍药加蜀漆牡蛎龙骨救逆汤主之。(十二)

桂枝救逆汤方:

桂枝三两(去皮)　甘草二两(炙)　生姜三两　牡蛎五两(熬)　龙骨四两

大枣十二枚　蜀漆三两(洗去腥)

上为末,以水一斗二升,先煮蜀漆,减二升,内诸药,煮取三升,去滓,温服一升。

【译文】　惊病由于火邪者,用桂枝去芍药加蜀漆牡蛎龙骨救逆汤主治。

【提要】　本条提出火劫致惊的方治。

龙骨

【选注】　徐忠可:此方治惊,乃治病中之惊狂不安者,非如安神丸镇惊丸等镇心为言也。标之为火邪者,见胸中者清阳之所居,乃火劫亡阳,致神明散乱,故以桂甘姜枣,宣其上焦之元阳,则焰火自熄;惊则必有瘀结,故加蜀漆破血,疗胸中结邪,而以龙骨之甘涩平,牡蛎之酸咸寒,一阳一阴以交其心肾,而宁其散乱之神。若桂枝汤去芍药,病不在肝脾,故嫌其酸收入腹也。惊悸似属神明边病,然仲景以此冠于吐衄下血及瘀血之上,可知此方重在治其瘀结以复其阳,而无取乎镇坠,故治惊全以宣阳散结宁心去逆为主。至于悸则又专责之痰,而以半夏麻黄发其阳,化其痰为主,谓结邪不去则惊无由安,而正阳不发,则悸邪不去也。

尤在泾:此但举火邪二字,而不详其证。按《伤寒论》云:伤寒脉浮,医以火迫劫之,亡阳,必惊狂,卧起不安。又曰:太阳病,以火熏之,不得汗,其人必躁,到经不解必圊血,名为火邪。仲景此条,殆为惊悸下血备其证欤。桂枝汤去芍药之酸,加蜀漆之辛,盖欲使火气与风邪,一时并散,而无少有留滞,所谓从外来者,驱而出之于外也。龙骨牡蛎,则收敛其浮越之神与气尔。

《医宗金鉴》:此方是治火逆惊狂者,与首条之脉动惊病不合,必是错简。

【解析】　本条述火邪惊狂的治法,对其他原因的惊狂的治疗并未述及。《医宗金鉴》认为此条所述惊狂与首条之动脉惊狂不合,嫌其过于胶泥,首条脉动为惊,当包括多种原因引起的惊狂证,火劫之惊狂,其脉亦可动乱,当然是可以属于首条所论惊证范围之内的,未可贸然疑为错简。对于本条方证的分析,徐、尤二人的注解较好,可以参考。

本条方证见于《伤寒论》112条,原文是:"伤寒脉浮,医以火迫劫之,亡阳,必惊狂,卧起不安者,桂枝去芍药加蜀漆牡蛎龙骨救逆汤主之。"见本条"火邪者"三字,就当想到应是上述证候。其中"亡阳",不同于少阴证之亡阳。少阴亡阳指汗出肢冷、筋惕肉瞤的证候;此亡阳则表现为惊狂、卧起不安。前者为肾阳之伤,后者为心阳之伤,故治疗上显见不同,伤肾阳者宜四逆、真武,伤心阳者宜桂枝救逆。

另外,本条桂枝救逆汤方具有通阳、镇惊、安神的作用,凡有心神不宁、惊狂不安、阳气浮弱病机者,不论何种原因引起,皆可应用,不必囿于火劫惊狂一端。

【原文】 心下悸者,半夏麻黄丸主之。(十三)

半夏麻黄丸方:

半夏、麻黄等分

上二味,末之,炼蜜和丸小豆大,饮服三丸,日三服。

【译文】 心下悸动的,用半夏麻黄丸主治。

【提要】 本条提出水饮所致悸证的治法。

【选注】 陈修园:此为悸证出其方也。但悸病有心包血虚火旺者,有肾水虚而不交于心者,有肾邪凌心者,有心脏自虚者,有痰饮所致者。此则别无虚证,唯饮气之为病欤。

唐容川:《伤寒》论心下悸用桂枝以宣心阳,用茯苓以利水邪,此用半夏麻黄非故歧而二之也。盖水气凌心则心下悸,用桂枝者助心中之火以敌水也;而麻黄者通太阳之气以泄水也。彼用茯苓,是从脾利水,以渗入膀胱,此用半夏是从胃降水以抑其冲气,冲降则水随而降。方意各别,学者正宜钩考,以尽治法之变。

《医宗金鉴》:此方是治寒水心下悸者,与首条之脉弱悸病不合,必是错简。

【解析】 本条述证仅"心下悸"三字,以方测证,知此心下悸,系指水饮内停而致者。又《金匮要略·痰饮咳嗽病脉证并治》"卒呕吐,心下痞,膈间有水,眩悸者,小半夏加茯苓汤主之"一条与本条在证候和用药上均有类似之处,可以互参。

痰饮心下悸,仲景一般采用桂枝茯苓等药治疗,而本条则用半夏麻黄丸,方法稍异。前者是补心火以散寒邪,健脾土以利水气;后者是通太阳以泄水气,降胃土以消痰饮。病位有在心脾和胃腑的不同,病性有偏虚偏实的差异,故治法也为之一变。

诸家对本条之注,以陈、唐二人为佳,观陈注以明悸证之病因,观唐注以明悸证之治法,皆有可取之处。唯《医宗金鉴》又以本方"与首条之脉弱悸病不合,必是错简"。要知百条脉弱悸病只是一般性地从脉象方面论述悸病,自然概括了各种具体悸病,岂能将本条心下悸证排除于外,该论不免武断。

【原文】 吐血不止者,柏叶汤主之。(十四)

柏叶汤方:

柏叶 干姜各三两 艾三把

上三味,以水五升,取马通汁一升,合煮取一升,分温再服。

【译文】 吐血不止的,用柏叶汤主治。

【提要】 本条指出吐血不止因于寒证的治法。

【选注】 徐忠可:此重"不止"二字,是谓寒凉止血药皆不应矣。吐血本由阳虚不能导血归经，然血亡而阴亏，故以柏叶之最养阴者为君，艾叶走经为臣，而以干姜温胃为佐，马通导大便下为使。马通乃马屎绞汁，如干屎以水和之，愚意无马通童便亦得。

尤在泾：按《仁斋直指》曰：血遇热则宣行，故止血多用凉药；然亦有气虚夹寒，阴阳不相为守，营气虚散，血亦错行者，此干姜艾叶之所以用也。而血既上溢，其浮盛之势，又非温药所能御者，故以柏叶抑之使降，马通引之使下，则妄行之血，顺而能下，下而能守矣。

程林：中焦受气取汁变化而赤是谓血，血者内溉脏腑，外行肌肤，周流一身，如源泉之混混，得热则迫血妄行而为吐衄，即后泻心汤之证是也；得寒则不与气俱行，渗于胃中而作吐，故有随渗随出而令不止。柏叶汤者皆辛温之剂，《神农经》曰：柏叶主吐血，干姜止唾血，艾叶止吐血。马通者，白马屎也，亦微温止吐血，四味皆辛温行阳之品，使血归经，遵行隧道，而血自止。

魏念庭：柏叶性轻质清，气香味甘，治上部滞腻之圣药也。血凝于胸肺方吐，开斯行，行斯下注不上越矣；佐以姜艾之辛温，恐遇寒而又碍也，合以马通汁破宿血，养新血，止吐衄有专功，是有血热妄行之专治也。

【解析】　本条论吐血不止之治，文字简略，以方测证应为寒证，注家之中，要以徐忠可之解最为精当合理。他指出本条重在"不止"二字，并以此分析本条证的机转。吐血本由阳虚不能导血归经而致，但因吐血属热证者居多，而虚寒证者每易为人忽视，故人见此寒证吐血不识，反恣意任用寒凉止血药物，吐血更不得止，而成本证。用柏叶汤温阳祛寒，恰对其证。又徐忠可还提出用童便代替马通，目前大都采用之，疗效亦佳。其他各家之解，各从不同角度论述，亦可参考。

柏叶汤的作用为温阳逐寒、引血归经，与泻心汤相比，一温一寒，为治吐血的两大法门，临证当细辨之，属于寒证者方可用柏叶汤。

【原文】　下血，先便后血，此远血也，黄土汤主之。（十五）

黄土汤方：亦主吐血衄血。

甘草　干地黄　白术　附子(炮)　阿胶　黄芩各三两　灶中黄土半斤

上七味，以水八升，煮取三升，分温二服。

【译文】　便血，大便在先，出血在后，此称为远血，用黄土汤主治。

【提要】　本条论述虚寒便血的证治。

【选注】　程林：先便后血，以当便之时，血亦随便而下。《内经》曰：结阴者便血一升，再结二升，三结三升，以阴气内结不得外行，血无所禀渗入肠间，故《上经》曰：小肠有寒者，其人下重便血。夫肠有夹层，其中脂膜连络，当其和平则行气血，及其节养失宜，则血从夹层渗入肠中，非从肠外而渗入肠中也。渗而即下则色鲜，渗而留结则色黯。《内经》曰：阴脉不和则血留之。用黄土附子之气厚者，血得温即循经而行也，结阴之属宜于温补者如此。

徐忠可：下血较吐血势顺而不逆，此病不在气也，当从腹中求责；故以先便后血，知未便时气分不动，直至便后努责然后下血，是内寒不能温脾，脾气不足不能统血。脾居中土，自下焦言之则为远矣；故以附子温肾之阳，又恐过燥，阿胶地黄壮阴为佐,白术健脾土之气,土得水气则生物;故以黄芩甘草清热,而以经火之黄土与脾为类者引之入脾,使脾得暖气,如冬时地中之阳气而为发生之本,真神方也。脾肾为先后天之本,调则营卫相得,血无妄出,故又主吐衄,愚谓吐血自利者尤宜之。

尤在泾:下血先便后血者,由脾虚气寒,失其统御之权,而血为之不守也。脾去肛门远,故曰远血,黄土温燥入脾,合白术、附子,以复健行之气,阿胶、生地黄、甘草,以益脱竭之血;而又虑辛温之品,转为血病之厉,故又以黄芩之苦寒,防其太过,所谓有制之师也。

【解析】 本条为脾虚不能摄血之证,诸家看法一致,对下血发生的机制,论述颇详。但对远血认识有所不同,尤在泾以"脾去肛门远"、徐忠可则以"脾居中土,自下焦言之则为远"来解释远血的命名,都有一定的道理,可做参考,但总嫌其有未尽之意,还是《医宗金鉴》之论更为贴切些。

又,黄土汤一方,后世医家不断扩大其治疗范围,已成为治多种血证的良方。如《千金要方》载本方治下焦虚寒,先血后便或有下利者;《本草衍义》载本方"治血但取归经,不必究其先后远近";《张氏医通》载本方可"治阴络受伤,血泛内溢,先血后便,及吐血衄血,色愈晦者,并主产后下痢";《类聚方广义》载本方"治吐血下血,久久不止",身热恶寒,面青,体瘦,脉弱,舌色淡,偏于阳虚者以及"脏毒痔疾,脓血不止,腹痛濡泻,小便不利"之偏于阳虚者;《用方经验》载本方治"妇人崩血不止,男子下血久久不愈,面色萎黄,掌中烦热,爪甲干色,脉数胸动,或见微肿者"等。可见本方主治甚广,不管是漏下崩中或是吐衄便血,只要是属于脾阳不足统摄无权的,皆可应用,此乃"异病同治"也。另外,后人认为本方灶中黄土以赤石脂代之亦佳。

【原文】 下血,先血后便,此近血也,赤小豆当归散主之。方见狐惑中。(十六)

【译文】 便血,出血在先,大便在后,此称为近血,用赤小豆当归散主治。

【提要】 本条论述湿热便血的证治。

【选注】 程林:此《内经》所谓饮食不节,起居不时,则阴受之,阴受之则入五脏,为肠澼下血之属,故用当归以和血脉,赤豆以清脏毒,与黄土汤不侔也。《梅师方》云:热毒下血,或食热物发动,以赤豆为末水调服。则知此方治脏毒下血,黄土汤治结阴下血,有霄壤之分也。

唐容川:远血之异于近血也,岂唯先后之别,尤有形迹之异。近血者,即今之脏毒痔疮,常带脓血者是也。何以知之?观仲景用赤豆当归散而知之矣。狐惑有脓者,赤豆当归散主之,赤豆发芽是排其脓,则知先血后便亦是脏毒有脓,其用赤豆亦以排脓即所以行血也。

尤在泾:下血先血后便者,由大肠伤于湿热,而血渗于下也。大肠与肛门近,故曰近血,亦小豆能行水湿,解热毒,当归引血归经,且举血中下陷之气也。

【解析】 各家注释本条,皆有见地,唐容川指出远血近血不但有先后之别,而且有形迹之异,并解赤小豆当归散之义,尤觉可取。

本篇提到下血者,共有三条,最前一条即"病人面无血色,无寒热,脉沉弦者衄;浮弱,手按之绝者,下血;烦咳者,必吐血"。这是专论衄、吐、下三种出血证的鉴别,其中"面无血色"是各种出血的共有体征。本条与上条则专论下血证治,一为远血,一为近血。在症状上以先便后血和先血后便别之;在治疗上,远血用黄土汤,近血用赤小豆当归散。黄土汤的作用是温养脾肾,脾肾为先后天之本,脾肾强健,则营卫调和,血液不致妄行;赤小豆当归散的作用是清利湿热,热去湿除则便血自止。本篇虽仅举此二方,然而法则已备,一为温阳散寒,一为清利湿热,临证时尤当分清病机然后应用,大可不必为出血的"远""近"所局限。

后世医家在此基础上对下血的分类、辨证、治法方面有不少发展。本书是从血与便排出时间的关系上分为远血和近血,后世又以血色之清浊,而立肠风、脏毒之名。如《证治要诀》说:"血清而色鲜者为肠风,浊而黯者为脏毒。"在辨证方面,后世尤重血色和症状的辨别,并以之分析出血的部位。但归结起来看,主要分为劳倦内伤和湿热蕴蒸两种情况,因此也不出本书所论法则范围。不过,在方药方面,后世有相当发展。治虚寒下血,除本书的黄土汤外,还有后世的归脾汤、补中益气汤、固肠散等,治湿热下血,除本书赤豆当归散外,还有后世的地榆散、槐花散、唐氏槐角丸、脏连丸以及驻车丸等,皆为有效的方剂。

【原文】 心气不足,吐血、衄血,泻心汤主之。(十七)

泻心汤方:亦治霍乱。

大黄二两　黄连　黄芩各一两

上三味,以水三升,煮取一升,顿服之。

【译文】 心烦不安,吐血、衄血,用泻心汤主治。

【提要】 本条论述热盛吐血、衄血的证治。

【选注】 程林:心主血,心气不足而邪热乘之,则迫血妄行,故有吐衄之患。夫炎上作苦,故《内经》曰:苦先入心,三黄之苦,以泻心之邪热。

黄连

尤在泾:心气不足者,心中之阴气不足也,阴不足则阳独盛,血为热迫而妄行不止矣。大黄、芩、连泻其心之热,而血自宁。寇氏云:"若心气独不足,则当不吐衄矣,此乃邪热因不足而客之,故令吐衄,以苦泄其热,以苦补其心,盖一举而两得之。"此说亦通。

《医宗金鉴》:心气"不足"二字,当是"有余"二字,若是不足,如何用此方治之,必是传写之讹。心气有余,热盛也,热盛而伤阳络,迫血妄行,为吐、为衄。故以大黄、黄连、黄芩大苦大寒直泻三焦之热,热去而吐衄自止矣。

陈修园:此为吐衄之神方也,妙在以芩连之苦寒,泻心之邪热,即所以补心之不足,尤妙在大黄之通,止其血而不使其稍停余瘀,致血愈后酿成咳嗽虚劳之根。且釜下抽薪,而釜中之水自无沸腾之患。

**【解析】** 本条治法方药之解,诸家并无争议,唯对"心气不足"的认识,意见不一,原因是从字面上看"不足"与泻心汤之泻实是矛盾的。故《医宗金鉴》直以讹误论处,认为"不足"当是"有余",于理固通,但观程、尤二人之注,并未改动原文,理法论述也井然有致,可见改之意义不大,宁可尊重原文,《医宗金鉴》之疑,其实不必。所谓"心气不足",愚意以为当指心之正气不足,具体说可以是心之阴气不足,这句话的宗旨主要是定吐血、衄血之病位在心,非指不足之虚证。疾病是正邪斗争的表现,"邪之所凑,其气必虚",在正邪斗争产生疾病的过程中,正气无有不虚者,但此正气之虚与虚证不同。《内经》还强调"二虚相得"即虚邪(包括内因之虚邪)作用于正气偏虚之体,方能形成疾病。至于既病之后,属于实证还是虚证,必须取决于正邪双方的对比情况。"邪气盛则实,精气夺则虚",邪气盛实、正气之虚不甚者为虚证;正气大虚,邪气之盛不甚者为虚证。本条所述证候之心气不足,是心之阴气为壮火所耗而不足,相对心火之壮盛,这种不足不占主要地位,故不是虚证,而是实证无疑,用泻心汤正属合拍。心阴不足,火热之邪必来乘之,则心阴愈耗,二者互为因果,故当直折乘心之火,火去自然心之阴气亦复,无须再甩滋阴药物,此即仲景用泻心汤之妙处,正所谓"扬汤止沸,不若釜底抽薪"。

还应注意,泻心汤并非直接止血之剂,但清热降火却能起到间接作用,因血之妄行,本在邪热之鼓动,邪热一清,火平血静,吐衄必止。乃"治病求本"也。

# 结语

本篇论述惊、悸、吐、衄、下血、瘀血诸病的脉证治法,除惊、悸外,皆属血证范围。所述及的胸满在本篇中只作为瘀血的偶然见证,不是独立疾病。

惊与悸是两种病证,可从脉象动弱区分,前者是由于惊而气乱,后者是气血不足。至于临床表现,篇中略而未述,从所论脉象上推测,惊则气乱,其见证也多,可随受惊之病因不同而异,其中必有心悸;而悸证则是心悸怔忡,心中筑筑而动。惊以神志症状为主,兼心悸症状;悸则在病因上有惊之一端,这是二者的关系。在治疗方面,以桂枝去芍药加蜀漆牡蛎龙骨救逆汤治疗火劫惊狂之证;以半夏麻黄汤治疗水饮停于心下所致心下悸动之证。有关惊悸的论述,仅有三条,在脉象认识上,只示人以常,在因、证、治疗上,又只示人以变,学者可权衡于常变之间,领会经旨。

血证是本篇论述的重点,内容很多,论述了吐血、衄血的预后,亡血家忌汗,酒客极饮必致吐血,吐、衄、下血的共同表现和在脉证上的鉴别,以及瘀血的脉证治法等。在方药上,则仅出四方,柏叶汤治吐血不止,泻心汤治吐血、衄血,黄土汤治远血,赤小豆当归散治近血,其中宜寒宜温,各具法度,若能分清病机的寒热虚实,就可灵活地运用这些方剂治疗各种血证。本篇论瘀血证有法无方,既已指出攻下瘀血的治疗大法,则不难以法求方,后世医家认为《伤寒论》中桃仁承气汤、抵当汤和丸等方,可以随证选用。本篇对各种血证,在病因、病机、诊断和治疗等各方面,皆有所阐述,但详略不同,或以此例彼,或以彼证此,不过示人以法则,故学者当前后互参,并结合《伤寒论》学习,方能对血证有较全面的认识。

# 呕吐哕下利病脉证治第十七

国学经典文库

中医四大名著

金匮要略·各论

图文珍藏版

**【题解】**　本篇集中讨论呕吐、哕、下利病的病因病机、辨证及治疗,故名篇。由于这三种病都属脾胃升降失常所引起的胃肠疾患,又可互相影响,或合并出现,故合为一篇。

呕吐,又称呕逆、吐逆,以症状命名的病证。是由胃失和降,气逆于上所致。关于呕吐,古人曾以有声有物为呕、有物无声为吐、有声无物为干呕来区分。但从临床实际看,呕与吐往往同时发生,很难截然分开,故一般并称为呕吐。呕吐和干呕在症状上虽有区别,但胃气上逆的病机相同,故在辨治方面也基本相同。本篇还提及"胃反"。胃反,亦即"反胃";反者,翻也,故还称"翻胃"。以朝食暮吐,暮食朝吐,宿谷不化为主症;由胃中虚冷,无火腐谷而致。鉴于胃反是一种独立性较强的呕吐重病,后世已将其与一般呕吐分开,而列属于"噎膈"之后。

哕,又称哕逆、呃逆,以症状命名的病证。多因饮食不节,寒热伤胃;或七情不和,肝气犯胃;或气郁痰阻,或胃之气阴亏虚等,皆使胃气上逆动膈而致。临床以气逆上冲,喉间呃呃连声,声短而频,令人不能自制为主症。哕之病名出自《内经》。如《素问·宣明五气》篇说:"胃为气逆为哕。"《灵枢·口问》篇还指出哕逆产生的病因病机:"谷入于胃,胃气上注于肺;今有故寒气与新谷气俱还入于胃,新故相乱,真邪相攻,气并相逆,复出于胃,故为哕。"哕逆若因饮食不当,胃受刺激而偶发者,一般不属病态,可适当休息,饮以热水,按摩上腹部,或转移注意力即可自止。如《灵枢·杂病》篇曾记载"以草刺鼻,嚏而已;无息,而疾迎引之,立已;大惊之,亦可已"。若哕逆连声不断、时间较久,影响生活及工作者,则需诊治。在久病、大病后期,若病人出现哕逆,则多属胃气衰败的危候。如《素问·宝命全形论》说:"病深者,其声哕。"

下利,包括泄泻和痢疾两种病证。泄泻是以大便次数增多,便质稀溏为主要特征;痢疾是以下痢赤白脓血粘液,腹痛,里急后重为临床特征。因其病皆在胃肠,都以排便次数增多、便质异常为主,所以张仲景皆以"下利"概之。根据病机性质,将其分为实热下利、虚寒下利两类辨治。

呕吐、哕、下利诸病,在病机上主要由脾胃升降紊乱所致,但也与肝胆疏泄失常、肾阳不足有关。根据"实则阳明,虚则太阴","阳病属腑,阴病属脏"的理论,在辨证治疗方面,实证、热证多责之胃肠,以和胃降逆,通腑去邪为主;虚证、寒证,多责之脾肾,以温中补虚,健脾温肾为主。

**【原文】**　夫呕家有痈脓,不可治呕,脓尽自愈。(一)

**【译文】**　平素患呕吐的病人,如果吐出物中有脓血,说明胃中有痈疡溃脓,此时不能用止呕吐的治法和药物,待脓血排尽后则呕吐病自能康愈。

【提要】 本条论述痈脓呕吐,不可用一般止呕法治疗。

【选注】 赵以德:上卷肺痈证,必先咳而久久吐脓如米粥。桔梗汤,白散皆主之。而此不言痈之所在,知其非肺痈可知。经曰:热聚于胃口而不行,胃脘为痈。胃脘属阳明经,阳明气逆则呕,故脓不自咳出,从呕而出,脓亦不似肺痈之如米粥者也。出胃脘,从湿化而聚结,若如结痰蛤肉者,谓不可治。不必治其呕。呕自脓之瘀,熏蒸谷气,故呕。若脓出则呕自愈。夫痈之在胃脘上口者则然,若过半中,在肺之下者,脓则不从呕出,而从大便出矣。

徐忠可:呕家之因不同,客寒伤胃,或痰壅气逆,气有余即是火。故《内经》曰:诸呕吐酸,皆属于热。故行痰降逆,清火温中皆可。若用痈脓,则营分热而非气分热矣,因而亦呕,此毒盛也,以治呕法治之,行痰降逆,固为无益,面积热成毒,尚堪温热乎?故曰不可治呕;然即不治,呕不因气,由于营分热毒,则脓尽而邪衰,邪衰而呕止,故曰脓尽自愈。

尤在泾:痈脓,胃中有痈。脓从呕出也。是因痈脓而呕,脓尽痈已,则呕自愈。不可概以止吐之药治之也。

《医宗金鉴》:呕家,呕吐或谷,或水,或痰涎,或冷沫;今呕而有脓,此内有痈,脓溃而呕,非呕病电,故曰:不可治呕,脓尽自愈。

【解析】 前人论述要点在于"治病必求其本"。在正常生理情况下,脾升和顺,胃降不悖。清气在下则生飧泄,浊气在上则在膜胀。若胃气不降,则呕吐诸证作矣。但在某些病当中,呕吐属保护性反应,不仅不能止呕。而且当助其呕吐,即《内经》"其高者因而越之"之意。属正气抗邪而上冲,则当止其冲,如《伤寒论》"若不上冲者,不可与之","其气上冲者,可与桂枝汤",外邪去而上冲止。而《伤寒论》瓜蒂散条中有"气上冲咽喉不得息者,当吐之,宜瓜蒂散",指邪气上冲,必有欲吐不能吐者,助正祛邪,"其高者因而越之";而桂枝汤的止冲降逆,当属"高者抑之"之法,其余如旋覆代赭汤之类亦如此,当互相参阅。有呕当止者,有呕当降者,有呕不可治呕者,皆当审证求因,所谓"谨守病机,各司其属"也。

【原文】 先呕却渴者,此为欲解。先渴却呕者,为水停心下,此属饮家。呕家本渴,今反不渴者,以心下有支饮故也,此属支饮。(二)

【译文】 病人先有呕吐,随后出现口渴的,这是呕吐将愈。病人先有口渴,随后出现呕吐的,是水饮停留在心下,此称为水饮病。常患有呕吐的病人本来应有口渴,今虽然有呕吐,但病人没有口渴,是因为胃中有水饮停留,而支撑胀满所致,这是属于支饮病。

【提要】 本条论述因胃有停饮导致的呕吐;并从渴与呕出现的先后,以测知饮的去留。

【选注】 尤在泾:呕家必有停痰宿水,先呕却渴者,痰水已去,而胃阳将复也,故曰此为欲解,先渴却呕者,因热饮水过多,热虽解而饮旋积也,此呕因积饮所致,故曰"此属饮家"。呕家本渴,水从呕去故也,今反不渴者,以宿有支饮在心下,愈动而愈出也,故曰"此属支饮"。

赵以德:《伤寒》言呕多有因,因热因寒,因水因饮,皆属胃家病。此独以水饮者,分三节言之。初一段先呕却渴者,为饮而呕,呕则饮去,饮去则阳气回,津液犹未布,故渴耳。虽渴,终以邪去正回而必解也。第二段先渴却呕者,即前痰饮条中,小半夏茯苓汤主之;第三段本渴,今反不渴,亦痰饮条中,小半夏茯苓汤主之。

魏念庭:先呕而后渴者,此为欲解,是作呕之邪已尽,随呕而出,津伤作渴,故知其呕为欲解也。呕虽无物,而必有痰饮随呕声涌出,气与津两越于上,而邪可已矣,故邪去津亡而渴作焉。若夫先渴却呕者,为水停心下,此属饮家之呕也。何也?呕家本不渴,今反先渴,饮水入而应呕,知不渴之故有支饮存于心下也;所以先渴者,亦支饮格阻正津,不能上润喉舌,遂先渴也,渴非真渴,故饮入即呕。呕属于饮,故饮家变为呕家,明其属之饮,治饮而呕止矣。

【解析】 各家注解均有其长,赵以德为之出方剂,实发先人之所未发,开千古之法眼。

《素问·经脉别论》曰:"饮入于胃,游溢精气,上输于脾,脾气散精,上归于肺,通调水道,下输膀胱,水精四布,五经并行,合于四时五脏阴阳,揆度以为常也。"这说明胃不仅有受纳水谷之功,尚有腐熟之能。中土健运不息,全赖命火之蒸腾,使水精四布,五经并行。常人不渴者,其因有二,其一为津液不乏,有外来之源;其二为中阳不虚,津液蒸腾不已,故不渴。若因津液亏乏而渴者,饮水后则津液有源而渴止;若因中阳虚微而不蒸腾,渴虽能饮而不能化,饮后水停心下,属饮家。

先呕之后,胃中所停水饮去,饮去阳回则病可愈。若口渴因中阳不运,则饮后水停胃中,损伤胃阳,使胃失和降而呕,病此者,当以温药和之,如小半夏汤、苓桂术甘汤、肾气丸、小半夏加茯苓汤等,皆可随证选用,临证每多奏效。仲景于此处论述对停饮呕吐的辨证,并推断其预后,对临床确有指导意义。

【原文】 问曰:病人脉数,数为热,当消谷引食,而反吐者,何也?师曰:以发其汗,令阳微,膈气虚,脉乃数,数为客热①,不能消谷,胃中虚冷故也。

脉弦者,虚也,胃气无余,朝食暮吐,变为胃反②。寒在于上,医反下之,今脉反弦,故名曰虚。(三)

【注释】 ①客热:"客"与"主"相对,客热是意指虚热或假热,是相对于实热真热而言。

②胃反:病名,指朝食暮吐,暮食朝吐,吐出不消化食物的一种胃病。俗称"反胃"或"翻胃"。

【译文】 问:病人脉数,数脉本来主热,应当消谷善饥,但反而出现呕吐,这是什么原因呢?老师答道:因为发其汗,导致阳气衰微,宗气虚弱故脉数。脉数,并非真热,实属虚热假热,所以不能消化水谷,是胃中虚冷的缘故。

脉弦属虚,胃中阳气不足,早晨吃的食物,傍晚吐出来,变为胃反病。因为寒在上部,医生反而用攻下法治疗,现在脉反弦,故说属虚。

【提要】 本条论述胃反呕吐的病机、症状及预后。

【选注】 赵以德:凡脉以候病,阳盛则数,阴盛则迟,今言阳微而脉数,数而复胃中冷;其理安在? 盖脉病不可以概论也。此数由药之遗热所客,胃中冷,由阳不足而致,何也? 中焦者,阴阳之界,汗剂必用辛温发散,不当汗而汗,损其中脘阳分,致令阳微,膈气虚。药之遗热以阴分而变,遂成数脉。古云:客热,非阳盛也。虽有客热,胃中之阳气不足,故曰胃中虚冷也。医反以寒剂泻之,复损阴分之阳,故脉变弦,上下之阳俱不足,虽当日暮行阴之时,阳亦不能入于下,则糟粕不能输,大小肠不能输将,亦不能安于中,必吐而复出也。故曰胃气无余,朝入而暮吐也。

尤在泾:脉数为热,乃不能消谷引饮而反吐者,以发汗过多,阳微膈虚所致,则其数为客热上浮之数,而非胃实气热之数矣。客热如客之寄,不久即散。故不能消谷也,脉弦为寒,乃不曰寒而曰虚者,以寒在上而医反下之所致,故其弦非阴寒外加之弦,而为胃虚生寒之弦矣。胃虚且寒,阳气无余,则朝食暮吐而变为胃反也。读此知数脉,弦脉均有虚候,曰热曰寒,盖浅之乎言脉者耳。

喻嘉言:此条仲景形容脉证之变态,最为微妙。凡脉阳盛则数,阴盛则迟,其人阳气既微,何得脉反数? 脉既数,何得胃反冷? 此不可不求其故也。

【解析】 本条诸注,以尤在泾之说为佳。盖误汗、误下虽不同,但损伤中阳则一,故终皆成胃反呕吐之病。本条还在于启发医家,应注意数脉、弦脉皆有虚候,不能只限于数脉主热、弦脉主寒主饮的一般说法。喻嘉言在《医门法律》中指出:"盖脉之数,由于误用辛温发散而遗其客热,胃之冷由于阳气不足而生其内寒。医不达权通变,见其脉数,反以寒剂泻其无过,致上下之阳俱损,其脉遂从阴而变为弦,上下阳不足,日中以前所食亦不消化;下之阳不足,日暮以后亦不入于阴,而糟粕不输于大小肠,从口入者,唯有从口出而已,故曰胃气无余。言胃中之阳气所存无几,所以反胃而朝食暮吐也。"此论述颇为精当。呕吐一证,较为复杂,无论其原发还是继发,多与胃气不降有直接关系,临证当注意观察其吐出物是清水、痰浊还是食物以及呕吐物有无酸臭等,从而进行综合分析,做出正确的诊断。

【原文】 寸口脉微而数,微则无气,无气则营虚,营虚则血不足,血不足则胸中冷。(四)

【译文】 病人寸口六脉微而数,脉微说明阳气虚衰,阳气虚则营气亦虚,营虚则血不足,血不足则胸中寒冷。

【提要】 本条从脉象上阐明胃反呕吐的病机,以明宗气不足亦可形成胃反证。

【选注】 赵以德:此条叙脉不叙证何也? 上条以脉数为客热,此独言气血虚又何也? 亦承上条而言也。上条以汗下之过而致病脉之若是;此条以上焦营卫之不逮,亦致反胃之证,故不复叙,唯言脉之本象。阳脉动而健,阴脉静而翕,两者和合,不刚不柔,不疾不迟,今微而数,微乃失阳之象,数乃失阴之体,奚止客热而已。胸中,营卫之海,营卫虚而不充于中,故胸中冷矣。夫营卫之气,出入脏腑,健运周身,本生于谷,复消其谷,营卫非谷不实,谷非营卫不化,所以胸中冷者,亦必致胃不纳谷也。

尤在泾:此因数为客热,而推言脉微而数者,为无气而非有热也。气者营之主,故无气则营虚;营者血之源,故营虚则血不足;营卫俱虚,则胸中之积而为宗气者少矣,故胸中冷。合上二条言之,客热固非真热,不可以寒治之;胸中冷亦非真冷,不可以热治之,是皆当以温养真气为主,真气冲和纯粹之气,此气浮则生热,沉则生冷,温之则浮焰自收,养之则虚冷自化。若热以寒治,寒以热治,则真气愈虚,寒热内贼,而其病益甚矣。

黄元御:寸口者,手太阴肺气之所变现也。肺主气,寸口脉微而数者,肺中宗气之虚也,水谷之化荣气,行于经络,其大气之抟而不行者,积于胸中,命曰宗气。宗气者所以贯心肺而行呼吸,荣气之源也。无宗气则荣气虚,荣虚则血不足也,宗气之根实本于荣血,血藏于肝而血中之温气则化君火,气乃君火之敛降者也。荣虚血少不能化火,阳衰于上故胸中冷。血阴也,而孕君火,其性温暖而和煦,后世但言凉血而不知暖血,误人多矣。

【解析】 赵、黄二注将营、卫、气、血四者关系分析颇为透彻,而尤在泾从治法论述亦颇合拍,综合起来,方能窥其全貌。卫、气、营、血分而言之则四,合而言之一气血耳。卫气根于下焦真阳,养于中焦后天水谷,敷布于上焦开发。营血亦由于气的推动由水谷精微所化生。气血不可须臾相离,分则即病,离则即死。气为血之帅,血为气之母,气行则血行,气滞则血瘀.气乱则血溢,气虚则血虚。令其人气虚脉微而数,必致荣血不足。这里的"气"主要指卫气,卫气出于上焦,行于脉外,布于周身,故"无气"与"胸中冷"二者关系密切。气为营之主,故无气则营虚,营又为血之源,故营虚则血亦不足。今营卫俱不足,则胸中冷。上焦阳气不足,亦会影响到中焦而产生虚冷、呕吐,因此这里脉兼数象,实际是真寒般热,当以脉微为主。赵以德曰:"王冰释《内经》曰:食入反出,是无火也。虽然谓之冷,当以正气不足论之。正气者,阴阳之精,非寒非热冲和纯粹,不宜以之以为冷,与寒邪同治,若以热治寒不唯反助客热,且复耗其气,损其阳矣。所谓客热者,不独以上条药之所遗,若五脏厥阳之火,乘克于中土者,皆足以客之,况多得于七情郁发之所欤。夫膏粱之变,足成客热,安可复投之以热乎。吁! 世人治是病,非丁、附则姜、桂,孰知正气果何如则复也哉。"提出了治疗的方法,值得重视。临证之时,实热之脉,医者易晓;而虚热之脉,又易与之混,仲景反复提出客热之脉,足以启发后学之人。

【原文】 趺阳脉浮而涩,浮则为虚,涩则伤脾,脾伤则不磨,朝食暮吐,暮食朝吐,宿谷不化,名曰胃反。脉紧而涩,其病难治。(五)

【译文】 病人趺阳部位的脉象浮而涩,浮则为胃虚,涩则脾伤。脾伤则不能运化水谷,早上吃的食物晚上吐出,晚上吃的食物早上吐出。食停于胃,不能消化,名为胃反。如果趺阳脉象紧而涩,这种病难于治疗。

【提要】 本条指出脾阴与胃阳两虚的胃反证,并以脉象阐述其病机。

【原文】 病人欲吐者,不可下之。(六)

【译文】 病人想呕吐的,不可用攻下法治疗。

【提要】 本条指出自欲呕吐的病人不可用下法治疗。

【选注】 尤在泾:病人欲吐者,邪在上而气方逆,若遽下之,病气必与药气相争，而正乃蒙其祸矣。否则里虚邪入，病气转深，或痞或利，未可知也，故曰不可下之。

《医宗金鉴》：病人欲吐，上越之势方盛，故不可下之；若病人吐后，其势衰矣，因其衰而济之.故已吐有可下之法也。

程林：欲吐，病属上焦也，故不可下。按欲吐，作吐而未吐之义，当是寒在上焦，使人温温欲吐也。

徐忠可：此因上文论吐，故推及之。治病之法，贵因势利导，故《内经》曰在上者越之，在下者引而竭之。言病欲上吐，不可强之使下，凡病皆然，故曰：病人欲吐者，不可下之，是慨言非止反胃在其中。

魏念庭：凡病人欲吐者，气逆上冲也。有可吐者，邪在上则越之可也。如不可吐者，则顺气止逆治之，使邪愈深入而难于调顺也。此物下之戒，于呕吐门中首宜忌者也。

【解析】 名注家对本条评论，各有所长。《内经》曰："高者抑之，下者举之。"又曰："其高者因而越之，其下者引而竭之。"两段经文似有矛盾，同一高者，可越可引；同一下者，可举可竭。然仔细分析，"其高者因而越之，其下者引而竭之"，指邪气而言；"高者抑之，下者举之"，指正气而言。试观仲景《伤寒论》15条"太阳病下之后，其气上冲者，可与桂枝汤，方用前法，若不上冲者不可与"，又桂枝加桂汤，皆止其冲气。何以不用引而竭之之法，此升举正气也。又《伤寒论》瓜蒂散条中有"胸中痞硬，气上冲咽喉不得息者，当须吐之"，何以不能降逆止冲，此邪气也。因势利导，就近驱邪，吐之而愈，又必有欲吐不能之因，其"其高者因而越之"，贵在其"因"，方可用吐法。又仲景制蜜煎导法，必有"当须自欲大便"之因，方可用导法。此皆指邪气而言。欲吐不能吐，可因其邪高，欲出不得，方可用吐；不然麻杏石甘汤证，亦在肺，何以不用吐法？因其邪无外出之势。凶此"高者抑之，下者举之"，桂枝汤、补中益气汤是也；"其高者因而越之，其下者引而竭之"，瓜蒂散、蜜煎导法是也。明乎此理，则对于"病人欲吐者，不可下之"，思可过半矣。

由此观之，仲景深得《内经》治法之旨，师而不泥，能将仲景之法，与《内经》参合相观，凡病皆可得其要领，而于临证之中，亦可了惑矣。

【原文】 哕而腹满，视其前后①，知何部不利，利之即愈。（七）

【注释】 ①前后："前"指小便，"后"指大便。

【译文】 病人呃逆而腹部胀满时，应当询问病人大小便情况，看何部不利，然后通其大便或利其小便，则呃逆可愈。

【提要】 本条论述哕逆属实证的治法。

【选注】 尤在泾：哕而腹满者，病在下而气溢于上也，与病人欲吐者不同；故当视其前后二阴，知何部不利而利之，则病从下出而气不上逆，腹满与哕俱去矣。

魏念庭：胃气上逆，冲而为哕，治法当视其前后，审大小便调不调也。前部不利者，水邪之逆也，当利其小便而哕愈；后部不利者，热邪实也，当利其大便而哕愈。

【解析】 本条所论，专指实证而言。然哕证有虚有实，实者易治，虚者难疗，临床上凡病后期出现呃逆者,多为脾肾两败,均属危笃之候。实证多见于暴病,病程短暂;虚证多见于久病,病情恶化时出现。本条所论为实证,实热与蓄水,均能引起腹满,如小便不利,则膀胱气化失职,反逆而上冲,故致呃逆,其病机与五苓散证略同;若实热内结,胃气不降,大便秘结,逆而上冲,反致呃逆,其证与水气上逆相似。以上均由二便闭塞,腑气不行,反而上逆所致。治疗之法,使二便通利,腑以通为补,转化物而不藏,通利即愈。但虚证之人,多属脏病,脏病多虚而腑病多实,即"阳道实而阴道虚"。即使实证之呃逆,用通利二便仍不效者,呃逆不止,亦属危证,慎之又慎!

【原文】 呕而胸满者,茱萸汤主之。(八)

茱萸汤方:

吴茱萸一升　人参三两　生姜六两　大枣十二枚

上四味,以水五升,煮取三升,温服七合,日三服。

【译文】 呕吐而同时有胸部胀满的,用吴茱萸汤治疗。

【提要】 本条论述寒饮上逆的呕吐的证治。

【选注】 徐忠可:胸乃阳位,呕为阴邪,使胸之阳气足以御之,则不呕,呕亦胸中无恙也,乃呕而胸满,是胸虚邪客,不但胃不和矣。虚邪属阴,故以茱萸之苦辛温,善驱浊阴者为君,人参补虚为佐,而以姜枣宣发上焦之正气也。

茱萸汤

尤在泾:胸中,阳也。呕而胸满,阳不治而阴乘之也,故以吴茱萸散阴降逆,人参、姜、枣补中益阳气。

《医宗金鉴》:呕逆之气,上冲于胸,胸中气实,则不受邪,必不满也;若胸中气虚,客寒邪气,得以留连,故胸满也。

【解析】 呕吐之证,有虚实寒热之别。本条叙述为胃阳不足,寒饮上逆,从而发生呕吐胸满。胸属阳位,心肺居之,若清阳之位被阴邪所犯,则呕而胸满。本条用吴茱萸汤治呕而胸满,又与上条之哕不同。治哕之法,以通畅气机为主,亦非治哕概用利法。如橘皮汤、橘皮竹茹汤二方,均非通利二便。而当着眼于腹满与二便,知其本在于"病在下而气逆于上",利其二便,则"病下去而气不上逆"。呕吐、哕表现虽不同,但均为胃失通降,第六条为欲吐者不可下,第七条哕而腹满,利其二便,而后之大黄甘草汤又能治"食已却吐",说明呕吐、哕在治疗中有可下、当温、不可下之不同,必须临证细审。

吴茱萸汤具有温胃补虚、散寒降痛之功。吴萸既能温胃散寒,又能泄厥阴逆气;生姜散寒降逆,健胃止呕;人参、大枣培补中州脾胃之气,故不论呕、干呕,本方均可治疗。临证应用甚广,除上述症状外,还应有心下痞满、吞酸嘈杂、干呕、吐涎沫、头痛、肢冷、脉弦、舌苔白腻等。

**【原文】** 干呕,吐涎沫,头痛者,茱萸汤主之。(方见上)(九)

**【译文】** 病人干呕,吐涎沫,又兼有头痛的,用吴茱萸汤主治。

**【提要】** 本条与上条论述寒饮上逆的呕吐的证治。

**【选注】** 徐忠可:干呕者,有声无物也,物虽无而吐涎沫。上焦既有寒,寒为阴邪,格阳在上,故头痛,此胸满而呕,似有轻重表里不同;然邪必乘虚,故亦用茱萸汤,兼温补以驱浊阴,谓呕有不同,寒则一也。

尤在泾:干呕吐涎沫,上焦有寒也。头者诸阳之会,为阴寒之邪上逆而痛,故宜茱萸汤以散阴气而益阳气。

《医宗金鉴》:干呕吐涎沫者,以半夏干姜散温中止呕也;若更头痛,此属寒气盛而逆之甚也,故用吴茱萸汤温寒下气,大折冲逆之势也。

**【解析】** 本条是胃有寒饮,兼夹肝气上逆,因而发生干呕、吐涎沫、头痛等证。干呕、吐涎沫,其病机与上条略同,均为寒饮上逆所致;唯头痛证为本条特有,厥阴经脉,上额交巅,与督脉相合,故其头痛之处,多在巅顶与前额。人皆知肝阳上亢,而忽略肝阳上逆。肝阳上亢多夹风,而肝阳上逆多夹水。故肝阳上亢可用平肝息风,肝阳上逆则以降浊化饮、温寒扶虚之法治之。

**【原文】** 呕而肠鸣,心下痞者,半夏泻心汤主之。(十)

**半夏泻心汤方:**

半夏半升(洗)　黄芩三两　干姜三两　人参三两　黄连一两　大枣十二枚甘草三两(炙)

上七味,以水一斗,煮取六升,去滓,再煮取三升,温服一升,日三服。

**【译文】** 病人呕吐而肠鸣有声,心下痞满,用半夏泻心汤主治。

**【提要】** 本杀论述寒热错杂的呕吐的证治。

**【选注】** 徐忠可:呕本属热,然而肠鸣则下寒而虚。痞则阴邪搏饮,结于心下,即《伤寒论》所谓胃中不和,腹中雷鸣也。故主半夏泻心汤,用参、甘、枣以补中,干姜以温胃泻满,半夏以开痰饮,而以芩连清热,且苦寒亦能泄满也。

程林:呕而肠鸣心下痞者,此邪热乘虚而客于心下,故以芩连清热除痞,姜夏散呕,《内经》曰:脾胃虚则肠鸣,又曰:中气不足,肠为之苦鸣。人参、甘、枣用以补中而和肠胃也。

尤在泾:邪气乘虚,陷入心下,中气则痞。中气既痞,升降失常,于是阳独上逆而呕,阴独下走而肠鸣,是虽三焦俱病,而中气为上下之枢,故不必治其上下,而但治其中。黄连、黄芩苦以降阳,半夏、干姜辛以升阴,阴升阳降,痞将自解。人参、甘草则补养中气,以为交阴阳通上下之用也。

**【解析】** 本条证候,在上为呕吐,在下为肠鸣,在中为心下痞,总以心下痞为主证。脾宜升则健,胃宜降则和,升降相应,使谷食精华充达机体,糟粕传导于肠而排出。如今寒热互结在中,脾气不升则健运失调,水湿内停而肠鸣;胃气不降,反而上逆作呕。半夏泻心汤为寒热并用,辛开苦降之剂。芩、连苦降,姜、夏辛开,更用参、草、枣培补中气,恢复阴阳升降之常。临证之中,半夏泻心汤应用甚广,凡呕吐、肠鸣下利,兼有心下痞或胃酸过多之溃疡病,效果甚佳。凡证属寒热错杂的,用之多效。胃酸过多,胃脘嘈杂者,可加煅瓦楞、乌贼骨;心下痞按痛,舌苔黄腻者,可与小陷胸汤合用。半夏配黄芩,黄连配干姜,一寒一热,一苦一辛,正与此证相合,后世左金丸,治胃酸过多,其理亦同。故本方之旨,在于开中焦痞。

【原文】 干呕而利者,黄芩加半夏生姜汤主之。(十一)

黄芩加半夏生姜汤方:

黄芩三两　甘草二两(炙)　芍药二两　半夏半升　生姜三两　大枣十二枚

上六味,以水一斗,煮取三升,去滓,温服一升,日再夜一服。

【译文】 病人干呕,又有下利的,用黄芩加半夏生姜汤主治。

【提要】 本条论述热利与干呕并见的证治。

【选注】 程林:中焦不和,则气逆于上而作呕,迫于下而为利,故用半夏、生姜入上焦而止呕,甘草、大枣入中焦而和脾,黄芩、芍药入下焦而止利。如是则正气安而邪气去,三焦和而呕利止矣。

沈明宗:此木邪乘胃也。木邪乘胃也,上逆则呕,下行则利。今干呕下利者,外之风寒相合胃中痰饮,搏结上逆下注,故以小柴胡汤去走表之柴胡,倍半夏生姜和中而涤饮止呕,然呕则气逆,故去人参,加芍药,是平土中之木也。

尤在泾:此伤寒热邪入里作利,而复上行为呕者之法。而杂病肝胃之火,上冲下注者,亦复有之,半夏、生姜散逆于上,黄芩、芍药除热于里,上下俱病,中气必困,甘草、大枣合芍药、生姜,以安中而正气也。

【解析】 寒热错杂,胃气上逆而致呕,但食物在肠而不在胃,故止于干呕而下利。邪热内犯肠胃则邪热挟胃气以上逆,所以干呕;胃寒则用半夏、生姜以温之。热迫于下,陷入肠中,则为下利,以黄芩汤清肠中热以止利,其中甘草、大枣和胃调中。本证所云下利包括泄泻和痢疾,其主证为腹痛、下利热臭或垢积。临床用本方可治急性胃肠炎,如腹痛剧烈则加大芍药用量。孕妇妊娠恶阻,亦可选用本方。

【原文】 诸呕吐,谷不得下者,小半夏汤主之。方见痰饮中。(十二)

【译文】 凡呕吐饮食不能下的,用小半夏汤主治。

【提要】 本条指出停饮呕吐的证治。

【选注】 尤在泾:呕吐谷不得下者,胃中有饮,随气上逆,而阻其谷入之路也。故以半夏消饮,生姜降逆,逆止饮消,谷斯下矣。

魏念庭:诸呕吐有谷不得下者,寒气格塞于上,而胃气虚冷于中也,主之以小半夏汤,半夏、生姜全用辛温,治虚冷上逆之善方也。

徐忠可:此痰饮多而致呕之方也。外邪内入而呕,必自饮食稍进。此痰饮多而外邪少,拒格胸胃之间,气逆而谷不得入,故用生姜散邪,半夏以消痰饮而止呕逆。

【解析】 《金匮要略·痰饮咳嗽病脉证并治》曰:"呕家本渴,渴为欲解,今反不渴,心下有支饮故也,小半夏汤主之。"由此可知,呕吐、谷不得下,是胃中有饮,且其呕吐之势颇剧。以力测证,可知这种呕吐,是由于胃中有停饮所致。这里的"诸呕吐"是泛指停饮所致的呕吐,非一切呕吐,小半夏汤和胃降逆、散寒化饮,为治停痰呕吐的主方,以呕吐、口不渴、心下痞为主证,兼见头眩心悸者,加用茯苓。然本方与吴茱萸汤均有呕吐、心下痞之证,临汪须鉴别。前者有头痛、吐涎沫、泛酸且气逆较甚;本方有头眩、心悸、吐清水而气逆小甚。半夏生姜相伍,有温胃、止吐、除饮之功,可以治各种胃病有呕吐者,尤其治疗见物即呕、食不下咽之病颇效。

【原文】 呕吐而病在膈上,后思水者,解,急与之。思水者,猪苓散主之。(十三)

猪苓散方:

猪苓 茯苓 白术各等分

上三味,杵为散,饮服方寸匕,日三服。

【译文】 膈上有病,引起呕吐,吐后,想饮水的,这是呕吐向愈,应及时给病人饮用。口渴想饮水的,用猪苓散主治。

【提要】 本条论述呕吐后因饮水多而致停饮的治法。

【选注】 尤在泾:病在膈上,病膈间有痰饮也。后思水者,知饮已去,故曰欲解,即先呕却渴者,此为欲解之义。夫饮邪已去,津液暴竭,而思得水,设不得,则津亡而气亦耗,故当急与。而呕吐之余,中气未复,不能胜水,设过与之,则旧饮方去,新饮复生,故宜猪苓散以崇土而逐水也。

程林:上章言先呕却渴,此为欲解。今呕吐而病在膈上,后思水者解,亦与上证不殊,故急与之以和胃;然思水之人,又有得水而贪饮,则胃中热少,不能消水,更与人作病,故思水者用猪苓散以散水饮。

【解析】 本条述胃中停饮呕吐者,吐后口渴思饮,为饮去阳复之佳兆,与"先呕却渴者,此为欲解"颇相吻合,故云"思水者,解"。若从"思水"二字推敲,仅示人病势好转,并不等于说因呕吐饮邪已尽而病愈。思水仅为口渴之渐,饮未尽去,阳未全复,乘其好转之时,因势利导,速予善后之法,故云"急与之。思水者,猪苓散主之"。本方二苓白术同用,功在健运中土,气化水行,则残饮复蠲,思水亦止。方中猪苓使水从前阴而走,而茯苓益胃利肾,白术加强脾土之转输。如《内经》所云"肾者,胃之关也,关门不利,故水聚而从其类也",今关门开,水饮去,精自生,神自胜,骨肉相保,巨气乃平。且用散剂,取其分散之意,搜索残饮余湿,不令速荡而过,恐其有遗漏之处也。仲景立法之严谨,用药之精当,足为后学之津梁。对于饮病呕后口渴的问题,《金匮要略·痰饮咳嗽痌脉证并活》与本篇反复提及,但未做出进一步处理,直至此处才指出处理的法则与药物,可谓开而弗达、导而弗牵、强而弗抑,真善教者也!

【原文】 呕而脉弱,小便复利,身有微热,见厥者,难治,四逆汤主之。(十四)

四逆汤方:

附子(生用)一枚 干姜一两半 甘草二两(炙)

上三味,以水三升,煮取一升二合,去滓,分温再服。强人可大附子一枚,干姜三两。

【译文】 病人呕吐以后,脉象微弱,小便反而通利,身体微有发热,四肢逆冷的,比较难治,用四逆汤主治。

【提要】 本条论述虚寒性呕吐的证治。

【选注】 赵以德:谷入于胃,长养于阳,脉道乃行,今胃不安于谷,以致呕。故其气不充于脉,则脉弱。下焦虚,则小便自利。迫阳于表则微热,经脉虚则寒厥。夫阳者,一身之主,内外三焦虚寒如此,诚难治矣。苟有可回之意,必以四逆回阳却阴也。

尤在泾:脉弱便利而厥,为内虚且寒之候,则呕非火邪,而是阴气之上逆。热非实邪,而是阳气之外越矣,故以四逆汤救阳驱阴为主。然阴方上冲,而阳且外走,其离决之势,有未可即为顺接者,故曰难治。或云,呕与身热为邪实,厥利脉弱为正虚,虚实互见,故曰难治。四逆汤舍其标而治其本也,亦通。

魏念庭:呕而脉弱者,胃气虚也,小便复利,气不足以统摄之,脱而下泄也。身有微热见厥,内积阴寒,外越虚阳,阳衰阴盛,其呕为阳浮欲越之机也,见此知为难治,非寻常火邪痰饮之呕也。

【解析】 以上三家注解颇为精当。仅有"呕而脉弱,小便复利,身有微热"等证,未必内虚且寒,然而"见厥者"一句点破,知其为浮阳外越之证。有四逆而厥,知其阴阳已不相顺接。辨其标本,脉弱、小便利、厥逆并见,知其内虚且寒,微热为虚阳浮越,此微热之候,必其人面赤如妆,非面色正赤,阴盛于内,格阳于外,病情危笃,当属难治。后人治阴寒霍乱证,多采用此方,此又属回阳救逆法。

此条呕吐属于全身虚寒证,与前诸条只限于局部者,大相径庭。故前诸条以呕吐为主,治法以止呕为急务;本条以全身虚寒为主,治当以回阳救逆为先者,又不可不辨。

【原文】 呕而发热者,小柴胡汤主之。(十五)

小柴胡汤方:

柴胡半斤　黄芩三两　人参三两　甘草三两　半夏半斤　生姜三两　大枣十二枚

上七味,以水一斗二升,煮取六升,去滓,再煎取三升,温服一升,日三服。

【译文】 病人呕吐并且发热的,用小柴胡汤主治。

【提要】 本条论述肝胃不和呕吐的证治。

【选注】 尤在泾:呕而发热,邪在少阳之经,欲止其呕,必解其邪,小柴胡汤则和解少阳之正法也。

《医宗金鉴》:呕而腹满,是有里也,主之大柴胡汤,攻里以止呕也。今呕而发热,是有表也,主之小柴胡汤,和表以止呕也。

程林:经曰:呕而发热者,柴胡证俱。夫呕家未有发热者,以发热属半表半里,故与小柴胡汤以和之。

赵以德:伤寒论出太阳证,又出厥阴证,小柴胡汤本少阳半表半里药也,何为太阳厥阴亦治之,盖太阳传里而未尽入,厥阴受传而未尽受,二者俱在半表半里之间,故呕而发热,病同方亦同也。自此而言,病之半表半里,岂独伤寒有哉,故更集要略。

【解析】 本条"呕而发热"之症状,与上条类似,病机却迥异。上条四逆汤证为阴盛格阳,属假热,故曰"微热";本条发热为肝郁气滞、枢机不利,是属实热,故曰"发热"。因恐后学混淆,仲景特将此二条并提,使人便于鉴别虚实阴阳,临证不惑耳。

【原文】 胃反呕吐者,大半夏汤主之。《千金》云:"治胃反不受食,食入即吐。《外台》云:治呕,心下痞鞕者"。(十六)

大半夏汤方:

半夏二升(洗完用) 人参三两 白蜜一升

上三味,以水一斗二升,和蜜扬之二百四十遍,煮取二升半,温服一升,余分再服。

【译文】 因胃反引起呕吐的,用大半夏汤主治。

【提要】 本条论述虚寒性呕吐的证治。

【选注】 徐忠可:以前皆论呕,即或兼言吐,不过饮食之后,或吐些少出来耳。若食久即尽出,此乃胃虚不能消谷,因而上逆,故使胃反,反后火逆呕吐兼夹燥矣,故以半夏降逆、下痰涎为主。加以人参养其正,白蜜以润其燥,且扬水二百四十遍,以使速下,《千金》治不受食,《外台》治呕而心下痞硬。要知不受虚也,痞硬亦虚也。

尤在泾:胃反呕吐者,胃虚不能消谷,朝食而暮吐也。又胃脉本下行,虚则反逆也。故以半夏降逆,人参、白蜜益虚安中。东垣云:辛药生姜之类治呕吐,但治上焦气壅表实之病,若胃虚谷气不行,胸中闭塞而呕者,唯宜益胃推扬谷气而已。此大半夏汤之旨也。

沈明宗:此偏痰多之方也。胃反本营卫两虚,木气乘脾而不健运,津液化为痰饮,卫气逆而化火,痰火上溢,则胃反呕吐,故用人参甘温滋润,补养脾胃,合蜜润燥而生营卫,半夏涤饮而下逆退其标,水和蜜扬二百四十遍,取性之柔,以养胃阴而不燥也。

【解析】 本条所论之呕吐胃反,即前文第三、第四、第五条所论之证候,以"朝食暮吐、暮食朝吐"为其特征,与一般呕吐不同。读本节时当参照以前的三条。胃反是由于脾胃之阳虚,加之脾胃之阴亦不足(趺阳脉浮为阳虚,涩为阴虚),阴阳俱不足,则脾气不升,胃气不降,阴阳俱虚则转运失职。大半夏汤中重用半夏化饮降逆,人参兼顾胃阴胃阳,白蜜润燥补虚,并制半夏之燥。虽其人阳虚而不用姜附之辈,恐其伤阴也。合用具有降逆、补虚、润燥的作用。其证亦当有心下痞硬、肠中沥沥有声、多呕涎沫、大便燥结等。

【原文】 食已即吐者,大黄甘草汤主之。《外台》方:又治吐水。(十七)

大黄甘草汤方:

大黄四两　甘草一两

上二味，以水三升，煮取一升，分温再服。

【译文】　吃完食物即呕吐的，用大黄甘草汤主治。

【提要】　本条论述实热性呕吐的证治。

【选注】　沈明宗：此偏火盛之方也。木火之邪结于肠胃血分，气反逆于胸膈，以致食已即吐。经谓胃主血所生病，故用大黄，以破血分之热，甘草以调胃气，俾肠胃通而食下，则不吐矣。此方脾胃干结者宜之，当与上不可下之条，反复互看，始得仲景前后之意。

徐忠可：食已即吐，非复呕病矣。亦非胃弱不能消，乃胃不容谷，食已即出者也。明是有物伤胃，营气闭而不纳，故以大黄通荣分已闭之谷气，而兼以甘草调其胃耳。《外台》治吐水，大黄亦能开脾气之闭，而使精散于肺，通调水道，下输膀胱也。

尤在泾：经云：清阳出上窍，浊阴出下窍。本乎天者亲上，本乎地者亲下也。若下既不通，必反上逆，所谓阴阳反作，气逆不从，食虽入胃，而气反出之矣。故以大黄通其大便，使浊气下行浊道，而呕吐自止，不然，止之降之无益也。东垣通幽汤治幽门不通，上冲吸门者，亦是此意。但有缓急之分耳。经云：阳气者闭塞，地气者冒明，云雾不精，则上应白露不下，夫阳气天气也。天气闭，则地气干矣。云雾出于地，而雨露降于天，地不承，则天不降矣。可见天地阴阳，同此气机，和则俱和，乖则并乖，人与天地相参，故肺气象天，病则多及二阴脾胃，大小肠象地，病则多及上窍。丹溪治小便不通，用吐法以开提肺气，使上窍通而下窍亦通，与大黄甘草汤之治呕吐，法虽异而理可通也。

【解析】　本条应与上文对照分析，大半夏汤治胃虚寒、肠不润之胃反呕吐。本条则为胃肠实热，大便秘结，因而胃气上逆，食后即吐。下既不通，势必上逆。《素问·至真要大论》："诸逆冲上，皆属于火。"又当注意"食已"二字。可知不食不吐，一食即吐。前人尝说"食入即出，是有火也"，由于火性急迫，故其吐势急涌，与上条"朝食暮吐，暮食朝吐"，又大相径庭。以大黄甘草汤通便，则胃气和降，实热去呕自止。

方中用大黄泻实清热，甘草和中益胃，前文第六条云"病人欲吐者，不可下之"，而本条却用大黄泻下，似属矛盾。其实第六条所述欲吐者，乃似瓜蒂散证欲吐而不能吐，正气有驱邪外出之势，"其高者因而越之"，贵在其"因"，助正外驱其邪，故不当用下法；本条病在下在肠，呕吐为标，肠胃热为夸，故通便清热为治病求本之法，这与"必伏其所主而先其所因"颇为合拍，病本去而标自解。

【原文】　胃反，吐而渴欲饮水者，茯苓泽泻汤主之。（十八）

茯苓泽泻汤方：《外台》云治消渴脉绝，胃反吐食方。有小麦一升。

茯苓半斤　泽泻四两　甘草二两　桂枝二两　白术三两　生姜四两

上六味，以水一斗，煮取三升，内泽泻，再煮取二升半，温服八合，日三服。

【译文】　病人反复呕吐，吐后口渴欲饮水的，用茯苓泽泻汤主治。

【提要】 本条论述停饮呕吐的论治。

【选注】 尤在泾：猪苓散，治吐后饮水者，所以崇土气，胜水气也。茯苓泽泻汤治吐未已，而渴欲饮水者，以吐未已，知邪未去，则宜桂枝、甘、姜散邪气，苓、术、泽泻消水气也。

《医宗金鉴》：李彣：吐而渴者，津亡而胃虚燥也。饮水则水停心下，茯苓泽泻降气行饮，白术补脾生津，此五苓散原方之义也。然胃反因脾气虚逆，故加生姜散逆，甘草和脾。又五苓散治外有微热，故用桂枝。此证无表热而亦用之者，以桂枝非一于攻表之药也，乃彻上彻下，可外可内，为通行津液、和阳治水之剂也。

陈修园：此为胃反之因于水饮者而出其方治也。此方治水饮，人尽知之，而治胃反则人未必知也，治渴更未必知也。盖胃反病为胃虚挟冲脉而上逆者，取大半夏汤之降逆，更取其柔和以养胃也。今有夹水饮而病胃反，若吐已而渴，则水饮从吐而俱出矣；若吐未已而渴欲饮水者，是旧水不因其得吐而尽，而新水反因渴欲饮而增，愈吐愈渴，愈饮愈吐，非从脾而求输转之法，其吐与渴，将何以宁，以茯苓泽泻汤主之。

丹波元坚：按此条证，中焦蓄水，气液为之壅遏，不能升腾滋养，故使渴欲饮水，李氏以为津液亡者，误矣。宜参《伤寒论辑义》五苓散条。又此方桂枝佐苓、术等，以温散水饮，生姜以降逆气，尤氏以为散邪气者，亦误。

【解析】 前有"呕家本渴，渴为欲解"，与此条不同。前者为吐后虽渴欲饮水，然饮后不吐，是胃无停水。本条食下即吐，吐后欲饮水，饮后亦不受而吐。实是胃有停水，致使脾不运化，津不上承，故渴欲饮水，饮亦不受。本条之胃反与前三、四、五条"朝食暮吐"有别，彼为病名，此为症状。

"渴欲饮水"为本条辨证关键，因胃有停饮而引起呕吐，又因停饮影响气化，津不上承而渴欲饮水，虽呕吐而饮但饮邪未尽，渴饮后又增停水，更复促使呕吐。愈吐愈渴，愈饮愈吐，条首"胃反"二字，即指反复呕吐不止。其本为停水，故治呕治渴，皆非治本，用此茯苓泽泻汤以化气利水，和胃降逆，则气化而水饮自去，胃气得和则呕吐口渴自除。本方用五苓散去猪苓加甘草、生姜而成，亦即苓桂术甘汤加生姜、泽泻而成。本证与五苓散证水逆消渴病机相似，故其治疗大法相似。唯五苓散重点在于膀胱气化不行，小便不利，以致水反上逆；本条证候重点在于水停在胃，中阳不运，故口渴、呕吐并见。五苓散偏于利小便，故泽泻用量独重，佐以桂枝二苓；本方偏于和胃止呕，故茯苓用量独重，佐以甘草、生姜；至于化气利水，则桂枝之功，二方皆有。本方独不用猪苓者，恐其淡渗太过，以其人多吐伤津也。

【原文】 吐后，渴欲得水而贪饮者，文蛤汤主之。兼主微风，脉紧，头痛。（十九）

文蛤汤方：

文蛤五两　麻黄三两　甘草三两　生姜三两　石膏五两　杏仁五十枚　大枣十二枚

上七味，以水六升，煮取二升，温服一升，汗出即愈。

【译文】 病人呕吐之后，口渴想喝水而贪饮的，用文蛤汤主治。兼治微受风邪的脉紧，头痛。

【提要】 本条论述吐后渴而贪饮的治法。

【选注】《医宗金鉴》："文蛤汤主之"五字，当在头痛之下，文义始属，是传写之讹，兼主之"主"字，衍文也。吐后而渴，当少少与饮之，胃和吐自止也。若恣意贪饮，则新饮复停，而吐必不已也，当从饮吐治之。

文蛤汤

若兼感微风，脉必紧，头必痛，主之文蛤汤者，是治渴兼治风水也，故以越婢汤方中加文蛤，越婢散风水也，文蛤治渴不已也。

丹波元坚：按此条病轻药重，殊不相适，柯氏以此汤移置于太阳篇下文蛤散条。仍考此条，乃是文蛤散证，彼此相错也。消渴篇曰：渴欲饮水不止者，文蛤散主之。可以互征矣。但兼主微风脉紧头痛一句，即汤方所主也。

赵以德：是汤即大青龙去桂枝加文蛤也。大青龙主发散风寒两受。此证初无外邪而用之何哉？夫天地之气，人之饮食之气，分之虽殊，合之总属风寒湿热之气化耳。足太阳膀胱，本寒水之经也。先因胃热而吐，用竭其津，遂渴欲饮水，饮多则水气内凝，其寒外应，而腠理闭矣。故将文蛤散水寒，麻黄、杏仁开腠理、利肺气，甘草、姜、枣发荣卫，石膏解肌表内外之郁热也。而又谓主微风，脉紧，头痛者何，盖风热循膀胱，上入巅，覆其清阳，则为头痛，而肾邪亦从而泛溢，故同一主治也。

【解析】 各注家论述，各有其理。主张非衍文相错者，以其人上焦肺有郁热，上元不清，故饮后之水，由于肺气不化，不能下输，故除烦渴多饮之外，又有喘、胸满、小便不利，用文蛤汤。可使清散郁热，宣散肺气。开郁清热其旨是也。

而柯韵伯认为文蛤汤与《伤寒论·辨太阻病脉证并治》文蛤散互错，殊有卓见，本条"渴欲得水而贪饮"与《金匮要略·消渴小便利淋病脉证并治》之文蛤散证"渴欲饮水不止"，其病机类似，故方剂可以互用。至于"兼主微风，脉紧，头痛"一句，疑为后人对文蛤汤功用所添注脚，年久传抄，误入正文。

【原文】 干呕，吐逆，吐涎沫，半夏干姜散主之。（二十）

半夏干姜散方：

半夏 干姜等分

上二味，杵为散，取方寸匕，浆水一升半，煎取七合，顿服之。

【译文】 病人干呕，胃气上逆，吐涎沫，用半夏干姜散主治。

【原文】 病人胸中似喘不喘，似呕不呕，似哕不哕，彻心中愦愦然无奈[1]者，生姜半夏汤主之。（二十一）

生姜半夏汤方：

半夏半升　生姜汁一升

上二味，以水三升，煮半夏，取二升，内生姜汁，煮取一升半，小冷，分四服，日三夜一服。止，停后服。

**【注释】**　①彻心中愦愦然无奈："彻"，通彻牵联之意。全句形容病人整个心胸烦闷懊憹之极，有难于忍受而无可奈何的感觉。

**【译文】**　病人心中好像气喘，而实则不喘；好像是呕，而实则不呕；好像是呃逆，而实则没有呃逆。但整个心胸烦闷懊憹无可奈何，当用生姜半夏汤主治。

**【提要】**　此二条论述停饮干呕泛恶的证治。

**【选注】**　《医宗金鉴》：有声有物谓之呕，有声无物谓之哕，即干呕也。今有声无物而吐涎沫，故曰干呕。吐逆，吐涎沫也；干呕吐酸苦，胃中热也；干呕吐涎沫，胃中寒也。主之半夏干姜散.温中止呕也。此承上条详申欲吐之状，以明其治也。喘者呼吸气急也，似喘不喘，谓胸中似喘之不快，而不似喘之气急也。呕者吐物而有声也，似呕不呕，谓似作呕之状，而不似呕之有物也。哕者，干呕也，似哕不哕，谓似哕之有声，而不似哕之声连连也。彻心中愦愦然无奈者，总形容似喘不喘，似呕不呕，似哕不哕，心中愦乱无奈，懊憹欲吐之情状也。

尤在泾：干呕吐逆，胃中气逆也。吐涎沫者，上焦有寒，其口多涎也。与前干呕吐涎沫头痛不同，彼为厥阴阴气上逆，此是阳明寒涎逆气不下而已，故以半夏止逆消涎，干姜温中和胃，浆水甘酸，调中引气止呕哕也。寒邪搏饮，结于胸中而不得出，则气之呼吸往来、出入升降者阻矣。似喘不喘，似呕不呕，似哕不哕皆寒饮与气相搏互击之证也。且饮，水邪也；心，阳脏也。以水邪而逼处心脏，欲却不能，欲受不可，则彻心中愦愦然无奈也。生姜半夏汤，即小半夏汤，而生姜用汁，则降逆之力少，而散结之力多，乃正治饮气相搏，欲出不出者之良法也。

**【解析】**　前条"干呕""吐逆""吐涎沫"应分三句来读，此三证各自为病，亦可同时出现，但寒饮上逆，胃失和降，为三者共同点。由于饮邪有微甚，胃逆有轻重，所以或干呕，或吐逆，或吐涎沫，或三者兼见。此与前文吴茱萸汤证似乎相近，但彼为肝寒胃气上逆，所以头痛，故肝胃同治；本条为胃寒停饮，故当专治胃。

后条之证候属饮停中焦，邪正相搏，而条文反提"胸中"二字，当属上焦。因为中焦寒饮逆上而影响胸中，致使上焦阳气不能舒展，故出现"似喘不喘，似呕不呕，似哕不哕"之证，使心中有烦闷异常、无可奈何的感觉，此即所谓泛泛恶心之证。生姜半夏汤与半夏干姜散，同为蠲饮降逆之剂，后者重在胃寒，故用干姜温胃；前者重在饮阻阳气，故重用姜汁，辛开闭结，舒展胸阳。

生姜半夏汤中，用姜汁达一升之多，半夏仅用半升，知以生姜汁为君，半夏为佐；小半夏汤用半夏一升，生姜半斤，知以半夏为君，生姜为佐。故生姜半夏汤重在散结通阳，小半夏汤重在降逆化饮，方义不同，故方名亦异。

**【原文】**　干呕，哕，若手足厥者，橘皮汤主之。（二十二）

橘皮汤方：

橘皮四两　生姜半斤

上二味,以水七升,煮取三升,温服一升,下咽即愈。

【译文】 病人干呕,呃逆,如果手足厥冷的,用橘皮汤主治。

【原文】 哕逆者,橘皮竹茹汤主之。(二十三)

橘皮竹茹汤方:

橘皮二升　竹茹二升　大枣三十枚　人参一两　生姜半斤　甘草五两

上六味,以水一斗,煮取三升,温服一升,日三服。

【译文】 呃逆证,用橘皮竹茹汤主治。

【提要】 此二条论述胃热与胃寒引起哕证的不同治法。

【选注】 徐忠可:呕兼哕言,则以哕为重矣。彼有因元气败而哕者,此肾虚欲绝也;若从干呕来,虽手足厥,明是胃家寒气结,不行于四肢,故以橘皮温胃为主,而含生姜以宣散其逆气也。此不兼呕青,是专胃虚而冲逆为哕矣。然非真元衰败之比,故以参、甘培胃中元气,而以橘皮、竹茹,一寒一温,下其上逆之气;亦由上焦阳气不足以御之,乃呃逆不止,故以枣姜宣其上焦,使胸中之阳,渐畅而下达。谓上焦固受气于中焦,而中焦亦秉承于上焦,上焦既宣,则中气自调也。

程林:干呕哕则气逆于胸膈间而不行于四肢,故手足为之厥,橘皮能降逆气,生姜呕家圣药,小剂以和之也。然干呕非反胃,厥非无阳,故下咽气行即愈。《内经》曰:胃为气逆为哕,上证但干哕而未至于逆,今哕逆者,即《内经》所谓诸逆冲上,皆属于火。胃虚而热乘之,作哕逆者吁?夫除胃热而专主呕哕,必以竹茹为君,橘皮下逆气为臣,生姜正呕逆为佐,人参、甘草、大枣以缓逆为使。

【解析】 前条"干呕、哕"是指干呕与哕可以同见,亦可单见。而又兼手足厥逆,其原因是胃气被寒邪闭阻所致。胃失和降,挟寒邪以上逆,故成干呕或哕;中焦阳遏不达四末则厥。程林论述颇为贴切。然而大多一时性的客寒犯胃,与命门火衰的四逆汤证不同,故治以橘皮汤。

后条之呃逆证不够具体,应与上条对照分析,以方测证,可知其由胃中虚热上冲所致,以使虚烦不安、呼吸少气、口干呕逆,气逆致哕。故用橘皮、竹茹行气清胃,佐以补中益气和胃止呕之品。除可治一般恶心呕吐外,尤以治妊娠恶阻再加茯苓、白术为佳。

【原文】 夫六腑气绝①于外者,手足寒,上气,脚缩②;五脏气绝于内者,利不禁;下甚者,手足不仁。(二十四)

【注释】 ①气绝:指脏腑生理功能协调失常,气机阻绝虚衰。《金鉴》云"气绝非谓脱绝,乃谓虚绝也。"

②脚缩:指下肢痉挛性抽搐,或踡缩不能伸展。

【译文】 六腑气机衰竭于外,就会发生手足寒冷,气机上逆,下肢挛缩;五脏气机衰竭于内,就会发生难于制止的下利,下利严重的,手足麻木不仁。

【提要】 本条从脏腑生理功能方面,总论呕吐、哕、下利的共同预后。

【选注】 赵以德:六腑主表为阳,五脏主里为阴,阳为卫,阴为营,六腑绝,卫先不行于外,故手足寒。阳主升,在息为呼,外绝则气上出。出而不返则下绝,下绝则筋急,故脚踹缩也。五脏绝,营先不行于内,则阴气去,大便属阴,故下利不禁;甚则血离于外,故手足不仁。

程林:手足寒者,阳不行于四末也,上气者,宗气衰微也。平人宗气积于胸中,出于喉咙,以贯心脉,而行呼吸,宗气衰则奔促上气也。脚缩者,寒主收引,无阳以伸也。此六腑气绝于外者如此。下利不禁者,下焦不阖也,脾衰则四脏俱衰,故经曰:脾气孤弱,五液注下,下焦不阖,清便下重。即不禁之谓也……下甚而至于手足不仁者,四体绝也,此五脏气绝于内者如此。

沈明宗:此下利将绝之证,但重于胃肾也。六腑为阳,气行于外,盖胃为众腑之源,而源气衰,阳不充于四肢,则众腑之阳亦弱,故手足寒,上气脚缩,即阳虚而现诸寒收引之象也。诸脏属阳,藏而不泻。然五脏之中,肾为众阴之主,真阳所寄之地,但真阳衰微则五脏气皆不足,胃关不合,泻而不藏,则利不禁而下甚。甚者,阳气脱而阴血痹着不行,故手足不仁。此仲景本意,欲人治下利必以脾肾为要也。

【解析】 人身之中,六腑为阳,五脏为阴。阳者天气也,主外;阴者地气也,主内。脾胃同居中州,脾升则健,胃降则和。脾气虚则下利作,胃气逆则呕吐、哕均生。而诸证延久不愈,脏腑之气,必因之而竭。就病情发展而论,也是由表及里。呕吐、涉、下利诸证,初在肠胃,继而涉及脾,进而影响到肾,即由腑及脏,由中及下的一个发展过程。条文中"气绝",即呕吐、哕、下利已到了脏气衰竭的地步,其证候均属脾肾虚寒。

【原文】 下利①脉沉弦者,下重②;脉大者,为未止,脉微弱数者,为欲自止,虽发热不死。(二十五)

【注释】 ①下利:本条的下利是指痢疾。

②下重:指患痢疾病的里急后重。

【译文】 患痢疾的病人,脉象沉弦的,有里急后重的症状;脉象大的,是痢疾没有停止;脉象微弱兼数的,是痢疾将要自行停止的表现,虽然有发热症状,但不会死亡。

【原文】 下利手足厥冷,无脉者,灸之不温。若脉不还,反微喘者,死。少阴负趺阳①者,为顺也。(二十六)

【注释】 ①少阴负趺阳:少阴脉主候肾,趺阳脉主候脾,少阴负趺阳,即少阴脉小于趺阳脉。

【译文】 病人下利,四肢厥冷,诊不到脉搏,用灸法治疗以后,四肢仍不转温,脉亦不复,反而又出现微喘的,多主死证。但若少阴脉小于趺阳脉的,此为顺证。

【原文】 下利有微热而渴,脉弱者,今自愈。(二十七)

【译文】 病人下利,身有轻度发热,口渴,脉象弱,其病将愈。

【原文】 下利脉数,有微热,汗出,今自愈;设脉紧为未解。(二十八)

【译文】 病人下利以后脉数,身有微热而汗出,是其病将自愈之征;假设病人脉紧,是邪气未解,其病未愈。

【原文】 下利脉数而渴者,今自愈;设不差,必圊脓血①,以有热故也。(二十

九）

【注释】　①圊:本义是"厕也",在此即大便之意。

【译文】　病人下利,脉象数而口渴的,病将自愈;假设病不愈的,大便必下脓血,因为有热的缘故。

【原文】　**下利脉反弦,发热身汗者,自愈。（三十）**

【译文】　病人下利,脉象反而弦,但身有发热汗出的,其病自能愈。

【提要】　该六条从脉象、症状上判断下利的预后。

【选注】　魏念庭:此滞之下病,非飧泄之病也。沉为阳陷入阴分,沉中见弦,为少阳之气不能宣达,故气随阳降而下重也。脉沉弦而大者,阳气陷入之深而且多,故为未止。脉微弱者,阳气陷入浅而少,更兼见数,阳气勃勃欲动于阴,斯易为升达也,故为欲自止。是以虽滞下而发热,亦不死也。若夫脉沉弦而大,再身见发热,阳邪入阴而炽盛,阴分受伤而煎耗,可以有死之道也。

徐忠可:下利本客寒伤里,苟非直中阴证,必阴阳互胜,阴胜难愈,阳胜易愈。假令微热,是邪出表也。而渴是胸中阳胜也,且脉弱则在内之邪少矣,虽不治之,邪去正自复,故令自愈……若既有微热,脉不弱而数,数亦阳胜也,更汗出,则热从外泄矣,故亦令自愈。设脉数中兼紧,则寒邪尚坚,为未解矣。若数脉与渴并见,亦是阳盛,故令自愈。设不差,则寒既退而病不退,不宜现寒矣。乃热多,必反动其血,故曰必圊脓血,以有热故也。若发热而汗与上同,更脉弦,则里证见弦为阳脉,阳胜则愈。

尤在泾:下利厥冷无脉,阴亡而阳亦绝矣。灸之所以引既绝之阳,乃厥不回,脉不还,而反微喘,残阳上奔,大气下脱故死。下利为土负水胜之病,少阴负趺阳者,水负而土胜也,故曰顺。

微热而渴者,胃阳复也。脉弱者,邪气衰也。正复邪衰,故令自愈。脉数亦阳复也,微热汗出者,气方振而势外达,亦为欲愈之候。设脉紧则邪尚盛,必能与正相争,亦为未解。脉数而渴,阳气已复,亦下利有微热而渴之意。然脉不弱而数,则阳之复者已过,阴寒虽解,而热气转增,将更伤阴而圊脓血也。弦脉阴阳两属,若与发热身汗并见,则弦亦阳也,与脉数有微热汗出正同,故愈。以上数条,皆是伤寒邪气入里之候,故或热或渴,或汗出,或脉数,阳气现复,邪气得达,则愈。若杂病湿热下利之证,则发热口渴脉数,均非美证。《内经》云:下利身热者死。仲景云:下利手足不逆冷,反发热者不死。盖《内经》所言者,杂病湿热下利之证,仲景所言者,伤寒阴邪内入之证,二者不可不分也。

【解析】　本篇第二十五条(即此节原文首条)所述脉沉弦,下利而有里急后重者,因病在下,故脉应之以沉,弦主寒主痛;下利腹痛,里急后重,为寒邪入里,阻碍气机,腑气不能通畅,若脉大而有力则示邪盛,《内经》所谓"大则病进",故可知利未止;若脉微弱且数,是正虚邪亦不盛,且阳气来复,利将自止也。此时有发热证象。乃阳气来复,为预后佳之兆。

二十六条下利,手足厥逆至无脉,乃解肾虚寒,阳随阴复,故急当灸之,仍不温者,为阳气不回,反见微喘,为阴下竭而阳上脱,有阴阳离决之象。若手无脉,足部尚可扪及,并见少阴负趺阳者,说明土能胜水,中阳有一线生机,故为顺也。

以下四条,均述阴寒下利的预后,其共同特点是阳气恢复则病势转安,可使阴寒解散,所谓正胜邪衰,下则自愈;反之若阴寒偏盛,正虚邪实,则转向恶化。阴寒下利,无不关系到脾肾之阳,二十六条所述的手足厥冷,甚至无脉,若出现微热、口渴、汗出、脉数,则为寒去热复之兆,故下利自愈。阴寒下利阳气恢复,固属佳兆,而亦有阳复太过,反伤及阴络而出现便脓血者,此即二十九条之证候。若阴寒下利而见脉弦、脉紧者,若汗出后,阳虽回而脉紧未去,可知寒邪尚未尽去,故病亦不愈,二十八、二十九条是也。至于下利脉弱,则正衰邪亦不盛,属病情好转,即二十七条之意。

**【原文】** 下利气者,当利其小便。(三十一)

**【译文】** 病人下利而矢气的,应当用利小便的方法治疗。

**【提要】** 本条论述下利矢气的证治。

**【选注】** 徐忠可:乃有下利而矢气不已,此气滞而乱,又在寒热外,故但利其小便,小便利则气化,气化则不乱也。

尤在泾:下利气者,气随利矣,即所谓气利是也。小便得利,则气行于阳,不行于阴而愈,故曰当利其小便。

赵以德:下利气者,气与邪俱下也。由气不化,以致水谷不分,并于下焦而成利,阴前通则阳气行,气行则水谷分而利止矣。

**【解析】** 下利而兼矢气,是湿邪阻于肠,使气机不得宣畅,故称为气利,当兼有肠鸣、小便不利等症状。治疗之法,当利其小便,分消肠中湿邪,使气化复常,则诸证可愈。《素问·灵兰秘典论》曰:"大肠者,传导之官,变化出焉……膀胱者,州都之官,津液藏焉,气化则能出矣。"我们认为"气化则能出矣"一句,非仅指膀胱而言,当通管十二官,即心虽为君主之官,非此气化则无以出神明,肺虽为相傅之官,非此气化则无以出治节……五脏六腑,四肢百骸,皆同寓一气化之中。故后文又曰:"凡此十二官者,不得相失也。"明此气化之理,则对于本节分利小便,气化复常,诸证自愈,可思过半矣。

**【原文】** 下利,寸脉反浮数,尺中自涩者,必圊脓血。(三十二)

**【译文】** 病人下利,寸脉反而浮数,尺脉涩的,必大便脓血。

**【提要】** 本条论述热利下脓血的病机。

**【选注】** 魏念庭:下利寸脉反浮数,尺中自涩者,热在下也。寸脉浮数,阳欲升也;尺脉自涩者,为阴所陷而不能升也。浮数者,热之浅而易散者也;涩者,阴虚热盛,伤其下焦之血,血室中有胶凝之象,故尺脉见涩。人之肾水不足,则尺脉见涩;不知血室中血胶凝,则亦不足,故亦如水不足之见涩也。因而熏灼肠胃,变为脓血,此又热入之深,急宜清其下焦之实热也。

赵以德:此证伤寒厥阴篇云:寸以候阳,尺以候阴,阳为气,阴为血。下利本属阴寒之病,当脉沉。今反寸脉浮数,是阳盛于上,而下不与阴和。阴血也,血不得与气和,则不荣经,不藏于肝,则散入肠胃,故尺脉涩,血积为脓也,须用利而出之。

【解析】 本条文见于《伤寒论》363条。所谓下利"清脓血",即下利便脓血之痢疾。下利多属里证,脉不当浮;若下利见寒证而脉不当数。脉不应浮数而今浮数,故曰"反浮数"。寸脉候阳,尺脉候阴。气为阳,血为阴,人之所有者,血与气耳,血气不和,百病变化乃生。寸脉浮数,当属气分之热,气热迫血而伤之,则尺脉涩滞,下利脓血。由此可知,本条热利之由来,当属气分影响血分所致。

【原文】 **下利清谷,不可攻其表,汗出必胀满。**(三十三)

【译文】 病人下利清谷,不能用解表药强发其汗,误汗则必然导致腹中胀满。

【提要】 本条论述虚寒下利禁用汗法。

【选注】 尤在泾:清与圊同,即完谷也,是为里虚气寒;乃不温养中土,而反攻令汗出,则阳气重虚,阳虚者,气不化,故胀满。

魏念庭:下利清谷者,非唯下焦无实热,而且中脘有虚寒矣,法不宜攻其表。中虚则津亡,津亡则必小有热证见于外,若误以外感而发汗,汗出中益虚,阳散则阴凝,阴凝则胀满,此又不知表之虚实寒热而误治之也,可不慎欤。

【解析】 本条见于《伤寒论》364条。下利清谷本属脾肾虚寒,当用四逆辈,或择附子理中之属。阳虚则阴寒盛,阳失卫外之职,往往亦有恶寒之症状,多得衣被而解,绝非表证。亦有兼表证者,仍当以里虚为急,若误发其汗,则阳气更虚,里寒益甚,所谓"脏寒生满病",即此类病机也。以上注家所论,各有所长,当互参。

【原文】 **下利脉沉而迟,其人面少赤,身有微热,下利清谷者,必郁冒**①**,汗出而解,病人必微热。所以然者,其面戴阳**②**,下虚故也。**(三十四)

【注释】 ①郁冒:此处作郁热昏冒理解,详参《产后病》篇第一条。
②戴阳:指虚阳上浮,面红如妆。

【译文】 病人下利,脉象沉而迟,面色微有红赤,身有轻度发热,泻下没有消化的水谷,必然会有郁闷头昏,发热汗出而愈,四肢必然微有不温。这是由于面部戴阳,下元虚冷的缘故。

【提要】 本条论述厥阴下利的病机和预后。

【选注】 丹波元简:汪氏《伤寒论辨注》云:下利脉沉而迟,里寒也。所下者清谷,里寒甚也。面少赤身微热,不焦虚寒,无根失守之火,浮于上越于表也。以少赤微热之故,其人阳气虽虚,犹能与阴寒相争,必作郁冒汗出而解。郁冒者,头目之际郁然昏冒,乃真阳之气能胜寒邪,里阳回而表和顺,故能解也。病人必微厥者,此指未汗出郁冒之时而言。面戴阳,系下虚,此申言面少赤之故。下虚,即下焦元气虚,按仲景虽云汗出而解,然于未解之时,当用何药,郭自云云:不解,宜通脉四逆汤。

喻嘉言:太阳阳明并病,面色缘缘正赤者,为阳气拂郁在表,宜解其表;此之下利脉沉迟,而面见小赤,身见微热,乃阴寒格阳于外,则身微热,格阳于上,则面小赤。仲景以为下虚者,谓下无其阳,而反在外在上,故云虚也。虚阳至于外越上出,危候已彰;或其人阳尚有根,或服温药以助阳胜阴,阳得复返而与阴争,差可恃以无恐。盖阳返虽阴不能格,然阴尚盛,亦未肯降,必郁冒少顷,然后阳胜而阴出为汗,邪从外解,自不下利矣。

**【解析】** 下利清谷而脉沉迟,则脾肾之阳俱虚,阴寒内盛可知。若外见面赤如妆,身有微热,为阴盛格阳所致。格阳、戴阳均为阴寒内盛所致,一为拒阳于外,一为拒阳于上。此时病势危笃,若不急救,则阴脱于下,阳越于上,阴阳离决,精气乃绝。用通脉四逆汤或加猪胆汁,或可挽其生机。于此时亦每见郁冒汗出而解的转归,当属佳兆。

其人阴寒内盛,格阳于外之时,必有四肢厥冷,此属寒厥,由下焦虚寒,阳气不温四末所致。仲景反复强调阴寒下利当重脾肾之阳,可见其对《素问·生气通天论》"阳气者,若天与日,失其所则折寿而不彰"有深切体会,若再结合第二十七条至三十条参阅,则更可窥其全貌。

**【原文】** 下利后脉绝,手足厥冷,晬时①脉还,手足温者生,脉不还者死。(三十五)

**【注释】** ①晬时:即一昼夜,又称一周时。

**【译文】** 病人下利以后诊不到脉搏,手足厥冷,待一昼夜之内,脉搏复出,手足转温的可生,若脉搏仍不复出的则死。

**【提要】** 本条论述厥阴下利的预后。

**【选注】** 尤在泾:下利后脉绝,手足厥冷者,阴先竭而阳后脱也,是必俟其晬时经气一周,其脉当还,其手足当温,设脉不还,在手足亦必不温,则死之事也。

章虚谷:下利后者,利已止也。利止而邪出于阳必发热;今反厥冷而脉绝,是阳陷不能出也。晬时者,周十二时,子午阴阳相生也。若脉还,手足温,其阳复而生;如不还,则阳绝必死矣。

**【解析】** 阴寒下利,止后,按理应该阳气逐渐恢复,脉还肢温。若利虽止而肢仍不温,知非阳回寒去,乃属阴液枯竭,无可再利。倘元气尚有根蒂,阴阳尚未离决,经大剂回阳救逆,过周时左右,阳气渐复,阴津渐生,犹可转危为安,故曰"生"。若残阳无根,阴阳两竭,纵用大剂四逆之辈,而脉不还,肢不温,其生机危殆,故曰"死"。本条与第二十六条可以互相参阅,耐人寻味。其旨总不外强调阳气的重要性。

**【原文】** 下利腹胀满,身体疼痛者,先温其里,乃攻其表。温里宜四逆物,攻表宜桂枝汤。(三十六)

四逆汤方:方见上。

桂枝汤方:

桂枝三两(去皮)　芍药三两　甘草二两(炙)　生姜三两　大枣十二枚

上五味,㕮咀,以水七升,微火煮取三升,去滓,适寒温,服一升,服已须臾,啜稀粥一升,以助药力,温复令一时许,遍身漐漐,微似有汗者,益佳,不可令如水淋漓。若一服汗出病差,停后服。

**【译文】** 病人下利,腹部胀满,身体疼痛的,治当先温其里,再治其表。温里可用四逆汤,治表可用桂枝汤。

【提要】　本条论述下利兼表的治法。

【选注】　尤在泾：下利腹胀满，里有寒也，身体疼痛，表有邪也；然必先温其里，而后攻其表；所以然者，里气不充，则外攻无力，阳气外泄，则里寒转增，自然之势也。而四逆用生附，则寓发散于温补之中，桂枝有甘芍，则兼固里于散邪之内，仲景用法之精如此。

赵以德：下利腹胀满，内有虚寒也，表邪未解，故身体疼痛，以下利为重，先治其里，后治其表者，若《伤寒论》太阳证以医下之，续得下利清谷，身疼痛者，当先以四逆汤治其里，清便自调，然后以桂枝汤救其表，即此意。

【解析】　本条亦见于《伤寒论》372条。本书首篇第十四条及本篇三十三条与本条同义，可互相参阅。

汗虽为津所化，必赖阳气之蒸腾，而终必源于中焦水谷之精微，中气一败，四脏各失其所，反攻其表令汗，必使汗出如油，遂漏不止，阴阳离决矣。此处虽出四逆汤、桂枝汤，仅示人以治法及治则，能悟出其理者，必临证不惑矣。

【原文】　下利三部脉皆平，按之心下坚者，宜大承气汤。（三十七）

【译文】　病人下利，寸关尺三部皆如平常人之脉象，用手触按心下，感到坚硬胀满的，要急用下法治疗，宜大承气汤。

【原文】　下利，脉迟而滑者，实也，利未欲止，急下之，宜大承气汤。（三十八）

【译文】　下利脉象迟而滑的，病属实证，下利还不会停止，应当急用下法，以大承气汤为宜。

【原文】　下利脉反滑者，当有所去，下乃愈，宜大承气汤。（三十九）

【译文】　病人下利，脉象反而滑的，应当有实邪可攻，用下法治疗，其病即愈，宜用大承气汤。

【原文】　下利已差，至其年月日时复发者，以病不尽故也，当下之，宜大承气汤。（四十）

大承气汤方：见痉病中。

【译文】　病人初患下利，当时其病已愈，但以后每当到了原来曾经患下利的时期，而下利病又重新复发的，这是病邪没有除尽的缘故。应当用下法，以大承气汤为宜。

【原文】　下利谵语者，有燥屎也，小承气汤主之。（四十一）

小承气汤方：

大黄四两　厚朴二两（炙）　枳实大者三枚（炙）

上三味，以水四升，煮取一升二合，去滓，分温二服，得利则止。

【译文】　病人下利谵语的，是肠中有燥屎，用小承气汤主治。

【提要】　以上五条分别论述了里实下利、休息痢及实热下利的证治。

【选注】　第三十七条选注

尤在泾：下利有里虚脏脱者，亦有里实腑闭者，昔人所谓利者不利是也。按之心下坚，其证的矣，脉虽不实大，而亦未见微弱，自宜急下，使实去则利止，通因通用之法也。

赵以德：伤寒论坚作硬，注曰：下利脉当微，今反和者，此为内实也。下利三部脉平，此非和平之平，气下泄矣。或有宿食寒热结于中焦，故硬则邪甚也。宜大承气下之。

《医宗金鉴》：下利之人，心下硬者，诸泻心汤证也。若寸关尺三部脉皆平实有力，虽下利，宜攻坚也。

第三十八条、三十九条选注

尤在泾：脉迟为寒，然与滑俱见，则不为寒，而反为实。以中实有物，能阻其脉行之机也。夫利因实而致者，实不去则利不已，故宜急下。

《医宗金鉴》：脉迟不能兼滑，唯浮取之迟，沉取之滑，则有之矣。今下利脉迟而滑，谓浮迟而沉滑也。浮迟则外和，沉滑则内实。欲止内实之下利，当下之，积去则止，宜大承气汤。

第四十条选注

尤在泾：病已差而至其时复发者，陈积在脾也，脾主信，故按期复发，是当下之，令陈积去，则病本拔而愈。

徐忠可：若下利已愈，至年月日时复发，岂有应时感邪之理，明是病根不拔。先时，脏气于此日受伤，则脏气至此日亦怯怯，则邪复自动相乘，故曰以病不尽故也。当下之以绝根，已以俱用大承气者，枳、朴、硝、黄走而不守，去病即止；不若消积等药，脏腑反有损削之忧耳。

第四十一条选注

《医宗金鉴》：下利，里虚证也；谵语，里实证也。何以决其有燥屎也？若脉滑数，知有宿食也，其利秽黏，知有积热也；然必脉证如此，始可知其有燥屎也，宜下之以小承气汤。于此推之，而燥屎又不在大便硬不硬也。

徐忠可：此条与前心下坚，同是胃中有物也。然此独谵语，则其屎已燥，燥热气蒸，脏真受伤，则芒硝之急暴，反不能涤其邪，故只用枳朴大黄，意谓胃既燥热，当攻之以渐也。

【解析】 第三十七条下利而心腹坚满，可知有实积中阻，属于"热结旁流"之证。若其三部脉皆平实而不虚，可用"通因通用"之法，急下其实，积去腑通则利自止。下法一般用于实证。而本条证实脉平，乃暴实下利，证急势剧，故急下之，以救危厄。然其证终不详，当须以方测证，参合他条，方能万全。第三十八条下利脉迟而滑，迟为气滞，滑属食积，积滞中阻，腑气不通，故云"利未欲止"，用"通因通用"之法，下其实，可以和中止利。所谓"宜大承气汤"而不云"大承气汤主之"，其中自有权变斟酌之意。第三十九条当知"下利脉反滑者"句中之"反"字，为转折之语，因下利实证不显，或疑似虚寒下利，脉滑一证，必然滑而有力，当属内有实积不去，仍当舍证从脉，攻下其实，故云"当有所去，下乃愈"，用"反"字，正是提醒其病机之关键。攻下其实，方是治利之本法，但又与"急下"有别。第四十条下利为痢疾，所谓"下利已差"，即下利症状消失，但未根除。每以气候、饮食、劳倦等为诱因而复发,因留邪未尽,故发作之时,仍当攻下。然这仅可理解为祛邪之一法,是否用大承气汤,又当斟酌而行。临床上,每因既有虚寒,又有实热错杂,可用连理汤之属治疗。第四十一条下利谵语属阳明热实,故虽下利,仍当本"通因通用"之法。其人当有心腹坚满,脉象滑数,苔黄燥,利下臭秽等证。

【原文】 下利便脓血者,桃花汤主之。(四十二)

桃花汤方:

赤石脂一斤(一半剉,一半筛末) 干姜一两 粳米一升

上三味,以水七升,煮米令熟,去滓,温服七合,内赤石脂末方寸匕,日三服;若一服愈,余勿服。

【译文】 病人下利,大便有脓血的,用桃花汤主治。

【提要】 本条论述虚寒下利的证治。

【选注】 尤在泾:此治湿寒内淫,脏气不固,脓血不止者之法,赤石脂理血固脱,干姜温胃驱寒,粳米安中益气。崔氏去粳米加黄连、当归,用治热利,乃桃花汤之变法也。

《医宗金鉴》:初病下利便脓血者,小承气汤或芍药汤下之;热盛者,白头翁汤清之;若日久滑脱,则当以桃花汤养肠固脱可也。

陈修园:此为利伤中气及于血分,即《内经》阴络伤则便血之旨也。桃花汤姜米以安中益气,赤石脂入血分而利湿热。后人以过涩疑之,是未读《本草经》之过也。

【解析】 前人所谓"利无止法"是专指湿热利而言。本条所述为虚寒利,由滑脱不禁而致。其人虽亦下脓血,但紫暗不鲜,精神委顿,四肢酸软无力,腹部柔而喜温按,脉细数,舌淡苔白。脾主升举清阳,胃主通降浊阴,若久利则中阳受伤,气血下陷,则成本证。桃花汤正是温阳固脱之剂,为虚寒下利,日久滑脱所设,若虚寒甚者,可再加参附之剂则益效。

【原文】 热利下重者,白头翁汤主之。(四十三)

白头翁汤方:

白头翁二两 黄连三两
黄柏三两 秦皮三两

上四味,以水七升,煮取二升,去滓,温服一升,不愈,更服。

【译文】 湿热下利而里急后重的,用白头翁汤主治。

【提要】 本条论述热利的证治。

【选注】 尤在泾:此治湿

白头翁

国学经典文库

中医四大名著

金匮要略·各论

图文珍藏版

热下注,及伤寒入里作利者之法。白头翁汤苦以除湿,寒以胜热也。

《医宗金鉴》:下利脓血,里急后重,积热已深,故以白头翁汤大苦大寒。寒能胜热,苦能燥湿,湿热去,下重自除矣。

陈修园:热利下重者,热邪下入于大肠,火性急速,邪热甚,则气滞壅闭,其恶浊之物,急欲出而未得遽出故也,以白头翁汤主之。

【解析】 本条所谓"热利"是指病机而言,"下重"是指症状而言,即说明湿热痢疾有里急后重的特征。临证多见来势急骤,所下脓血色多鲜明,下利频甚,日十数或数十行,口渴能饮冷,肛门灼热,小便短赤,舌红苔黄腻,脉弦数,身热等症状。本条所述症状与上条相反,古人所谓"利无止法"即指此种利。而温中固脱与清热止利为治利两大要法。前者为阳虚下陷,后者为湿热壅盛,虚实当别之。

【原文】 下利后更烦,按之心下濡者,为虚烦也,栀子豉汤主之。(四十四)

栀子豉汤方:

栀子十四枚 香豉四合(绢裹)

上二味,以水四升,先煮栀子,得二升半,内豉,煮取一升半,去滓,分二服,温进一服,得吐则止。

【译文】 病人患下利病以后更加心烦,按之心下濡软的,属于虚烦,用栀子豉汤主治。

【提要】 本条论述下利后虚烦的证治。

【选注】 尤在泾:下利后更烦者,热邪不从下减而复上动也;按之心下濡,则中无阻滞可知,故曰虚烦。香豉、栀子,能撤热而除烦,得吐则热从上出而愈,因其高而越之之意。

徐忠可:虚实皆有烦,在下利已属虚边,更按之心下濡,则非痞结痛满之比,故以栀豉轻涌之,以彻其热。盖香豉主烦闷,亦能调中下气,而栀子更能清心、肺、胃、大小肠郁火也。

黄元御:利后阳泄,不应生烦;乃更烦者,是阳复而有内热也。承气证之烦,心下硬满,是谓实烦;若按之心下濡者,是谓虚烦。缘阳复热升,熏蒸肺津而化涎沫,心气郁阻,是以烦生,宜栀子豉汤,吐其瘀浊以清烦热也。

【解析】 下利之后,余热未尽,上熏于胃,反见烦证,故曰"更烦"。但按之心下虚软,知有无形宿滞之热,治以栀子豉汤,为廓清余邪之用。本方除清热除虚烦外,尚有清热解毒之功,前人常用之治热利,知其非独为利后更烦而设,初利而夹有湿热积滞者,亦可采用。

有注家称本方为宣涌之剂,验之实践.非皆如此,此处用栀、豉,目的在于清热除烦、解毒和中。

【原文】 下利清谷,里寒外热,汗出而厥者,通脉四逆汤主之。(四十五)

通脉四逆汤方:

附子大者一枚生用 干姜三两强人可四两 甘草二两炙

上三味,以水三升,煮取一升二合,去滓,分温再服。

【译文】 病人下利不消化食物,属里寒外热,汗出而四肢冷的,用通脉四逆汤主治。

【提要】 本条论述下利亡阳的证治。

【选注】 尤在泾:协热下利者,久则必伤脾阴;中寒清谷者,甚则并伤肾阳。里寒外热,汗出而厥,有阴内盛而阳外亡之象。通脉四逆,即四逆加干姜一倍,所谓进而求阳,以收散亡之气也。

陈修园:此为下利阴内盛而阳外亡者,出其方治也。里不通于外,而阴寒内拒,外不通于里,而孤阳外越,非急用大温之剂,必不能通阴阳之气于顷刻。

唐容川:仲景文总是错举互见,使人比较而辨其真也。上文四逆桂枝是治洞泻,大小承气即是治痢,又恐人但知痢是实热,而不知亦有虚寒之痢,故即继之曰:下利便脓血者,桃花汤温涩之。但桃花汤之便脓血,不里急后重,合观《伤寒论》所论桃花汤,均无后重之文,可知虽是痢证,而实有洞泻之情,故主涩之。其下继曰:热利下重者,白头翁汤主之。此热利承上文,亦兼有便脓血证在内。因承上文而言,故省文也。下利更烦,亦是痢证,故用栀子豉汤。夫此数节,皆痢证也,又恐人误认洞泻与痢证混淆,故于此节复提申之曰:若非痢证而下利清谷者,是洞泻寒证也,宜通胁四逆汤。此数节以四逆汤,桂枝汤、桃花汤为治寒之方,大承气、小承气、白头翁、栀子豉为治热之方,即是对子,而仲景却不对举,文法错落出之,正欲令人比较,使知有正面,亦有反面也。

【解析】 以上选注,尤在泾分析简明,陈修园论证扼要。唐容川列举前后互相对照,条分缕析,发人深省。文中所谓里寒外热,指阴寒内盛,格阳于外,虚阳外越,故成内真寒,外假热;"里寒"指脾肾先后天之本皆因阳虚而不运不温,致使下利清谷,四肢厥冷;"外热"指格阳、戴阳之证,如面赤如妆,身微热,汗出如油等。"汗出而厥者"一句,应移至"下利清谷"之后理解为妥。此病里寒为本质,外热是假象,即为真寒假热。更见汗出肢厥,是阴从利而下竭,阳从汗而外脱,阴阳气不相顺接,四肢便厥,此时病情危笃,治以通脉四逆汤,或可得救。

【原文】 下利肺痛①,紫参②汤主之。(四十六)

紫参汤方:

紫参半斤　甘草三两

上二味,以水五升,先煮紫参,取二升内甘草,煮取一升半,

分温三服。疑非仲景方

【注释】 ①肺痛:历代医家认识不同。徐忠可,赵以德认为肺与大肠相表里,因大肠病而引起肺气不利,故发生肺痛。曹颖甫认为肺居胸中,肺痛即胸痛。陈修园认为文义不明,不敢强解,应当存疑。程云来认为肺痛疑是腹痛。就疾病的一般情况而言,下利而腹痛是其常,肺痛可能是腹痛之误,故程云来之说较为合理。

②紫参:据《中药大辞典》拳参[备考]说:"《唐本草》所载紫参及《本草图经》的'晋州紫参',为蓼属拳参组植物。故本品亦即《本草》紫参中的一种。"拳参的性

味苦凉,主治作用,清热镇惊,理湿消肿,治热病惊搐,破伤风,赤痢,痈肿,瘰疬。以紫参之名入药的品种较多,但根据年代及药用功能,药材性状等综合分析,本条紫参汤中的紫参应为《中药大辞典》所载的拳参为是。

【译文】 病人下利,腹部疼痛的,用紫参汤主治。

【提要】 本条论述下利肺痛的证治。

【选注】 尤在泾:赵氏曰:大肠与肺合,大抵肠中积聚,则肺气不行。肺有所积,大肠亦不固,二害互为病,大肠病而气塞于肺者痛,肺有积者亦痛,痛者必通用。紫参通九窍,利大小肠气,气通则痛愈。喻氏曰:后人有疑此非仲景之方者,夫讵知肠胃有病,其所关全在肺气耶。程氏疑是腹痛。《本草》云:紫参治心腹积聚、寒热邪气。

【解析】 下利肺痛之证,临证不易见到。尤在泾之论,甚为牵强,若云当属腹痛之误,尚可商讨。紫参汤功能止利缓痛,以紫参治心腹积聚、寒热邪气,兼能补虚;甘草和中缓急,健脾益肺。全方寓扶正祛邪之意。

【原文】 气利①,诃黎勒散主之。(四十七)

诃黎勒散方:

诃黎勒散十枚(煨)

上一味,为散,粥饮和②,顿服。疑非仲景方。

【注释】 ①气利:指下利滑脱,大便随矢气夹杂而下。

②粥饮和:即用大米或其他谷物煮成稀粥,再与药物调和服用。

【译文】 病人下利伴矢气的,用诃黎勒散主治。

【提要】 本条论述气利的治法。

【选注】《医宗金鉴》:气利所下之气秽臭,所利之物稠黏,则为气滞不宣,或下之,或利之皆可也;若所利之气不臭,所下之物不黏,所谓气陷肠滑,故用诃梨勒散以固肠,或用补中益气举陷亦可。

尤在泾:气利,气与屎俱失也。诃梨勒涩肠而利气,粥饮安中益肠胃。顿服者,补下治下,制之以急也。

沈明宗:此下利气之方也,前云当利小便,此以诃梨勒味涩性温,反固肺与大肠之气,何也? 盖欲大肠之气不从后泄,则肺旺木平,气走膀胱,使小便自利,正为此通则彼塞,不用淡渗药,而小便自利之妙法也。

【解析】 本条所沦气利,指其人每有矢气大便即随之而出,因矢气而利也,为中气下陷、肠虚不固所致。此又与前第三十一条"不利气"不同,彼属湿热郁滞,肠道气机失于宣畅,而此属气虚不固,一虚一实,大相径庭。彼利而气,此气而利,虽气、利共见,但因果不一。故前者当利其小便,而此条当温涩固脱。方用诃梨勒散调气固肠,粥饮和服,用以补益肠胃。

【原文】《千金翼》小承气汤:治大便不通,哕数①谵语。方见上。

【注释】　①哕数：指呃逆频作，病较急。

【译文】　《千金翼方》用小承气汤治疗大便不通，呃逆频作，神昏谵语。

【提要】　论阳明实热呃逆谵语的证治。

【解析】　便不通而引起哕、谵语，其病机与前第七条相同，因阳明腑实，腑气不通。五脏者藏精气而不泄，泄则为虚；六腑者传化物而不藏，藏即为实。故脏病多虚而腑病多实。《内经》所谓阳道实而阴道虚也。又《伤寒论》云：谵语者，以有热也，当以汤下之。治以小承气汤，通腑泄热，浊气下行，则哕与谵语皆止也。

【原文】　《外台》黄芩汤：治干呕下利。

黄芩三两　　人参三两　　干姜三两　　桂枝一两　　大枣十二枚　　半夏半升

上六味，以水七升，煮取三升，温分三服。

【译文】　《外台》黄芩汤主治呕吐无物，兼有下利的病证。

【解析】　《外台》黄芩汤，与《伤寒论·辨太阳病脉证并治》的黄连汤略同，以黄芩易黄连而去甘草，即泻心汤之变化。主治干呕下利，属寒热错杂者。清阳不升则利，浊阴不降则呕。升降悖逆，法当和中。其证病机为胸中有热、胃中有寒，症状为腹中痛、干呕、下利。参阅《伤寒论》172、173条，则其义更明。

# 结语

本篇条文较多，共计47条，讨论呕吐、哕、下利三证。其中前23条论呕吐、哕，后23条论下利，中间第二十四条总论呕吐、哕与下利的病机，具有承上启下的作用。呕吐包括反胃（反胃有两种含义：一指呕吐症状；一指病名，即胃反或翻胃），下利包括泄泻与痢疾。三者多属脾胃升降失常所致，故合为一篇论述。

呕吐、哕在本篇综合论述，但细分之，呕吐中尚有呕吐、干呕、泛恶、反胃等。哕与呕吐更是不同。呕吐，多由胃失和降而致，可由某种因素导致胃气上逆，亦有属于保护性反应者，若为前者，当消除病因，若为后者，当"因而越之"。本篇举出"呕家有痈脓，不可治呕，脓尽自愈"，可资参考。杂病呕吐，多无寒热症状，如少阳枢机不利，肝邪犯胃，可用小柴胡汤疏肝和胃、泄热止呕；若呕吐胸满、干呕吐涎沫、头痛、心下痞，可用吴茱萸汤等。

关于呕吐、哕的病机，根据条文论述，有属痈脓、痰饮、肝胃不和，有属实热、虚寒、寒热错杂，可分为实热、虚热、虚寒、寒热错杂以及水饮停蓄五种。而证轻者病浅，多属局部病变；证重者病深，多为全身病变。属实热者，病多在胃；属虚寒者，多由胃涉及脾肾；其中属于痰饮为患者，可与《金匮要略·痰饮咳嗽病脉证并治》以及《伤寒论》有关条文互参。

呕吐、哕的治疗，多以和胃降逆为主。本篇出15方，有直接止呕吐、哕，以解除临床症状为目的者，如由半夏、竹茹等组成的方剂；有祛邪止呕者，如小柴胡汤、大黄甘草汤、茯苓泽泻汤之类；有调和寒热错杂的，如半夏泻心汤、黄芩加半夏生姜汤；有温润以止呕者，如大半夏汤；有回阳救逆、温脾肾以止呕者，如四逆汤。治痰饮为主的方剂包括吴茱萸汤、小半夏汤、茯苓泽泻汤、半夏干姜散、生姜半夏汤、猪苓散；而其中大半夏汤又属补虚和胃之剂，橘皮汤属理气和胃之剂，兼清热补虚的有橘皮竹茹汤。此皆《内经》所谓"必伏其所主而先其所因"之旨。亦有见呕不应止呕，当求其本之训，如"呕家有痈脓，不可治呕，脓尽自愈"。呕吐、哕的预后，如病属虚寒而涉及脾肾的预后多属不良，若治疗及时，可郁冒汗出而解。病属实热者易治，属虚寒者难疗。但每于此时，当注意邪实正虚，攻之不应，亦属危笃。至于痰饮为患者，每易治愈，若反复发作，则不易治愈。

本文所论不利，包括泄泻与痢疾。但条文每多笼统言之，仅有少数条文有明显区分。下利的证治，多以虚寒与实热对比而言，掌握了此一重点，即可提纲挈领。

病证属于虚寒者，治以温中回阳为主。如表里皆寒者，当先温其里，然后攻其表，温里宜四逆汤，攻表宜桂枝汤；单纯属里虚寒者，可用四逆汤，阴盛格阳的寒泄用通脉四逆汤；气虚肠滑气利者，用诃梨勒散；虚寒滑脱不禁者，用桃花汤温中固脱；热结旁流等里实热证，均以承气汤为主，通腑清热，实滞去，利自止。热而不实，里急后重者，宜白头翁汤以清热止痢；热结旁流的泄泻及休息痢，宜大承气汤；热甚而下利谵语者，用小承气汤；余邪未尽者，用栀子豉汤，廓清余热。至于"气利"有两种，因气而利，属气虚不固，用诃梨勒散；因下利而气者，属湿热郁滞，法当利其小便。虽未出主治之方，而五苓散之属，可以酌用。

至于下利的预后，一般来讲，与呕吐、哕略同。属于虚寒者，预后较差，病属实热者易治。但从篇中所述病情来看，均属危重证候，若失治或误治，每易造成不良后果，不可不察。总之，呕吐、哕、下利之属于热证、实证者，多与胃肠有关；属虚证、寒证者，多与脾肾有关。故本篇多注意到这些脏腑而施治。

# 疮痈肠痈浸淫病脉证并治第十八

【题解】 本篇讨论疮痈、肠痈、金疮、浸淫疮四种疾病的辨证及治疗。由于这些疾病都属于外科、伤科、皮肤科疾患,故合为一篇。

疮痈,又称痈疡、痈肿。泛指发生于体表、肌肉、脏腑间的化脓性疾病。疮,古作"创";《说文》"创,伤也,疡也"。有外部创伤和疮疡两种含义。疮痈连用,则取后义;金疮合用则取前义。痈,古作"癕"。刘熙《释名》说:"癕,气癕否(痞)而溃也"。即气血被毒邪所壅聚而腐败溃烂的意思。按照疮痈发生的部位,分为外痈、内痈两类。生于四肢、躯体、头面等体表部位者为外痈;又随其部位、特点而命名,称谓十分繁杂,如疖、疔、发际疮、发背、乳痈、丹毒、疽等等。发生于脏腑之间者称内痈,一般按所发脏腑命名,如肺痈、胃痈、肝痈、肠痈等等。

关于疮痈的形成原因,有外因、内因两大类。前者如感受六淫邪气,或因外来伤害如汤火烫伤、金刃创伤、跌打损伤、毒虫猛兽咬伤等;后者如七情不调,恣食辛热厚味等。这些病因使经络阻滞,气血不和,久而积瘀化热成毒;壅结于局部则为痈,血败肉腐则化为脓。例如《灵枢·痈疽》篇说:"营卫稽留于经脉之中,则血泣而不行,不行则卫气从之而不通,壅遏而不得行,故热;大热不止,热胜则肉腐,肉腐则为脓。"张仲景在"肺痈"篇也说:"热之所过,血为之凝滞,畜结痈脓。"

疮痈的治疗,有内、外两法。外治法如外敷围药、贴药膏、熏洗及切开排脓等。内治法一般根据疮痈发展的初起、脓成、溃后三个阶段,分别采用消、托、补三法施治。本篇对外痈的论述比较简略,疑有脱漏。对肠痈的论述比较详细,所出方治具有极大的指导价值。

金疮,指刀斧金属器械伤及皮肉筋骨,导致破裂出血的外伤,属伤科创伤范围。

浸淫疮,是一种由湿热火毒所致的皮肤病。临床表现为较顽固的小粟疮,初病时范围较小,先痒后痛,搔抓溃破后渗出黄水,浸渍周围皮肤,疮面也逐渐向四周蔓延,故称浸淫疮。

【原文】 诸浮数脉,应当发热,而反洒淅恶寒①,若有痛处,当发其痈②。(一)

【注释】 ①洒淅恶寒:形容病人感觉到好似有冷水洒在身上,凉风吹在身上那样畏寒怕冷。

②痈:指痈肿。

【译文】 凡是脉浮数,应当有发热的症状,但病人反而感觉到怕冷,好像冷水洒在身上似的,如果身上再有疼痛的部位,则应当发生痈肿。

【提要】 本条论述疮痈发生的征兆,及与一般外感表证的鉴别。

【选注】 徐忠可:诸疮痈之发,初时有类外感,然察其证,则与表脉相反。故脉浮数本为风热之脉,风热即应发热,而反洒淅恶寒,且有痛处,明是内有壅结之毒,致卫气为内热所搏,不行于表,而外洒淅恶寒。自当发散结气,则壅自开,故以一发字尽之。

尤在泾:浮数脉皆阳也,阳当发热。而反洒淅恶寒者,卫气有所遏而不出也。夫卫主行营气者也,而营过实者,反能阻遏其卫,若有痛处,则营之实者已兆,故曰当发其痈。

唐容川:当发其痈,不但托之起,并言消之去也。盖起发是发,发散亦是发,仲景留此一字,开千古法门。唯后人或用参芪,或用麻桂,但助其气而不行其血,岂知反洒淅恶寒一反字,便明明示人曰气本通而反不通,是有血阻之也,便知发痈之法,不但助气,而尤当破血矣。盖血阻气则为疮痈,气蒸血则化腐为脓。气即水也,血从气之化而亦为水,不似清水者,以血质之所化也,较水为浓,故名曰脓。

《医宗金鉴》:诸浮数脉,谓寸关尺六脉俱浮数也,浮脉主表,数脉主热,若是表邪,则当发热而洒淅恶寒也。今非表邪,应当发热,不当恶寒,若有痛处,乃当发痈之诊,非表邪之诊也。

姜佐景:又"发"字诸家多凿解,窃意内痈生于体内,无以目睹,当其初起之时,甚不自知病所何在,故曰"若有痛处",则"当发其痈"者,犹曰"当觅其痈",盖"发",扰"发现"之谓也。

【解析】 上述诸注家对本条关于疮痈发生征象与机理的论述颇详。均认为疮痈是由于体内有壅结的热毒,致使卫气为热邪所搏,不行于表,故证见脉浮数而反恶寒、身有痛处。脉浮数而反恶寒,虽然是疮痈常见脉证,但有时亦容易和某些外感热病初起症状混淆,故"若有痛处"是诊断疮痈的要点。就是说,一般外感热病初起,病人身上某局部不会出现固定的痛点,而疮痈则必有之。另外关于"当发其痈"之"发"字的含义,注家意见不一致,姜佐景认为,"当发其痈"者,犹曰"当觅其痈",盖"发"犹"发现"之谓也。而唐容川、徐忠可等从疮痈治疗原则上来理解,作"起发""发散"解。从全文来看,应以姜注为是。

【原文】 师曰:诸痈肿,欲知有脓无脓,以手掩肿上,热者为有脓,不热者为无脓。(二)

【译文】 老师说:各种痈肿,要想知道有脓无脓,用手触按在痈肿之上,感觉到很热的为有脓,感觉到不热的为无脓。

【提要】 本条论述疮痈有脓无脓的诊察方法。

【选注】 魏念庭:诸痈肿以有脓者,为热盛。然脓出而热外泄,则热浅而病轻,以无脓者为热伏,致脓不成而热内攻,反热深而病重,辨之外证,手掩其肿上试之,热者热也发也浅也,必成脓而泄也,故知为有脓。不热者,热方伏也深也,必不能成脓而入也,此故为无脓。以有脓无脓决痈痛之吉凶,且以征人身气血之正,与热毒之邪,孰伏孰缩,而生死判然矣。气血胜于热毒必有脓,脓得出,热毒胜于气血,壮火食气耗血,自不能成脓,则如经文所言,热气淳盛,下陷肌肉筋髓枯,内连五脏血气竭而脏伤死矣,此乃治疮痈之第一义也。

尤在泾:痛肿之候,脓不成则毒不化,而毒不聚则脓必不成,故以手掩其肿上,热者毒已聚则有脓,不热者毒不聚则无脓也。

周扬俊:邪客经络,则血必至于涩,涩则卫气归之,不得反复,于是寒郁则化热,热胜则肉腐而为脓。欲知成脓与否,以手掩其上,热则透出,否则未也。师之所以教知者,盖已成欲其溃,未成托之起也。

《医宗金鉴》:诸痈肿者,谓诸阴阳痈肿也,不论阴阳,凡诸痈肿欲知其有脓无脓,当以手掩之肿上,热则能腐化成脓,故热者为有脓,不热者为无脓也。

【解析】 诸注家对于本条触诊疮痈肿胀之处,以手下是否有热感来诊断外痈有脓、无脓的认识大都类同,均认为:热者表示热毒已聚,故为有脓;不热者表示热毒未聚,故为无脓。魏念庭则进一步指出"以有脓无脓决痈痛之吉凶"。这对于疮痈的诊断治疗有一定启发意义。但须指出的是,仅从触诊时手下有无热感来判断疮痈的有脓无脓,是不够全面的。如现在的一些寒性脓疡,按之手下不热,但仍然有脓。后世对于疮痈有脓无脓的诊法较多,如从软硬、疼痛、波动感以及局部颜色改变等方面综合诊断,则更为全面。关于辨脓之法,《外科正宗》《外科精义》等书,都论述详细,可结合研究。

【原文】 肠痈之为病,其身甲错,腹皮急,按之濡,如肿状,腹无积聚,身无热,脉数,此为肠内有痈脓,薏苡附子败酱散主之。(三)

薏苡附子败酱散方:

薏苡仁十分　附子二分　败酱五分

上三味,杵为末,取方寸匕,以水二升,煎减半,顿服,小便当下。

【译文】 患肠痈的病人,其身上皮肤粗糙,似如鳞甲。腹部皮肤紧张,但用手按之是濡软的,用力按压又有肿胀之状,而腹中并无积聚硬块,身不发热,脉象数,这是肠内生了痈肿,用薏苡附子败酱散主治。

【提要】 本条论述慢性肠痈脓已成的辨证及治法。

【选注】 尤在泾:甲错,由荣滞于中,故血燥于外也。腹皮急,按之濡,气虽外鼓,而病不在皮间也。积聚为肿胀之根,脉数为身热之候。今腹如肿状而中无积聚,身不发热而脉反见数,非肠内有痈,营郁成热而何?

黄元御:夫肠痈者.痈之内及六腑者也,血气凝涩,外不华肤,故其身甲错,肠胃痞胀,故腹发紧急。痈肿在内,故按之濡塌形如肿状,其实肌肤未尝肿硬也。病因肠间痈肿,腹内原无积聚,瘀热在里,故身上无热而脉却甚数,此为肠内有痈也。

《医宗金鉴》:痈生于内,则气血为痈所夺,不能外荣肌肤,故枯皱如甲错也。腹皮急似肿胀,但按之软,询之腹无积聚,审之身无表热,诊之脉数,非有外证也,此为肠内有痈脓也。主之薏苡附子败酱散,流通肠胃,消痈肿也。

丹波元坚:次条未至脓溃,故少腹肿痞;此条既经脓溃,故按之濡如肿状,腹无积聚。次条血犹瘀结,营郁而卫阻,故时时发热,复恶寒,病犹属实,故其脉迟紧;此条营分既无所郁,脓成则血燥,故脉数。要之此二条,其别在脓已成与未成之分。

【解析】 上述注家对肠痈脓已成的病证及机理论述详细,丹波元坚还将本证与大黄牡丹汤证作对比分析,现据诸家注解的精神,将慢性肠痈脓已成的证治归纳如下。

主注:肌肤甲错,身无热,脉数。局部症状:腹虽急,按之濡,如肿状,腹无积聚。

病证分析:①肌肤甲错:肠痈内结,气血为痈所夺,营血不养肌肤所致。②身无热,脉数:肠痈在里,痈脓已成,脓积在里,故在外身无热。脓积内里,血燥于外故脉数。③腹虽急,按之濡,如肿状,腹无积聚:肠痈脓已成,则按之濡软,而不见形块之积聚。

病机:痈脓内积,气血郁滞。

治则:排脓消肿,助阳行气。

【评述】 方剂:薏苡附子败酱散。

薏苡附子败酱散在《金匮要略》中是治慢性肠痈脓已成之主方,由于脓成以排脓为主,又因肠痈到脓成一般病程较长,故又用附子助阳行气,而败酱是清热解毒之品,有行瘀解毒之功。全方以薏苡仁甘淡微寒,排脓利湿、健脾益气为主,配败酱辛苦微寒以清热解毒,行瘀排脓。少加辛温之附子以振奋衰弱之机能,行郁积之气滞,三药合用,共奏排脓消肿之功。

关于薏苡附子败酱散,后世则多用于慢性虚寒型肠痈,关于这方面的应用,姜佐景的论述精当,录之如下:"依《金匮》法,肠痈实分二种,一种为热性者,为大黄牡丹汤所主;一种为寒性者,为薏苡附子败酱散所主。热性者多急性,寒性者多慢性。热性者痛如淋,寒性者痛缓。热性者时时发热,寒性者身无热。热性者常右足屈,患起于瞬时。寒性者则身甲错,恙生于平日。热性者属阳明,故大黄牡丹汤即诸承气之改方,寒性属太阴,故薏苡附子败酱散乃附子理中之变局,且散与丸为近。热性者病灶多在盲肠,寒性者病灶不即于盲肠。能知乎此,则二汤之分,明矣。"

【原文】 肠痈者,少腹肿痞[1],按之即痛如淋[2],小便自调,时时发热,自汗出,复恶寒,其脉迟紧者,脓未成,可下之,当有血。脉洪数者,脓已成,不可下也,大黄牡丹汤主之[3]。(四)

大黄牡丹汤方:

大黄四两　牡丹一两　桃仁五十个　瓜子半升　芒硝三合

上五味,以水六升,煮取一升,去滓,内芒硝,再煎沸,顿服之,有脓当下;如无脓,当下血。

【注释】 ①肿痞:指肠痈有形之痈肿痞塞于肠中,用手触诊有压痛和反跳痛,故曰肿痞。

②按之即痛如淋:指触诊按压肠痈所发之阑门部位时,牵扯至膀胱及前阴中类似有患淋病那样的刺痛感觉。

③大黄牡丹汤主之：根据原文精神，"大黄牡丹汤主之"一句，应当紧接在"脓未成，可下之"之后，方宜。仲景倒置此句，意在正反对举，强调鉴别诊断，属于倒装文法。

桃仁

【译文】　患肠痈的病人，少腹部肿胀而痞满，用手按压肿处，病人感到如像患淋病那样刺痛，但小便确和平常一样正常。时时发热，自汗出，又复畏寒怕冷。若脉迟紧的，是脓未成，可以用下法治疗，以大黄牡丹汤主治。服药后，大便应当下污血。若脉象洪数的，为肠痈已经成脓，就不能用下法了。

【提要】　本条论述急性肠痈未成脓的辨证和治法。

【选注】《医宗金鉴》：此承上条，详发其证，以明其治也，肠痈者，其证则少腹肿硬，按之即痛，可知痛在内也，溺时如淋，尿色自调，可知肿碍之也。时时发热，汗出恶寒，似有表病，而实非表病也。其脉迟紧，则阴盛血未化，其脓未成，可下之，大便当有血也。若其脉洪数，则阳盛血已腐，其脓已成，不可下也。下之以大黄牡丹汤消瘀泄热也。

徐忠可：少腹痞者，内实而不濡也，按之即痛，有形之血为病故也。如淋者，血分热则不痛快，血分病而气不病，故小便仍自调。然少腹虽主下焦，而不见膀胱与肾之证，正《内经》所谓开阖不得，寒气从之，陷脉为瘘也。但彼肠痈热毒留腹中，故身无热，得此独时时发热者，仍阳经荣热，故潮热自汗，唯热结在下，外热内寒，故复恶寒。但脉迟紧，是血未尽败，脉未变热，故迟滞而紧敛，知其脓未成，可下其毒气，毒气已在血之近下者，故当有血，若脉洪数，则毒热之气，弥满不收，是脓已成，必须从皮肉间抉去有形之败浊，不可内消，故曰不可下。大黄牡丹汤乃下方也……然此方虽为下药，实内消药也。故稍有脓则从下去，无脓即下出血之已被毒者而肿消矣。

周扬俊：肠痈而少腹不可按，阳邪下结，部位牵引也。按之如淋，形容痛状，情所必至。夫血病而气不病，故小便自调，然阳邪已盛，卫气斯虚，遂发热汗出而畏寒也。痈症如是，治之者须以脓成未成为异。欲知之法，舍脉无由，脉迟紧知未热为血瘀于内，勿使成胀，下之须早，非桃核承气汤乎？脉若洪数者，则已成矣，岂复有痈可下，此大黄丹皮以涤热排脓，势所必用也。然《内经》曰，肠痈者为病不可惊，惊则肠断而死，故患此者坐卧转侧，理宜徐缓，少饮稀粥，毋失调养斯善。

《经方实验录》：历来注家对于"脓已成，不可下也"一语，殆无异辞。甚且以此为大黄牡丹汤与薏苡附子败酱散主治之分野,此殆不思之过也。《金匮》所谓未成已成之脓所包至广,一切炎性渗出物,腐化之白血球,腐烂之肠壁皮肉等均是,要在当去之例一也。夫肠痈当未成脓之前,曰可下之,试问欲下者何物?依余之说,下其肠中一切污积,使蚓突得挤出病根是矣。当已成脓之后,反曰不可下之,试问其脓作何处置?将使脓复返为血乎,此乃绝无之事。将任脓突脐而出乎,此乃速死之图……故窃于"不可下"三字大起疑惑,即使的系仲景遗文,犹当据事实以改正之。如何改正,曰:当作"当急下"也。《金匮》大黄牡丹汤方后曰:"顿服之,有脓当下,如无脓当下血。"本已昭示后人无脓当下,有脓当急下,悉主以本汤之意,人自不察耳。

【解析】 本条注家的意见颇不一致,归纳起来大致有以下三种。一是认为本条论述肠痈未成的证治,而辨脓未成、脓已成的要点是诊察脉象,凡脉迟紧又兼见肠痈症状是肠痈脓未成之征象,可用大黄牡丹汤下之则愈;如脉洪数兼有肠痈症状是脓已成之征象,则不可下之,不能用大黄牡丹汤。二是认为肠痈脓未成可下,宜用桃仁承气汤之类下之,而脓已成不可下,宜内消,应用大黄牡丹汤消之。三是认为凡急性肠痈脓已成或脓未成均应下之,都可用大黄牡丹汤。结合诸家之见,我们认为.本条主要是论述肠痈属于急性实热型的证治,与下条慢性虚寒型肠痈可互相对照,两条互相参看,则对肠痈的认识更为全面。

大黄牡丹汤自仲景创制以来,历经各代医家的反复实践,证实该方确系治疗肠痈的有效方剂,全方以泻下药大黄、芒硝,配伍活血化瘀、排脓消肿的桃仁、丹皮、冬瓜仁。由于活血化瘀药物可以改善血液循环,解除血运障碍,有利于泻下作用的发挥,而泻下药物亦能使血运障碍得到进一步改善,这样配伍可以产生协调作用,对于肠道的炎症如肠痈等,效果较好。

从本方应用来看,凡是辨证清楚,属于湿热蕴结所致的实热型肠痈,不论脓未成还是脓已成均可使用本方。《张氏医通》:"肠痈下血,腹中硬痛,其始发热恶寒,现验其证,必少腹满痛,小便淋涩,反侧不便,即为肠痈之确候。无论已成未成,俱用大黄牡丹汤加犀角急服之。"曹颖甫亦云:"肠痈一证舍大黄牡丹汤以外,别无良法。"

如曹颖甫医案:

陆左,初诊,痛在脐右斜下一寸,西医所谓盲肠炎也,脉大而实当下之,用仲景法。生军五钱,芒硝三钱,桃仁五钱,冬瓜仁一两,丹皮一两。二诊:痛已略缓,右足拘急,不得屈伸,伸则牵腹中痛,宜芍药甘草汤。赤白芍各五钱,生甘草三钱,炙乳没各三钱。三诊:各足已伸,腹中剧痛如故。仍宜大黄牡丹汤以下之。生川军一两,芒硝七钱冲,桃仁五钱,冬瓜仁一两,丹皮一两。愈。(《经方实验录》)

另外原文所云"脉洪数者,脓已成,不可下也",似指肠痈后期而言,因此,对于肠痈后期脓已成的病人,运用下法当慎重,以免导致肠壁穿孔。

【原文】 问曰:寸口脉浮微而涩,法当亡血,若汗出。设不汗者云何?答曰:

**若身有疮,被刀斧所伤,亡血故也。(五)**

【译文】 问道:寸口脉象浮弱而涩,应当是亡血或汗出,如果不汗出,是什么原因呢? 答道:"如果身上有金创,是被刀斧所伤而失血的缘故。"

【提要】 本条论述金疮失血的脉证。

【选注】 《医宗金鉴》:脉微气夺也,脉涩血夺也。故曰法当亡血汗出也,设无亡血汗出等病,则必身有疮被刀斧所伤,亡血故也。

周扬俊:微则阳虚,涩为血虚,定理也。故涩则亡血,阳微当汗出,若不汗者云何? 知汗为血液,故汗多尚亡阳,况去血乎。然则骤为刀斧所伤者,阴去而阳亦随衰,阳虽衰而不能复汗者,亡血故也。

尤在泾:血与汗皆阴也,阴亡则血流不行,而气亦无辅,故脉浮微而涩也。经云:夺血者无汗,夺汗者无血。兹不汗出而身有疮,则知其被刀斧所伤,而亡其血,与汗出不止者,迹虽异而理则同也。

李彣:汗出亡阳则脉微,亡血伤阴则脉涩。微与涩皆阴脉也。设不汗而疡疮金疮,虽不亡阳而亡血,故亦见微涩之脉也,总是营虚卫衰之故。

【解析】 综合上述诸家意见,大致有以下几个方面:①解释了金疮失血的主要脉象——微而涩出现的机理。主要由于金疮失血,阴虚血少故脉涩,阴虚导致阳虚则脉微。表明金疮失血之人应有血虚气弱、阴阳俱虚的表现。②进一步指出微而涩的脉象除金疮失血者常见外,其他如汗多亡阳或失血耗阴之人均可出现,所以必须进行鉴别。③鉴别要点是金疮失血者有外伤史而无汗出的症状;反之,汗出太多的患者则无外伤史而有汗出亡阳的症状。

【原文】 病金疮,王不留行散主之。(六)

王不留行散方:

王不留行十分(八月八日采)　蒴藋①细叶十分(七月七日采)桑东南根白皮十分(三月三日采)　甘草十八分　川椒三分(除目及闭口者,去汗)　黄芩二分　干姜二分　厚朴二分　芍药二分

上九味,桑根皮以上三味,烧灰成性,勿令灰过;各别杵筛,合治之为散,服方寸匕。小疮即粉之②,大疮但服之,产后亦可服。如风寒,桑东根勿取之。前三物,皆阴干百日。

【注释】 ①蒴藋:本品为忍冬科植物蒴藋的全草或根。可以缝金疮,蒴藋之花称名为陆英,"陆英苦寒无毒,主骨间诸痹"。黄元御《长沙药解》说蒴藋"味苦微凉,入足厥阴肝经,行血通络,消瘀化凝"。《唐本草》说蒴藋"治折伤,续筋骨"。说明蒴藋有清热解毒,活血消瘀,续筋接骨之功。

②粉之:外伤范围较小的少量出血,可将粉剂撒敷于伤口处,以便止血定痛。

【译文】 因金刀利器所伤者,用王不留行散主治。

【提要】 本条论述金疮的治法。

【选注】 《医宗金鉴》:此承上条以明其治也。金疮谓刀斧所伤之疮也,亡血

过多,经络血虚,风寒易得干之,故用王不留行散,一以止血出,一以防外邪也,小疮粉之,即外敷也。

尤在泾:金疮,金刃所伤而成疮者,经脉斩绝,营卫沮弛,治之者必使经脉复行,营卫相贯而后已,王不留行散,则行气血,和阴阳之良剂也。

徐忠可:此非上文伤久无汗之金疮方,乃概治金疮方也。故曰病金疮,王不留行散主之。

魏念庭:王不留行为君,专走血分,止血定痛,而且除风散痹,于血分最宜也。佐以蒴藋叶,与王不留行性共甘平,入血分,清火毒,祛恶气;倍用甘草,以益胃解毒;芍药、黄芩,助清血热;川椒、干姜,助行血瘀;厚朴行中带破,唯恐血乃凝滞之物,故不惮周详也。桑根白皮性寒,同王不留行蒴藋烧灰存性者,灰能入血分止血也,为金疮血流不止者设也。小疮则诸药为粉以敷之,大疮则服之,治内以安外也。产后亦可服者,行瘀血也。风寒之日桑根勿取者,恐过于寒也。前三物皆阴干百日,存其阴性,不可日曝及火炙也。此金疮家之圣方,奏效如神者也。

陈灵石:金刃伤处,封固不密,中于风则疮口无汗,中于水则出青黄汁,风则发痉,水则湿烂成疮。王不留行疾行脉络之血,灌溉周身,不使其湍激于伤处,桑根皮泄肌肉之风水,蒴藋叶释名接骨草,渗筋骨之风水,三者皆烧灰,欲其入血祛邪止血也。川椒去疮口之风,厚朴燥刀痕之湿,黄芩退肌热,芍药散恶血,干姜和阳,甘草和阴,用以为君者,欲其入血退肿生肌也。风湿去,阴阳和,疮口收,肌肉生,此治金疮之大要。

【解析】 本条论述金刃外伤的治法为用王不留行散内服或外敷,关于王不留行的作用,《医宗金鉴》指出:一是止血,一是防外邪。尤在泾认为是行气血、和阴阳。魏、陈二人则对全方进行了详细的剖析,综合上述诸家之见,王不留行散的作用是止血镇痛、活血消肿、续伤生肌。方中以王不留行、蒴藋、桑根皮止血镇痛、利水消肿、行瘀生肌;干姜、川椒、厚朴行气止痛,黄芩、甘草、芍药清热解毒、凉血散瘀。

【原文】 排脓散方

枳实十六枚　芍药六分　桔梗二分

上三味,杵为散,取鸡子黄一枚,以药散与鸡黄相等,揉和令相得,饮和服之,日一服。

【选注】 魏念庭:排脓散为疮痈将成未成,治里之法也。

尤在泾:枳实苦寒,除热破滞为君,得芍药则通血,得桔梗则利气,而尤赖鸡子黄之甘润,以为排脓化毒之本也。

张路玉:排脓散治内痈,脓从便出。

【解析】 排脓散方附于王不留行散之后,诸注家均认为是内痈方剂。从全方组成来看,即由枳实芍药散加桔梗、鸡子黄而成。枳实、芍药有行气活血之功,桔梗乃排脓要药,鸡子黄养阴解毒,合而共具行气活血、排脓解毒的功用,是治一切内痛、内伤及金疮等的常用内服方剂。

【原文】 排脓汤方：

甘草二两　桔梗三两　生姜一两　大枣十枚

上四味，以水三升，煮取一升，温服五合，日再服。

【选注】 魏念庭：排脓汤一方，尤为缓治，盖上部咽喉之间有欲成疮痈之机，即当急服也。甘草、桔梗，即恬梗汤，已见用肺痈病中，加以生姜大枣以固胃气，正盛而邪火斯易为解散也。痈疮未成者，服之则可开解；已成者，服之则可吐脓血而愈矣。

尤在泾：此亦行气血，和荣卫之剂。

【解析】 排脓汤方，即桔梗汤加生姜、大枣而成。桔梗、甘草清热解毒排脓，生姜、大枣调和营卫、扶正达邪。魏念庭认为治上部咽喉疮痈用本方较宜，服之则吐脓血而愈。总之，本方与排脓散，附于王不留行散之后，不载主治，但从组成药物来看，认为对于疮痈、金疮等成脓者均可用之。从二方剂型来看，一为散，一为汤，散剂作用较为徐缓，汤剂作用则急切，故可根据痈疮部位以及病势缓急酌情用之。

【原文】 **浸淫疮，从口流向四肢者，可治；从四肢流来入口者，不可治。（七）**

【译文】 浸淫疮这种病，从口部向四肢蔓延的可治，从四肢向口部蔓延的不易治。

【提要】 本条论述浸淫疮的转归。

【选注】 尤在泾：浸淫疮，疮之浸淫不已，《外台》所谓转广有汁，流遍周身者也。从口流向四肢者，病自内而之外，故可治，从四肢流来入口者，病自外而之里，故不可治。

《医宗金鉴》：浸淫疮者，浸谓浸浸，淫谓不已，谓此疮浸淫，留连不已也。从口流向四肢者轻，以从内走外也，从四肢流走入口者重，以从外走内也，故曰不可治。

魏念庭：浸淫疮者，热邪而兼湿邪客于皮肤，浸淫传染也。虽表分之病，而其入里分之湿热可知矣。从口流向四肢者，湿开而热散也，可以清其热、除其湿而治之。如先起四肢，渐上头面，及于口里，是湿热二邪相涸上甚之极，热无能开而结，湿无能散而聚耳，所以决其不可治也。不可治者，难治之义，非当委之不治也。

【解析】 从本条论述来看，只从疮势蔓延发展的向外、向内来辨别浸淫疮的可治与不可治。上述注家对可治、不可治的机理解释颇详，均认为疮势从口流向四肢者为病势向外散发，故可治；反之若疮势从四肢流来入口，为病势归于内脏，故曰不可治。浸淫疮历代注家讨论颇多，但今已较为明确，即急性湿疹，至于是否可以根据急性湿疹流浸方向的不同，来辨别其难治、易治，还待进一步研究证明。

关于浸淫疮的病因及证候，《金匮要略》提及甚少，现将《诸病源候论》与《千金要方》对浸淫疮的论述录之如下，供参考。《诸病源候论·浸淫疮候》云："浸淫疮是心家有风热，发于肌肤，初生甚小，先痒后痛而生疮，汁出浸溃肌肉，浸淫渐阔乃遍体，其疮若从口出，流散四肢则轻；若从四肢生，然后入口者则重。以其渐渐增长,因名浸淫也。"《千金要方》云:"浸淫疮者,浅掻之蔓延长不止瘙痒,初如疥,掻之转生汁相连者是也。"

【原文】 浸淫疮,黄连粉主之。(方未见)(八)

【译文】 患浸淫疮,用黄连粉主治。

【提要】 本条论述浸淫疮的治法。

【选注】 陈修园:黄连粉方未见,疑即黄连一味,为粉外敷之,甚者亦内服之。诸疮痛痒皆属心火,黄连苦寒泻心火,所以主之。

尤在泾:黄连粉方未见,大意以此为湿热浸淫之病,故取黄连一味为粉粉之,苦以燥湿,寒以除热也。

魏念庭:按《外科精义》以一味黄柏散调涂,本此。

【解析】 本条论述浸淫疮用黄连粉方治疗。黄连粉方未见,多数注家认为是黄连一味研粉。考黄连,性味苦寒,有清热燥湿、泻火解毒之功。《珍珠囊》云:"其用有六:泻心脏火,一也;去中焦湿热,二也;诸疮必用,三也;去风湿,四也;治赤眼暴发,五也;止中部见血,六也。"现代药理研究表明,黄连含有小檗碱、黄连碱等。对痢疾杆菌、伤寒杆菌、大肠杆菌、绿脓杆菌以及葡萄球菌、溶血性链球菌、肺炎双球菌等有较强抗菌作用。对多种致病性真菌、钩端螺旋体、多种流感病毒均有抑制作用。因此,黄连对浸淫疮的治疗,应该是有效的。

# 结语

本篇论述了疮痈、肠痈、金疮、浸淫疮等四种外科疾病的辨证施治。现将全篇内容小结如下。

## 一、疮痈

主证:全身症状——脉浮数,身恶寒甚。

局部症状——局部有固定痛处,若按之手下热者为有脓,不热者为无脓。

治疗:疮痈有脓者,排脓散、排脓汤方可酌情选用。

## 二、肠痈

(一)慢性肠痈

主证:全身症状——其身甲错,身无热,脉数。

局部症状——腹皮急,按之濡,如肿状,腹无积聚。

治疗:薏苡附子败酱散。

(二)急性肠痈

主证：全身症状——时时发热，自汗出，复恶寒。

局部症状——少腹肿痞，按之即痛如淋，小便自调。

脓未成者——脉迟紧。

脓已成者——脉洪数。

治疗：大黄牡丹汤。

## 三、金疮

主证：全身症状——寸口脉浮微而数，无汗。

局部症状——有外伤所致的患处。

治疗：王不留行散。若创口感染有脓，排脓散、排脓汤可酌情选用。

## 四、浸淫疮

预后：浸淫疮从口流向四肢者可治；从四肢流来入口者为难治。

治疗：黄连粉。

本篇在内容上虽不够全面，但对疮痈的诊断，对肠痈的辨证与施治，对金疮、浸淫疮的证治和预后等，均做了原则性的指示。尤其是治疗肠痈的大黄牡丹汤和薏苡附子败酱散这两个方剂，通过历代医家的长期实践，证明是临床治疗肠痈的有效方剂，这对后世中医外科的发展有一定的影响。

# 趺蹶手指臂肿转筋阴狐疝蛔虫病脉证治第十九

【题解】 本篇论述趺蹶、手指臂肿、转筋、阴狐疝、蛔虫等五种疾患的脉证及治疗,故名篇。这几种疾病之间没有必然的联系,因其既不便归类,又不能各自单独成篇,故将其合为一篇。

趺蹶:趺,同"跗",指足背;蹶,《说文》谓"僵也",僵硬、僵直之意。趺蹶是指足背僵直,行动不便、活动障碍的疾患。以病位和症状命名。似属西医学踝关节及其周围软组织与神经的疾患。

手指臂肿:是指患者手指和臂部时常肿胀、震颤,或身体肌肉也有跳动感的疾患。以病位和症状命名,多由风痰阻络所致。

转筋:又名抽筋。是一种以筋脉拘急、抽掣疼痛为主症的疾病。多见于下肢小腿部,表现为腓肠肌牵掣拘挛,扭转疼痛,以致下肢伸缩困难;甚则牵引至少腹拘急疼痛,称"转筋入腹"。其发生多因暴吐暴利、津液暴脱,或气血亏虚,感受风寒湿邪,或湿浊化热等,筋脉失濡挛急所致。

阴狐疝:又称阴狐疝气、狐疝、偏坠等。是一种以阴囊一侧肿大,大小随体位的改变而变化,时上时下,胀痛俱作为主症的疾病。因阴囊的大小常变,上下不定,犹如狐狸之出没无常,故称"阴狐疝";又因其阴囊一侧坠胀肿痛,故又称"偏坠"。本病多因寒湿邪气凝滞于厥阴肝经所致。

蛔虫病:即蛔虫寄生于人体内所致的疾病,是最常见的肠道寄生虫病之一。多由饮食不洁,误食虫卵所致。临床以腹痛时作时止,口吐清水为主症;甚则蛔虫上窜入其膈,而见上腹部剧痛,呕吐蛔虫,手足厥逆,而为蛔厥。

【原文】 师曰:病趺蹶①,其人但能前,不能却,刺腨②入二寸,此太阳经伤也。(一)

【注释】 ①趺蹶:"趺"同"跗","蹶"《说文》注"僵也",痹厥不通之意。指足背僵直,行动不便的脚背部疾病。

②腨:《说文》:腓肠也。即小腿肚。

【译文】 老师说:患趺蹶的病人,其人只能向前行走,而不能往后退,这是太阳经伤的缘故。治疗时,针刺小腿肚穴位,深二寸。

【提要】 本条论述趺蹶的病因、症状及刺法。

【选注】 尤在泾:人身经络,阳明行身之前,太阳行身之后,太阳伤,故不能却也,太阳之脉,下贯腨内,刺之所以和利其经脉也。腨,足肚也。

曹颖甫:太阳之经入腘中,贯腨内,出外踝之后,至小指外侧,寒湿伤其经脉,血瘀不通故强直而不能却,刺腨二寸,正所以泻其瘀也。

周扬俊:腨名承筋,在上股起肉处,脚根上七寸,腨之中陷者是,法不可刺,或刺转深,遂伤其经,以致能前而不能却,此仲景自注已详。

高学山:按王太仆所注针刺及《针灸大成》,除环跳肉厚穴深,刺入经寸之外,余无有至二寸者,若以为治例,则误人无限矣。

《医宗金鉴》:证未详,方亦缺,不释。

【解析】 本条注家争议较大,大致有三种看法:一种认为本条指出了趺蹶病的病因、症状及刺法。第二种说法是趺蹶为针刺致伤太阳经之后遗症,由于误刺小腿肚部位的承筋穴,使太阳经脉受伤,故病趺蹶。第三种说法认为证未详,方亦缺,存疑不释。我们认为第一种看法,即尤在泾的论述较正确。因为从临床上看,针刺承山等小腿肚部位的穴位,确可以治疗下肢活动受限的病证,所以不能认为是误治致病。再从文法上看,"此太阳经伤也"是自注句,应在"不能却"之后,此种倒装笔法,仲景书中经常出现。"刺腨入二寸"是言其治法,因为此处肌肉丰满,可以刺之较深。

趺蹶二字,沈明宗、丹波元简以及《医宗金鉴》等均改作"趺蹷",如丹波元简的《金匮玉函要略辑义》曰:"按扬子方言,趺,蹷也;《说文》,蹷,僵也;程云,趺,足背也;趺蹷即痹蹷之属函,恐非。"这样一改,即是指因趺而致足僵直的行动障碍。但仲景书中多处言到"趺阳"二字,如趺阳脉即指足背动脉,故趺蹶即指足背强直是有根据的,因此以不改动为妥。

另外,"刺腨"二字,注家看法也不一致,一说是言治法,一说是言误治。持误治者,因腨是指腨肠穴(即承筋穴),古代属禁针穴,不宜取刺,腨部其他穴位也不宜深刺达二寸,深刺会伤经致病。但从临床看来,腨部穴位一般不禁针,因肌肉较丰满,刺之也较深,故以言治法较妥。

【原文】 病人常以手指臂肿动,此人身体瞤瞤者[1],藜芦甘草汤主之。(二)
藜芦甘草汤方:方未见。

【注释】 ①瞤瞤:即身体某些局部的筋肉发生震颤掣动。

【译文】 病人时常发生手指及臂部肿胀抖动,且身体肌肉也有牵引跳动的,用藜芦甘草汤主治。

【提要】 本条论述手指臂肿动的证治。

【选注】 尤在泾:湿痰凝滞关节则肿,风邪袭伤经络则动,手指臂肿动,身体瞤瞤者,风痰在膈,攻走肢体,陈无择所谓"痰涎留在胸膈,上下变生诸病,手足项背牵引钩痛,走易不定者"是也,藜芦吐上膈风痰,甘草亦能取吐,方虽未见,然大略是涌剂耳。

周扬俊:凡动皆属风而肿属湿,故肝木主风,血虚则风生,气虚则湿袭,手臂肿且功,知其血不足之养筋,阳亦不能以自固而身体之瞤势不得止矣,岂非有痰气在筋节间乎,夫见于外者未有不因于内者也,窥仲景有吐之法,惜乎方缺焉耳。

曹颖甫:《内经》云风胜则动,湿胜则肿,仲师盲手指臂肿动,身体瞤瞤,此可知为风湿痰涎走窜指臂且及周身之证,与风痫证略同,特风痫无此表证耳。按子和《儒门事亲》云:一妇病风痫,其始一二年一发,后即日发,甚至一日数发,求死不得,值凶岁,采野草充粮,见草若葱状,采蒸饱食。胸膈间胀闷,顷之,涌吐胶痰,数日约一二斗,甚昏困,后遂轻继如平人,以所食葱访人,即藜芦也。蓄风痰内壅积久旁窜,积者为本,窜者为标,用藜芦者,涌吐而决其壅也,所以用甘草者,恐藜芦苦寒败胃,甘味以调之也,近闻痫证有日服控涎丹一钱,久而自愈者,亦所以去痰涎也。

【解析】 本条症状比较简略,方剂又缺,但方证互参,仍可知其大略,尤在泾之说甚妥。藜芦为涌吐风痰之药,力猛。本证除见有指臂肿动,身体瞤瞤之外,尚见有胸膈满闷懊恼,温温欲吐等症状,脉象关前多滑盛,此时可因势利导吐去积痰,则痰去而指臂肿动诸证自愈。临床上如遇此种病证,但症状又不剧烈,体质较弱者,可参考后世指迷茯苓丸及导痰汤治疗,其效果也较稳妥可靠。曹颖甫认为此证与风痫略同,并补《儒门事亲》风痫治验一案,可说是对本方藜芦运用的阐发,确可借鉴。但藜芦有毒,多服久服可致中毒,甚至可导致双目失明,故用之宜慎。

【原文】 转筋之为病,其人臂脚直,脉上下行[①],微弦。转筋入腹[②]者,鸡屎白散主之。(三)

鸡屎白散方:

鸡屎白

上一味,为散,取方寸匕,以水六合,和,温服。

【注释】 ①脉上下行:即寸关尺三部脉弦直有力,无柔和之象。

②转筋入腹:下肢抽筋发生疼痛时,牵引到少腹亦作痛,故名。

【译文】 转筋这种病,病人的上臂或下肢强直,不能屈伸,脉象弦直而有力,或见微弦,转筋连腹部的,用鸡屎白散主治。

【提要】 本条论述转筋入腹的证治。

【选注】 《诸病源候论》:冷入于足之三阴三阳则脚筋转,入于手之三阴三阳则手筋转。随冷所入之筋,筋则转。转者,皆由邪冷之气,击动其筋而转移也。

魏念庭:转筋之为病,风寒外袭,而下部虚热也,其人臂脚直,脉上下行,微弦,弦即紧也,风寒入而隧道空虚也,直上下行,全无柔和之象,风寒入而变热,热耗其营血,而脉遂劲也。转筋本在腨中,乃有上连少腹入腹中者,邪热上行,由肢股而入腹里,病之甚者也。主以鸡屎白散,《本草》谓其利便破淋,且善走下焦,入至阴之分,以之瘳转筋,大约不出泄热之意耳。然此治其标病,转筋止,而其本病又当别图补虚清热之方矣。

《医宗金鉴》:中寒之人,外寒盛则手足拘急转筋,痛不能忍,甚者入腹,则牵连少腹拘急而痛也,主之鸡屎白散,以治风寒痹气之在筋也。

丹波元简:鸡屎白,《别录》云治转筋利小便,故取而用之,《素问》用鸡屎醴治鼓胀,通利大小便,验之,虽《本草》云微寒无毒,然泻下之力颇峻,用者宜知之,况霍乱转筋,多津液虚燥者,恐非所宜。

【解析】 转筋是一种症状,多发生小腿部的肌肉痉挛拘急而痛,类似于现代医学所说的腓肠肌痉挛,由于下肢筋脉失于阳气布护或血液的营养,以致邪气乘虚侵袭而致。它的成因不止一种。鸡屎白性寒下气,通利二便,只适用于湿浊化热伤阴所致的转筋,泻其致病之因,转筋亦随之而愈,魏念庭之说可参。

另外,此条所述转筋与霍乱转筋不同,但清代王孟英用蚕矢治热性霍乱转筋,可说是受本方的启发。但寒性霍乱,吐下过多,体液消耗,阳气亡失,不能温养筋脉致成转筋者,当用通脉四逆汤、白通汤等急救回阳,必须明辨,不得误用。

《素问·腹中论》有用鸡屎醴治鼓胀的记载,虽都用鸡屎,但剂型不同,治疗也有别,可以互参。

又,以上三条,均是论述四肢疾病。第一条论述治趺蹶应当辨明经络,第二条论述风痰凝滞胸膈导致手指臂肿动,第三条论述湿浊化热伤阴导致转筋,病情不同,治法亦异。

【原文】 阴狐疝气①者,偏有小大,时时上下,蜘蛛散主之。(四)

蜘蛛散方:

蜘蛛十四枚(熬焦) 桂枝半两

上二味,为散,取八分一匕,饮和服,日再服,蜜丸亦可。

【注释】 ①阴狐疝气:为疝气病之一种。因本病发生时,病人之睾丸时上时下,犹如狐狸那样出没无常,故名。

【译文】 阴狐疝气这种病,阴囊一边小、一边大,时上时下,用蜘蛛散主治。

【提要】 本条论述阴狐疝气的症状及治法。

【选注】 尤在泾:阴狐疝气者,寒湿袭阴而睾丸受病,或左或右,大

蜘蛛

小不同,或上或下,出没无时,故名狐疝。蜘蛛有毒,服之能令人利,合桂枝辛温,入阴而逐其寒湿之气也。

《医宗金鉴》:偏有大小,谓睾丸左右有大小也。时时上下,谓睾丸入腹,时出时入也。疝,厥阴之病也,以与狐情状相类,故名之也。主之蜘蛛散,入肝以治少腹拘急而痛也。

周扬俊：厥阴之筋病也，狐阴兽，善变化而藏，睾丸上下有若狐之出入无时也，足厥阴之筋上循阴股结于阴器，筋结故偏有大小，气病故时时上下也。

程林：《别录》云："蜘蛛治大人小儿㿗。"㿗，㿗疝也；其性有毒，服之能令人利，得桂技，引入厥阴肝经而治狐疝。

雷敩：蜘蛛凡使，勿用五色者，兼大身上有刺毛生者，并薄小者，以上皆不堪用；须用屋西南有网，身小尻大，腹内有苍黄脓者，真也。凡用，去头足，研如膏，投药中用之。今之方法，若仲景炒焦用，全无功矣。

**【解析】**　所谓狐疝者，是形容病势或上或下，出没无时，其实并非单指睾丸受病。张子和《儒门事亲》说："狐疝者，其状如瓦，卧则入少腹，行立则出少腹入囊中。狐昼则出穴而溺，夜则入穴而不溺，此疝出入上下往来，正与狐相类也。"根据临床所见，此病多因扛举重物，叫号努力所致，如病情较轻，令患者平卧，推揉之即能还于腹中，但劳动或劳累后又能坠下。由此可知，原文中所谓"偏有大小"非指睾丸本体的偏大偏小，而是因坠下之物"时上时下"所致。此病相当于现代医学所称的腹股沟斜疝，疝囊由内环部突出的腹膜形成，疝的内容物以小肠和大网膜最为多见。但是，中医学中所述之疝，范围较广，《金匮要略·腹满寒疝宿食病脉证治》中所说的寒疝，指的是阴寒性的腹痛；《素问·骨空论》有冲疝、狐疝、癫疝、厥疝、瘕疝、㿗疝、癃疝的记载，可见凡阴囊、睾丸部位的一些病变，也全包括在疝之中，故"偏有大小"一句，似也不能排除睾丸疾患。

疝的发病都与肝经有关，由于足厥阴肝经络阴器，入少腹，又主筋，故治疗每与肝经相关，多用苦辛通降来散结止痛，蜘蛛散中取蜘蛛的泄结利气，合桂枝的芳香辛温，具有走散通利的作用。陈修园说："用桂枝不如用肉桂力更大。"此说可取。但由于蜘蛛有毒，后世已不大采用本方，遇到狐疝，常用疏肝理气药，如金铃子散，天台乌药散均可选用。

根据雷敩见解，蜘蛛不宜熬焦，熬焦则无功效，但蜘蛛有毒，服时应经炮炙，《古方选注》云："蜘蛛《本草》言有毒，人咸畏之，长邑宰林公讳瑛，山海卫人，壮年调理，方用多年，炙熟，其味鲜美，恒得其功，《本草》言有毒者，南北所产不同耳。"

**【原文】**　问曰：病腹痛有虫，其脉何以别之？师曰：腹中病，其脉当沉，若弦，反洪大，故有蛔虫。（五）

**【译文】**　问道：病人腹痛和有虫，其脉象何以鉴别呢，老师答道：腹痛因于寒者，其脉应当沉而兼弦，如果反呈洪大脉，是有蛔虫。

**【提要】**　本条论述蛔虫腹痛的脉象。

**【选注】**　尤在泾：腹痛脉多伏，阳气内闭也；或弦者，邪气入中也；若反洪大，则非正气与外邪为病，乃蛔动而气厥也；然必兼有吐涎心痛等证，如下条所云，乃无疑耳。

高学山：此言病虫之脉也，盖谓腹痛之因颇多，若因病虫而痛，其脉当以何者为分别也，师言沉为在里，腹中病，其脉当以沉应，又弦为急痛；腹中痛，其脉当以沉而且弦应，今不沉弦而反洪大，洪大者，气乱之诊，故知有虫，以扰乱其气而作痛，与风寒积滞之脉不同也。

曹颖甫：此从脉象之异，决其为有虫之痛也。凡腹痛脉沉，为寒湿下陷，直四逆汤证耳。脉弦为肝邪乘脾，直小建中汤证耳，若不沉不弦而腹痛，则既非寒湿内停，又非肝胆郁陷，故可决为虫痛。然洪大二字，亦为仲师失词，脉不足据，当以病状参验之，不然，岂大实满痛之阳明证其脉独不洪大耶。

【解析】　本条从脉象上鉴别腹痛的原因，但必须结合证候，如是否见有恶心呕吐，头痛眩晕，大便时结时泻，食欲不振，蛔齿等症状，以及面部是否有白斑，舌苔是否削蚀，鼻内有否奇痒等症状，方可断定腹痛是蛔虫所致，下条即补出了蛔虫病的一些症状，二条应该互参。

【原文】　蚘虫之为病，令人吐涎，心痛①，发作有时②，毒药不止，甘草粉蜜汤主之。（六）

甘草粉蜜汤方：

甘草二两　粉一两　蜜四两

上三味，以水三升，先煮甘草，取二升，去滓，内粉、蜜，搅令和，煎如薄粥，温服一升，差即止。

【注释】　①心痛：指上腹部的疼痛。由于蛔虫动乱上逆，导致胃脘临心部的疼痛。

②发作有时：蛔动则腹痛，蛔静则痛止，并不是发作有定时。

【译文】　蛔虫病的症状，令人吐涎，心腹部疼痛，时作时止。经用杀虫药无效时，用甘草粉蜜汤主治。

【提要】　本条进一步论述蛔虫病的证治。

【选注】　尤在泾：吐涎，吐出清水也；心痛，痛如咬啮，时时上下是也；发作有时者，蛔饱而静。则痛立止，蛔饥求食，则痛复发也。毒药即锡粉、雷丸等杀虫药。毒药者，折之以其所恶也；甘草粉蜜汤者，诱之以其所喜也，白粉即铅白粉，能杀三虫，而杂于甘草、白蜜之中，诱使虫食，甘味既尽，毒性旋发而虫患乃除，此医药之变诈也。

赵以德：夫饮食入胃，胃中有热剧虫动，虫动则胃缓，胃缓则廉泉开，故吐涎，蛔上入膈故心痛，蛔闻食臭出，得食则安，故发作有时也。毒药不止者，虫恶之不食也，蛔喜甘，故用甘草蜜之甘，随所欲而攻之，胡粉甘寒，主杀三虫，蛔得甘则头向上而喜食，食之则死，此反佐以助之也。

曾颖甫：毒药不能奏效时，则以病者曾用杀虫猛剂，剂量太少，蛔虫醉而不死，后遂狡避不食也，故不能猛攻，莫如诱劫，不得已而用甘草粉蜜，使虫贪蜜之甘而不知铅粉之毒……用甘草者，欲病人不受铅粉之毒也。先母侍婢，曾患此，始病吐蛔，一二日后，暴厥若死.治以乌梅丸，入口即吐，予用甘草五钱，先煎去滓，以铅粉二钱，白蜜一两调饮之，半日许下蛔虫如拇指大者九条，其病乃愈。

陈伯坛：少阴篇猪肤汤内非有白粉五合乎哉，本方则白粉一两，彼方熬香和令相得，米粉始有香，铅白粉非香品也，本方煎如薄粥，米粉方成粥，铅白粉不成粥也，玩香字粥字，分明取材于家常可作饼食之白米粉，实无疑义。

丹波元简：古单称粉者，米粉也，释名云：粉，分也，研末使分散也。《说文》：粉，博面者也。徐曰：古傅面亦用米粉，《伤寒论》猪肤汤所用白粉亦米粉耳。故万氏《保命歌括》，载本方云：治虫啮心痛毒药不止者，粉，乃用粳米，而《千金》诸书籍以治药毒，并不用铅。盖此方非杀虫之剂，乃不过甘平安胃之品，而使蛔安。应验之于患者蛔始知其妙而已。又曰：《千金方》解鸩毒及一切毒药不止烦懑方，即本方。粉用梁米粉。《千金翼》同，《外台》引《翼》作白梁粉，《圣济总录》用葛粉，杨氏《家藏方》用绿豆粉，《圣济》名甘草饮。

【解析】　本条争议较大，主要对甘草粉蜜汤中的，"粉"字认识不一，一说方中的粉是铅粉，"毒药不止"是说蛔虫已用过一般杀虫药不应，所以用铅粉峻药杀虫，与甘草、白蜜同服，诱使虫食而杀之，但铅粉毒性甚剧，不宜多服，故方后云"差即止"。另一种说法认为方中的粉是一般的梁米粉，《千金要方》解鸩毒及一切毒药不止，烦懑方，用甘草、白蜜、米粉，《外台秘要》是用白梁粉，因而认为本证是已经使用过毒药而痛不止，不能再用，所以用甘草粉蜜汤，方中的甘草、粉、蜜不是杀虫之药，仅有安蛔缓痛、解毒和胃的作用。

我们认为把粉作铅粉是不妥的，因铅粉内服须防中毒，原文既说"毒药不止"，是不得再用毒药可知，另外，从猪肤汤中的白粉须炒香，本方有煎如薄粥之语，看来粉是指米粉之类食用粮食，不是铅粉。陈伯坛及丹波元简的看法是正确的。从曹颖甫所举医案来看，说明铅粉有杀虫作用，与《本草纲目》谓铅粉杀三虫相符，但不能以此即说"粉"就址"铅粉"，这只能说是后世的经验，应与仲景本意有所区别。在临床上当蛔虫病剧烈发作时，如用猛烈杀虫药，反使蛔虫动而不安，变生他病，此时只可用安蛔之剂，等到病势缓和，再用杀虫药，这也是治蛔虫病的一种方法。因此，本方中之"粉"，应为"米粉"为妥。方后有"差即止"三字，意在指出此方是作暂时的安蛔之剂，如腹痛解除，当另图他法治之。

【原文】　蛔厥者[①]，当吐蛔，令病者静而复时烦，此为脏寒[②]，蛔上入膈[③]，故烦，须臾复止，得食而呕，又烦者，蛔闻食臭出，其人当自吐蛔。（七）

【注释】　①蛔厥：因患蛔虫病腹痛剧烈而致四肢厥冷的病证。

②脏寒：指内脏虚寒，此处指胃肠虚寒，并与脾有关。

③入膈：此处并不指胸膈，是指上腹部的胆道、十二指肠及胃中而言。

【译文】　患蛔厥的病人，应当吐蛔，令病人安静，而时时心烦，此为内脏虚寒，蛔虫动乱上扰胸膈，所以心烦。但心烦很快又停止了，当再进饮食时，又出现呕吐心烦。这是蛔虫闻到饮食的气味而上窜，故病人经常吐出蛔虫。

【提要】　以上二条论述蛔厥的证治。

【选注】　尤在泾：蛔厥，蛔动而厥，心痛吐涎，手足冷也。蛔动而上逆，则当吐蛔,蛔暂安而复动,则病亦静而复时烦也。然蛔之所以时安而时上者,何也? 虫性喜温,脏寒则虫不安而上膈;虫喜得食,脏虚则蛔复上而求食,故以人参、姜、附之属益虚温胃为主,而以乌梅、椒、连之属,酸苦辛气味,以折其上入之势也。

赵以德:蛔厥者,病蛔而手足厥冷也,蛔厥者当吐蛔,病者静而复时烦,此因肝脏寒而蛔上入膈故烦,盖言蛔生于肝,因脏寒而上入于膈也,须臾复止,得食而呕又烦者,此蛔闻食臭而出于胃,故其人常自吐蛔,盖言蛔因风而生于肝,脏寒则上入膈,闻食臭则出于胃也。

李彣:乌梅味酸,黄连、黄柏味苦,桂枝、蜀椒、干姜、细辛味辛,以蛔得酸则止,得苦则安,得甘则动于上,得辛则伏于下也。然胃气虚寒,人参、附子以温补之。吐亡津液,当归以辛润之,则蛔厥可愈也。

《医方考》:乌梅味酸,蛔得之而软;连、柏味苦,蛔得之而伏;椒、细味辛,蛔得之而死;干姜、附、桂,温脏寒也;人参、当归,补胃虚也。

【解析】 本条为《伤寒论》338 条的后半部分,专谈蛔厥的证治。蛔虫本寄生于肠内,今从胃中吐出,是由于人体发生病理变化,即条文中所说的"脏寒"之故,影响了蛔虫的寄生,因而移行入胃,窜扰胃部,发生烦与呕吐,蛔虫随吐而出。因为厥由蛔起,所以称为蛔厥。乌梅丸苦酸辛甘、寒热并投,是安蛔主方,方中乌梅为主药,安胃止呕,蜀椒温中杀虫,黄连、黄柏苦寒清热,桂枝、附子、细辛、干姜辛温散寒,人参、当归补气行血,合用于一方,使蛔得酸则止,得苦则安,得辛则伏,脏温蛔安而厥自止,临床上用此方或在此方基础上加减,治胆道蛔虫症确有很好的疗效,值得继承发扬。

【原文】 蛔厥者,乌梅丸主之。(八)

乌梅丸方:

乌梅三百个　细辛六两　干姜十两　黄连一斤　当归四两附子六两(炮)
川椒四两(去汗)　桂枝六两　人参六两　黄柏六两

上十味,异捣筛,合治之,以苦酒渍乌梅一宿,去核,蒸之五升,米下,饭熟捣成泥,和药令相得,内臼中,与蜜杵二千下,丸如梧子大,先食,饮服十九,日三服,稍加至二十丸。禁生冷滑臭等食。

【译文】 蛔厥病,用乌梅丸主治。

【提要】 论蛔厥的治疗。

【选注】 汪昂:蛔得酸则伏,故以乌梅之酸收之;蛔得苦则安,故用连、柏之苦安之;蛔得寒则动,故以桂、附、姜、椒温其中脏,而以细辛、当归润其肾肝,人参用以助脾,乌梅兼以敛肺。(引自《证治准绳》)

李彣:"乌梅味酸,黄连、黄柏味苦,桂枝、蜀椒、干姜、细辛味辛,以蛔得酸则止,得苦则安,得甘则动于上,得辛则伏于下也。然胃气虚寒,人参、附子以温补之,吐亡津液,当归以辛润之,则蛔厥可愈也。"(《金匮要略广注》)

【解析】 前条论述蛔厥病的症状和病机,本条论蛔厥病的治疗。虽然前条说蛔厥为脏寒，但在临床上也有偏热者，也有寒热错杂者，应当辨证论治，灵活治疗。如本条所出乌梅丸，就是寒温并用的方剂。方中乌梅、川椒杀虫止呕；附子、细辛、桂枝、干姜温经散寒而止痛；黄连、黄柏苦寒清热除烦；人参、当归益气养血。以方测证，可知本证是属于胃虚而寒热交错的蛔厥病，故方中寒热辛温共用，以收辛温散寒，苦寒清热，杀虫安胃之功。

蛔虫病是临床上常见病证，以经常性腹痛、吐涎、吐蛔为特点。治疗本病的基本原则是虫未动扰时，以驱杀蛔虫为主，虫动而上扰胆胃之时，则当以安蛔止痛为主。此外，蛔厥病亦有病人素体偏寒偏热，和寒热错杂的不同，故在治疗时，安蛔和杀虫之外，尚须调理寒热而治之。如《全生集》取理中汤加乌梅、川椒，名为安蛔理中汤，用以治疗胃虚偏寒的蛔虫动扰之证。《伤寒辨注》用黄连、黄柏、枳实、乌梅、川椒组成方剂，名为清中安蛔汤，用以治疗胃不虚而偏热实的蛔虫动扰之证，可供参考。

# 结语

本篇共八节，病名有五种，大概由于条文琐碎，不能独自成篇，因而归纳在一起。

对跌蹶病，言其主证及刺法。手指臂肿病证候不详，方亦未见，但从藜芦甘草汤的方名来看，是以吐法祛积痰而治此病，至于转筋用鸡屎白散，狐疝用蜘蛛散，对后世有所启发，目前虽然很少采用，但有研究价值。对于蛔虫病，本篇论述较详，甘草粉蜜汤主治蛔虫引起的心腹痛，服杀虫的毒药而仍不止者，服之能缓中解毒；乌梅丸主治胃虚而寒热错杂的蛔厥症，服之能安胃杀虫，对证应用，效果极为显著。

本篇虽叙证较简，但在治疗上则各有侧重，针、吐、泄、解毒、寒热并用，以及散、丸、汤药的应用，体现了其根据不同的病证而选用不同的剂型和不同的治法，从这里也可以看出，中医学内容的丰富多彩，我们应当进一步研究整理，发扬提高。

# 妇人妊娠病脉证并治第二十

**【题解】** 本篇主要讨论妇人在妊娠期间发生的、与妊娠有关疾病的辨证与治疗,故以"妊娠病"名篇。妊娠病,又称"胎前病"。具体包括妊娠的诊断、妊娠恶阻、妊娠腹痛、妊娠下血、妊娠小便难、妊娠水气以及妊娠安胎、养胎等内容。由于妊娠病可以影响孕妇的健康和胎儿的发育成长,甚至会引起堕胎小产,危及孕妇的生命,因此对妊娠病必须予以高度重视,积极防治。

**【原文】** 师曰:妇人得平脉①,阴脉小弱②,其人渴,不能食,无寒热,名妊娠③,桂枝汤主之。方见下利中。于法④六十日当有此证,设有医治逆⑤者,却⑥一月加吐下者,则绝之⑦。(一)

**【注释】** ①平脉:脉象平和如常人,无太过不及之象。如《金匮心典》所云:"平脉,脉无病也;即《内经》身有病而无邪脉之意。"

②阴脉小弱:阴脉指尺部脉,小弱是细软无力的脉象。

③妊娠:即怀孕,又名妊子,重身,怀娠。《说文》:"妊,身怀孕也;娠,女妊身动也。"

④于法:"于"在此做语助词,无特殊意义。《辞海》云:"用于语首或语中者皆无义。""法"即法度,规律之意。

⑤治逆:作误治解。

⑥却:退后之意。"却一月"在此条指妊娠三月左右。

⑦绝之:"绝",《辞海》作"断也","极也"。故"绝之"可作断绝或杜绝解。

**【译文】** 老师说:诊得妇人脉象,两手寸关部位平和如常人,唯有尺部脉略细软无力,呕不能食,但不恶寒发热,这是怀孕,治疗用桂枝汤。按一般妊娠的规律,在六十日内当有上述脉证出现,假如治疗不当,病情迁延一月未解,反见呕吐加剧,又增泄泻,则应随证施治,杜绝病根,不得拘泥于桂枝汤。

**【提要】** 本条论述妇女妊娠初期的脉证及误治后的处理。

**【选注】** 赵以德:妇人平脉者,言其无病脉也,阴脉小弱,其营气不足耳,凡感邪而营气不足者,则必恶寒发热不妨于食。今无寒热妨于食,是知妊娠矣。妊娠者,血聚气搏经水不行,至六十日始凝成胎,斯时也,气血化于下,营气不足,卫不独行,壅突中焦而不能食,津液少布,其人渴,用桂枝汤益营和卫,设有医以他治,则更一月当化,若加吐下复损其营,土亦失其养育,条芩白术可也,芎归可也,参芪可也,但要益营生津,和中下二焦而已。

《医宗金鉴》:妇人经断得平脉,无寒热,则内外无病,其人渴不能食,乃妊娠恶阻之渐虚。故阴脉虽小弱，亦可断为有孕。但恶阻于法六十日当有此证，设医不知是孕而治逆其法，却一月即有此证也。若更吐下者，则宜绝止医药，听其自愈可也。

【解析】　本条首论诊断妊娠的早期脉象。妊娠出现的脉象一般以动而滑数为多，《素问·平人气象论》说"妇人手少阴脉动甚者，妊子也"，但本条却云"妇人得平脉，阴脉小弱"，指脉象正常不过略见阴脉小弱而已。这主要是妊娠的时期不同，而脉象亦随孕期而转。怀孕开始的两个月以内，胎气未盛，而阴分初受亏蚀，所以脉见小弱，至三四月间，经血久蓄，阴脉始强，所以脉象也会动数了。《千金要方》所谓"三月尺脉数"正是这种情况。对妊娠初期出现口渴不能进食的恶阻现象，尤在泾认为"其人渴，妊子者，内多热也，一作呕，亦通"。其实"不能食"三字，可包括对某些食物的厌恶和呕吐在内。关于用桂枝汤治疗恶阻问题，《医宗金鉴》认为"平脉无寒热，用桂枝汤与妊娠渴、不能食者不合"。笔者认为桂枝汤治其外则能解肌和营，治其内则可化气调阴阳，妊娠恶阻，因证施之，未尝不可。诚如黄树曾说："妊娠贵阴阳调和，气血足而流通，庶胎无疾苦而易产，故主以调阴阳和营卫之桂枝汤。盖其渴非上焦有热，乃阴火上壅，故以芍药、甘草平其阴火，桂枝补中和营卫，姜枣和胃气，自可止渴进食。"黄元御亦认为桂枝汤为"妊娠初治之良法也"。上海范文虎常以桂枝汤加当归、川芎等治妊娠初期恶阻或腹痛者，且以此为试胎之用。凡妇人经水中止不久，无法断为妊娠者，屡投此方，大抵服药二三剂后，有孕者则少腹部常觉跃动，非孕则无此征象。范氏尝谓："桂枝汤最实用，外感风寒初起用之，内伤气血不和亦用之，妊娠用之，产后亦用之。"这些均为妊娠可用桂枝汤的证明。当然，恶阻用桂枝汤也不能一概而论，此方用于妊娠初起胃气虚弱者颇宜，若胃中有热，心烦作呕者则又当别论。

【原文】　妇人宿有癥病[①]，经断未及三月，而得漏下不止，胎动在脐上者，为癥痼害。妊娠六月动者，前三月经水利时，胎也。下血者，后断三月衃[②]也。所以血不止者，其癥不去故也，当下其癥，桂枝茯苓丸主之。（二）

桂枝茯苓丸方：

桂枝　茯苓　牡丹（去心）　芍药　桃仁（去皮尖，熬）各等分

上五味，末之，炼蜜和丸，如兔屎大，每日食前服一丸。不知，加至三丸。

【注释】　①宿有癥病："癥病"为腹内瘀血停留，结而成块的病证。"宿有癥病"即素有癥积之病。

②衃：《说文》："凝血也"，即色紫黑而晦暗的瘀血；亦可作癥痼的互辞。

【译文】　妇人素有癥积之病，月经停止不到三月，又下血淋漓不止，觉得胎动在脐上，这是癥病为害。怀孕六个月时发现胎动，且在受孕前三个月月经正常，这是胎。停经前月经失调，时有下血，停经后三月又下紫黑晦暗的瘀血。其所以下血不止，是癥病未除的缘故，应当去其癥病，用桂枝茯苓丸主治。

【提要】　本条论述妊娠与癥病的鉴别及癥病的治法。

【选注】　余无言：此条乃是癥病与胎之鉴别诊断。盖妇人宿有癥病，初病轻

微,经尚能通,继则深痼,经又不行,此时是胎是病,甚为难知,嗣腹渐膨大,更疑为胎,未及三月,而忽漏下不止,觉胎动在脐上,究属非耶,则经停三月矣,似乎可疑;究属是耶,则未及三月,有胎亦不当动,即动亦不应高至脐上;于是乃断定实非妊娠,而决然日此为癥痼害也。至动在脐上,乃衃血自下,血动而气亦动,实非胎动也。果为妊娠,至六月胎动者,胎也,或三月之前,经水来时毫无阻滞而顺利且无癥病之迹者,亦胎也,即有恶阻等状,亦无须以峻药治之。若宿有癥病,渐至经断,将及三月,而忽下血者,此癥病之血不血,得间而下也。衃血者,紫黑晦暗之恶瘀血也,与停经而复来或胎动下血其色鲜红润者不同。《伤寒论》曰:"血自下,下者愈。"如衃血不止,而癥痼依然,是癥之根深不去也,故当以桂枝茯苓丸下之。

【解析】 对本条的理解,各注本意见不一。如《金匮要略释义》认为:本条是指妇人本有癥病,现复受孕成胎,经停未到三月而见漏下脐上胎动,这是癥病妨害胞胎,并认为"妊娠六月动者"以下二十四字,文义不纯,恐有脱简,当存疑。《金匮要略译释》亦认为本条主要说明有癥病而怀孕。笔者认为对本条的理解,余无言之论可谓剖析详尽而确切,讨论癥与胎的鉴别,当为本节着眼点,现分析如下。

第一段从"妇人宿有癥病"至"为癥痼害"点出患者本有癥积病史,由癥病导致经断、漏下。"胎动在脐上"并非真的胎动,而是指患者动弹如胎的感觉,其与妊娠不同之处有二:第一,从动的时间上来说,月经停止还没有达到三个月,有胎也不会动;第二,从动的部位上说,胎动当在脐下少腹部,而此却动在"脐上",因此这是"癥痼"为害,而不是胎。

第二段为"妊娠六月动者,前三月经水利时胎也"。说明正常的胎,要满六个月才会动,在经断三个月前,没有癥病的历史,而且月经正常通行,这是妊娠,不是癥病,上下对比,说明了癥与胎的区别。

第三段为"下血者,后断三月癥也"其"下血"二字是代表月经不正常的下血,先有月经不正常,而后经断三月,可见不是妊娠而是瘀血(癥)之为病。本段与第二段互参,可以看出"经断"有怀胎与癥两种,前言"经水利"当指经水按期而至,无多少变黑等现象,此言"癥"当为败恶凝聚之血而色赤黑不解,此处又当详察。

第四段为"所以血不止者……桂枝茯苓丸主之"。说明血不止的原因是癥病为患,欲止其血,必先下其癥,故用化癥消瘀的桂枝茯苓丸治疗。

【方解】 本方为祛瘀消癥之要剂。方中桂枝温通经脉,桃仁、丹皮破血祛瘀、消癥散结,芍药缓腹中拘急,茯苓和中,共成活血化瘀、消癥散结之用。丸以白蜜者,在于不使猛攻、缓图取效也。

【验案】 1.子宫肌瘤

毛某,女,成。少腹胀痛,月经愆期不定,量多色紫,伴有头昏嗜卧,周身倦怠乏力,纳谷尚可,舌有紫点,苔薄白,脉细涩。妇检:外阴(一),宫颈光,宫旁有鸡子大之包块,质硬。超声:下腹部探查,子宫进出波7+cm,内见微小波,开大增益波形上升,疑为子宫肌瘤。症属癥积为患,用桂枝茯苓丸法,易汤剂为治。桂枝12克,茯苓 12 克,桃仁 12 克,丹皮 9 克,赤白芍各 9 克,连服 15 剂,少腹胀痛减轻,包块缩小,妇检包块明显缩小,继进上方 15 剂,包块消失。

按:子宫肌瘤,属中医学"癥结"的范畴。盖"癥结"之病,多因气滞血瘀,积聚成形所致。桂枝茯苓丸功能活血化瘀,缓消癥块,故用之有效。亦有报道以此方用于子宫肌瘤和卵巢囊肿者,如《广东医药资料》1975 年第 10 期,介绍用加味桂枝茯苓汤(桂枝 9 克,茯苓 12 克,丹皮 9 克,赤芍 9 克,桃仁 9 克,三棱、莪术各 12 克)治疗子宫肌瘤 3 例,获得较好效果。

2.盆腔炎

李某,女,成。产后九年未复孕,月经来潮下腹部疼痛,妇检:宫颈正常,子宫体后倾,大小正常,两侧附件增厚,有明显压痛,诊断为慢性盆腔炎,服桂枝茯苓汤 15 剂,月经来潮已无疼痛,第三次月经来潮后怀孕,现小孩已两岁。

据广东惠阳县洪水公社卫生院报道,用本方治疗盆腔炎,追踪观察 50 例,疗效较好。处方:桂枝 6 克,茯苓 12 克,桃仁 6 克,白芍 12 克,丹皮 9 克,并加制香附 9 克,当归 9 克,延胡索 6 克,水两碗半,煎成大半碗,空腹温服,渣再煎服,服后宜休息半小时,若为丸,则上药各等分,炼蜜为丸,每丸重 6 克,日 2 次,每次 1 丸。治慢性盆腔炎 35 例,治愈 27 例,无效 8 例;亚急性盆腔炎 10 例,治愈 8 例,无效 2 例;急性盆腔炎 5 例,治愈 4 例,无效 1 例。症状消失天数平均为 6.8~18.9 天。

3.不孕症

1941 年治一阎某,年三十余,婚后十年未孕,一年前患子宫内膜炎,经北京某医院手术治疗,手术后经事不行;每隔两个月左右即吐衄一次,同时遍身起血泡,溃烂流血水,近三个月来鼻衄更甚,并觉阴道内干涩,逐日加重,多医不效,经投当归芍药散合桂枝茯苓丸加大黄、红花,日服一帖,同时针三阴交、合谷、关元等穴,药尽五六剂阴道即感湿润,遍身血泡未再发,原方继服二十余剂,月事重潮,诸证消失,又服月余,经停有妊,足月生一男婴。

4.痛经

戴某,女,18 岁,未婚。痛经 3 年,这次经期将届,少腹疼痛频剧,嗳酸不思饮食,纳入则泛泛欲吐,中脘不舒,失眠,精神疲乏,脉象弦细,舌上有薄腻苔,下腹部有明显压痛。诊断为痛经。处方:桂枝 3 克,赤茯苓 9 克,丹皮 9 克,桃仁 9 克,赤白芍各 4.5 克,全当归 15 克,泽兰叶 9 克,姜半夏 6 克,炒广皮 4.5 克,上方连服 2剂,腹痛消失,精神畅快,脘部舒适,泛恶得止,但经血带黑色,乃以前方去半夏,继进 2 剂,并嘱于下月有月经来潮感觉时,即服此方,每天 1 剂,服至经行第二天为止。患者如法服用,经过三次月经周期后,痛经痊愈。

5.胎盘残留(流产后漏下不止)

洪某,女,32 岁。妊娠 80 余天,流产后崩下血块甚多,曾进中药补涩之剂多天,漏下仍不止,少腹隐痛,头晕耳鸣,经产科检查,断为胎盘残留,拟做刮宫术,因本人不同意,故未进行。诊查:患者卧床,面向里侧,精神疲惫,面色苍白,唇无华色,脉细少力，舌质淡。诊断：流产后漏下不止。处方：桂枝 3 克，茯苓 9 克，丹皮 6 克，桃仁 9 克，赤白芍各 4.5 克，当归 15 克，泽兰叶 9 克，制川军 6 克，黄芪 15 克，参三七 6 克（研分 2 次服）。服 1 剂后，翌日流血减少，精神转佳，以原方加阿胶 9 克（烊冲）、炙艾叶 2.4 克，晌午服药，晚间由阴道排出秽物一条，此残留之胎盘剥离自下，腹痛即已，漏下遂止，调治近旬而愈。

【解析】　桂枝茯苓丸是仲景为癥病致漏而设，据其活血化瘀之功，临床用途日广，已为妇科常用之方，如月经不通、痛经、难产、死胎不下、产后恶露不下、败血上攻，以及子宫肌瘤、子宫息肉、卵巢囊肿、子宫炎症、盆腔炎等病症，凡属瘀血为害者，均可加减用之，常能获得满意效果。

【原文】　妇人怀娠六七月，脉弦发热，其胎愈胀，腹痛恶寒者，少腹如扇[1]，所以然者，子脏开[2]故也。当以附子汤温其脏。方未见（三）

茯苓

【注释】　[1]少腹如扇：形容小腹寒冷较甚，如扇冷风入腹之状。

[2]子脏开：徐彬云："子脏，子宫也。开者，不敛也。"（《金匮要略论注》）

【译文】　妇人怀孕六七个月时，出现脉弦、发热，胎气更胀，小腹疼痛而寒冷，如扇冷风入腹之状。其所以如此，是由于子脏开的缘故，当用附子汤温暖其子脏。

【提要】　本条论述妊娠阳虚寒盛腹痛的证治。

【选注】　张路玉：妊娠脉弦为虚寒；虚阳散外，故发热；阴寒内逆故胎胀；腹痛恶寒者，其内无阳，子脏不能司闭藏之令，故阴中觉寒气习习如扇也，用附子汤以温其脏。附子为堕胎百药长，非神而明之，莫敢轻试也。

魏念庭：妇人怀孕六七月矣，脉弦发热，其胎愈暴胀大，而里腹痛表恶寒，无乃类于内怀胎孕外感风寒乎？但外感风寒之为病，脉或浮缓浮紧而不弦；即内伤冷湿之为病，腹痛满而胎不致暴胀。且外感风寒之恶寒在背，而不在少腹，今恶寒乃在少腹，少腹如扇，畏憎风寒极矣。师为明其所以然者，子脏开也。肾主开阖，命门火衰，气散能开，而不阖，在二便则为下脱，妇人子脏之开，亦此理也，急温脏回阳以救治，法当附子汤，用附子而佐以参术固气安胎，洵善治也。

【解析】　此证里寒无阳，不得温煦，浊阴凝聚，闭藏之令失司，所以腹痛且寒、"胎愈胀""子脏开"，故治当温其子脏，子脏温则诸证当除。本节云"附子汤主之"但未出方，徐忠可等注家认为即《伤寒论·辨少阴病脉证并治》的附子汤，黄树曾云："用附子汤者，附子温下，为驱少阴里寒之要药，白术安胎，芍药破阴结，除腹痛，茯苓与术芍为伍，有在下助长气血之能，又以子脏之所以开，胎之所以不固，不外血气之虚,故用人参补之,且以监附子之猛电。"唯附子有破坚堕胎的作用,一般为妊娠所禁用,仲景用以扶阳散寒,是祛病安胎的方法,故必须辨证无误,方可用之。近年有用本方重剂煎汤温洗或热敷以治疗率证的,收效亦显,可资临床参考。

**【原文】** 师曰:妇人有漏下者,有半产①后因续下血都不绝者,有妊娠下血者,假令妊娠腹中痛,为胞阻②,胶艾汤主之。(四)

芎归胶艾汤方(一方加干姜一两。胡氏治妇人胞动,无干姜)

芎䓖 阿胶 甘草各二两 艾叶 当归各三两 芍药四两 干地黄四两

上七味,以水五升,清酒三升,合煮,取三升,去滓,内胶,令消尽,温服一升,日三服。不差,更作。

**【注释】** ①半产:亦称小产,指妊娠三月以后,胎儿已成形,但未足月而自然殒堕;若三月以内,胎儿未成形而自然殒堕,谓之堕胎。如《医宗金鉴·妇科心法要诀》云:"五、七月已成形象者,名为小产;三月未成形象者,谓之堕胎。"

②胞阻:亦称胞漏或漏胞。系指不因癥积所致的妊娠下血,并腹中痛者。

**【译文】** 老师说:妇人常有漏下的,有因小产后继续下血淋漓不净的,有怀孕后又再下血的,假如怀孕下血并有腹中痛,这是胞阻,用胶艾汤主治。

**【提要】** 本条指出妊娠下血腹痛的证治。

**【选注】** 尤在泾:妇人经水淋沥及胎产前后下血不止者,皆冲任脉虚,而阴气不能内守也,是唯胶艾汤为能补而固之,中有芎归,能于血中行气,艾叶利阴气,止痛安胎,故亦治妊娠胞阻。胞阻者,胞脉阻滞,血少气不行也。

黄树曾:此节须分宾主,妇人有无胎而经水漏下不匀者,有半产后因下血不绝者,此两证是宾,有妊娠下血者,此一句是主,假令二字,承上文而言,谓假令妊娠而下血腹中痛者,此为胞阻也。

此妊娠下血,与前经断后漏下不同,与下瘀更异,经断后漏下胎动脐上乃宿有癥病使然,此则有胎无癥,由于胞中之气血不和而阻其化育,冲任脉虚,阴气不守也,至前下瘀血是无胎,此为妊娠下血,是有胎。

胞阻与恶阻不同,胞阻乃阻胞中之血,故下血而腹中痛,恶阻乃阻胃中之水,故呕恶不能食。

按血虽欲其流,不欲其泄,盖泄则不流,化源反竭,胞阻下血腹痛,即为血妄行而瘀之证,胶艾汤以阿胶为君,阿胶者,取其有止血之功,艾叶者则取其隔阴而化阳也,至地芍归芎,养血行血,寒温相济,故此汤实为调经胎前产后之总方,凡冲任脉虚,阴气不守者皆宜之,仅能治胞阻而已哉。

**【解析】** 对本节三种下血,黄树曾指出以"妊娠下血为主"颇是。丹波元坚亦谓:"此条漏下与半产后下血是客,妊娠下血腹中痛是主,三证并列,以备参对也。"但因前述下血,多责之冲任脉虚,摄纳无权,所以均可用胶艾汤治疗。笔者认为对胶艾汤的运用,尚须注意两个问题:

第一，本方以虚寒性下血为宜，若血分有热，以致胎动下血或漏下者忌用，腹中有癥块而漏下不住者亦非本方所宜。

第二，本方虽为治疗妊娠下血（先兆流产）的常用有效方剂，但于临床之际需要对妊娠性质加以鉴别。对于生理性妊娠，且符合本方证者，当予本方安胎为急，属病理性妊娠（如葡萄胎、泡状胎等）则以堕胎为要。凡妊娠下血，经过上述治疗或休息，而下血未断或呈间歇性持续性的反复发作，且出血量有增多趋势，除非有其他继发感染或别有特殊原因外，应考虑排除病理性妊娠的可能，如果医者不察妄以本方施治，非唯不效，反为债事。这就使我们联想到，仲景在前面就提出胎与癥的鉴别及"当下其癥"的治疗原则，这种见解及处理方法是十分正确的。

【方解】　本方为补血调经，安胎止漏之名剂，常用于冲任脉虚所致的崩漏、月经失调或妊娠下血等，虚则补之，故用阿胶辅以当归、地黄、芍药、川芎，补血调经止血；冲任虚损，不能温养胞宫，故用艾叶暖宫安胎调经，甘草一味，主在补中缓急，配阿胶可使补血止血之功更胜，配芍药可使缓急止痛之功更优，合而用之，冲任得充，胞宫得养，诸症自除。

【验案】　1.先兆流产

崔某，25岁。月经3月余未行，小便蟾蜍试验阳性，胎次第二，旬日前，因向高处取物，致腰部受闪，随觉腹部隐隐作痛，伴有腰酸及背部下坠感，次晨发现阴道有少量出血，即至妇科检查，初步诊断为先兆流产，除嘱绝对卧床休息外，并注射黄体酮等药物，3天后出血未止，改服中药治疗。时已漏红5天，有恶心、食欲不振，并觉心悸、头昏，脉细小而滑、舌薄白少苔。处方：阿胶、艾叶、归身、炒白芍各9克，川芎、黄芩各4.5克，生白术6克，砂仁3克，续断、大生地、杜仲各12克，服药后三四小时，腹痛逐渐停止，次晨红止，唯谷纳久馨，再予本方合调理脾胃之剂3剂，诸症悉解，后正常分娩。

按：此案以胶艾汤加减，调其冲任，固经安胎，故奏效较速。据《中医杂志》1967年第3期介绍，用本方加白术、桑寄生治疗先兆流产19例，轻者服1~2剂，重则3~4剂，最多不超过5剂，均治愈。

2.不完全流产

汪氏报道用芎归胶艾汤加味，治疗不完全流产41例，处方：归身（盐水炒）9克，炮姜炭4.5克，生地炭12克，炒白芍4.5克，炙甘草2.4克，艾绒炭4.5克，川芎炭4.5克，炙海螵蛸9克，阿胶珠12克。用法：流产后经检查，如发现宫口或宫腔内尚有组织，可用圆钳将大块组织夹出，然后给服芎归胶艾汤加味，每日1帖，至出血停止，宫口关闭为止。疗效：痊愈36例，进步5例，平均服药4.6帖，并认为本方有促进子宫收缩、残留排出、消瘀镇痛等作用。

3.功能性子宫出血

《中华妇产科杂志》1959年5月报道，以胶艾汤加减治疗25例功能性子宫出血患者,良效者占 68%,进步者占 31.8%,全部病例均有效。并认为本方对功能性子宫出血有迅速止血作用,但对不规则子宫出血效果不显著,对月经过多效果较差,对器质性病变而引起的子宫出血,疗效不显。

【解析】 胶艾汤是治疗妇科血证的要方,《和剂局方》云:"胶艾汤治劳伤血气,冲任虚损,月水过多,淋沥漏下,连日不断,脐腹疼痛,及妊娠将摄失宜,胎动不安,腹满下坠,以及因产乳冲任气虚,不能约制经血,淋漓不断,延引日月,渐成羸瘦。"近年临床常用于先兆流产、习惯性流产、功能性子宫出血等病属冲任亏损,病情偏于虚寒者,但同时须随证加减。如气虚者可加参芪;肾虚冲任不固者加川断、杜仲、补骨脂、菟丝子;胎漏下血,可去川芎加苎麻根、杜仲、桑寄生、贯众炭等,疗效则更佳。

【原文】 妇人怀妊,腹中疗①痛,当归芍药散主之。(五)

当归芍药散方:

当归三两　芍药一斤　芎䓖半斤一作三两　茯苓四两　白术四两　泽泻半斤

上六味,杵为散,取方寸匕,酒和,日三服。

【注释】 ①疗痛:疗,绞,腹中急痛;又音朽,病也。疗痛是腹中拘急(即自觉牵引不适或紧缩感),绵绵而痛。

【译文】 妇人怀孕,腹中拘急,绵绵而痛,用当归芍药散主治。

【提要】 本条指出妊娠腹痛的证治。

【选注】 陆渊雷:此云妊娠,腹中疗痛,后《妇人杂病》篇云妇人腹中诸疾痛,是本方所主为痛,然所以致痛之原因甚多,则本方之证仍不具也。方中多用芍药,而疗痛之疗字,训腹中急,则知其证为挛急而痛;又用苓术泽泻,则知证有小便不利或水气之变;然其适应证甚宽泛,未能确指为何病电。

【解析】 妊娠腹中急痛,症由多端,本节原文义简,未能确指何病,后世注家,多以药测证,认为本节腹痛由肝木乘脾,湿停血滞所致,当是。但对"疗痛"的理解,多宗徐忠可之说,所谓"疗痛者,绵绵而痛,小若寒疝之绞痛,血气之刺痛也"。笔者认为陆渊雷的解释较确,阅《金匮要略心典》亦解说甚详。尤在泾云:"按《说文》疗音绞,腹中急也,乃血不足,而水反侵之也,血不足而水侵,则胎失其养,而反得其所害矣,腹中能无疗痛乎。芎、归、芍药益血之虚,苓、术、泽泻除水之气。赵氏曰:此因脾土为木邪所客,谷气不举,湿气下流,搏于阴血而痛,故用芍药多他药数倍,以泻肝木亦通。"尤、陆二人所论,不唯指出疗痛的性质、特点,而且在分析病机时辽指出水气为病的问题,考《三因极一病证方论》载,本方有"心下急满"证,雉间唤称本方"治小便微难,腹中痛",《类聚方广义》亦云有"小便不利"证,《青州医谈》则点出"血滞水亦滞也",均说明有水气病变,证之临床洵为不诬。

【方解】 黄树曾云:当归芍药散即当归散减归芎术,以苓泽易黄芩,其不减芍药且分量甲于他味者,以芍药为治血中气结腹中痛之要药也。腹中疗痛,虚而无热,故不用黄芩,因目的在治腹中疗痛,故减归芎术,又因腹中疗痛,究由血虚,而血生于中气,中者,土也,土过燥或过湿,皆不生物,故用茯苓泽泻协术以渗其湿,归芎芍药则任燥之劳,燥湿得宜则中气治而血自生,疗痛自止矣。按此方当以芍药为君,乃寇当归于芍药之上者,以妊娠首重养血和血行血,唯当归有此能也。当归长于养血行血,芍药善能破阴结,止腹中痛,已言之矣,而妇人以血为主,血分之病较多,故妇人腹中诸疾痛,亦主以当归芍药散也。

【验案】 1.月经不调,痛经

沈某,女,38岁。月经半月一行,经至则少腹疼痛作胀,痛甚不能俯仰,小便不利,头目晕眩,纳谷不香,四肢疲乏无力,面目微浮,已延半载。舌淡苔薄,脉弦。用当归芍药散方:当归9克,川芎6克,白芍15克,白术12克,茯苓12克,泽泻12克,上方服一周,头晕面浮已消,精神渐振,继服原方半月,少腹痛胀未做,月经每月一至。

按:本例属肝脾不和,肝气不调则多郁结横逆之变,证见目眩、少腹痛胀、月经不调。脾气虚弱则易湿胜生肿,小便不利,四肢无力,方用芎、归、芍药和营养血而泻木,合苓术泽泻健脾燥湿以泄水,肝脾两治,月事自调,少腹胀痛面浮自愈。

笔者随赵锡武老师临证时,见其对妇人腹痛诸症如痛经、月事不调等多以此方加减,每获显效。赵老说:"治病须抓住气、血、水三字,此方三味血药,三味水药,而血药又兼疏肝,脾气血得和,郁散气化,何患腹痛不除。诚如汪近垣所谓'当归芍药散舒郁利湿,和血平肝而有兼证,不妨加味治之,诚妇人要方也'。"

2.腹痛

邵某、眭某两位女同志,均患少腹作痛,邵腹痛白带多,头晕,诊断为慢性盆腔炎,予当归芍药散作汤用,当归9克,白芍18克,川芎6克,白术9克,茯苓9克,泽泻12克。数剂后,腹痛头晕基本消失,白带见少。眭某,长期少腹作痛,少腹重坠,白带多,头目眩晕,投当归芍药散作汤用,三诊腹痛白带均减,改用少腹逐瘀汤治其白带。

按:此二例病由肝虚血滞,气机不调,脾虚湿胜,健运失司,以致肝脾不和所致,故方用当归芍药散养血和肝,运脾利湿而获效。

【解析】 仲景有关当归芍药散证有两条记述,其一"妇人怀娠,腹中疗痛",其二"妇人腹中诸疾痛"。前已述及,以方测证,本证除腹痛外,当有小便不利、浮肿、眩晕等证候,其病机是肝虚血滞,脾虚湿胜,为肝脾不和之证。有关本方的主治和适应证,中外医家多有阐发,如日本汤本氏认为"妇人胃及子官之痉挛,用本方多奇效"。雄野一雄论述更为详细,他用于女子月经过多或过少,经闭,带下,子宫出血,习惯性流产,分娩早期破水,子宫脱出,不孕症,半身不遂,肾脏疾病,妊娠水肿,腹痛等。岳美中老师指出本方的适应证是:男女老幼脐旁至胸下牵急痛,妇人子宫痉痛,头目眩晕,心悸,心下惊,肉瞤筋惕(都是水气为患),目赤痛(是水气并血上凌），目中粉赤色（不似暴发火眼之深红色并肿，当细辨），面色萎黄，有贫血倾向，腰膝易冷，小便频数或不利，浮肿，习惯性流产，月经痛等。在具体应用时宜与附子汤证、当归生姜羊肉汤证鉴别。

附子汤证是腹痛恶寒，少腹如扇，其胎愈胀，脉弦发热，证属里气虚寒，治以温脏回阳。

当归芍药汤证，是为妊娠腹中疠痛，或心下急满，小便不利，伴有浮肿，证属湿停血滞，治以和血利湿。

当归生姜羊肉汤证，是产后腹中疠痛，属血虚客寒阻滞气血，故用当归补血而行血滞，生姜散寒而行气滞，益以温补气血、止痛之羊肉，使邪散痛止而虚亦得复。

【原文】　妊娠呕吐不止，干姜人参半夏丸主之。（六）

干姜人参半夏丸方：

干姜　人参各一两　半夏二两

上三味，末之，以生姜汁糊为丸，如梧桐子大，饮服十丸，日三服。

【译文】　怀孕以后呕吐不止，用干姜人参半夏丸主治。

【提要】　本条指出妊娠胃虚有寒呕吐的证治。

【选注】　赵以德：此即后世所谓恶阻病也，先因脾胃虚弱，津液留滞，蓄为痰饮，至妊二月之后，胚化成胎，浊气上冲，中焦不胜其逆，痰饮递涌，呕吐不已，中寒乃起，故用干姜止寒，人参补虚，半夏、生姜治痰散逆也。

程林：寒在胃脘则令呕吐不止，故用干姜散寒，半夏、生姜止呕，人参和胃。半夏、干姜能下胎。楼全善曰：余治妊阻病累用半夏，未尝动胎，亦"有故无殒"之义，临病之工，何必拘泥。

【解析】　妊娠呕吐，恒常见之，唯"呕吐不止"则恐伤胎元。从干姜人参半夏丸的组方来看，当意在补虚温中和胃降逆，以方测证，可知患者素为脾胃虚寒，以致痰饮凝滞，饮动而呕，是则"寒""虚""痰"三字是本节的眼目，故用干姜温益脾胃以治寒，人参补益中气以治噫，半夏、生姜散逆降气以治痰，药仅四味，而法已备焉。然妊娠呕吐非止寒饮一端，阳明之脉下行为顺，有寒则逆，有热亦逆，若属胃热呕吐，本方显不中与。尤在泾指出"案《外台》方青竹茹、橘皮、半夏各五两，生姜、茯苓各四两，麦冬、人参各三两，为治胃热气逆呕吐之法，可补仲景之未备也"，值得临床参考。观《外台秘要》方无干姜之辛温，而加入竹茹、麦冬之甘寒，足以制半夏之燥而除烦止呕，并有茯苓橘皮之调气降浊，对恶阻之属虚热者，颇为适宜。虚寒恶阻与虚热恶阻的症状鉴别似可从下列症状入手：虚寒恶阻，呕恶食少，吐多涎沫清水，口腻味淡，脘闷不舒，精神疲倦，但觉恶寒怯冷，舌淡苔白，脉象缓滑，溲清便调，或溏薄；虚热恶阻，心烦嘈杂，口渴，食入作呕，而吐多酸苦，舌红苔薄，或微黄腻，大便涩而不爽，溲色黄，脉多滑而带数。

本条论妊娠呕吐，仅出其方而未出病因，后世医家多有探讨。《千金要方》说：

"此由经血即闭,水渍于脏,脏气不宣通……气逆而呕也。"朱丹溪说:"凡孕二三月间,呕吐不食……此乃气血积聚以养胎元,精血内郁,秽腐之气上攻于胃。"《妇人良方》说:"恶阻由胃气怯弱,中脘停痰。"《妇科要旨》说:"妊娠脾胃虚弱,夹气而痰涎内滞,致病恶阻。"他如《张氏医通》之主肝虚,《傅青主女科》之主肝气上逆等,故我们在临证时当审证求因,不可偏执一方也。

【方解】　本方为益虚温胃之法,为妊娠中虚而有寒饮所设。程林说:寒在胃肠则令呕吐不止,故用干姜散寒,半夏、生姜止呕,人参和胃。半夏、干姜能下胎。楼全善曰:余治妊娠病,累用半夏,未尝动胎,亦"有故无殒"之义,临病之工,何必拘泥。陈修园说:半夏得人参,不唯不碍胎,且能固胎。又此方用丸,每服如梧子大十丸,不过钱许,日约三钱,可见性缓药轻。

【解析】　对半夏是否能堕胎的问题,历来多有争议。自《名医别录》提出半夏堕胎以后,张元素谓"孕妇忌之",《珍珠囊药性赋》编入妊娠禁服歌中,相沿流传。其实古代医家用半夏治妊娠病,不乏记载,除本方外,《千金要方·妊娠恶阻门》有四方,用半夏者有三,在《千金要方·养胎门》的方药中,用半夏者有四方,他如《妇人良方》用半夏茯苓丸治"妊娠恶阻病",《济生方》用旋覆半夏汤治"妊娠恶阻,心下愦闷,吐逆不食,恶闻食气",《丹溪心法》亦有用姜汁炒半夏治妊娠呕吐的经验,证之临床,用之多效。

【原文】　妊娠,小便难,饮食如故,当归贝母苦参丸主之。(七)

当归贝母苦参丸方:男子加滑石半两。

当归　贝母　苦参各四两

上三味,末之,炼蜜丸如小豆大,饮服三丸,加至十丸。

【译文】　孕妇小便困难,饮食如平常一样,治疗宜用当归贝母苦参丸。

【提要】　本条指出妊娠血虚热郁而致小便难的证治。

【选注】　尤在泾:小便难而饮食如故,则病不由中焦出,而又无腹满身重等证,则更非水气不行,知其血虚热郁,而津液涩少也。《本草》当归补女子诸不足,苦参入阴利窍除伏热,贝母能疗郁结,兼清水液之源也。

赵以德:膀胱热郁气结成燥,病在下焦,不在中焦,所以饮食如故,用当归和血润燥,《本草》贝母治热淋,以仲景陷胸汤观之,乃治肺金燥郁之剂,肺是肾水之母,水之燥郁由母气不化也。贝母非治热,郁解则热散,非淡渗利水也,其结通则水行,苦参长于治热利窍逐水,佐贝母入行膀胱以除热结也。

秦伯未:小便难而饮食照常的,用当归、贝母、苦参来治,很难理解。古今注家,多望文生训,理论脱离实际。近得金华沈企业中医师来信,指正这条小便难当作大便难,经他祖父五十年的经验和他自己试验,效验非凡……用当归贝母苦参丸治大便难,非但符合理论,且下文饮食如故也有着落。

【解析】　秦伯未对"小便难"提出应作"大便难"理解,对以往注家提出批评。

笔者认为,本方用于大便难的经验,开拓思路,值得借鉴,但未可据此即认定本条之小便难即为大便难。用本方治小便难的机理,尤、赵二注叙述甚明,且《金匮要略》原方有"男子加滑石半两"七字(后世注本多予删去),滑石是通利小便的,可见此方不仅可治妊娠小便难,加滑石亦可治男子小便难。据《验方新编》载:孕妇小便不通,此胎压尿胞不得小便,心烦不卧,名曰转胞方(即本方),即为后世治小便难之一证。对经方应用举一反三,扩大其应用范围的经验是可贵的,但尊重原著,论述慎重也是很必要的。

【方解】 张路玉:此小便难者,膀胱热郁,气结成燥;病在下焦,所以饮食如故,故用当归以和血润燥,贝母以清肺开郁,苦参以利窍逐水,兼入膀胱除热结也。

【解析】 本方主要作用是清热养血通利小便。方中以当归补血润燥,贝母清肺开郁,兼治热淋,苦参清除结热而利湿热,如是则血得其养,燥得其润,膀胱邪热之气得除,而小便难愈矣。

【原文】 妊娠有水气,身重①,小便不利,洒淅恶寒,起即头眩,葵子茯苓散主之。(八)

葵子茯苓散方:

葵子一斤　茯苓三两

上二味,杵为散,饮服方寸匕,日三服,小便利则愈。

【注释】 ①身重:在此条有两种含义,一是指水湿泛溢肌肤而身肿;二是因水湿潴留肌体而感觉身体沉重。

【译文】 怀孕有水气,其人身肿并觉身体重着,小便不通利,有洒淅恶寒的现象,起立时即感觉头眩晕,用葵子茯苓散主治。

【提要】 本条论述妊娠水气的证治。

【选注】 尤在泾:妊娠小便不利与上条同,而身重恶寒头眩则全是水气为病。视虚热液少者,霄壤悬殊矣。葵子茯苓滑窍行水,水气既行,不淫肌体,身不重矣;不侵卫阳,不恶寒矣;不犯清道,不头眩矣,经曰:有者求之,无者求之,盛虚之变,不可不审也。

徐忠可:有水气者,虽未至肿胀,经脉中之水道已不利,而卫气挟水,不能调畅如平人也。水道不利,则周身之气为水滞故重,水以通调而顺行,逆则小便不利矣。洒淅恶寒,卫气不行也;起则头眩,内有水气,不动则微阳尚留于目而视明,起则厥阳之火逆阴气而上蒙,则所见皆玄,故头眩;药用葵子茯苓散者,葵滑其窍而茯苓利其水也,下窍利则上自不壅,况葵子淡滑属阳,亦能通上之经络气脉乎,然葵能滑胎而不忌,有病则病当之也。

【解析】 本条为妊娠水气内停之证。除原文指出身重,小便不利,洒淅恶寒,起则头眩外,可兼见面浮、舌苔白腻、脉象沉缓等证,"有水气"是病因。有人认为葵子滑利,虽能行水利尿,却有滑胎之虞,其实只要审证确实,用之未尝不可,《内经》所谓"有故无殒,亦无殒也",况本方为散,剂量甚轻(每服方寸匕,日三服),故当病受之。为慎重起见,《金匮要略浅注补正》提出用五皮饮加紫苏煎服,可谓师其法而不泥其方也。还须指出的是,妊娠水气而致小便不利,若因循致误,往往变为水肿,故当及早防治。

【方解】 本方用葵子、茯苓滑利通窍,渗湿通阳,使水气下泄而小便得利,湿去则周身阳气通,而身重恶寒头眩悉除。

【解析】 葵子茯苓散治妊娠水气,后世多有记述。如《千金翼方》治妊娠得热病,五六日小便不利,热入五脏方,即本方二味各一两;《太平圣惠方》用葵子散(于本方加汉防己,三味各二两)治妊娠身体浮肿,小便不利,洒淅恶寒;《产科心法》治妊娠妇人常有面目腿足肿胀,故有水气、子满、胎水各种病名,其实皆由脾土不足以传化水谷之湿,而胞胎壅遏,膀胱不化,水泛横流,致肺气不降而喘息,小便淋沥不利,用葵茯汤,冬葵子炒半斤、茯苓三两,共为末,每次饮服三钱。可资临床参考。

又本方证之头眩与泽泻汤之头眩皆为水气上逆所致,但泽泻汤证为心下有支饮,此为身重小便不利,一上一下,一属饮邪,一属妊娠水停,当判然有别。

【原文】 妇人妊娠,宜常服当归散主之。(九)

当归散方:

当归　黄芩　芍药　芎䓖各一斤　白术半斤

上五味,杵为散,酒饮服方寸匕,日再服。妊娠常服即易产,胎无疾苦。产后百病悉主之。

【译文】 妇人怀孕期间,可以经常服用当归散。

【提要】 本条指出养血清热的养胎方法。

【选注】 《医宗金鉴》:妊娠无病,不须服药,若其人瘦而有热,恐耗血伤胎,宜常服当归散以安之。

黄树曾:妇人以血为主,因其月事以时下,故其病多半涉血,矧妊娠尤赖血气之调,方得母子均安,又胎本母血所养,故欲胎安易产,自宜常服养血而兼和血行血之品,盖血不足者,胎必枯槁,往往半产而血之不足,多因内热火盛,阳旺阴亏,而胎产之难,多由热郁而燥,机关不利,故以清热为次,此妇人妊娠之所以宜常服,首当归次黄芩之当归散也。因妇人多肝郁,血壅则胎病,故协芍药理肝而开血中气结,第欲血之不壅,必谷旺气行而后可,故有取于芎䓖白术,血盛能致气盛,气盛能生火,必用泄气之火之黄芩始能中病,至怀孕五六月,胎气日充,需血渐多,气随血下,血之精华为胎所吸,其余则与气转化而为水,阻于腰脐之间,多病子肿,又非去水之白术,开阴结之芍药不能奏功,综是以观,妊娠常服当归散,可减少胎之疾苦,分娩必易也。再当归散方中,当归补血润肠,黄芩除热,白术益津止汗,芍药开血中气结,川芎除血壅,产后血虚津伤,大便多难,或身热汗多,或瘀阻腹痛,均宜上药,故又主产后百病。

【解析】 当归散之养胎,宜用于血虚而有湿热者,前注已明。故《丹溪心法》亦云:"此方养血清热剂也,瘦人血少有热,胎动不安,或素曾半产者,皆宜服之。"后世常以白术、黄芩作为安胎要药,其法亦源于此。至于"常服"二字,宜活看。具有上述病情以致胎动不安者,固当常服,调理肝脾,清化湿热,实为安胎保产之计,若孕妇无病,则药又不宜妄服。

【方解】 尤在泾曰:妊娠之后,最虑湿热伤动胎气,故于芎归芍药养血之中用白术除湿,黄芩除热。丹溪称黄芩、白术为安胎之圣药,夫芩术非能安胎者,除其湿热而胎自安耳。

【原文】 妊娠养胎,白术散主之。(十)

白术散方(见《外台》)

白术 芎䓖 蜀椒三分去汗 牡蛎

上四味,杵为散,酒服一钱匕,日三服,夜一服。但苦痛,加芍药;心下毒痛,倍加芎䓖;心烦吐痛,不能食饮,加细辛一两,半夏大者二十枚。服之后,更以醋浆水服之。若呕,以醋浆水服之;复不解者,小麦汁服之。已后渴者,大麦粥服之。病虽愈,服之勿置。

【译文】 怀孕期间养胎,宜用白术散主治。

【提要】 本条指出温中祛寒的养胎方法。

蜀椒

【选注】 黄元御:胎之所以失养者,土湿水寒而木气郁结也。妊娠养胎,燥土暖水、疏木散结而已矣。白术散术椒燥土而暖水,川芎疏土而达邪,牡蛎消愈而散结,敛神而保精,养胎之善方电。

【解析】 孕妇由于体质的差异,而有湿热伤胎和寒湿伤胎的不同,前述当归散用于血虚而热的孕妇,而白术散则用于夹寒兼湿的孕妇,《医宗金鉴》说:"妊娠妇人,肥白有寒,恐伤其胎,宜常服此。"对两方之分析,尤在泾之论可谓贴切,他说:"妊娠伤胎,有因湿热者,亦有因湿寒者,随其入脏气之阴阳而为异也。当归散正治湿热之剂也,白术散,白术牡蛎燥湿,川芎温血,蜀椒祛寒,则正治湿寒之剂也。仲景并列于此,其所以昭示后人者深矣。"

后世对本方的应用,据《和剂局方》记载:白术散调补冲任,扶养胎气,治妊娠宿有风冷,胎萎不长或失于将理,动伤胎气,多致损堕,怀孕常服,壮气益血,保护胎脏。《产科心法》亦称"本方加当归阿胶、地黄蜜丸可治妊娠胎萎不长"。

以药养胎,是中医妇科学独特的治疗方法,但身体无病,则不必服药,若既往有胎动不安或流产、难产或胎儿发育不良等病证者,可区别情况,予以养胎法治疗。当归散方后云"妊娠常服即易产,胎无疾苦",可知当用于素有难产的孕妇,白术散方后有心烦吐痛等若干加减法,可知养胎在于祛病,病去而胎自安,并非真有安胎药。

【方解】 魏念庭曰:白术散方为妊娠胃气虚寒水湿痰饮逆予上,而阴寒凝滞血气阻闭于下通治者也。方用白术补中燥土,以益胃进食,芎䓖气血兼行,蜀椒温中散寒,牡蛎除湿利水,无非为血分计,即无非为胎计也。益胃而后进食,胃血得生,血行而后流通于周身,疾病乃愈。寒敌中温,而血方可行,不致有阻于胞,湿去便利,而血方无停蓄生热、开漏下堕胎之渐,此四物养胎之神功也。

【原文】 妇人伤胎,怀身腹满,不得小便,从腰以下重,如有水气状,怀身七月,太阴当养不养,此心气实,当刺泻劳宫及关元,小便微利则愈。见《玉函》。(十一)

【译文】 妇人伤胎之病,是怀孕以后,出现腹部胀满,小便不利,自腰以下感觉沉重,好像有水气病一样,怀孕至七个月,应当是手太阴肺经养胎的时候而不养胎,此因心气实的缘故,应当用针刺法以泻劳宫穴及关元穴,使小便通利则病可痊愈。

【提要】 本条提出妊娠伤胎的证治。

【选注】 尤在泾:伤胎,胎伤而病也。腹满不得小便,从腰以下重,如有水气,而实非水也。所以然者,心气实故也。心,君火也,为肺所畏,而妊娠七月,肺当养胎,心气实则肺不敢降,而胎失其养,所谓太阴当养不养也。夫肺主气化者也,肺不养胎,则胞中之气化阻,而水乃不行矣。腹满便难身重,职是故也,是不可治其肺,当刺劳宫以泻心气,刺关元以行水气,使小便微利,则心气降,心降而肺自行矣。劳宫,心之穴;关元,肾之穴。

唐容川:尤注胎伤而病,是言胎伤之后乃有腹满等症,然则伤胎之证,究何在哉?不知仲景是言先腹满等症,然后伤胎,特其文法倒装,故致误注。盖其文法言妇人所以伤胎者,多由是怀身腹满,小便不利,腰以下重如有水气,即致胎伤之证也。而所以致此证者,又由于怀身七月,太阴当养不养,肺不行水之过。夫肺又何故不行水哉?此必心气实,致胎之伤也。能将文法分段读,则义自明矣。

【解析】《脉经·卷九》记载:"妇人怀胎,一月之时,足厥阴脉养,二月足少阳脉养,三月手心主脉养,四月手少阳脉养,五月足太阴脉养,六月足阳明脉养,七月手太阴脉养,八月手阳明脉养,九月足少阴脉养,十月足太阳脉养,诸阴阳各养三十日活儿。"有些注家据此认为怀孕七月,正当手太阴肺经气血养胎的时候,因心气实致使肺气不能降而养胎,是当养之时不得其养,胞中气化阻滞,以致水道不行而成是证。后世对前述逐月养胎之说已很少援用,并受到一些医家批判。如萧慎斋说:"十月分经养胎之说……岂有某经养某月胎之理。"又关元劳宫二穴,刺之可能堕胎,一般为孕妇所禁用,故《医宗金鉴》认为此条"文义未详,此穴刺之落胎,必是错简,不释",《金匮要略释义》亦持此观点。

# 结语

本篇主要讨论妊娠诊断及妊娠常见疾病的辨证治疗,概括起来有以下几点。

1.诊断早期妊娠的脉证

妇人得平脉,阴脉小弱,其人渴,不能食,无寒热。

2.癥与胎的鉴别

对素有癥病史,经断未及三月而又漏下不止,胎动在脐上疑似妊娠者,做出了鉴别诊断;并指出癥病下血者,须用桂枝茯苓丸逐瘀下癥。

3.产前常见病证治

(1)妊娠呕吐:①虚寒证——干姜人参半夏丸;②虚热证——竹茹、橘皮、半夏、生姜、茯苓、麦冬(尤在泾附录《外台》方)。

2.妊娠腹痛:①里气虚寒胎胀腹痛——附子汤;②血虚气阻夹有水气,腹中疠痛——当归芍药散。

(3)妊娠下血,胞阻腹痛——胶艾汤。

(4)妊娠小便难:①血虚热郁,津液涩少——当归贝母苦参丸;②水气内渍,阳气不布——葵子茯苓散。

5.妊娠养胎:①湿热伤胎——当归散;②寒湿伤胎——白术散。

总之,本篇为后世对妊娠的诊断及疾病的治疗奠定了基础,其理法方药至今仍对中医妇科临床有指导意义。

# 妇人产后病脉证治第二十一

【题解】 本篇专门讨论妇人在产后及产褥期中发生的,与分娩或产褥有关常见病证的病因、病机、证候及治疗,故名篇。具体内容包括产后痉病、郁冒、大便难、腹痛、中风、呕逆、下利等。

产后病的病因病机主要有三个方面:一是亡血伤津,正气多虚;二是瘀血内阻,败血为患;三是易为六淫外邪及饮食七情所伤。产后病的治疗,应根据多虚多瘀的病理特点,本着"勿拘于产后,亦勿忘于产后"的原则,针对具体病情,在辨证论治的同时,祛邪勿忘扶正,勿忘活血祛瘀。

【原文】 问曰:新产妇人有三病,一者病痉,二者病郁冒①,三者大便难,何谓也?师曰:新产血虚,多汗出,喜中风②,故令病痉;亡血复汗、寒多,故令郁冒;亡津液,胃燥,故大便难。(一)

【注释】 ①郁冒:郁,郁闷不舒;冒,昏冒而目不明,如有物冒蔽,即头昏、眼花之意。

②喜中风:喜,徐彬云:"喜者易也"。喜中风,即容易感受风邪之意。

【译文】 问道:新产的妇人有三种病:一是筋脉拘挛的痉病,二是昏眩、郁闷不舒的郁冒病,三是大便困难。原因是什么呢? 老师回答:由于新产失血,又汗出过多,最易感受风邪,所以发生痉病;如失血后又复出汗,外感寒邪,所以发生郁冒证;如失血后津液内竭,胃肠失润,所以大便难。

【原文】 产妇郁冒,其脉微弱,呕不能食,大便反坚,但头汗出。所以然者,血虚而厥,厥而必冒①。冒家欲解,必大汗出。以血虚下厥②,孤阳上出③,故头汗出。所以产妇喜汗出者,亡阴血虚,阳气独盛,故当汗出,阴阳乃复。大便坚,呕不能食,小柴胡汤主之。(方见呕吐中)(二)

【注释】 ①血虚而厥,厥而必冒:此二句中的"厥"字,作"上逆"解。

②以血虚下厥:此句中的"厥"字作"寒"解,如徐彬说:"血虚则阴不能维阳而下厥;厥者尽也,寒也。"

③孤阳上出:在本条应作阳气偏盛上逆或虚热上扰解,较当。而非阴阳离决之孤阳卜出。

【译文】 产妇患郁冒,脉象微弱无力,呕吐不能进食,大便坚结,身无汗而只有头上出汗,究其原因,是由于产后血虚,血虚则导致阴虚而阳气上逆,阳气上逆而必致郁冒。如果病人想要郁冒得以解除,必须全身汗出。今因血虚下寒,阳气偏盛于上,所以只有头汗出。新产妇人易汗出的原因,是亡阴血虚,阳气偏盛,所以必当全身汗出,这样才能使阴阳平衡,恢复正常。郁冒见大便坚结,呕不能食,用小柴胡汤主治。

【提要】 上两条论述新产三病及郁冒证治。

【选注】 尤在泾:痉,筋病也,血虚汗出,筋脉失养,风入而益其劲也。郁冒,神病也,亡阴血虚,阳气遂厥,而寒复郁之,则头眩而目瞀也。大便难者,液病也,胃藏津液而渗灌诸阳,亡津液胃燥,则大肠失其润而便难也,三者不同,其为亡血伤液则一,故皆为产后所有之病……郁冒虽有客邪,而其本则为里虚,故其脉微弱也。呕不能食,大便反坚,但头汗出,津气上行而不下逮之象,所以然者,亡阴血虚,孤阳上厥,而津气从之也。厥者必冒,冒家欲解必大汗出者,阴阳乍离,故厥而冒,及阴阳复通,汗乃大出而解也。产妇新虚,不宜多汗,而此反喜汗出者,血去阴虚,阳受邪气而独盛,汗出则邪去,阳弱而后与阴相合,所谓损阳而就阴是也。小柴胡汤主之者,以邪气不可不散,而正气不可不顾,唯此法为能解散客邪,而和利阴阳耳。

《医宗金鉴》:新产之妇,畏其无汗,若无汗则荣卫不和,而有发热无汗,似乎伤寒表病者,但舌无白苔可辨也,故喜其有汗,而又恐汗出过多,表阳不固,风邪易入,而为项强腰背反张之痉病也。新产之妇,畏血不行,若不行则血瘀于里,而有发热腹痛,似乎伤寒里病者,但以舌无黄苔可辨也,故喜其血下,而又恐血下过多,阴亡失守,虚阳上厥,而为昏冒不省,合目汗出之血晕也。新产虽喜其出汗,喜其血行,又恐不免过伤阴液,致令胃干肠燥,而有潮热谵语,大便硬难,似乎阳明胃家实者。故仲景于产后首出三病,不只为防未然之病,而更为辨已然之疑也。昏冒而曰郁冒者,谓阴阳虚郁,不相交通而致冒也……究之郁冒所以然者,由血虚则阴虚,阴虚则阳气上厥而必冒也。冒家欲解,必大汗出者,是阳气郁得以外泄而解也,故产妇喜汗出也。由此推之,血瘀致冒,解必当血下,是阴气郁得以内输而解也。最忌者,但头汗出,则为阴亡下厥,孤阳上出也。大便坚,呕不能食,用小柴胡汤,必其人舌有苔,身无汗,形气不衰者始可,故病得解,自能食也。若有汗当减柴胡,无热当减黄芩,呕则当倍姜半,虚则当倍人参,又在临证之变通也。

胡毓秀:新产之妇,多病痉与郁冒,皆因血虚汗出,营卫不固,而风寒自外乘之而已。若不病痉与郁冒,而为大便难,是津血内竭,总见产后气血两伤也……若郁冒之证既解,仍见大便坚,呕不能食者,是少阳之气未和也,以小柴胡汤主之。

沈明宗:此提产后虚而感受风寒(指痉病与郁冒),与大便难无邪三法,为诸病之大纲也……治当小柴胡汤和解表里,使表里气和,脾胃之气得转,则郁冒愈。

丹波元简:《巢源》云:运闷之状,心烦气欲绝是也。亦有去血过多,亦有下血极少,皆令运闷。若去血过多,血虚气极如此而运闷者,但烦闷而已,若下血过少而气逆者,则血随气上掩于心,亦令运闷,则烦闷而心满急。二者为异,亦当候其产妇,血下多少,则知其产后应运与不运也,然烦闷不止则毙人。巢氏所论如此,知产后血晕,自有两端,其去血过多而晕者,属气脱,其证眼闭口开,手撒手冷,六脉微细或浮是也。下血极少而晕者,属血逆,其证胸腹胀痛气粗,两手握拳,牙关紧闭是也。此二者证治霄壤，服药一差，生死立判，宜审辨焉。而本条所论，别是一证。《活人书·妊娠伤寒门》载此条于三物黄芩汤之后，则知是专治妇人草褥伤风，呕而不能食者，若以小柴胡汤为产后郁冒之的方，则误人殆多矣。

程林：产后血晕者为郁冒，又名血厥。

曹颖甫：阴亡于内，则阳张于外，阴耗阳张，故令肠胃内燥，肌腠外疏，营魄弱而汗液泄，风乘其虚，始则中风，风燥伤筋，因转为痉，此即栝楼桂枝汤证也；脾为统血之脏，血虚则脾精不行，肠胃燥而大便难，此即脾约麻仁丸证也……产后亡血而阳浮于上，阳浮则表虚而汗出，阴寒袭虚内藏，微阳益不能支，因致郁而上冒，若暴厥状，此桂枝去芍药加龙骨牡蛎汤证也……此申上节郁冒大便难而发明其病理，非谓小柴胡汤可通治郁冒大便难也，仲师所以不出方治者，正以证有轻重，剂量可随时增减也……夫小柴胡汤能治郁冒，岂有本郁冒而用小柴胡汤之理，足见仲师此方，专为大便坚、呕不能食而设。

陆渊雷：本条原文，必大汗出下盖逐接小柴胡汤主之句，中间八句三十七字，盖出后人旁注，及传抄并入正文……本条小柴胡专治郁冒，故以产妇郁冒句提起，文意甚明，大便坚为郁冒中一证。

【解析】　本条为本篇重点条文，为历代医家所重视，有人认为条文中所论三病，为产后诸病之大纲，故诸注家的注释都很详备，并间附很多个人临床经验，对理解本文精神，确实很有帮助，但在对某些问题的看法上，各有发挥，看法也有很多不一致的地方，为了分析比较，可分几个问题进行讨论。

1．"新产"二字有无实际意义

陈修园、胡毓秀等认为本条三证为产后诸病之大纲，但以本篇前后条文对照分析，产后诸病各有特点，孰为纲、孰为目的论述不多。之所以言"新产妇人有三病"者，当从"新产"二字着眼，"新产"二字在本条凡两次见，而以后条文则不复见，这不是偶然的，"新产"有着时间上的意义。此三病与突然大失血有密切关系，往往发生在产后数天甚或当天之内，而本篇所述的其他产后病，如腹痛、中风、下利、烦闷、呕逆等，或早发或晚发，在时间上没有特点，故本条三病称为"新产"三病。因历代注释没有讨论这一问题，所以在此特意提出，以供参考。

2．关于产后痉病

《金匮要略·痉湿暍病脉证治》曰："太阳病，发汗太多因致痉。"说明痉病有两个致病条件，一为邪在太阳，一为津液耗伤。这与尤在泾所说"血虚汗出，筋脉失养，风入而益其劲也"的精神是完全一致的，各注家的意见亦未离其宗。但在治法上，大多数注家认为当依《金匮要略·痉湿暍病脉证治》栝楼桂枝汤法治之。其实对于某些危重的痉病，此法是无济于事的，因此后世医家在《金匮要略》的基础上，对痉病有了进一步的认识，在治法上也有不断提高。产后痉病，有亡血史与产创史的特点，因此要把血虚动风与破伤风所形成的风痉考虑进去。若属太阳病之痉病，栝楼桂枝汤治之可也，如果属以上两种情况，则为产后危证，应当特别予以重视。

若产后失血过多,骤然发痉,颈顽强直,牙关紧闭,四肢抽搐,甚至腰背反张,面色苍白或萎黄,舌淡无苔,脉细者,为血虚发痉,当以三甲复脉汤加减化裁,救阴以息风。若新产后,头项强痛,发热恶寒口噤,面呈苦笑,继而项背强直,角弓反张,脉浮而弦,此由产创不洁,感染邪毒致痉,即中医伤科之破伤风,其病极危重,当投止痉散辈之祛风止痉虫类药,方可冀其回生。临床必须详辨,不可贻误病机。

3.关于产后大便难

诸注家对产后大便难的病理机制认识完全一致,即由产后血虚津枯,胃肠不得濡润所致。故临证治疗,需惜其津液,不可以攻下法重伤津液,而致他变。有些注家认为产后大便难,只需按治脾约法,用麻子仁丸类,大便即可润下,其实麻子仁丸为泻下药与润肠药同用,方中小承气亦非产后津枯所宜,故吴鞠通主张"产后无他病,但大便难者,可与增液汤",颇得要领。方药中以补中益气合增液汤加生首乌治之,屡获捷效。此大便难,与下文"大便坚,呕不能食"的病机不尽相同,此病在津枯,彼病在三焦通降失调,故彼用小柴胡汤和解之。

4.关于产后郁冒

郁冒为古证候名,首见于《素问·至真要大论》"少阴之复……郁冒不知人"。张志聪注曰:"郁冒不知人者,寒热之气乱于上也。"张介宾注曰:"心邪自实,而神明乱也。"可见郁冒的病机为阴阳逆乱而影响神明。历代注家对本条产后郁冒的看法颇不一致,可归纳为三种有代表性的意见:程林认为,产后血晕者为郁冒,又名血厥;尤在泾认为,产后郁冒是因血虚阳厥而寒复郁之引起的头眩目瞀;丹波元简认为,产后血晕如巢氏所论有血虚、血瘀两端,但本条所论,别是一证,故不可以小柴胡汤为产后郁冒之的方。学习古代经典,要坚持历史唯物主义观点,应重视学术发展的源流,仲景在《内经》的基础上,对某些问题的认识,有了很大的突破,但不能认为是十分完备了。后世医家在仲景的基础上,又有新的发展,这是历史的必然,学者切不可把自己围于古代经典中,不敢越雷池一步。此外,中医病名分类法,除极个别的病是以病因、病机命名(如伤寒、虚劳等)外,绝大部分病名都是以其主要证候命名的。以产后血晕为例,产后血晕的主要症状与《内经》中郁冒的描述是一致的,晕和郁冒的表现同样是轻者昏冒,重者不知人,所以二者都以"产后郁冒"定为病名是合理的,虽然小柴胡汤不是治疗所有产后郁冒病的必用方剂,但不能说仲景所论的产后郁冒别是一病,只是他还未达到后世对本病认识的高度罢了。产后血晕就是对产后郁冒的必要补充,因此按中医病名的习惯分别法,产后郁冒与产后血晕应为同一病的不同类型,对产后郁冒的治疗,则反映了中医同病异治的精神。所以从后世的发展看,产后郁冒归纳起来当有三种类型,气血两虚是产后病的共同特点:①若以感受外邪为主要矛盾,因致郁冒者,当以小柴胡汤主治;②若亡血过多,孤阳欲脱,因致郁冒者,当以补血固脱为急务;③若恶露不下,瘀血阻滞,新血不能上荣,而致郁冒者,当行血逐瘀,以治其本。

5.小柴胡汤可否主治产后郁冒?

对于可否以小柴胡汤主治产后郁冒的问题,诸注家的观点颇不一致,众说纷纭,兹选几种有代表性的意见,进行分析讨论。尤在泾认为"小柴胡汤主治者,以邪气不可不散,而正气不可不顾,唯此法为能解散客邪,而和利阴阳耳"。故毓秀认为,郁冒解后,仍见大便坚,呕不能食者,方可用小柴胡汤。丹波元简认为,不可以小柴胡汤为治疗产后郁冒之的方。曹颖甫认为"小柴胡汤能治郁冒,岂有本郁冒,而反用小柴胡汤之理,足见仲师此方,专为大便坚,呕不能食而设"。陆渊雷认为"本条小柴胡专治郁冒","大便坚为郁冒中一证"。观以上各注,唯尤在泾的理解最为贴切,而丹波元简对小柴胡汤治产后郁冒的评价比较客观。

本条所述产后郁冒,为血虚阳厥,复感外邪所致,因有外邪,理当祛邪以安正,但凡产后虚人,汗、吐、下三法皆当所禁,故采用和解法,方可顾其正而散其邪。从症状上分析,原文明确提出"产妇郁冒,其脉微弱,呕不能食,大便反坚,但头汗出"。其脉微弱为正气不足之征,郁冒、但头汗出为阴虚于下,孤阳挟邪气郁于上所致,阴阳相离,必致气机阻滞,升降失常,三焦决渎不利,胃气因而失和,故于上则呕不能食,于下则大便反坚,因此运用和解少阳、通利三焦之小柴胡汤恰如其分。与《伤寒论》(赵本)230条所述"阳明病,胁下硬满,不大便而呕,舌上白胎者,可与小柴胡汤,上焦得通,津液得下,胃气因和,身濈然汗出而解",二者在气机升降上的道理完全相同。本条所论产后郁冒,虽为虚实错杂,但必以外邪为主要矛盾,故可用小柴胡汤主治。故《医宗金鉴》补充强调"必其人舌有胎,身无汗,形气不衰者始可"。但其介绍加减化裁之具体内容,尚有斟酌之必要,柴、芩、参、夏配伍共用,方有和解少阳、通畅三焦之作用,减柴、减芩是迁就病之某证而失原方之大意矣,焉能取得满意疗效。

综上所述,可见曹颖甫言郁冒不可用小柴胡汤,陆渊雷言小柴胡汤专治郁冒,都过于绝对,不可过执一端。总之,凡阴虚阳厥而复感外邪所致之郁冒,可用小柴胡汤主治,无外邪者,则非小柴胡汤所能治也。

**【原文】** 病解能食,七八日更①发热者,此为胃实②,大承气汤主之。(方见痉病中)(三)

**【注释】** ①更:即"再"或"又"之意。

②胃实:即胃肠邪气结实,所谓阳明腑实证。

**【译文】** 郁冒病解除后能进食,经过七八天以后,再出现发热症状,这是因为胃肠邪气结实所致,用大承气汤主治。

**【提要】** 本条论述郁冒已解,又成胃实的证治。

**【选注】** 尤在泾:病解能食,谓郁冒解而能受食也,至七八日更发热,此其病不在表而在里,不属虚而属实矣,是宜大承气以下里实。

《医宗金鉴》:大便坚,七八日更发热,用大承气汤,亦必其人形气俱实,胃强能食者始可也。若气弱液干,因虚致燥,难堪攻下者,则又当内用玄明粉以软坚燥,外用诸导法以润广肠,缓缓图之也。

沈明宗:此即大便坚,呕不能食,用小柴胡汤,而病解能食也。病解者谓郁冒已解,能食者,乃余邪隐伏胃中,风热炽盛而消谷。但食入于胃,助起余邪复盛,所以七八日而更发热,故曰胃实,是当荡涤胃邪为主,故用大承气峻攻胃中坚垒,俾无形邪相随有形之滞一扫尽出,则病如失,仲景本意发明产后气血虽虚,然有实证,即当治实,不可顾虑其虚,反致病剧也。

魏念庭:乃新产胃虚,食入不能遽化,积七八日有宿食在胃,所以发热也。有宿食何以能发热,盖胃中气血为一身荣卫所禀之宗气,此有宿食之邪停滞必作胃热,胃热而周身之营卫俱热,所以宿食能发热也。师明之此为胃实,有物有形之邪应下之以清极热,去实邪,不必以产后胃虚为疑阻也。

曹颖甫:病解能食,则胆胃气平而呕吐止,胃中津液得以下润大肠矣,乃至七八日更发热者,此必非阴虚生热可知也。但按其脉滑而大,便当乘胃气之强,用大承气汤以攻之,所谓曲突徙薪也。独怪近世医家。遇虚羸之体,虽大实之证,不敢竟用攻剂,不知胃实不去,热势日增,及其危笃而始议攻下,有惜其见几不早耳。

**【解析】** 历代诸家对本条看法基本一致,但对于本条内容的讨论却各有侧重。尤注说明本证的发热为里证、实证,宜用大承气汤以下里实;《医宗金鉴》补充了对于气弱液干,难堪攻下者,可内服玄明粉,外用诸导法,缓缓图之;沈注认为仲景设本条用意,在于发明产后气血虽虚,然有实证,即当治实,不可顾虑其虚,反致病剧;魏注阐明了胃实产生的原因,在于产后胃虚,食入不能遽化,故有可能积七八日之宿食,而结于胃;曹注告诫医者,见本证即应乘胃气之强,当机立断,及时攻下,不可临证优柔,及其危笃始议攻下,则良机已误。

本条的胃实不大便,与上条产后血虚津枯之大便难,胃津不下之大便坚,又不相同,必急用攻下之法。但产后皆血亏气虚,若正气尚可,即用大承气汤,单刀直入,若正气不支,则当根据证情,选用吴鞠通之增液承气汤、新加黄龙汤,或可收祛邪留人之效。

吴鞠通在《温病条辨·产后宜补宜泻论》中对产后实证的证治阐述得很明确,诚为临床经验之谈,今录于下:"但治产后之实证,自有妙法,妙法为何? 手挥目送是也,手下所治系实证,目心中意中注定是产后,识证真,对病确,一击而罢,治上不犯中,治中不犯下,目中清楚,指下清楚,笔下再清楚,治产后之能事毕矣。如外感自上焦而来,固云治上不犯中,然药反不可过轻,须用多备少服法,中病即已,外感已即复其虚,所谓无粮之兵,贵在速战,若畏产后虚却,用药过轻,延至三四日后,反不能胜药矣。"此段论述对理解本条文精神是很有益处的。

**【原文】** 产后腹中疠痛,当归生姜羊肉汤主之;并治腹中寒疝,虚劳不足。(四)

当归生姜羊肉汤方(见寒疝中)

**【译文】** 产后腹中拘急、绵绵作痛,用当归生姜羊肉汤主治。并可治腹中寒疝作痛与气血虚损劳伤不足之证。

**【提要】** 本条论述产后血虚内寒之腹痛，以当归生姜羊肉汤治之。

**【选注】** 徐忠可：疗痛者，缓缓痛也。概属客寒相阻，故以当归通血分之滞，生姜行气分之寒，然胎前责实，故当归白术散内加茯苓泽泻泻其水湿，此属产后大概责虚，故君之以羊肉，所谓"形不足者，补之以味"也，盖羊肉补气，疗痛属气弱，故宜之。此方攻补兼施，故并治寒疝虚损。

魏念庭：妊娠之疗痛，胞阻于血寒也；产后腹中疗痛者，里虚而血寒也。阻则用通，而虚则用塞，一阻一虚，而治法异矣。

尤在泾：产后腹中疗痛，与妊娠腹中疗痛不同，彼为血虚而湿扰于内，此为血虚而寒动于中也，当归生姜温血散寒。孙思邈云：羊肉止痛利产妇。

《医宗金鉴》：产后暴然腹中急痛，产后虚寒痛也。

任应秋：疗，即瘦字，应读成惆字的音，《集韵》云：小痛也。因为这里是虚证，所以痛而不剧。362条的疗痛（《金匮要略·妇人妊娠病脉证并治》当归芍药散条），应读成绞字的音，《广韵》云：腹中急痛也，因那里是实证，所以痛而剧，因之，两条处方不同，一个分利，一个补虚。

《千金要方》：当归汤治妇人寒疝，虚劳不足，若产后腹中绞痛，即本方加芍药二两。

《丹溪心法》：当产寒月，脐下胀满，手不可犯，寒入产门故也，服仲景羊肉汤，二服愈。

《严氏济生方》：当归羊肉汤治产后发热自汗，肢体痛，名曰蓐劳。即本方加人参黄芪。

《产宝诸方》：羊肉汤治虚人，及产妇腹中痛，虚眩不支，两胁当脐急痛，上冲前后相引，治之如神。即本方加川芎。

**【解析】** 本条文虽寥寥二十五字，内容却很丰富，不但可以从方药组成推知产后腹痛的特点与病机，而且说明了可把当归生姜羊肉汤推广应用于寒疝、虚劳诸证。因此学习本条重点在于理解本方养血补虚、温中散寒之作用，如此就不难掌握该方用于何种腹痛、寒疝及虚劳了。

诸注家对"疗痛"有两种解释，一种认为与《金匮要略·妇人妊娠病脉证并治》当归芍药散证之"疗痛"意义相同，即为腹中急痛；一种认为本条"疗痛"应作绵绵而痛解释。查字书，两种意见都有根据，但从产后腹痛的病机及当归生姜羊肉汤之方义来分析，当从后者，更为妥当。

徐、尤、魏三家注释，都把妊娠胞阻与产后腹痛的症状、病机和方药做了比较，综其大要，不外一实一虚。一为湿扰于内，一为寒动于中，因而治法迥异。

从《千金要方》《丹溪心法》《严氏济生方》《产宝诸方》诸书临证对当归生姜羊肉汤的各种加减变通中可知，本方的临床应用是相当广泛的。

**【原文】** 产后腹痛，烦满不得卧，枳实芍药散主之。（五）

枳实芍药散方：

枳实(烧令黑,勿太过)  芍药(等分)

上二味,杵为散,服方寸匕,日三服。并主痈脓,以麦粥下之。

【译文】 产后腹中胀满疼痛,心烦胸满,不得安卧,用枳实芍药散主治。

【提要】 本条论述气郁血滞之产后腹痛的证治。

【选注】《医宗金鉴》:产后腹痛,不烦不满,里虚也;今腹痛,烦满不得卧,里实也。气结血凝而痛,故用枳实破气结,芍药调腹痛,枳实炒令黑者,盖因产妇气不实也。并主痈脓,亦因血为气凝,久而腐化者也,佐以麦粥,恐伤产妇之胃。

尤在泾:产后腹痛而至烦满不得卧,知血郁而成热,且下病而碍上也,与虚寒疞痛不同矣。

魏念庭:又有产妇血流不快,积于腹中作痛,心烦胁满不得卧,此又为实邪,非虚寒在血而疞痛矣。盖不得卧一证,逆气上冲之甚,即无上冒下厥,但头汗出则非正虚而为邪实可验矣。法应开散,而行其瘀滞,则诸病可已。枳实烧黑者,入血中行积也,加以芍药走血分,而血疞可开散矣,以麦粥下之者,即大麦粥取其滑润宜血,亦有益胃气也。并主痈脓,亦血之酝酿而成者耳。

【解析】 本条应与上条对照起来学习,这样能更好地深入理解其各自的精神。上条产后腹痛,为血虚于内,寒动于中而致,故以当归生姜羊肉汤养血补虚、温中止痛;本条产后腹痛为气郁血滞而致,故以枳实芍药散行气活血、化瘀止痛。二者一虚一实,截然不同。各注家对本证、本方的注释意见,基本一致,并均与上条之产后腹中疞痛作了对照比较,各有发挥,对方药的分析亦较为允当。

【原文】 师曰:产妇腹痛,法当以枳实芍药散,假令不愈者,此为腹中有干血著脐下,宜下瘀血汤主之;(亦主经水不利)(六)

下瘀血汤方:

大黄二两  桃仁二十枚  䗪虫二十枚(熬,去足)

上三味,末之,炼蜜和为四丸,以酒一升,煎一丸,取八合顿服之,新血下如豚肝。

【译文】 老师说:妇人产后腹中疼痛,按常规治法当用枳实芍药散,假如服药后腹痛仍不愈,这是因为有瘀血凝着在脐下,宜用下瘀血汤主治。

【提要】 本条论述产后瘀血腹痛的证治。

【选注】 尤在泾:腹痛服枳实芍药而不愈者,以有瘀血在脐下,着而不去,则非攻坚破积之剂,不能除矣。大黄、桃仁、䗪虫,下血之力颇猛,用蜜丸者,缓其性不使骤发,恐伤上二焦也。酒煎顿服者,补下治下制以急,且去疾唯恐不尽也。

《医宗金鉴》:产后腹痛,属气结血凝者,枳实芍药散以调之,假令服后不愈,此为热灼血干着于脐下而痛,非枳实、芍药之所能治也,宜下瘀血,主之下瘀血汤,攻热下瘀血也。并主经水不通,亦因热灼血干故也。

魏念庭:产妇腹痛法当以枳实芍药散,假令不愈者,此为腹中有干血著脐下,又非止新产血流不快之故,平日之瘀血为患也。即前篇所言,可以为害于妊娠者也,宜下瘀血汤主之,类于抵当汤丸之用,亦主经水不利,无非通幽开积之治也。和酒为丸者,缓从下治也,服之新血下者,产后之血也,内有如猪肝者,非新血也,干血之邪癥也。此必先服前方不效,而后可用也。

丹波元简:案徐氏《兰台轨范》云,新字当作瘀字,此说颇有理。

曹颖甫:按下瘀血汤方治,大黄、桃仁与抵当同,唯用䗪虫,而不用虻虫、水蛭,则与抵当异。此二方所以不同者,不可以不辨也。产后血去即多,不同经闭之证,故不用吮血之虫类,恐兼伤及新血也。䗪虫生于尘秒之中,善于攻窜而又不伤新血,故于产后为宜,虽亦主经水不利,体虚羸者或宜之。要未可去坚癖之干血也。

【解析】 本条与上两条亦应对照学习,以便于掌握三种产后腹痛的异同点,在临床上三者须当明辨。枳实芍药散与下瘀血汤俱为实证,有瘀血阻滞,不通作痛的共同特点,但二者在血瘀的轻重、新久上有很大差别。枳实芍药散证,虽属气血郁滞之实证,但尚未形成积聚,仅仅气血不畅而已,故以枳实芍药散行其血中之气,使血随气行,气血畅运,则腹痛自止;下瘀血汤汪则已有瘀血着于脐下,形成有形之积聚,故必以下瘀血汤攻逐其瘀,使恶露得下,邪上正安。

各注的意见基本是一致的,唯对于着于脐下之干血,《医宗金鉴》认为是"热灼血干,着于脐下而痛",魏念庭认为是"平日之癥血为患"。验之临床,凡产后腹痛,小腹扪之有积块,属瘀血实证者,即可用下瘀血汤,而确认其积块属新瘀、久瘀,于临床指导意义不大。

徐忠可认为"新血下如豚肝"之"新"字为"瘀"字之误,此说可从。

曹颖甫将本方与抵当汤丸做了比较,强调了虻虫、水蛭与䗪虫功用的异同之处,对于临证选方遣药,很有指导意义。

【原文】 产后七八日,无太阳证,少腹坚痛,此恶露不尽①;不大便,烦躁发热,切脉微实,再倍发热。日晡时烦躁者,不食,食则谵语,至夜即愈,宜大承气汤主之。热在里,结在膀胱②也。方见痉病中。(七)

【注释】 ①恶露不尽:"恶露",指产妇分娩后,应流出的余血浊液。"恶露不尽"在此处为恶露排出不畅,未去尽之意。

②膀胱:此处泛指下焦部位。

【译文】 产后已经七八天,又无太阳表证,只觉小腹坚硬疼痛,此为恶露未去尽的缘故;假如不解大便,并感觉烦燥发热,诊得脉象微实,再加倍发热,到下午申酉之时,烦躁更甚,不能食,如果进食就出现谵语症状,到夜晚又可渐趋好转,宜用大承气汤主治,这是因为热在胃肠,结在下焦所致。

【提要】 产后瘀血内阻兼阳明腑实证,当先予大承气汤。

【选注】 尤在泾:无太阳证者,无头痛恶寒之表证也。产后七八日,少腹坚痛,恶露不尽,但宜行血祛瘀而已。然不大便,烦躁,发热,脉实则胃之实也。日晡为阳明旺时,而烦躁甚于他时,又胃热之验也。食气入胃,长气于阳,食入而助胃之热则谵语,至夜阳明气衰而谵语愈,又胃热之验也。故曰:热在里,结在膀胱。里即阳明,膀胱即少腹,盖谓不独血结于下,而亦热聚于中也。若但治其血,而遗其胃,则血虽去而热不除,即血亦未必能去,而大承气汤中,大黄、枳实均为血药,仲景取之者,盖将一举而两得之欤。

徐忠可:以大承气汤主之,意在通其热结,以承接其元气,则恶露自行。

陈修园:此条"至夜即愈"四字,为辨证大眼目,盖昼为阳而主气,暮为阴而主血,观下节妇人伤寒发热,经水适来,昼日明了,暮则谵语,如见鬼状,此为热入血室。以此数句而对面寻绎之,便知"至夜则愈"知其病不专在血也。

《医宗金鉴》:"热在里,结在膀胱也"之八字,当在本条上文"恶露不尽"之下,未有大承气汤下膀胱血之理,必是传写之讹。"再倍"二字,当是衍文。

李彣:此一节俱两证在内,一是太阳蓄血证,一是阳明里实证,固古人文法错综,故难辨也。无太阳证,谓无表证也,少腹坚痛者,以肝藏血,少腹为肝经部分,故血必结于此,则坚痛亦在此,此恶露不尽,是为热在里,结在膀胱,此太阳蓄血证也,宜下,祛瘀血。若不大便、烦躁、脉实、谵语者,阳明里实也,再倍发热者,热在里,蒸蒸发于外也。阳明旺于申、酉、戌,日晡是阳明向旺时,故烦躁不能食,病在阳而不在阴,故至夜则愈,此阳明腑病也,宜大承气汤以下胃实。

【解析】 综观以上注家,对本条所述之证,有两种意见。尤在泾、徐忠可、陈修园等认为,本条所述,实际为一个病案,证兼胃家实与血结膀胱,其病不专在胃,亦不专在血。用大承气汤者,在胃热与血结二者兼通,以大承气汤中之大黄,枳实亦血分药也。而李彣、丹波元简、程林等认为,本条原文有错简,"热在里,结在膀胱也"八字,当在"恶露不尽"之下,即本条内所述之证当分为二,一为太阳蓄血,一为阳明腑实,前者应用下瘀血汤辈,后者当用大承气汤。

分析以上两种意见,当以尤、徐等注释更为贴切,理由如下:①本条文明义顺,一气贯通,则言其错简或视为"文法错综"毫无根据,是由于前注与己意不合,想当然而言的。②仲景书本简洁精当,本篇前条文已述产后胃实之大承气汤证,后面条文不可能再重复出现。③或曰:"未有大承气汤下膀胱血之理。"其实,二者皆可下之实证,亦并未有血结膀胱,不可用大承气汤之理。之所以用大承气是遵循了用药先急后缓之原则。由以上三点观之,解释本条文所述,为产后蓄血兼胃实证,当用大承气汤下之,本已妥当,何故非要生出"错简"之疑,再自圆其说呢?

本条既为胃实、血结二者兼见,为何必用大承气汤呢?因二者俱为可下之实证,大承气汤荡涤胃实,而不碍其血结,况大黄、枳实亦可作用于血分,或许有如尤在泾所言"一举而二得"之可能。此外血结与胃实比较,胃实为急,故《伤寒论》中,有阳明三急下之沦,而无太阳蓄血急下之说,更何况妇人产后本血虚津耗,焉能经得起阳明实热之灼炼,故稍示旁顾,则必生他变。因此即使两方药毫不相干,亦应先用大承气汤以解阳明之急。其阳明实热已解,若瘀血证仍在,则再议逐瘀,不但不嫌其迟,且先进之大承气汤亦为后进之下瘀血辈扫清建功之障碍了。

【原文】 产后风①续之数十日不解,头微痛,恶寒,时时有热,心下闷,干呕,汗

出,虽久,阳旦证续在耳,可与阳旦汤。即桂枝汤,方见下利中。（八）

国学经典文库

中医四大名著

金匮要略·各论

图文珍藏版

【注释】 ①"产后风"：即"产后中风"，指产后感受风邪而致的病证，与《伤寒论》太阳中风证的含义一致。

【译文】 产后感受风邪而病，延续至数十天，仍然不解，头微痛，恶寒，时时发热，心下痞闷，干呕，汗出，虽延续日久，而阳旦证继续存在，仍可用阳旦汤治疗。

【提要】 本条提出产后感受风邪，持久不愈的证治。

【选注】 赵以德：伤寒病，太阳证，头痛发热，汗出恶风者，桂枝汤主之。又太阳病八九日不解者，表证仍在，当发其汗，此治伤寒法。凡产后感于风寒诸证，皆不越其规矩，举此条与上文承气为表里之例耳。

徐镕：此段言产后中风，迁延不愈，而表里杂见者，仍当去其风也，谓中风之轻者，数十日不解，似乎不可责表，然头疼、恶寒、汗出、时有热，皆表证也，心下闷、干呕，太阳之邪欲内入，而内不受也，今阳旦证仍在，阳旦汤何不可与，而因循以致误也。

沈明宗：世谓产后气血两虚，不论外感内伤，皆以补虚为主，而仲景拈《伤寒》中之风伤卫发热，仍以表里阴阳去邪为训。故云：产后中风，数十日不解，头微痛、恶寒、时时有热、汗出，乃太阳表未解也。但心下闷、干呕，是外邪入于胸中之里。太阳表里有邪，谓之阳旦证，故以桂枝汤加黄芩，而为阳旦汤。以风邪在表，故用桂枝解肌，邪入胸膈之间，当以清凉解其内热，故加黄芩，正谓不犯其虚，是益其余，不补正而正自补，不驱邪而邪自散，斯为产后感冒，入神之妙方也。

尤在泾：阳旦汤治伤寒太阳中风夹热者，此风久而热续在者，亦宜以此治之。夫审证用药，不拘日数，表里既分，汗下斯判，上条里热成实，虽产后七八日，与大承气而不伤于峻；此条表邪不解，虽数十日之久，与阳旦汤而不虑其散。非通于权变者，未足以语此也。阳旦汤方即桂枝汤加黄芩。

陈修园：此言产后阳旦证未罢，病虽久而仍用其方也。孙真人以桂枝汤加黄芩为阳旦汤，后人因之。今因《伤寒论》悟出，是桂枝汤增桂加附子，以头痛、恶寒、时时有热、自汗、干呕，俱是桂枝证，而不用桂枝汤者，以心下闷当用桂枝去芍药汤之法，今因产后亡血，不可径去芍药，须当增桂以宣其阳。汗出至数十日之久，虽与发汗遂漏者迥别，亦当借桂枝加附子汤之法，固少阴之根以止汗，且止汗即在发汗之中，此所以阳旦汤为丝丝入扣也。

【解析】 关于阳旦证、阳旦汤为何证、何方，因在仲景书中没有明确的论述，《伤寒论》只云"证象阳旦"，《金匮要略》但言"阳旦证续在"，故历代注家各抒己见，使后学莫衷一是。归纳起来大致有三种意见：①原注认为阳旦汤、证，即桂枝汤、证。②《外台秘要》引《古今录验方》，阳旦汤为桂枝汤加黄芩，治中风伤寒，发热、汗出、恶风、项强、鼻鸣、干呕、脉浮。③后世有些注家，又因《伤寒论》悟出，阳旦汤为桂枝加附子汤。但比较分析几家有关注释，似觉阳旦汤为桂枝汤更有道理。其理由有以下几点：

（1）最早的注释，即孙校本的原注，阳旦汤为桂枝汤。

（2）阳旦汤为桂枝汤加黄芩的意见，最早见于《外台秘要》所引《古今录验方》，但其所列诸证与桂枝汤证完全吻合，从证中找不出当加黄芩的道理。

（3）从《伤寒论》中也悟不出阳旦汤为桂枝加附子汤。《伤寒论》30 条解释 29 条"证象阳旦，按法治之而增剧……"，即证似阳旦证，而非阳旦证，故用治阳旦法而致病情增剧。而 29 条原文"伤寒，脉浮，自汗出……反与桂枝汤欲攻其表，此误也"，显见证似桂枝汤证，而非桂枝汤证，以桂枝汤治之而病情增剧。是阳旦证即桂枝汤证也。

（4）从本条内容看，"产后风，续之数十日不解"，即产后太阳感风邪不解，而后云"虽久，阳旦证续在"，则此阳旦证非指前数十日感风邪之太阳中风证而为何呢？况条文中所列诸证，即是桂枝汤证，则阳旦汤即桂枝汤，更确无疑矣。

（5）或曰"心下闷"一证，有似桂枝去芍药汤证，而非桂枝汤所宜。其实不然，"太阳病，下之后，脉促，胸满者，桂枝去芍药汤主之"，是说太阳病误下后，见脉促，知心阳已伤，见胸满，知邪陷于胸，卫阳不能畅达，故去芍药之阴柔，留桂、草、枣、姜以复心阳而调营卫。本证之"心下闷"指胃脘部，与心阳伤，阳邪陷无关，而是产后脾胃虚弱的表现，脾不升则"心下闷"，胃不降则"干呕"，故用桂枝汤，使脾胃调和，则二证自除，此因有"恶寒"而无"脉促"而得之邪未内陷也。况产后血虚，更不可议去芍。

本条产后中风用桂枝汤，与前面条文产后胃实用大承气汤，体现了中医治疗学"邪去才能正安"的指导思想。产后体质虽气血两虚，必须补益正气，但亦不可以补为定法，临证还应细心辨察有无实邪，若有外邪入侵，虽为产后在表则亦应散之，在里则亦应下之，不可贸然滋补，以免引起"闭门留寇"之患，只有在邪实已去的情况之下，扶正才能收到预期的效果。因此，临床审证，认定当用攻邪之法，即使患者为产后，亦不可畏其体虚而缩手缩脚，贻误病机。这就是仲景在本篇中设此汗、下二法之用意。历代注家虽然对阳旦证及其方药看法不一，但对设本条文的基本精神的看法却是一致的。

【原文】　产后中风，发热，面正赤，喘而头痛，竹叶汤主之。（九）

竹叶汤方：

竹叶一把　葛根三两　防风　桔梗　桂枝　人参　甘草各一两　附子一枚（炮）　大枣十五枚　生姜五两

上十味，以水一斗，煮取二升半，分温三服，温覆使汗出。颈项强，用大附子一枚，破之如豆大，煎药扬去沫。呕者，加半夏半升，洗。

【译文】　产后感受风邪，发热，面色红赤，气喘头痛，宜用竹叶汤主治。

【提要】　本条论述产后阳虚而复感风寒的证治。

【选注】　尤在泾：此产后，表有邪，而里适虚之证，若攻其表，则气浮易脱，若补其里，则表多不服。竹叶汤用竹叶、葛根、桂枝、防风、桔梗，解外之风热，人参、附子固里之脱，甘草、姜、枣，以调阴阳之气，而使其平，乃表里兼济之法，凡风热外淫，而里气不固者，宜于此取则焉。

《医宗金鉴》：按"产后中风"之下，当有"病痉者"之三字，始与方合，若无此三字，则人参、附子施之于中风发热可乎？而又以竹叶命名者，何所谓也？且方内有"颈项强用大附子"之文，本篇有证无方，则可知必有脱简。

竹叶汤

徐忠可：中风，发热，头痛，表邪也。然面正赤，此非小可淡红，所谓面若妆朱，乃真阳上浮也，加之以喘，气高不下也，明是产后大虚，元阳不能自固，而又杂以表邪，自宜攻补兼施。

陈修园：此为产后中风正虚邪盛者，而出其补正散邪之方也。方中以竹叶为君者，以风为阳邪，不解即变为热，热甚则灼筋而成痉，故以温散药中，先以此而折其势，即杜渐防微之道也。

【解析】　综观以上几家注释，分歧的来源在于对本条症状的看法不一致。可参照他们不同之处对比分析。应当认为"产后"与"中风"是本条所发议论的纲要之处，它反映了本条文所述证为正虚邪实，方为攻补兼施，但孤立地学习条文，还不能使其所列诸证与"产后""中风"之因丝丝入扣，必须方药合参。从证上分析"发热""头痛"可属太阳中风之证，而"面正赤""喘"是属寒、属热、属虚、属实，还当以方药测之。从竹叶汤的药物组成分析，方中扶正之品，参、附、草、枣皆温阳补气药物，而祛邪之品，竹、葛、桂、桔、防、姜皆解表药物，故本方为温阳解表之剂，之所以以"竹叶"名者，诚如陈修园所谓欲先折其灼筋之热势，以防成痉，而君以竹叶之故。在大队辛温药物中，只竹叶一味性属寒凉，则无损本方温阳补气之功。以方测证，故徐忠可认为"面正赤""喘"的病机为"真阳上浮""元阳不能自固"是很妥当的。

因《医宗金鉴》对本条文没有从方到证进行全面分析，对于竹叶与参、附并用，似有疑惑，因其方以竹叶命名，即认定其证之热象，必非假热，故不可施之参附，否则"产后中风"之下，则当有"病痉者"三字。其实不然。方后既然说"颈项强，用大附子一枚"，则所述证必非痉病可知，因为不可能将某方之主证，放在该方的加减法中去讨论。再者，本方大队辛散温燥，怎能用于筋脉失于濡润之痉病呢？所以，《医宗金鉴》之意见不可信，本方不可用于痉病。

仲景设本条亦寓其轨范在内，本篇前大承气汤条与阳旦汤条，言产后病邪实者，需用攻邪之法，则不必顾虑其产后体虚，而贻误病机；本条所述产后病，若其证邪实正虚之象并见,用攻、用补进退两难者,则亦有攻补兼施之法,故治疗产后病,也是以临床证候为依据,通过对证的分析,决定治疗原则,不可脱离辨证而抱有成见。

【原文】 妇人乳中虚①,烦乱呕逆②,安中益气,竹皮大丸主之。(十)

竹皮大丸方:

生竹茹二分 石膏二分 桂枝一分 甘草七分 白薇一分

上五味,末之,枣肉和丸,弹子大,以饮服一丸,日三夜二服。有热者倍白薇,烦喘者加柏实一分。

【注释】 ①乳中虚:"乳"字,在《脉经》中作"产"字,丹波元简亦云:"在草蓐之谓"(《辑义》),即指产后一月内;徐彬:"乳者,乳子之妇也"《金匮要略论注》;唐宗海亦说:"妇人乳"作一读,谓乳子也。"中虚"作一句……乳汁去多,则中焦虚乏。(《补正》)集诸家之说,所谓"乳中虚",系指新产后哺乳期间,阴血耗伤,中焦虚乏。

②烦乱呕逆:心烦呕吐严重之意。如徐彬云:"烦而乱则烦之甚也,呕而逆则呕之甚也。"(《金匮要略论注》)

【译文】 妇人在新产后哺乳期间,中气虚弱,心烦意乱,呕吐气逆,治以安中益气法,用竹皮大丸主治。

【提要】 本条论述产后虚热烦呕的治法。

【选注】 《医宗金鉴》引《济阴纲目》:中虚不可用石膏,烦乱不可用桂枝,此方以甘草七分,配众药六分,又以枣肉为丸,仍以一丸饮下,可想其立方之微,用药之难,审虚实之不易也。仍饮服者,尤虑夫虚虚之祸耳!用是方者,亦当深省。

尤在泾:妇人乳中虚,烦乱,呕逆者,乳子之时,气虚火胜,内乱而上逆也。竹叶、石膏,甘寒清胃,桂枝、甘草,辛甘化气,白薇性寒入阳明,治狂惑邪气,故曰安中益气。

徐忠可:乳者,乳子之妇也,肝气原不足;中虚者,中气大虚也,脾土复困弱。于是火上壅则烦;气上越则呕。烦而乱,则烦之甚也。呕而逆,则呕之甚也。

程林:竹茹甘寒,以除呕哕。石膏辛寒,以除烦逆。白薇咸寒,以治狂惑邪气。夫寒则泥膈,佐桂枝以宣导。寒则伤胃,佐甘草以和中。有热倍白薇,白薇咸寒,能除热也。烦喘加柏实,柏实辛平,能治喘也。用枣肉为丸者,统和诸药,以安中益气也。

《医宗金鉴》:此条文义,药证未详。

【解析】 凡于本条文有注者,对于本证的病机、本方的方义,认识大同小异。仅对于"乳中虚"之"乳"字的理解有差异,一种意见认为是哺乳之意,一种意见据《说文解字》作分娩解。从训诂学的角度讲,当从后者。但于临床,此争议意义不大,本证之由来,在于"中虚",而中虚可因于分娩失血,亦可因哺乳耗阴,不必拘于哪种原因。

本方用药寒温错杂，配伍严谨，故用时必按原方比例，若药物用量一变，则虽组成与原方相同，而方义已与原方不同了，故临床遇是证而用是方，必于此处着意。

【原文】　产后下利虚极[①]，白头翁加甘草阿胶汤主之。（十一）

白头翁加甘草阿胶汤方：

白头翁　甘草　阿胶各二两　秦皮　黄连　柏皮各三两

上六味，以水七升，煮取二升半，内胶令消尽，分温三服。

【注释】　①虚极：极虚之意。谓产后阴血大虚，复下利重伤阴液。如《金匮要略释义》云："产后阴血大虚，益以下利伤其脾胃津液，故曰虚极。"

【译文】　产后又下利，以致气血极虚，宜用白头翁加甘草阿胶汤主治。

【提要】　本条论述产后热利的治法。

【选注】　赵以德：伤寒厥阴证热痢下重者用白头翁汤，四味尽苦寒以治热，苦以坚肠胃，此产后气血两虚，因加阿胶补气血而止利，甘草缓中通血脉，然下利血滞也，夫人之血行则利自止，甘草尤为要药，此方岂独治产后哉。

尤在泾：伤寒热利下重者，白头翁汤主之，寒以胜热，苦以燥湿也，此亦热利下重，而当产后虚极，则加阿胶救阴，甘草补中生阳，且以缓连柏之苦也。

魏念庭：产后下利虚极者，自当大补其气血矣，不知其人虽极虚，而下利者，乃夹热之利，切不可遽补，补之则热邪无出，其利必不能止也，主之以白头翁加甘草阿胶汤，清热燥湿，补中理气，使热去而利自止，亦治虚热下利之妙方，不止为产后论治矣。

唐容川：此下利是言痢疾便脓血也，仲景此数节，或言产后伤寒，或言产后中风，此又言产后或得痢疾，仍当照法用白头翁汤，唯依产后血虚之极，故宜加补血之品，此仲景举例，以见其概，非谓产后痢疾仅此一方，又非谓虚寒洞泄而下利，亦用是方也。

《医宗金鉴》：此条文义，药证不合，不释。

【解析】　本条所论下利，指下利脓血、里急后重之热利，即痢疾。只有在这一前提下，才能对本条进行讨论。《医宗金鉴》必是以本条"下利"为寒利，用大苦大寒之白头翁汤，所以才认为"药证不合"。其实学习本条，必须以方测证，否则条文很难解释。因本书年代久远，辗转传抄，脱简错误，在所难免，加之仲景著文言简意赅，故学习本书，必须前后对照，方证对照，甚至有些条文还要与《伤寒论》对照，方可体会出原文之本意。以本条论，若以"下利"为寒利，则无法解释；若以"下利"为热利，则文通意顺，方证吻合，对临床很有指导意义。所以方证合参理解条文的方法，对学习某些条文来说是十分必要的。

大多数注家指出，本方不独为产后而设，凡属热利而兼见阴血亏耗者，皆可用之，从而扩大了本方的应用范围。其实任何一方，都不独为某一证而设。"辨证求因，审因论治"是中医治疗疾病的基本原则，在这一原则下，中医的"异病同治"才能屡起沉疴。所以，此又不独为白头翁加甘草阿胶汤一方而论。

【原文】 《千金》三物黄芩汤:治妇人在草蓐①,自发露得风②,四肢苦烦热,头痛者与小柴胡汤;头不痛但烦者,此汤主之。

黄芩一两　苦参二两　干地黄四两

上三味,以水八升,煮取二升,温服一升,多吐下虫。

【注释】 ①妇人在草蓐:草蓐,即草垫,古代妇女多在草垫上分娩,类似今之产床。

②发露得风:指产妇分娩时,因产床不洁或产后保养不慎而感受病邪。

【译文】 妇人在分娩时因产床不洁,或产后保养不慎而感受病邪,若出现手足发热而烦、头痛的,治用小柴胡汤;若无头痛,仅见手足发热而烦的,用三物黄芩汤主治。

【提要】 本条提出产后发热的两种证治。

【选注】 尤在泾:此产后血虚,风入而成热之证,地黄生血,苦参、黄芩除热也,若头痛者,风未全变为热,故宜柴胡解之。

张路玉:邪在表里之间而见烦热头痛,舍金山柴胡别无良法。若但发热,无头痛,知风热已隔血分,只宜黄芩清解外内风热,苦参搜涤伏膈之湿热,地黄滋血中伏火,搬后多吐下虫积者,以虫承热上膈,得苦寒降泄则伏而不动,往往随药而出也。

【解析】 本方出自《千金要方·卷三·妇人产后中风门》,论述产后发热,头痛为有外邪,宜用小柴胡汤,头不痛但烦热为无外邪,可用三物黄芩汤。本方具有滋阴退热之功。《类聚方广义》用此方治疗骨蒸劳热久咳、男女诸血证、肢体烦热甚、口舌干燥、心气郁等。又治每年夏月,手掌足心烦热难堪,夜间最甚,不能眠者。又治诸失血后,身体烦热倦怠,手掌足下热更甚,唇舌干燥者。《方函口诀》云:此方不限褥劳,治妇人血证头痛有奇效,又干血劳亦用之,要皆以头痛烦热为目的,此证俗称疳痨,女子十七八时多患之。

【原文】 《千金》内补当归建中汤:治妇人产后虚羸不足,腹中刺痛不止,吸吸①少气,或苦少腹中急摩痛②引腰背,不能食饮;产后一月,日得服四、五剂为善,令人强壮,宜。

当归四两　桂枝三两　芍药六两　生姜三两　甘草二两　大枣十二枚

上六味,以水一斗,煮取三升,分温三服,一日令尽。若大虚,加饴糖六两,汤成内之,于火上暖令饴消。若去血过多,崩伤内衄③不止,加地黄六两,阿胶二两,合八味,汤成内阿胶。若无当归,以芎藭代之。若无生姜,以干姜代之。

【注释】 ①吸吸少气:"吸吸"即吸气之声。"吸吸少气",指忍痛吸气时而发生气短不足之象。

②少腹中急摩痛:即少腹拘急挛痛。

③内衄:指内出血。

【译文】 《千金》内补当归建中汤治妇人产后身体虚羸不足,腹中疼痛,在忍痛吸气时并发生气短,或苦于小腹拘急挛痛而牵引腰背作痛,不能饮食;产后一月内，每日服此方，连服四、五剂为好，能使人身体强壮之方。

**【提要】**　本条提出产后气血两虚的证治。

**【选注】**　沈明宗：产后体虽无病，血海必虚，若中气充实，气血虽虚，易于恢复，或后天不能生血，充于血海，则见虚羸不足，但血海虚而经络之虚是不待言。因气血不利而瘀，则腹中刺痛不止，冲、任、督、带内虚，则少腹急摩，痛引腰背，脾胃气虚，则吸吸少气，不能食饮，故用桂枝汤调和营卫，加当归补血之功居多。若大虚加饴糖，补脾胃而生血气，若去血过多，崩伤内衄，及血海真阴大亏，故加地黄、阿胶以培之，方后云：无生姜干姜代之，乃温补之中，兼引血药，入血分生血，其义更妙。

张路玉：此即黄芪建中之变法，彼用黄芪以助卫外之阳，此用当归以调内营之血，两不移易之定法也。

**【解析】**　由于产后气血不足，而见到虚弱、短气、腹痛、腰背痛、食饮不下等症状，可用当归建中汤治疗，小建中汤有培补中气、益气养血、调和营卫之功，配以当归，则补血之力更强，产后气血两虚用之最宜，或产后一月服四五剂，作为产后调养之品也是很好的。若血去过多，阴血耗散，可于本方中加生地、阿胶等滋阴养血之品。《和剂局方》用此方治妇人一切血气虚损及产后劳伤，虚羸不足，腹中疗痛，吸吸少气，少腹拘急痛引腰背，时自汗出，不思饮食，即本于此。

# 结语

本篇所论范围为产后病，全篇通过对各种具体证候的描述，阐释了产后病以气血两虚为其共同特征。

篇中首先指出"新产"妇人易发三病——痉病、郁冒、大便难的证与治。说明"新产"妇人虽气血两虚，但以血虚津亏尤为突出，多汗、易感外邪亦为其发病的主要诱因。筋脉失于津血之濡养，加之感邪化燥，更伤其筋，则形成痉病；失血、多汗、风寒侵袭，致阴阳失调，则生郁冒；血虚津亏，胃肠干燥，则大便难。在治疗上，"新产"三证虽应根据其各自特性，采用不同方药，但必须以恢复阴津为其总的治疗原则。

关于郁冒，仲景只主小柴胡汤一法，而痉病、大便难未出其方，而后世医家在本篇的基础上，有了很多发挥，诸如郁冒之脱证、瘀证，因产创感染邪毒所致痉病，大便难之增液法等，补充了本篇之不足，对指导妇产科临床实践，有很大贡献。因此，遇此三证，不可固守仲景所示方药，当参后世妇产科之全豹。

产后腹痛，约分三种，其治疗方药各不相同：血虚内寒者，以当归生姜羊肉汤补虚、养血、散寒；气机郁滞者，以枳实芍药散破气行血；瘀血内停者，以下瘀血汤攻逐血瘀。只要能使气血恢复畅旺，则产后各种腹痛，均可向愈。

大承气汤用于产后胃实，阳旦汤用于产后中风，乃仲景示后学产后实证当攻者，不必顾虑其产后体虚。

竹叶汤用于产后中风兼阳虚,竹皮大丸用于中气不足,火扰于中所致的烦乱呕逆,白头翁加甘草阿胶汤用于产后痢疾虚极,又体现了邪实正虚,可用攻补兼施之法。

总之,治疗产后病,既要考虑到产后气血两虚的特点,又要以临床证候为依据,而不泥于产后体虚的戒律。

# 妇人杂病脉证并治第二十二

**【题解】** 本篇讨论妇人除胎、产之外的各种疾病的病因病机、证候及治疗。具体包括月经病、带下病、前阴诸疾、热入血室、梅核气、脏躁、转胞、阴吹等等。由于这些疾病病因复杂、证候繁多，难以统一命名，所以张仲景以"妇人杂病"概括之。

妇人杂病的产生原因，《金匮》将其归纳为虚、积冷、结气三大因素。"虚"，指血气虚弱；"积冷"，指寒冷久积；"结气"，指气机郁结。因为妇人以血为本，经、孕、产、育等功能皆赖气血和调，经脉流通以维持。若上述三者之中有其一，都可能使气血不调，经脉闭阻，功能失常，从而产生妇科疾病。

对妇人杂病的治疗，本篇除强调必须详审阴阳，明辨虚实寒热，而分别施以针药的一般原则，阐明调经止带为治疗妇人杂病的重要环节外，还结合其生理病理特点，广泛地运用了内治法和外治法。内治法中有汤、丸、散、膏、酒等剂型。外治法中有针刺、洗剂、坐药、润导剂等。这不仅丰富了方剂学的内容，而且为妇科疾病的治疗奠定了良好的基础。

**【原文】** 妇人中风，七八日续来寒热，发作有时，经水适断，此为热入血室①，其血必结，故使如疟状，发作有时，小柴胡汤主之。（方见呕吐中。）（一）

**【注释】** ①血室：狭义的是指子宫；从广义而言，血室则包括肝、冲任二脉、子宫。

**【译文】** 妇人感受风邪，至七八日后又出现寒热，发作有一定的时间，经水正行恰又停止，此为表邪乘虚入血室，与血相搏，其血必结而不行，所以寒热往来，类似疟疾的按时发作，用小柴胡汤主治。

**【提要】** 本条论述热入血室寒热如疟的证治。

**【选注】** 成无己：中风七八日，邪气传里之时，本无寒热，而续得寒热，经水适断者，此为表邪乘血室空虚，入于血室，与血相搏而血结不行，经水所以断也。血气与邪分争，致寒热如疟而发作有时，与小柴胡汤以解传经之邪。

方有执：适来者，因热入血室，迫使血来，血出而热遂遗也。适断者，热乘血来而遂入之，与后血相搏，俱留而不出，故曰其必血结也。

柯韵伯：中风至七八日，寒热已过，复得寒热，发作有期，与前之往来寒热无定期者不侔，此不在气分而在血分矣。凡诊妇人，必问月事，经水适断于寒热时，是不当止而止也，必其月事下而血室虚，热气乘虚而入，其余血之未下者，干结于内，故适断耳。用小柴胡汤和之，使结血散，则寒热自除矣。

尤在泾：中风七八日，寒热已止而续来，经水才行而适断者，知非风寒重感，乃热邪与血俱结于血室也。热与血结，攻其血则热亦去，然虽结而寒热如疟，则邪既留连于血室，而亦侵淫于经络，设攻其血，血虽去而邪必不尽，且恐血去而邪得乘虚而尽入也。仲景单用小柴胡汤,不杂血药一味,意谓热邪解而乍结之血自行耳。

《医宗金鉴》:妇人中风七八日,续得寒热,发作有时,经水适断者,此为热入血室,血与热搏,其血必结。然虽结而无胸胁满,如结胸谵语等证,是为结而未实也。尚有如疟状之寒热,发作有时,乃为邪在少阳,半表半里也。故用小柴胡汤以和表里,热自解也。

丹波元简:妇人经行之际,当血弱气尽之时,邪气因入血室,与正气相搏,则经为之断,血为之结也。血结则邪正分争,往来寒热,休作有时,与小柴胡解表里而散血室之邪热。

钱天来:小柴胡汤中应量加血药,如牛膝、桃仁、丹皮之类,其脉迟身凉者,或少加桂姜及酒制大黄少许,取效尤速,所谓随其实而泻之也,若不应用补者,人参亦当去取,尤未可执方以为治也。

**【解析】** 1.关于"其血必结"与经水适来、经水适断孰实孰虚的问题

历代注家对此有三种不同的解释。第一种观点,如方有执、程应旄、丹波元简等人,认为经水适来为虚,适断为实。其理由是经水适来,则血室空虚,热邪随虚而入,所以为虚;适断,是经水未净,热入则血结不行,所以为实,故在经水适断时,血瘀于胞宫,"其血必结"。第二种观点如柯韵伯、汤本求真等人,以适来为实,适断为虚。以经水适来,则血去不多,经必不畅,故为实;经水适断,则血室空虚无血,故为虚。认为"其血必结"是指经水适来而言。第三种观点,如成无己等人,认为经水适来适断皆虚.因此两种情况都可以造成邪乘虚而入血室之机。我们认为,应当根据临床的全部证候来全面分析,鉴别虚实,不应单凭月经的来潮或停止做此诊断。仲景提出适来适断,意在指出与血室的关系,不可把它当成辨别虚实的关键,还要依据经水情况、腹痛症状、脉诊和面色等诸证合参,方能准确地辨别虚实。

2.关于小柴胡汤治疗热入血室寒热如疟机理的问题

由于本条复见于《伤寒论》之太阳病篇,故《伤寒论》和《金匮要略》诸注家从不同角度分析,看法略有不同。如柯韵伯认为用小柴胡汤"使结血散,则寒热自除矣",尤在泾则认为"热邪解而乍结之血自行耳"。我们同意尤氏之见,因小柴胡汤为清少阳热和解之剂,一面清解内陷之热,一面提升下陷之邪,热邪去则血自行。这是合乎《内经》"必伏其所主,而先其所因"精神的。至于钱氏提出小柴胡汤应加活血药,如有瘀血现象,是属必要,但活血药亦有温凉峻缓之异,亦须随证酌用。

**【原文】** 妇人伤寒发热,经水适来,昼日明了,暮则谵①语,如见鬼状者,此为热入血室,治之无犯胃气及上二焦,必自愈。(二)

**【注释】** ①谵:与"谵"同。《集韵》"谵,疾而寐语也"。

**【译文】** 妇人感受寒邪而发热,时值月经来潮,昼日明了,入夜则语言失常,好像见到了鬼一样的,这是热入血室的证候,治疗应按热入血室的方法来处理。不可用攻下的药物伤中焦的胃气,也不可用发汗的药物伤上焦的清气,必自行痊愈。

**【提要】** 本条叙述妇人伤寒,经水适来,热入血室的证候及治疗禁忌。

**【选注】** 成无己:伤寒发热者,寒已成热也,经水适来,则血室空虚,邪热乘虚入于血室,若昼日谵语,为邪客于腑,与阳争也,此昼日明了,暮则谵语,如见鬼状,

是邪不入腑,入于血室,与阴争也。阳盛谵语则宜下,此热入血室,不可与下药,犯其胃气;热入血室,血结寒热者,与小柴胡汤散邪发汗,此虽热入血室,而无血结寒热,不可与小柴胡汤发汗以犯上焦;热入血室,胸胁满如结胸状者,可刺期门,此虽热入血室,而无满结,不可刺期门犯其中焦;必自愈者,以经行则热随血去,血下也已,则邪热悉除而愈矣。所谓发汗,为犯上焦者,发汗则动卫气,卫气出于上焦故也;刺期门,为犯中焦者,刺期门则动荣气,荣气出中焦故也。

《本事方》:治妇人室女伤寒发热,或发寒热,经水适来或适断,昼则明了,夜则谵语如见鬼状。亦治产后恶露方来,忽而断绝,小柴胡加地黄汤,即小柴胡加生干地黄。

张隐庵:妇人有余于气,不足于血者也,妇人伤寒发热者,寒邪在气在表也,经水适来,则在气之邪入于血分,在表之邪入于里矣。夫气属阳而主日,血属阴而主夜,昼日明了者,邪不在气分也,暮则谵语如见鬼状者,邪入于血分也,此亦为热入血室。盖胞中之血生于胃腑水谷之精,故无犯胃气及上二焦者,以上焦出胃上口,中焦亦并胃中也,胃气和三焦通畅则流溢于中,布散于外,血室不虚,则外邪自散矣。

《医宗金鉴》:上二条,发明风邪热入血室之证;此条发明寒邪热入血室之证。妇人伤寒,发热无汗,经水适来,则必热入血室。故昼则明了,知邪不在阳也;暮则谵语如见鬼状者,是为邪在阴也。无犯胃气及上二焦者,通谓三焦也。盖禁人汗、吐、下三法,皆不可轻用,当俟其经行,必热随血去而愈也。

钱天来:热入血室,非唯不在营卫,而更与胃肠无涉,故曰无犯胃气。病在下焦血分,与上二焦绝不相关,汗吐下三法,徒损无益,犯之适足以败胃亡阳,故禁之曰无犯胃气,使真元无损,正旺邪衰,必自愈也。设或未解,期门可刺,如前小柴胡加减可用也。

柯韵伯:前言中风,此言伤寒者,见妇人伤寒中风皆有热入血室证也。

唐容川:谵语常法,应用承气攻其胃与上二焦。此谵语在下焦血室,与寻常谵语不同,恐人误治,故戒之曰:无犯胃气及上二焦,意谓但治其下焦血室,而谵语必自愈。

【解析】 1.关于中风、伤寒热入血室的问题

一些注家如柯韵伯、《医宗金鉴》等,很强调前条是风邪热入血室,本条是寒邪热入血室,认为与前条之异是病因上的不同。历代注家往往在"风""寒"二字上大做文章,并有"三纲"之说,其实处处不通。我们认为言"妇人中风""妇人伤寒"主要指其证,而"风""寒"二字不是指病邪,其症状和轻重,也要从条文具体内容来看,这样才符合仲景创立的辨证施治的精神。

2.关于"昼日明了,暮则谵语"病机的问题

历代注家的看法比较一致,成无己、张隐庵的解释都比较明确。经水适来、热入血室,由于气分无热,气属阳,故昼日明了;血分有热,血属阴,故暮则谵语。

3.关于"治之无犯胃气及上二焦,必自愈"的问题

关于上二焦,各家见解不一,成无己认为小柴胡汤发汗是犯上焦,因发汗则动

卫气,卫气出于上焦也,刺期门是犯中焦,荣出于中焦也,如果按照成氏所说,不可使用小柴胡汤及刺期门的方法,而等待经行,热随血去自愈。其实从症状来看,"暮则谵语,如见鬼状"已经很重了,因此,钱天来的解释是比较正确的。我们认为,还要与《伤寒论》阳明用下法之证对照来看,如《伤寒论》212条也有日晡所发潮热、谵语、独语如见鬼状等证而用大承气汤之论,如把热入血室误认为该条之证就错了,故"无犯胃气"主要是指不可误为阳明腑实而用下法,亦即不可用承气汤犯其胃气。同时亦不可用汗吐等法治其上二焦,因病在血室,主要在下焦。关于自愈的问题,古代注家如柯、尤二人认为本证可自愈,此外,近代也有一些论著认为此条是"自愈证",这也不通。其一,本条从症状来看已有谵语,如见鬼状,重于前一条,前一条已用小柴胡汤,说本证不治自愈,殊难凭信。其二,条文有"治之"二字(按:此条《金匮要略》诸版本都有"治之"二字,而《伤寒论》诸版本无此二字,恐为脱简),故此证自愈是以正确治疗为前提的,唐容川解释为"谵语必自愈"也是不彻底的。此证之治疗,《本事方》提出了小柴胡加地黄汤,钱天来提出"期门可刺,如前小柴胡加减可用也",庞安常也说"先宜小柴胡汤,不差,可刺期门"等均可参考。除《本事方》提出清热凉血法外,近代经方家曹颖甫提出用桃核承气汤、抵当汤或丸、下瘀血汤等活血化瘀之剂治之,亦可参考。

【原文】 妇人中风,发热恶寒,经水适来,得之七八日,热除脉迟,身凉和,胸胁满,如结胸状,谵语者,此为热入血室也,当刺期门,随其实而取之。(三)

【译文】 妇人感受风邪而发热恶寒,正值月经来潮,患病已七八日,热退、脉迟、身已凉和,面见胸胁胀满,有如结胸之状,神志不清,语言失常的,此亦为热入血室,当刺肝募之期门穴,泻肝经的实热,而散血室的瘀热,随其邪实所在而取之。

【提要】 本条叙述妇人中风,经水适来,热入血室的证治。

【选注】 成无己:中风发热恶寒,表病也,若经水不来,表邪传里则入腑而不入血室也,因经水适来,血室空虚,至七八日邪气传里之时,更不入腑,乘虚而入于血室,热除脉迟身凉者,邪气内陷而表证罢也,胸胁下满,如结胸状,谵语者,热入血室而里实,期门者肝之募,肝主血,刺期门者,泻血室之热也。

程郊倩:妇人中风,发热恶寒,自是表证,无关于里,乃经水适来且七八日之久,于是血室空虚,阳热之表邪乘虚而内据之,阳邪入里,是以热除而脉迟身凉,经停邪结,是以胸胁满如结胸状,阴被阳扰,是以如见鬼状而谵语,凡此者热入血室故也。邪热入而居之,实非其所实矣,刺期门以泻之,实者去而虚者回,即泻法为补法耳。

《本事方》:一妇人患热入血室证,医者不识,用补血调气药,迁移数日,遂成血结胸,或劝用前药,予曰小柴胡用已迟,不可行也,无已则有一焉,刺期门穴斯可矣,但予不能针,请善针者治之,如言而愈,或问曰热入血室何为而成结胸也?予曰:邪气传入经络,与正气相搏,上下流行,或遇经水适来适断时,邪气乘虚而入血室,血为邪迫,上入肝经,肝受邪则谵语而见鬼,复入膻中,则血结于胸也。何以言之,妇人平居,水当养于木,血当养于肝也,方未受孕,则下行之,以为月水,既妊娠,则中蓄之以养胎,及已产,则上壅之以为乳,皆血也,今邪气逐血,并归肝经,聚于膻中,结于乳下,故手触之则痛,非汤剂可及,故当刺期门也。

唐容川：如结胸而非真结胸，其辨证在热除脉迟身凉后，血室乃脐下夹膜，上循则为胸膈，所以能如结胸也。此等微义，不可以不辨。

【解析】　以上四家之注，在认为热邪由表陷里，刺期门以泻肝经之邪实这两方面是一致的，许叔微《本事方》称此为"血结胸"，这里的胸满，是下焦血结的影响，不是血结的所在，许氏也言此是因为"邪气乘虚而入血室，血为邪迫，上入肝经，肝受邪则谵语如见鬼，复入膻中，则血结于胸也"，至于唐容川言血室乃脐下夹膜，殊为主观臆测。至于治疗除刺期门以泻热活血外，王海藏主张用桂枝红花汤加海蛤壳、桃仁，或小柴胡汤合桂枝茯苓丸治疗，后世多取法。

【原文】　阳明病，下血谵语者，此为热入血室，但头汗出，当刺期门，随其实而泻之，濈然汗出者愈。（四）

【译文】　阳明病有下血谵语的，这是由于热入血室，其证身无汗，只有头部出汗，当刺期门穴，随其邪实的所在而泄之，使周身汗出潮润而愈。

【提要】　本条论述阳明病热入血室的证治。

【选注】　成无己：室者，谓可以停止之处；血室者，荣血停止之所，经脉流会之处，即冲脉是也。冲脉者，起于肾下，出于气冲，并足阳明经，夹脐上行，至胸中而散，为十二经脉之海。王冰曰：冲为血海。言诸经之血，朝会于此，男子由运行生精，女子则上为乳汁，下为月水。《内经》曰：任脉通，冲脉盛，月事以时下者是也。王冰又曰：阴静海满而去血，谓冲脉盛为海满也。即是观之，冲是血室可知矣。伤寒之邪，妇人则随经而入，男子则阳明而传，以冲之脉，与少阴之络起于肾，女子感邪，太阳随经，便得而入冲之经，并足阳明，男子阳明内热，方得而入也。冲之得热，血必妄行，在男子则下血谵语，在妇人则月事适来适断，皆以经气所虚，宫室不辟，邪得乘虚而入。《针经》曰"邪气不得其虚，不能独伤人"者是矣。

程郊倩：下血则经脉空虚，热得乘虚而入血室，谵语，以血室虽冲脉所属，而心经实血室之主，室被热扰，故心神不清也。但头汗出者，血下夺则无汗，热上扰则汗蒸也。刺期门者，热入阴分，实在阴，随其实而泻之，则荣气和而心气下通，故濈然汗出而解。

章虚谷：冲脉为血室肝所主，而与阳明经络会合，故阳明邪热，得以流入血室。其脉上通于心，故而谵语，刺期门，从肝募而泄其热也。

陈修园：此言阳明病亦有热入血室者，不必拘于经水之来与断也。但其证，下血、头汗出之独异也。盖阳明之热从气而之血，袭入胞宫，即下血而谵语，不必乘经水之来而后热邪得以入之。彼为血去而热乘其虚而后入，此为热入而血有所迫而自下也。然既入血室，则不以阳明为主，而以冲、任、厥阴、血海为主。冲、任，奇脉也，又以厥阴为主。厥阴之气不通，故一身无汗，郁而求通，遂于其少阳之腑而达之，故头上汗出。治法亦当刺期门以泻其实，刺已周身濈然汗出，则阴之闭者亦通，故愈。

高学山：妇人之经血，其精悍之源，起于阳明胃腑，然后由脏腑而充贯经络，与男子同，但男子藏而不泻，妇人则十二经脉各从内络，而渐注于血室。血室者，胞门在其左，子户在其右，形气相隔，而以窈冥之细络相通者也，胞门中清虚无物，则血室满而气盈血溢,从贴脊而下,却前行由少腹而出从溺管之下,阴挺之上一窍,以为月水,若胞门贮有阳精,则血室中之气血,如朝觐会同之象,而旁从窈冥之细络。趋赴胎元而辅翼滋养之,使血室虚而不满,且吸取十二经之精汁以为供奉。

【解析】　各注家对阳明病可有热入血室的见解相同。唯对"下血"及血室是何物有所争议,有必要详细讨论。以上四条,亦见于《伤寒论》第143,144,145,216条,原文皆同,故综合《伤寒论》注家之论一并讨论之。

关于热入血室是否仅为妇女之病的问题,历代注家对此有两种不同见解:高学山、汪琥等认为只属妇女之疾病;成无己、柯韵伯、张隐庵等人认为男女皆可患热入血室之证。这又涉及两种争论,一是什么是血室? 如果血室不是子宫,那么男人当然也可患此病了。二是本条所述之"下血"是指妇人的经血,还是指前后阴便血? 如果下血不是指经血的话,则成无己言"在男子则下血谵语",柯韵伯言"若男子非损伤,则无下血之病……故男女俱有是证",《医宗金鉴》曰"男子病伤寒,有下血谵语者,亦为热入血室也",张隐庵曰"此言阳明下血谵语,无分男女,而为热入血室也"。在这里要明确"下血"指什么,必须先明确什么是血室。原文说:"阳明病,下血谵语者,此为热入血室。"从这句话来看,如果血室是子宫的话,此处之下血则与之有密切关系,视为阴道流血才合乎病情。当然,柯韵伯等人,也用下血是便血来说明男子亦有此证,进而论证血室是肝脏而不是子宫。然下血与血室二者,关键在于讨论血室。历代注家对血室有以下三种认识。

(1)冲脉(成无己、方有执等)。理由:《内经》言"女子二七而天癸至",由于"太冲脉盛,月事以时下"。

(2)肝脏(柯韵伯等)。理由:①肝为藏血之脏。②证不在少腹而在胁上(前条有"如结胸状")。③有"下血谵语"之证,男人也可得。

(3)子宫(张景岳等)。理由:①热入血室的四条有三条与月经有关,至于本条(也即《伤寒论》216条)热入血室不言及妇人者,因为前三条都在其前一再论述,张仲景在《伤寒论》一书中,多次使用就前略后的笔法,此处亦然。②本篇第十三条有"妇人少腹满,如敦状,小便微难而不渴,生后者,此为水与血俱结在血室也"。

以上三种说法,虽然各具一定道理,但我们认为第三种说法较为合理,从临床实践来看,也没见有男人患热入血室的报道。况且对待本篇的四条,应合起来读,才能得到全面的认识。况本篇第十三条,大黄甘遂汤证中有"此为水与血俱结在血室也"之句,按此条,血室当不为冲脉或肝脏。综上所述,血室主要指子宫。当然,也不排除与冲脉、肝脏有关。如此方能解释热入血室之病机。当然,中医学的脏器,主要是指功能单位,而不是一个解剖单位,而月经的生理活动,又与冲、任脉和肝脏等有密切关系,如果绝对地说血室即子宫未免太狭隘了,但我们总应得出这样一种认识,即血室与子宫关系最密切,而男人不具有它。因此,我们同意徐忠可所说的"热入血室,仲景专就妇人言之,以有血室而行经,妇人所独也"。至于唐容川言血室是脐下夹膜,纯属臆测,无甚道理。

小结:所谓"热入血室",一般来说,是指妇人由感受外邪,因发热而影响血室所产生的病证。其常见证候是寒热往来有如疟状,发作有时,或昼日明了,暮则谵语,或胸胁满如结胸状,或下血谵语,但头汗出等。其中以月经变化,血结或下血为主。其治疗上不论用针用药,都以排热为主,篇中提出小柴胡汤和刺期门穴等。后世在用药上有所发展,如许叔微加生地黄,杨士瀛加五灵脂,钱璜加牛膝、桃仁、丹皮等,总之清热凉血之品,可随证酌情加入。其治疗时要注意"无犯胃气及上二焦"。

【原文】　妇人咽中如有炙脔[1],半夏厚朴汤主之。(五)

半夏厚朴汤方:(《千金》作胸满,心下坚,咽中帖帖,如有炙肉,吐之不出,吞之不下。)

半夏一升　厚朴三两　茯苓四两　生姜五两　干苏叶二两

上五味,以水七升,煮取四升,分温四服,日三夜一服。

【注释】　①炙脔:肉切成块名脔。炙脔即烤肉块。

【译文】　妇人自觉咽中如有烤肉块梗阻不适,用半夏厚朴汤主治。

【提要】　本杀论述妇人咽中痰凝气滞的证治。

【选注】　徐忠可:此条即后所谓寒伤经络,凝坚在上也。炙脔,譬如干肉也。此病不因肠胃,故不碍饮食二便;不因表邪,故无骨痛寒热。

厚朴

乃气为积寒所伤,不与血和,血中之气溢而浮于咽中,得水湿之气凝结难移。妇人血分受寒,多积冷结气,最易得此病,而男子间有之。药用半夏厚朴汤,乃二陈汤去陈皮、甘草,加厚朴、紫苏、生姜也。

尤在泾:此凝痰结气,阻塞咽嗌之间,《千金》所谓咽中帖帖,如有炙肉,吞不下,吐不出者是也。半夏、厚朴、生姜辛以散结,苦以降逆;茯苓佐半夏利痰气,紫苏芳香,入肺以宣其气也。

《医宗金鉴》:咽中如有炙脔,谓咽中有痰涎,如同炙肉,咯之不出,咽之不下者,即今之梅核气病也。此病得于七情郁气,凝涎而生,故用半夏、厚朴、生姜,辛以散结,苦以降逆,茯苓佐半夏,以利饮行涎,紫苏芳香,以宣通郁气,俾气舒涎去,病自愈矣。此证男子亦有,不独妇人也。

【解析】　诸注家对本病之病因病机、方剂分析基本一致。唯徐忠可在病机上又提出个"寒"字,气积寒而致水湿凝结成痰,故对半夏厚朴汤之分析,也认为是化痰之二陈汤的加减。尤在泾联系《千金要方》具体描述症状,《医宗金鉴》指出此证即今之"梅核气",病因于七情郁结。

从临床上看,本病往往还伴有胸膺痞闷,或先见胸闷而后见本病,病人往往还有精神忧郁、善太息等。后世医家应用半夏厚朴汤加减化裁也甚多。如《太平圣惠方》于本方中加枳壳、诃黎勒皮;《汉药神效方》于本方中加浮石,用治本病均获奇效。《三因极一病证方论》称本方为大七气汤,《简易方》以本方加大枣名为四七汤,二方都用于治疗七情之病。临床上用本方加减治疗咽神经官能症(癔病球)、慢性咽炎等报道甚多,都取得较好的疗效。

**【原文】** 妇人脏躁,喜悲伤欲哭,象如神灵所作,数欠伸,甘麦大枣汤主之。(六)

甘麦大枣汤方:

甘草三两　小麦一升　大枣十枚

上三味,以水六升,煮取三升,温分三服。亦补脾气。

**【译文】** 妇人脏躁病,喜笑悲伤想哭,好像似有神灵所做的样子,频数呵欠,伸懒腰,用甘麦大枣汤主治。

**【提要】** 本条论述脏躁的证治。

**【选注】** 尤在泾:脏躁,沈氏所谓子宫血虚,受风化热者是也。血虚脏躁,则内火扰而神不守,悲伤欲哭,有如神灵,而实为虚病。前《五脏风寒积聚》篇所谓邪哭使魂魄不安者,血气少而属于心也。数欠伸者,经云:肾为欠为嚏;又肾病者,善伸数欠,颜黑。盖五志生火,动必关心,脏阴既伤,穷必及肾也。小麦为肝之谷,而善养心气,甘草、大枣甘润生阴,所以滋脏气而止其躁也。

《医宗金鉴》:脏,心脏也。心静则神藏,若为七情所伤,则心不得静,而神躁扰不宁也。故喜悲伤欲哭,是神不能主情也;象如神灵所凭,是心不能神明也。即今之失志癫狂病也。数欠伸,喝欠也。喝欠顿闷,肝之病也。母能令子实,故证及也。

**【解析】** 从所选尤氏、尤氏引沈氏及《医宗金鉴》三家之论来看,由于本条"脏躁"二字,有着"脏燥"者,用字不同,对病机的解释亦有分歧。尤氏与《医宗金鉴》认为"脏"指心脏,"躁"是由于心血虚,神不安舍,以致躁扰不宁;沈氏认为脏即子宫,"燥"是血虚受风化热,故使神志不宁。从临床观察,本病属于神志疾患,心藏神,两者是有密切联系的。又因此病与月经和子宫变化无关,况男子亦能患此病,前一种说法义较长且理亦明确。因此,我们认为本病病机以心为主。至于言伸欠之病机与肝肾有关,那是发作以后的继发表现,另外也有人根据《内经》所说"并于肺则悲",认为病机与肺也有关,其实这也是继发于肝者,《内经》言"肝虚而肺气并之",正是此意。

根据以上病机分析,甘麦大枣汤乃治心病、养心气、泻虚火的好方子,亦是"肝苦急,急食甘以缓之""损其肝者缓其中"的好方子。此方用于治疗某些神经官能症、精神病、胃肠痉挛等病,每收奇效。古代医案记载甚多,叶天士最赏识该方。程门雪以此方与百合地黄汤合用,来治疗神志不宁一类疾病,更有殊功。《沈氏女科辑要》就本方加白芍、紫石英,名加味甘麦大枣汤,治脏躁而见反张证,效果极好。如再加当归、茯神、枣仁、柏子仁、牡蛎、龙齿等补血安神药,则疗效更佳。关于甘麦大枣汤的应用标准,有人归纳为五点,可供参考:

(1)患者言行失常,或无故悲伤,或喜怒不节者。

(2)心烦不得眠,或恍惚多梦,或坐卧不安,或身如蚁走样者。

(3)汗多,口干,不思饮食,大便秘结,常数日不大便者。

(4)怕一切声光,怕与人交谈,喜独居暗室者。

(5)腹诊右腹直肌牵急,或右胁下脐旁拘急,有结块者。

以上症状,不必悉具。

【选注】 黄树曾:妇人,包括室女在内。脏指五脏(心肝脾肺肾)而言,脏躁……主以甘麦大枣汤者,盖人以胃气为本,方中甘草养胃阴,生用能生津缓急,小麦能养肺津,舒肝郁,又能养心血,大枣能养脾,补气补津液,诚治脏躁之良剂,补脾气之佳方。(《金匮要略释义》)

吴谦:脏,心脏也,心静则神藏,若为七情所伤,则心不得静,而神躁扰不宁也,故喜悲伤欲哭,是神不能主情也,像如神灵所凭,是心不能神明也。即今之失志癫狂病也。数欠伸,喝欠也,喝欠顿闷,肝之病也,母能令子实,故证及也。(《医宗金鉴》)

【解析】 (1)本病在临床上,尚具口干、心烦、失眠、便秘、或身如蚁走样,舌红少苔,脉细数等脉症,若以本方合酸枣仁汤,或百合地黄汤,加入龙齿、牡蛎等重镇之品,可提高疗效。

(2)脏躁与百合病的鉴别。本书中,脏躁、百合病与奔豚气病,均属情志病的范畴。尤其脏躁与百合病,在病因病机,症状表现方面,极相似,但同中有异,故列表比较于下:

百合病证与脏躁病证鉴别表

| 病证<br>类别 | 百合病 | 脏躁病 |
| --- | --- | --- |
| 相同 | ① 发病均与情志抑郁,思虑过度,阴液不足有关<br>② 临床表现均有心神受病、如有神灵,心烦失眠,坐卧不安等见证<br>③ 在用药方面,均可用滋养阴液、养心安神之品 | |
| 证候 | 意欲食复不能食,欲卧不卧,欲行不行,常默默,如寒无寒,如热无热,口苦,小便赤,脉微数,尿时头痛 | 喜悲伤欲哭,频作欠伸像如神灵所作、口干、心烦、失眠、便秘、或身如蚁走样,舌红少苔,脉细数 |
| 特点 | 身形如和,无发作性 | 身形不和,有发作性 |
| 病因病机 | 伤寒热病之后,余热未尽,或情志不遂,郁结化火伤阴,心肺阴虚内热,百脉受病 | 情志不舒或思虑过度,肝郁化火伤阴,五脏阴液不足,虚火躁动 |
| 治则 | 润养心肺,凉血清热 | 补脾养心,缓急止躁 |
| 方剂 | 百合地黄汤 | 甘麦大枣汤 |

【原文】 妇人吐涎沫,医反下之,心下即痞,当先治其吐涎沫,小青龙汤主之;涎沫止,乃治痞,泻心汤主之。(七)

小青龙汤方:(见痰饮中。)

泻心汤方:(见惊悸中。)

**【译文】** 妇人吐涎沫的病证,医生反而使用下法,因而产生心下痞满,在治疗上,当先治其吐涎沫,用小青龙汤主治;涎沫止后,再治痞满,用泻心汤主治。

**【提要】** 本条论述上焦寒饮误下成痞的先后治法。

**【选注】** 徐忠可:此条即后所谓凝坚在上,呕吐涎唾。妇人下焦素有积冷,而凝于上之内为饮,又得客寒,故吐涎沫。又积寒为本,而客邪为标也。然邪高在肺,宜从伤寒心下有水气者论治,但彼无积寒故干呕,此有凝寒,故有涎沫耳。医者下之,是胃未受邪而诛责无过,故曰反。药伤其胃,客气动膈,故心下即痞。究竟下虽作痞,而上之客寒水气未服,当先治其本,故主小青龙,则水气客寒俱去,而涎沫止。痞不过误下之阴邪,客于心下,故以大黄黄连峻泻心下郁结之邪,可一服而愈也。

尤在泾:吐涎沫,上焦有寒也,不予温散而反下之,则寒内入而成痞,当先治其上寒,而后治其中痞,亦如伤寒例,表解乃可攻痞也。

《医宗金鉴》:吐涎沫,形寒饮冷也。不温散而反下之,则寒饮虚结成痞硬也。当先治其吐涎沫,以小青龙汤治外寒内饮。俟涎沫止,以半夏泻心汤,乃以治痞也。

魏念庭:泻心汤在《伤寒论》中为方不一,亦当合《伤寒论》中痞证诸条参观之,而求其治法。

**【解析】** 诸注家对成痞之因论述大体一致,如徐氏认为:"妇人下焦素有积冷,而凝于上之内为饮,又得客寒,故吐涎沫。"尤氏、《医宗金鉴》也是此意,可见积冷是致妇人杂病的重要原因之一。对于治疗的要领,也都一致认为先治吐涎沫,而后治痞,尤在泾言"亦如伤寒例,表解乃可攻痞",此语非常明快。唯对泻心汤的见解略异。本条《千金要方》作"治妇人霍乱呕逆,吐涎沫,医反下之,心下即痞。当先治其涎沫,可服小青龙汤,涎沫止,次治其痞,可服甘草泻心汤"。《医宗金鉴》作半夏泻心汤,魏念庭认为"当合《伤寒论》中痞证诸条参观之,而求其治法"。我们认为魏氏依证候而选用泻心汤的提法是正确的,如此理解才能体现仲景辨证论治的精神。

**【原文】** 妇人之病,因虚、积冷、结气,为诸经水断绝,至有历年,血寒积结,胞门①寒伤,经络凝坚。

在上呕吐涎唾,久成肺痈,形体损分②。在中盘结,绕脐寒疝;或两胁疼痛,与脏相连;或结热中,痛在关元,脉数无疮,肌若鱼鳞,时着男子,非止女身。在下未多,经候不匀,令阴掣痛,少腹恶寒;或引腰脊,下根气街,气冲急痛,膝胫疼烦。奄忽眩冒③,状如厥癫④;或有忧惨,悲伤多嗔⑤,此皆带下⑥,非有鬼神。

久则羸瘦,脉虚多寒;三十六病,千变万端;审脉阴阳,虚实紧弦;行其针药,治危得安;其虽同病,脉各异源;子当辨记,勿谓不然。(八)

**【注释】** ①胞门:即子宫。

②损分:系指形体消瘦,与未病前判若两人。

③奄忽眩冒:奄忽,即倏忽。奄忽眩冒,即指忽然发生晕厥。

④厥癫:指昏厥、癫狂一类疾病。

⑤多嗔:指经常发怒。

⑥带下:有广义和狭义之分。广义的带下,是指带脉以下的病变,即泛指妇科

杂病,如《史记·扁鹊传》记载:扁鹊"过邯郸,闻贵妇人,即为带下医。"狭义的带下,即专指赤白带下。

【译文】　妇人诸病,多因虚损、积冷、结气,导致多种月经病,甚至闭经,时间久了,又因血分受寒,血凝气结,胞宫为寒邪所伤,经络淤滞不通。

在上为胸肺受邪,证见呕吐涎沫,日久寒邪化热,可以形成肺痈,形体消瘦;在中为肝脾受邪,证见绕脐作痛,或两胁疼痛,与肝脏相连;或结热在中,痛在脐下关元,脉数,但周身并无疮患,肌肤为热所灼,枯燥如鱼鳞。这些证候,男子也可能发生,并非妇女所独有。在下为肝肾受病,虽然下血并不太多,但往往经候迟早不匀。阴部抽掣疼痛,小腹寒冷,或痛引腰脊,疼痛之根,起源于气街,即脐下五寸旁开二寸,又名气冲。发生冲气急痛,又连膝胫疼烦。甚则可出现猝然眩晕昏冒,状如昏厥、癫狂一类疾病,或忧惨悲伤,经常发怒。这些都是妇人杂病之证候,并非鬼神作祟。

久病则形体羸瘦,脉象虚弱且多寒邪;妇人带下三十六病,变化多端,医家应该审脉之阴阳虚实紧弦,治以针、药,方可转危为安。其病虽同而脉不同,应当仔细辨别记取,不要把上述道理当作无所谓!

【提要】　本条总论妇人杂病的病因、病机、证候和治疗原则。

【选注】　张路玉:妇人经闭诸病,无不由虚而成。经闭虽属虚寒,则崩漏之属虚热,从可识矣。夫经水历年断绝,则瘀积结于胞门,寒气凝于经络。盖下焦寒积结聚,则中上二焦皆不得通畅,所以在上则寒沫结聚而为咳,咳久热结而为肺痈,在中则寒饮积聚而为疝,疝久热结亦为内痛。大抵内痛,皆起于结血,故申之以脉数无疮、肌若鱼鳞,招揭病形,然此不但妇人也,男子亦有是证,总由经络郁闭,寒从火化所致。至于在下则经候虽不调,而不至断绝,所瘀亦不为多,其证虽久,但少腹气街引急寒痛也。其或膝胫疼烦者,以四肢为诸阳之本,寒结于内,则在下之阳不能上入,故膝胫反热而痛也。至如奄忽状如厥癫,或时忧惨悲嗔,神志失常,此皆阳神虚寒,不能统摄浊阴,发为带下之候,故以久则羸瘦,脉虚多寒证之。然多寒,言属寒者多,非绝无属热者。假如羸瘦而脉数,又为阴虚多热矣。设形盛而脉虚,岂不为气虚多寒乎?形成而脉濡,宁不为湿热固结乎。斯其所以为同脉异源也。

尤在泾:此言妇人之病,其因约有三端,曰虚、曰冷、曰结气。盖血脉贵充悦,而地道喜温和,生气欲条达也。否则血寒经绝,胞门闭,而经络阻矣。而其变证,则有在上在中在下之异。在上者,肺胃受之,为呕吐涎沫,为肺痈,为形体消损,病自下而至上,从炎上之化也。在中者,肝脾受之,或寒疝绕脐,或胁痛连脏,此病为阴,或结热中,痛在关元,或脉数肌干,甚则并着男子,此病为热中,为阴阳之交,故或从寒化,或从热化也。在下者,肾脏受之,为经脱不匀.为阴中掣痛,少腹恶寒,或上引腰脊,下根气街,及膝胫疼痛,肾脏为阴之部,而冲脉与少阴之大络,并起于肾故也。甚则奄忽眩冒,状如厥癫,所谓阴病者,下行极而上也。或有忧惨悲嗔,状如鬼神者,病在阴,则多怒及悲愁不乐也。而总之曰此皆带下。带下者,带脉之下,古人列经脉为病,凡三十六种,皆谓之带下病,非今人所谓赤白带下也。至其阴阳虚实之机,针药安危之故,苟非医者辨之有素,乌能施之而无误耶。三十六病者,十二癥、九痛、七害、五伤、三痼也。

《医宗金鉴》：此条为妇女诸病纲领。其病之所以异于男子者，以其有月经也。其月经致病之根源，则多因虚损、积冷、结气也。三者一有所感，皆能经水断绝，至有历年，寒积胞门，以致血凝气结而不行者。先哲云：女子以经调为无病，若经不调，则变病百出矣。以下皆言三者阻经之变病，其变病之不同，各因其人之脏腑经络寒热虚实之异也，如寒外伤经络，其人上焦素寒，则凝坚在上，故上焦胸肺受病也；形寒伤肺，则气滞阻饮，故呕吐涎沫也。若其人上焦素热，寒同其化，久则成热，热伤其肺，故成肺痈，而形体损瘦也。若其人中焦素寒，则在中盘结，故绕脐疝痛也，或两胁疼痛，是中焦之部，连及肝脏故也。或其人中焦素热，则不病寒疝，而病结热于中矣。中热故不能为寒疝，而绕脐之痛，仍在关元也。其人脉数当生疮，若无疮则热必灼阴，皮肤失润，故肌粗若鱼鳞也。然此呕吐涎唾，寒疝疼痛，肌若鱼鳞等病，亦时着男子，非止女子病也。在下未多，谓经候不匀，而血不多下也。邪侵胞中，乃下焦之部，故病阴中掣痛，少腹恶寒也。或痛引腰脊，下根气街急痛，腰膝疼烦，皆胞中冲任为病所必然也。或痛极奄忽眩冒，状如厥癫，亦痛甚之常状也。若其人或有忧惨悲伤多嗔之遇，而见此眩冒厥癫之证，实非有鬼神也。凡此胞中冲任血病，皆能病带，故谚曰：十女九带也。然带下病久，津液必伤，形必羸瘦，诊其脉虚，审其多寒。岂止病此三十六病，而千变万端矣。虽千变万端，然必审脉阴阳虚实紧弦，与病参究，行其针药，治危得安也。其有病虽同而脉不同者，则当详加审辨，故曰：子当辨记，勿谓不然也。

【解析】　以上三家之注，大体一致，唯《医宗金鉴》最为透彻，强调了本条的意义，又言明妇人病的特点在于月经，而月经病之根源在于虚损、积冷、结气也。对上中下之病机逐一论述。与尤氏不同，对经言三十六种病，灵活解释，指出"岂止病此三十六病，而千变万端矣"。还指出形瘦脉虚多寒等脉证，是带下病久津液伤所致。这些论述都有实践意义。唯此处带下又有专指赤白带下之义，对此也应当活看，否则本条就不能称为妇人杂病的总纲了。此外，尤氏言"血脉贵充悦，而地道喜温和，生气欲条达也"，对理解妇人之易受虚、冷、结气而致病很有启发。对于"久则成肺痈"句，丹波元胤认为"痈"当是"痿"字之误，丹波元坚云："盖上焦寒凝，无为肺痈之理，肺冷为痿，甘草干姜汤证也。"我们同意这一看法。临证也未见妇人有由此成肺痈者，致肺痿者却有所见。后世李彦师等人，对这段论述又提出一些方剂，可供参考。如自妇人病起，至诸经水断绝止用温经汤；从有历年起，至经络凝坚者，用大黄䗪虫丸；呕吐涎唾宜干姜半夏散，咳者宜小青龙汤；久成肺痈用桔梗白散或千金苇茎汤；喘不得卧，宜葶苈大枣泻肺汤；绕脐寒疝依轻重可分别用当归生姜羊肉汤或大乌头煎；两胁痛与脏相连用小柴胡汤；热结中，痛在关元，脉数无疮，肌若鱼鳞，实者宜大黄䗪虫丸，虚者宜薯蓣丸；有在下未多，经候不匀令阴掣痛、少腹恶寒等证用温经汤。

本条与《伤寒论·平脉法》第一条很相像，故陆渊雷等人认为这"亦是脉经家之言，非仲景语也"。我们认为也不尽然。因为《金匮要略》每篇皆有论，而其论皆与脉证密切配合呼应。就这一条而言，对本篇有纲领性意义，现归纳如下：

病机:
- 凝坚在上
- 在中盘结　病变
- 在下未多

| | | |
|---|---|---|
| 上:肺、胃 | 吐涎唾 / 久成肺痿 | |
| 中:肝、脾 | 寒化—绕脐寒疝,或两胁疼痛 / 热化—痛在关元,脉数无疮,肌若鱼鳞 | 男女共有 |
| 下:冲任带脉 | 经候失调,广义之带下病 | 妇人独有 |

诊治:
- 审脉——阴阳紧弦
- 辨证——虚实寒热　同病异脉,施以不同治法
- 治法——行其针药

【原文】　问曰:妇人年五十所,病下利数十日不止,暮即发热,少腹里急,腹满,手掌烦热,唇口干燥,何也? 师曰:此病属带下。何以故? 曾经半产,瘀血在少腹不去。何以知之? 其证唇口干燥,故知之。当以温经汤主之。(九)

温经汤方:

吴茱萸三两　当归二两　芎䓖二两　芍药二两　人参二两　桂枝二两　阿胶二两　生姜二两　牡丹皮(去心)二两　甘草二两　半夏半升　麦门冬一升(去心)

上十二味,以水一斗,煮取三升,分温三服。亦主妇人少腹

寒,久不受胎;兼取崩中去血,或月水来过多,及至期不来。

【译文】　问道:妇人年已五十左右,病前阴下血,数十日不止,傍晚发热,小腹里急,腹中胀满,手掌发热,唇口干燥,是什么原因呢? 老师说:此病属带脉以下的病变,由于曾经小产,有瘀血停在小腹未去。怎么知道呢? 因其证见唇口干燥,所以知道是瘀血停留于小腹,当以温经汤主治。

阿胶

【提要】　本条论述妇人因瘀血引起崩漏的证治。

【选注】　尤在泾:妇人年五十所,天癸已断而病下利,似非因经所致矣;不知少腹旧有积血,欲行而未得遽行,欲止而不能竟止,于是下利窘急,至数十日不止。暮即发热者,血结在阴,阳气至暮,不得入于阴,而反浮于外也,少腹里急腹满者,血积不行,亦阴寒在下也。手掌烦热病在阴,掌亦阴也。唇口干燥,血内瘀者,不外荣也。此为瘀血作利,不必治利,但去其瘀而利自止。吴茱萸、桂枝、丹皮,入血散寒而行其瘀,芎、归、芍药、麦冬、阿胶以生新血,人参、甘草、姜、夏,以正脾气,盖瘀久者荣必衰,下多者脾必伤也。

李彣:妇人年五十,则已过七七之期,任脉虚,太冲脉衰,天癸竭,地道不通时也。所病下利,据本文带下观之,当是崩淋下血之病。盖血属阴,阴虚故发热,暮亦属阴也。任主胞胎,冲为血海,二脉皆起于胞宫,而出于会阴,正当少腹部分,冲脉侠脐上行,故冲任脉虚,则少腹里急,有干血亦令腹满。《内经》云:任脉为病,女子

带下瘕聚是也。手背为阳,掌心为阴,乃手三阴过脉之处,阴虚,故掌中烦热也。阳明脉侠口环唇,与冲脉会于气街,皆属于带脉。《难经》云:血主濡之。以冲脉血阻不行,则阳明津液衰少,不能濡润,故唇口干燥。断以病属带下,以曾经半产,少腹瘀血不去,则津液不布,新血不生,此则唇口干燥之所由生也。《内经》云:血气虚者,喜温而恶寒,寒则凝涩不流,温则消而去之。此汤名温经,以瘀血得温即行也。方内皆补养气血之药,未尝以逐瘀为事,而瘀血自去者,此养正邪自消之法也。故妇人崩淋不孕,月事不调者,并主之。

《医宗金鉴》:妇人年已五十,冲任皆虚,天癸当竭,地道不通矣。今下血数十日不止,宿瘀下也。五心烦热,阴血虚也;唇口干燥,冲任血伤,不上荣也;少腹急满,胞中有寒,瘀不行也。此皆曾经半产崩中,新血难生,瘀血未尽,风寒客于胞中,为带下,为崩中,为经水愆期,为胞寒不孕。均用温经汤主之者,以此方生新去瘀,暖子宫补冲任也。

陈修园:此承上节言历年血寒积结胞门之重证,而出其方治也。

【解析】 以上诸注家,见解比较一致。李彣又指出下利为下血,对温经之义,阐述更为明了。陈修园指出"此承上节言历年血寒积结胞门之重证",言简意赅。

温经汤临证应用甚广,如《千金要方》治崩中下血,或月经过多,或过期不来。《和剂局方》又治少腹有寒,久不受孕。《张氏医通》又治肺热移于大肠之咳嗽便血。《产宝诸方》又治小腹急痛等。据临床经验,温经汤证除原文所述证候外,多有少腹急痛,也可有刺痛,或少腹有块拒按等表现。近年报道,用温经汤可治疗闭经、月经紊乱、功能性子宫出血、附件炎、女性不孕等,但须中医辨证属虚寒兼瘀血者,方可用此方温经补虚、生新祛瘀为治。温经汤在临床上主治腹痛、崩漏、月经不调,它和胶艾汤的主治有相似之处,但口唇干燥、手心烦热等虚热证是胶艾汤证所没有的;同时又略似当归芍药散证,不过本方证无水气情况,因此又与当归芍药散证不同。

【原文】 带下经水不利①,少腹满痛,经一月再见②者,土瓜根散主之。(十)

土瓜根散方:阴㿗肿亦主之。

土瓜根 芍药 桂枝 䗪虫各三两

上四味,杵为散,酒服方寸匕,日三服。

【注释】 ①经水不利:指月经过期不至或经行不畅。如徐彬说:"不利者,不能如期也。"尤怡谓之"似通非通,欲止不止"之状。

②经一月再见:指月经一月两潮。

【译文】 妇人带脉以下的病变,月经不能如期而至,或月经循行不畅,小腹部满痛,月经一月两行,用土瓜根散主治。

【提要】 本条论述因瘀血而引起月经不调的证治。

【选注】 徐忠可:带下即前所谓此皆带下,非专指赤白带也。盖古人列妇人因经致病凡三十六种,此皆谓之带下病,故此节冠以带下二字,后不复重出耳。不利者,不能如期也。因寒而瘀,故少腹满痛;然既有瘀而不利,则前经行未畅者,不及待后月正期,乃一月而再见也。药主土瓜根散者,土瓜即草部王瓜也,性苦寒,善驱热行瘀;蟅虫兼活血;芍药敛阴中正气;桂枝行经络之滞,而积冷自散。因有瘀滞,故以土瓜为主,必合桂枝,所谓寒因热用也。

尤在泾:妇人经脉流畅,应期而至,血满则下,血尽复生,如月盈则亏,月晦复朏也。唯其不利,则蓄泄失常,似通非通,欲止不止,经一月而再见矣,少腹满痛,不利之验也。土瓜根主内痹,瘀血月闭,蟅虫蠕动逐血,桂枝芍药行营气而正经脉也。

《医宗金鉴》:"再"字当是"不"字,若是"再"字,一月两来,与上文不利不合,是传写之讹也。此亦前条在下未多、经候不匀之证。带下,胞中病也,胞中有宿瘀,从气分或寒化则为白带;从血分或热化,则为赤带;从气血寒热错杂之化,则为杂色之带也。若兼经水不利,少腹满痛,乃有瘀血故也。其经至期不见,主以土瓜根散者,土瓜能逐瘀血,蟅虫能开血闭,桂枝合芍药舒阳益阴,通和营气,则瘀去血和,经调带止矣。

【解析】 三家之注,各有所长。徐氏明确了带下之义,尤氏对病机和方解注释甚明,《医宗金鉴》提出了经调带止的道理。因为调经大法,如先病而后经不调的,当先治其病,病去则经自调;如因经不调而后生病的,当先调经,经调则病亦自愈。本条证候,是由瘀血而致月经不调,故治以祛瘀为主,瘀去月经亦调。但《医宗金鉴》认为"再"字是"不"字之误,则是妄改。尤氏对此解释甚明,"唯其不利,则蓄泄失常,似通非通,欲止不止,经一月而再现矣",这是符合临床实践的。我们认为,判断瘀血的有无不能仅凭月经是否能如期而至,因为不能如期而至可能是瘀血,经一月再见也可能是瘀血,还要综合其他脉证,特别是腹部情况、经血的量和颜色。如见少腹满痛,按之有硬块,下血量不多,颜色紫暗,或夹有瘀块的,则为瘀血的重要征象,此外还要色脉合参,方能做出正确诊断。土瓜根目前临床很少用,可代之以丹皮、丹参、桃仁等。根据上述治则和方义,用桂枝茯苓丸加蟅虫亦可。

【原文】 寸口脉弦而大,弦则为减,大则为芤,减则为寒,芤则为虚,寒虚相搏,此名曰革,妇人则半产漏下,旋覆花汤主之。(十一)

旋覆花方:见五脏风寒积聚篇

【译文】 寸口脉弦而兼大,但比弦脉较为衰减,比大脉则又中空如芤。弦而衰减的脉,为寒的现象,大而中空如芤的脉,为虚的现象,如虚和寒的脉象结合起来,则名为革脉,在妇女主患小产或漏下证,用旋覆花汤主治。

【选注】 魏念庭:此条已见于虚劳中,兼男子而言也;今复见于此,专为妇人发论也。半产漏下,俱气不足以统血,血无所摄而下趋,所以有胎即半产而不能满足十月,无胎即漏下而经血愈伤也。旋覆花清阳,气分药也,佐以葱之通阳,无非为气分虚寒主治也,加以新绛少许,引入血分,而下趋之血,可以随升举之阳气而思返矣。

尤在泾:本文已见虚劳篇中,此去男子亡血失精句,而益之曰旋覆花汤主之,盖专为妇人立法也。详《本草》旋覆花治结气,去五脏间寒热,通血脉,葱主寒热,除肝邪,绛帛入肝理血,殊与虚寒之旨不合。然而肝以阴藏而舍少阳之气,以生化为事,以流行为用,是以虚不可补,解其郁聚,即所以补,寒不可温,行其血气,即所以温。固不可专补其血,以伤其气。亦非必先散结聚,而后温补,如赵氏、魏氏之说也。

《医宗金鉴》：此条详在《伤寒论·辨脉法》篇，错简在此。"旋覆花汤主之"一句，亦必是错简。半产漏下，则气已下陷，焉有再用旋覆下气之理。

【解析】 本条除见于本篇外，又见于《金匮要略·血痹虚劳病脉证并治》和《金匮要略·惊悸吐衄下血胸满瘀血病脉证治》，不同之处在于，这里删去"男子则亡血失精"一句。旋覆花汤也见于《金匮要略·五脏风寒积聚病脉证并治》。此方对于半产漏下的虚寒证并不适合。因此，这里不做解释，也不评述，只引三家注释以供参考。

【原文】 妇人陷经①，漏下黑不解，胶姜汤主之。（臣亿等校诸本无胶姜汤方，想是前妊娠中胶艾汤。）（十二）

【注释】 ①陷经：即经气下陷，下血不止之意。李彣曰："谓经脉下陷而血漏不止，乃气不摄血也。"（《广注》）

【译文】 妇人因崩漏经血下陷色黑，日久不解，用胶姜汤主治。

【提要】 论述妇人虚寒漏下的证治。

【选注】 尤在泾：陷经，下而不止之谓。黑则因寒而色瘀也。胶姜汤方未见，然补虚温里止漏，阿胶、干姜二物已足。林亿云：恐是胶艾汤。按《千金》胶艾汤有干姜，似可取用。

《医宗金鉴》：陷经者，谓经血下陷，即今之漏下崩中病也。"黑不解"不成文，胶姜汤方亦缺。

李彣：陷经漏下，谓经脉下陷，而血漏下不止，乃气不摄血也。黑不解者，瘀血不去，则新血不生，荣气腐败也。然气血喜温恶寒，用胶姜汤温养气血，则气盛血充，推陈致新，而经自调矣。

陆渊雷：《金鉴》引李彣注，读陷经漏下为句，非也。《巢源》有漏下五色之候，其漏下黑候云：五脏皆禀血气，肾脏之色黑，漏下黑者，是肾脏之虚损，故漏下而夹黑色也。据此，知本条当读妇人陷经为句，漏下字当与黑字连续，陷经为病名，漏下黑为证候也。陷经字古医书他无所见，不知其义何居。尤谓下而不止，李谓经脉下陷，皆望文生训耳。胶姜汤林氏谓即胶艾汤，楼氏《纲目》亦云，即芎归胶艾汤，一云加干姜一两。赵氏以为胶姜二物，徐沈尤魏并同，余意用《千金》大胶艾汤为是，即胶艾汤加干姜，引见妊娠篇胶艾汤下。

【解析】 由于本条仅"漏下黑"一证，只有方名而没有列药物，历代注家争议甚大。这里提出我们的看法。

1. 什么是陷经

注家有三种看法：李彣将陷经与漏下连在一起，认为是指经脉陷下而血漏不止，属于气不摄血；尤在泾认为陷经是指下而不止的意思；陆渊雷认为是病名，认为"妇人陷经"应断为一句。这三种说法均有一定道理。我们认为"陷经"二字，既是一个病名，也可以理解为一个症状，还包括一定的机理。理由如下：

（1）中医学中很多病名同时也是症状，如惊悸、呕吐、吐血、下血、下利等。

（2）依《金匮要略》的笔法，仲景往往是先提出病名，再提出症状，后列方剂，故在此条中,陷经当是病名。

（3）中医学的"医理"往往与"文理"有着密切关系,许多病名往往能反映一定的机理,如虚劳、中风等病。因此,顾名思义,陷指陷下而不止,经在妇科病中指经水,把陷经理解为出血不止的症状,也并非望文生训。

2.关于"漏下黑不解"的分析

仲景的学说是宗《内经》阴阳五行学说的。尽管以五脏合五色的理论来判断经血是不完全的,但古人用此分析病机,表达一种见解,正如仲景在《金匮要略》中用脉象来表示病机一样。根据此理,再据《诸病源候论·漏下黑候》"肾脏之色黑,漏下黑者,是肾脏之虚损",可知"漏下黑"与肾虚有一定关系。还应当把此条与第八条妇人杂病总纲联系起来,因为第八条对本篇各条具有指导意义,因此尤在泾云"黑则因寒而色瘀"是可解释通的。综前所述,由于虚寒而致瘀故漏下黑这一病机是有根据的。

3.关于治法与方剂

既然病机为虚寒瘀血,治则当然是温经补虚养血了。仲景方剂的特点是,许多方名和方剂中的主要药物有密切关系。既然称为胶姜汤,那么阿胶和干姜就是此方的主要药物了,阿胶入肾补虚,干姜温经祛寒。这两味药表达的治疗方向和前面分析的病机是一致的。至于方中有无活血药,倒不是最紧要的,因为虚寒得治,瘀血得除。我们认为分析了病机和治则,就无须再猜测胶姜汤是什么方了,学仲景之书关键在于学习辨证施治精神。依此理,林亿所言胶艾汤是可用的,陆氏所言的《千金》大胶艾汤也可用,甚至仅胶、姜二味也未尝不可。再从病名上看,以胶姜为主药是合乎病机的。

当然,临床所见之漏下并不完全是虚寒瘀血。也有因热郁血瘀及气不摄血等原因所致者,况本条仅出一个症状是很不够的,临床又当据具体情况辨证分析。

【原文】 妇人少腹满如敦①状,小便微难而不渴,生后②者,此为水与血俱结在血室也,大黄甘遂汤主之。（十三）

大黄甘遂汤方：

大黄四两 甘遂二两 阿胶二两

上三味,以水三升,煮取一升,顿服之,其血当下。

【注释】 ①敦：敦是古代盛食物的器具,上下稍锐、中部肥大。

②生后：指生病之后,如《论注》云："如敦状,小便微难,是尿亦微有病而不甚也……更在生病后,则知余邪未清,故使血室不净。"

【译文】 妇人小腹胀满,其形隆起如敦状,小便略难而口不渴,若生病之后,余邪未清,是水与血俱结在血室,用大黄甘遂汤主治。

【提要】 本条论述妇人水与血结在血室的证治。

【选注】 徐忠可：少腹满如敦状,妇人敦而不起,故曰,如敦状。小便微难,是溺亦有微病而不甚也。不渴,知非上焦之气热不化,更在生病后,则知余邪未清,故血室不净。血室在膀胱之后,气如后注而敦者,明是溺与血俱病。故曰此为水与血俱结在血室,大黄以逐其瘀血,甘遂以去其停水,古人治有形之病,以急去为主,故用药不嫌峻耳,若阿胶则养正而不滞,故加之,且以驱血中伏火也。

魏念庭:妇人少腹满如敦状者,腹皮加厚也,小便微难者,有形之邪,格阻于下也。如此宜为水气之病,格阻正津,上冲咽喉作渴,如水气病所云矣,乃不渴知非但水邪,且合瘀血也。唯水邪与瘀血,俱结在血室,同为有形之物,斯可为实邪而驱逐攻下也。主以大黄甘遂汤,大黄下血,甘遂逐水,二邪同治矣;入阿胶者,就阴分下水血之邪,而不至于伤阴也,顿服之血当下,血下而水自必随下矣。此瘀血结于产后,虽在血室,又不可予抵当汤丸下之,下之于大便,此则产后篇中,所言热在里,结在膀胱者也。彼单为血,故用大承气汤,此兼水邪,故用大黄甘遂汤,邪有专兼,治亦分专兼矣。

尤在泾:敦,按《周礼》注:盘以盛血,敦以盛食,盖古器也。少腹满如敦状者,言少腹有形高起如敦之状与《内经》胁下大如覆杯之文略同。小便难,病不独在血矣,不渴,知非上焦气热不化。生后即产后,产后得者,乃是水血并结而病属下焦也。故以大黄下血,甘遂逐水,加阿胶者,所以去瘀浊而兼安养也。

《医宗金鉴》:敦,大也。少腹,胞之室也。胞为血海,有满大之状,是血蓄也。若小便微难而不渴者,水亦蓄也。此病若在生育之后,则为水与血俱结在血室也。主之大黄甘遂汤,是水血并攻之法也。

**【解析】** 诸注家均认为此是水血俱结在血室,用水血并攻之法,解释都很详尽。对"如敦状"的解释,以尤氏所注为正确,魏氏言"腹皮加厚"究属牵强。本证除少腹满之外,临床还常见有少腹疼痛、下肢浮肿等现象。少腹满有蓄水、蓄血、水与血俱结在血室之别,其区别要点为:

少腹满
$$\begin{cases} \text{小便不利,口渴——蓄水。} \\ \text{小便利,口不渴——蓄血。} \\ \text{小便微难而不渴,且病在产后——水与血俱结在血室。} \end{cases}$$

水与血俱结在血室与蓄血证及瘀血腹痛有所区别,故临床应用本方时应当与抵当汤证、下瘀血汤证加以鉴别。

**【原文】** 妇人经水不利下,抵当汤主之。(亦治男子膀胱满急有瘀血者。)(十四)

抵当汤方:

水蛭三十个(熬)  虻虫三十枚(熬,去翅足)  桃仁二十个(去皮尖)  大黄三两(酒浸)

上四味,为末,以水五升,煮取三升,去滓,温服一升。

**【译文】** 妇人经水不通利,继而闭阻不下,用抵当汤主治。

**【提要】** 本条论述瘀血经闭的证治。

**【选注】** 徐忠可:不利下者,明是有血欲行不肯利下。既非若久闭不至,亦非若行而不畅如一月再见者,是有形之物碍之,故以大黄、桃仁、水蛭、虻虫峻逐之。

尤在泾:经水不利下者,经脉闭塞而不下,比前条下而不利者有别矣。故彼兼和利,而此专攻逐也。然必审其脉证并实而后用之,不然,妇人经闭,多有血枯脉绝者矣。虽养冲任,犹恐不至,而可强责之哉。

《类聚方广义》：大黄甘遂汤与抵当汤皆主小腹满，而抵当汤证，硬满而小便自利，此方证少腹满膨而不甚硬，小便微难，以斯见瘀血与水血结滞之异。

《医宗金鉴》：妇人经水不利下，言经行不通利快畅下也，乃妇人恒有之病，不过活瘀导气，调和冲任，足以愈之；今日抵当汤主之，夫抵当重剂，文内并无少腹结痛、大便黑、小便利、发狂善忘、寒热等证，恐药重病轻，必有残缺错简，读者审之。

【解析】　诸注家都强调此为血瘀较久之重证，故用攻逐。尤在泾与《类聚方广义》又都提出抵当汤证与大黄甘遂汤证之鉴别要点，皆可参考。《医宗金鉴》又补充了当有症状，但言"必有残缺错简"。其实仲景之书往往采取详于特殊，略于一般的笔法。抵当汤证，在《伤寒论》中凡四见，本条叙证简略，可以参考《伤寒论》"热在下焦，少腹硬满，小便自利者，下血乃愈，所以然者，以太阳随经，瘀热在里故也，抵当汤主之"，及"脉沉结，少腹硬，小便自利，其人如狂者，血证谛也，抵当汤主之"等。虽然伤寒与杂病在发病机制上不尽相同，但在某些瘀血见证上还是有共同之处的，且仲景用方的辨证原则是一致的，可以参考。临床所见，瘀血经闭，每见少腹硬满，结痛拒按，小便自利，脉沉涩等证。本方用水蛭、虻虫专攻瘀血，大黄、桃仁引血下行，为下瘀血峻剂，故尤在泾言"必审其脉证并实而后用之"，示人当慎重。如《千金要方》以本方去水蛭加朴硝为桃仁煎，治带下经闭不通；又以本方加杏仁二两为杏仁汤，治月经不调或月经闭塞不通。陈自明以本方去大黄加地黄名通经丸以治经闭，方舆輗以陈自明通经丸水煎治干血劳。《类聚方广义》又以本方治产后恶露不尽。近年有报道用本方加减治闭经、子宫内膜炎及附件炎、胎盘残留不下的出血等病。临床应用时，要时时注意本方为峻烈之剂，必为实证瘀血方可应用，孕妇忌服。

【原文】　妇人经水闭不利，脏坚癖不止①，中有干血，下白物②，矾石丸主之。（十五）

矾石丸方：

矾石三分（烧）　杏仁一分

上二味，末之，炼蜜和丸，枣核大，内脏中，剧者再内之。

【注释】　①脏坚癖不止："脏"，即子宫，谓子宫内有干血坚结不散。如沈明宗云："脏，即子宫也。坚癖不止，止当作'散'字，坚癖不散，子宫有干血也。"（《编注》）

②白物：指白带。

【译文】　妇人经水闭塞而不通，子宫内有凝结的坚积不去，是其中有干血，又时下白带，用坐药矾石丸主治。

【提要】　本条论述湿热白带的外治法。

【选注】　魏念庭：脏坚癖不止者，子脏干血，坚凝成癖而不去也。干血不去，则新血不荣，而经闭不利矣。由是蓄泄不时，胞宫生湿，湿复生热，所积之血，转为湿热所腐而成白物，时时自下。是宜先去其脏之湿热，矾石却水除热，合杏仁破结润干血也。

尤在泾：脏坚癖不止者，子脏干血坚凝成癖而不去也。干血不去，则新血不荣，而经闭不利矣。由是蓄泄不时，胞宫生湿，湿复生热，所积之血，转为湿热所腐而成白物，时时自下，是宜先去其脏之湿热。矾石却水除热，合杏仁破结润干血也。

黄元御：妇人经水闭塞不利，脏中坚癖不止，中有干血，阻阴精之上济，而下白物，血瘀因于木陷，木陷因于土湿，湿土过抑，木气不达，故经水不利，木陷而生风，疏泄失职，脏中精液流溢，或下白物。矾石收湿淫而敛精液，杏仁破积气而消癥散也。

《医宗金鉴》：脏，阴内也。不止，不去也。经水闭而不通。瘀，宿血也。阴中坚块不去，血干凝也。下白物，化血成带也。用矾石丸坐药治之。此方治下白物，若从湿化者可也，恐未能攻坚癖干血也。

陈修园：妇人经水闭而不利，其子脏因有凝寒而成坚癖。又因湿热瘀而为下不止，其凝滞维何？以子脏中有干血。其下不止维何？即湿热腐变而下之白物，时俗所谓白带是也。宜用外治法，以矾石丸主之。

【解析】　对脏坚癖不止的"脏"字，沈明宗言为子宫，尤在泾、魏念庭、陈修园等云为子脏，亦即子宫，唯《医宗金鉴》说是"阴内"。我们依据注家对病机的分析，同意"脏"是子宫的看法。各注家对矾石丸的应用也有两种看法：一为矾石既能除湿热，又能破结润血，如尤在泾、黄元御等。二为专治白物之湿，如《医宗金鉴》、陈修园等。我们认为，矾石丸是外治之方，以祛除局部湿热为主，此为治标之法，作用直接稳当，效捷。但如干血严重，也有必要兼用消瘀通经之剂，标本兼治，白带才能痊愈。此一丸剂，说明仲景时代已经有阴道坐剂应用于临床。后世以矾石为主的外治法甚多，如《医心方》裹矾石末如枣核，内阴中治阴中疮。《寿世保元》以矾石丸加雄黄、麝香做粉剂和敷阴中，也治阴中生疮。《验方新编》以矾石合杏仁（去皮尖）研烂，乳汁调搽治鼻中生疮等。本证如阴中有糜烂，就不宜使用矾石丸。

【原文】　妇人六十二种风，及腹中血气刺痛，红蓝花酒主之。（十六）

红蓝花酒方：（疑非仲景方）

红蓝花一两

上一味，以酒一大升，煎减半，顿服一半，未止再服。

【译文】　妇人感受了六十二种风，导致腹中血气刺痛，用红蓝花酒主治。

【提要】　本条论述血凝气滞腹痛的治法。

【选注】　赵以德：六十二种风，尽以一药治之，宁无寒热虚实，上下表里之异？其非仲景法明矣。虽然原其立方之旨，将谓妇人以血为主，一月一泻，然后和平；若风邪与血凝搏，或不输血海，以阻其月事，或不流转经络，以闭其荣卫，或内触脏腑，以违其和。因随取止，遂有不一之病，所

红蓝花

以治之，唯有破血通经，用红花汤，则血开气行，而风亦散矣。

魏念庭：妇人血虚内热，最易感风，而风邪中之，又多不同于男子，中其经络脏腑，往往先中其腹中。妇人腹中经尽之时，及产子之后，率皆空虚，风入无所捍卫，此风及腹中之由也。风邪入腹扰乱气血，腹中必刺痛，主之以红蓝花酒，酒以温和其血，红蓝花以行散其瘀，而痛可止。此六十二种之风名，不过风之致证多端，为百病之长耳！不必拘于其文而凿求之。

张隐庵：红花色赤多汁，生血行血之品也。盖风为阳邪，血为阴液，红花支茎叶多毛刺，具坚金之象，故能制胜风木。《金匮》红蓝花酒治妇人六十二种风，良有以也。

陆渊雷：自此以下三条，皆以一方统治若干病，而证候不析，疑皆非仲景语也。六十二种风，当是神经系统病，故尤云血行风自去。红蓝花即红花，始见于《开宝本草》，而《外台》引《近效》已用之，盖六朝以后入药者。

【解析】 魏氏认为对"六十二种之风名"，"不必拘于其文而凿求之"，此语甚为贴切。赵以德言"其非仲景法明矣"，陆渊雷"疑皆非仲景语"。我们认为这只不过是怀疑而已，因本条大意是用红蓝花酒，治妇人之风及腹中血气刺痛，示人以法则，并非谓红蓝花酒可统治六十二种风证。张氏之方解在于言其行血治风之机，陆氏言六十二种风，当是神经系统病，这种中西对应，偏而不全。又对红蓝花一药，因始见于《开宝本草》，认为是六朝以后入药，这只是一方面的资料，不能以此认为不是仲景之方，因大凡入药书，必有一个在民间流传的过程。仲景博采众方，很难说不知此方，仲景言其参考过《胎胪药录》，并未言见过《神农本草经》，但《神农本草经》未载之药，不见得仲景就不知道。况我们学习《金匮要略》，主要是继承其经验，绝不应因怀疑不是仲景原著就轻视某些条文。其实本条虽简单，但很有临床价值，不但至今民间常用，而且历代医家也有所发展。如《外台秘要》用以治血晕不识人烦闷，《妇人大全良方》等用以治胎死腹中。日本《汉药神效方》用以治经水来前每惯腹痛，并配合砂糖汤，和我国民间产后用此方合红糖水的经验差不多。《杨氏产乳方》用以治胞衣不下，这些都是重要经验。可见，方虽简单，但不可轻视。

【原文】 妇人腹中诸疾痛，当归芍药散主之。（十七）

当归芍药散方（见前妊娠中）

【译文】 妇人腹中多种疾痛，皆可用当归芍药散主治。

【提要】 本条论述肝虚血滞、脾虚湿阻腹痛的治法。

【选注】 徐忠可：此言妇人之病，大概由血，故言诸疾痛，皆当归芍药散主之，谓即有因寒者，亦不过稍为加减，非直以此方概腹中诸痛也。

尤在泾：妇人以血为主，而血以中气为主。中气者，土气也。土燥不生物，土湿亦不生物，芎、归、芍滋其血，苓、术、泽泻治其湿，燥湿得宜，而土能生物，疾痛并蠲矣。

汪近垣：妇人之病，由肝郁者居多，郁则气凝血滞，或痛或胀，或呕或利，云腹中诸疾痛，诸者，盖一切之辞。当归芍药散，舒郁利湿，和血平肝，即有兼证，不妨加味治之，诚妇人要方也。

《医宗金鉴》:诸疾腹痛,谓妇人腹中诸种疾痛也。既曰诸疾痛,则寒、热、虚、实、气、食等邪,皆令腹痛,岂能以此一方概治诸疾痛耶? 当归芍药散主之,必是错简。

【解析】 徐、尤二人论及此证之因由血由气,汪氏进一步论及由肝郁,确实正确。徐氏"非直以此方概腹中诸痛也"的见解也很公允。唯《医宗金鉴》断言"必是错简",我们不能同意。因当归芍药散临床应用确实较广,后世名方逍遥散,可以说是此方的发展。从近年的一些报道来看,用此方治疗肝炎、慢性胃炎、胃肠神经官能症、胸膜炎、痛经、盆腔炎等多种疾病,故不必过于穿凿文字而因辞害意。我们在前几条评述中一再提出学习中要使用前后联系、以方测证等方法,注意仲景笔法详前略后,详于特殊、略于一般的情况。本条治疗范围较广,从这点理解"诸"字,未尝不可。因一字不通就认为"必是错简",不是慎重的态度。

【原文】 妇人腹中痛,小建中汤主之。(十八)

小建中汤方(见前虚劳中。)

【译文】 妇人腹中疼痛,用小建中汤主治。

【提要】 本条论述妇女虚寒腹痛的治法。

【选注】 徐忠可:此言妇人之病概由血,则虚者多,从何补起? 唯有建中之法为妙。谓后天以脾胃为本,胃和而饮食如常,则自能生血则痛止也。小建中即桂枝汤加饴糖也。言外见当扶脾以统血,不当全恃四物之类耳。前产后附《千金》内补当归建中汤,正此意也。

尤在泾:营不足则脉急,卫不足则里寒,虚寒里急,腹中则痛,是必以甘药补中缓急为主,而合辛以生阳,合酸以生阴,阴阳和而营卫行,何腹痛之有哉。

张路玉:小建中专主风木胜脾之腹痛,而妇人善怒,易动肝火,木邪乘土,多有腹痛经水妄行之疾,故以此汤主之。

陈灵石:妇人腹中痛,主以小建中者,其意在于补中生血,非养血定痛也。盖血无气不生,无气不行,得建中之力,则中气健运,为之生生不息,即有瘀痛者,亦可平之。

《医宗金鉴》:若因木盛土衰,中虚急痛者,用此补虚缓中定痛可也。

【解析】 诸注家对脾虚寒的见解是一致的,对养气血建中气而止痛的认识亦同。唯张路玉、《医宗金鉴》又提出中焦之虚是由于风木胜而致脾土衰,这一点从临床上看,并不尽然。因小建中汤见证以虚寒二字为特点,并非皆见妇人善怒,易动肝火之证。仲景用芍药于建中汤,主要在于酸甘以化阴血,并不在于疏肝。

以上三条皆言腹痛,其原因症状皆有不同,临床当辨别寒热虚实,属气属血,以指导选方用药。现将三条比较如下:腹痛因于风邪乘虚而入,属于血凝气滞者,治宜活血行气,用红蓝花酒;腹痛因于血滞湿阻,肝脾不调者,治宜活血利湿,用当归芍药散;腹痛因于脾胃虚寒者,治宜补中生血,用小建中汤。

【原文】 问曰:妇人病饮食如故,烦热不得卧,而反倚息者,何也? 师曰:此名转胞[①]不得溺也,以胞系了戾[②],故致此病,但利小便则愈,宜肾气丸主之。方见虚劳中。(十九)

【注释】　①胞：在此同"脬"，即膀胱。

②胞系了戾：胞系，指膀胱之系；"了"，通"缭"；戾者，扭转之意。故胞系了戾，即膀胱之系缭绕不顺。

【译文】　问道：妇人病，饮食如平常，但感觉烦热不得卧，反而倚床呼吸，这是什么原因呢？老师答道：此病名为转胞，病人不能小便，是因膀胱之系缭绕不顺，只需利其小便，则病可愈。宜用肾气丸主治。

【提要】　本条论述妇人转胞的证治。

【选注】　赵以德：此方在虚劳中，治腰痛，小腹拘急，小便不利，此治肾虚转胞不得溺，皆用此利小便也。转胞之病，为胞居膀胱之室内，因下焦气衰，水湿在中，不得气化而出，遂致鼓急其胞，因转筋不正，了戾其溺之系，水即不出，经气遂逆上冲于肺，肺所主之荣卫，不得入于阴，蓄积于上，故烦热不得卧而倚息也。用此补肾则气化，气行则水行，水行则邪者降而愈矣。然转胞之病，岂尽由下焦肾虚致耶。或中焦气虚土湿，下干害其胞，与上焦肺气壅塞，不化于下焦，或胎重压其胞，或忍溺入房，皆足成此病。必求其所因以治之也。

尤在泾：饮食如故，病不由中焦也。了戾与缭戾同，胞系缭戾而不顺，则胞为之转，胞转则不得溺也。由是下气上逆而倚息，上气不能下通，而烦热不得卧。治以肾气者，上焦之气肾主之。肾气得理，庶缭者顺，戾者平，而闭乃通耳。

《医宗金鉴》：病不在胃，故饮食如故也；病在于胞，故不得溺也；阳气不化，故烦热也；水不得下行，故倚息不得卧也。名曰转胞，以胞系乖戾不爽也，故致此病，但当利小便则愈。主之肾气丸，以温行下焦阳气。阳气化则溺出，诸病自解矣。胞者乃谓尿胞。非血胞也。

【解析】　诸注家对此条为肾气不举引起转胞的机理分析较为一致，对肾气丸的功效见解也同。观肾气丸八味药中，地黄、薯蓣固肾脏之阴，山萸、附子补肾脏之阳，茯苓、泽泻利水除湿，丹皮、桂枝疏肝和血，温化下焦，总收滋阴助阳之功。滋阴之虚，可以生气，助阳之弱，可以化水，使肾气振奋，则诸证自愈。虽然本方属阴阳并补，但实质还取义阳生阴长，古人所谓"益火之源"的治法，即指此而言。

再将本条条文内容和后世其他著作对照来看，似乎本条还不够详尽。如原文自"胞系了戾"以下，《脉经》作"此人故肌盛，头举身满，今反羸瘦，头举中空感，胞系了戾，故致此病。但利小便则愈，宜服肾气丸，以中有茯苓故也"。《诸病源候论·妇人杂病胞转候》云："胞转之病，由胞为热所迫，或忍小便，俱令水气还迫于胞，屈辟不得充张，外水应入不得入，内溲应出不得出，内外壅胀不通，故为胞转。其状小腹急痛，不得小便，甚者至死。张仲景云：妇人本肥盛，头举身满，今羸瘦，头举中空减，胞系了戾，亦致胞转。"又《诸病源候论·小便病亦有胞转候》云："其病状脐下急痛，小便不通是也。此病或由小便应下而强忍之，或为寒热所迫，此二者俱令水气还上气迫于胞，使胞屈辟不得充张，外水应入不得入，内溲应出不得出，外内相壅塞，故令不通，此病至四五日，乃有致死者。饱食讫应小便而忍之，或饱食讫而走马，或小便急因疾走，或忍尿入房，亦皆令胞转或胞落，并致死。"从以上的论述可知，转胞之病，除妇人多发外，男子亦有，另外还当有头举身满、小腹急痛等症状，重则可致死。用肾气丸治疗,其中茯苓的作用很重要。在病因上除因寒外,还有因热者,其诱因如饱食讫应小便而强忍之、饱食讫而走马、小便急因疾走、忍尿入房等。可见转胞的病因病机比较复杂,肾气不举,仅是其中一证。此外,尚有中焦脾虚,中气下陷;上焦肺虚,气化不及州都;或妊娠胎气压迫;或忍溺入房,都能导致小便不利,治法当与此有别。若因胎气不举者,必须升阳益气,使胎举而小便可通,朱丹溪用补中益气汤,程国彭用茯苓升麻汤等,都有参考价值。

八味肾气丸,本书凡见有四:①虚劳小腹拘急,小便不利;②消渴小便反多,饮一斗,小便亦一斗;③短气有微饮;④妇人转胞不得溺,其证虽不一,但病机都是肾气微弱,用其温肾化气之功,可见中医异病同治是以病机相同为依据的。

【原文】 蛇床子散方,温阴中坐药①。(二十)

蛇床子散方:

蛇床子仁

上一味,末之,以白粉少许,和令相得,如枣大,绵裹内之,自然温。

【注释】 ①坐药:系指药纳入阴中的外治法。古人席地而坐,坐时两膝着地,臀部压在脚跟上,故谓之坐药。

【译文】 妇人阴中寒冷,用温阴中坐药蛇床子散主治。

【提要】 本条叙述妇人阴冷寒湿带下的治法。

【选注】 沈明宗:此治阴掣痛,少腹恶寒之方也。胞门阳虚受寒,现证不一,非但少腹恶寒之一证也。但寒从阴户所受,不从表出,当温其受邪之处,则病得愈。故以蛇床子一味大热温助其阳,纳入阴中,俾子宫得暖,邪去病自愈矣。

尤在泾:阴寒,阴中寒也。寒则生湿,蛇床子温以祛寒,合白粉燥以除湿也。此病在阴中而不关脏腑,故但内药阴中自愈。

《医宗金鉴》:阴寒,前阴寒也,治以温中坐药。蛇床子,性温热能壮阳,故纳之以助阳驱阴也。

【解析】 综合诸注家所言,此为阴寒生湿带下之证,文中虽未言明,然已在意中,故后世治带下多以蛇床子外用,治阴道及外阴诸疾。如《集简方》合白矾煎汤外洗治阴痒;《儒门事亲》合枯矾等分为如圣丹,治妇人赤白带下,月经不来;《简便方》用单味蛇床子煎洗或熏洗治痔疮肿痛不可忍;《验方新编》合地骨皮煎洗治阴户生疮或痒,或痛,或肿等。从临床实践看,本方对宫颈炎及阴道慢性炎症引起的白带异常很有疗效,尤其对滴虫性阴道炎之阴痒带下效果良好。

【原文】 少阴脉滑而数者,阴中即生疮,阴中蚀疮烂者,狼牙汤洗之。(二十一)

狼牙汤方:

狼牙三两

上一味,以水四升,煮取半升,以绵缠筋如茧①,浸汤沥阴中,日四遍。

【注释】 ①以绵缠筋如茧:筋,即筷。将绵缠裹筷子上,如蚕茧大。

【译文】 少阴脉滑而兼数的,必是前阴生疮,前阴生疮腐蚀糜烂的,治用狼牙汤洗涤。

【提要】 本条论述妇人前阴蚀疮的治法。

【选注】 徐忠可：少阴脉，即左尺脉也，数为热，然尚有假热者，滑则为实邪矣。邪热结于阴，故阴中即生疮。至于疮热内蚀，以致糜烂，则热势浸淫为甚矣，故以狼牙草洗之。狼牙苦能清热，辛能散邪，毒能杀虫也。

尤在泾：脉滑者湿也，脉数者热也，湿热相合，而系在少阴，故阴中即生疮，甚则蚀烂不已。狼牙味酸苦，除邪热气，疗瘑恶疮，去白虫故取治是病。

狼牙草

《医宗金鉴》：阴中，即前阴也。生疮蚀烂，乃湿热不沽而生䘌也。用狼牙汤洗之，以除湿热杀䘌也。狼牙非狼之牙，乃狼牙草也，如不得，以狼毒代之亦可。其疮深，洗不可及，则用后法也。

李彣：少阴属肾，阴中肾之窍也。《内经》曰：滑者，阴气有余。又云：数则为热，故阴中生疮蚀烂，皆湿热所致。狼牙味苦性寒，寒能胜热，苦能杀虫，故主洗之。

曹颖甫：少阴脉，手太阴动脉之尺部也，属下焦，脉滑而数，属下焦湿热，湿热注于下焦，或为淋带，或为太阳蓄血，犹未可定为阴蚀也，唯阴中痒痛腐烂，乃可决定为阴中生疮。狼牙草近世所无，陈修园用狼毒代之。

【解析】 诸注家都认为病机之要在于"湿热"二字，定位在于下焦之阴中，曹氏明确指出"唯阴中痒痛腐烂，乃可决定为阴中生疮"。此病治疗以局部用药为主，故用燥湿清热杀虫之狼牙汤洗涤阴道和阴疮局部为主。一日四次者，取其多洗以速其效，次数还可以增加。

【原文】 胃气下泄，阴吹①而正喧②，此谷气之实③也，膏发煎导之。（二十二）膏发煎方（见黄疸中）

【注释】 ①阴吹：指前阴排气有声，如后阴矢气状。
②正喧：指前阴排气频繁，声响连续不断。
③谷气之实：即大便不通。

【译文】 胃气下泄，前阴吹气，连续不断，喧然有声，此大便不通所致，治用膏发煎导之。

【提要】 本条论述胃气下泄，谷气实引起的阴吹的证治。

【选注】 徐忠可：下泄与下陷不同，下陷为虚，下泄者，气从阴门而泄出，故曰阴吹。吹者，气出而不能止也。然必有不宜结而结者，于是有不宜泄而泄，故曰正结，谓大便之气，燥而闭也。此有热邪，因谷气不运而来，故曰此谷气之实也。既有实邪，非升提药可愈，故须用猪膏之滋阴，发煎之养血，补其阴而润其气，大肠之气润，而此通则彼塞矣。

尤在泾：阴吹，阴中出声，如大便矢气之状，连续不绝，故曰正喧。谷气实者，大便结而不通，是以阳明下行之气，不得从其故道，而乃别走旁窍也。猪膏发煎润导大便，便通气自归矣。

《医宗金鉴》：肾虚不固，则气下泄，阴吹而正喧，谓前阴出气有声也，此谷气之实，谓胃气实而肾气虚也。膏发煎方错简，宜诃黎勒陈皮厚朴等，固下气而泻谷气也。

萧埙：妇人阴吹证，仲景以为谷气实，胃气下泄所致，此病之机，有不可解。程林注云：胃实肠虚，气走胞门，亦是随仲景之文而诠之也。夫人谷气，胃中何尝一日不实，而见阴吹之证者，未之尝闻，千百年之书，其厥可疑也。

【解析】　徐、尤二人对阴吹之证治，做了一定解释，但不能令人满意。萧氏非但对上述解释不满意，而且对阴吹病的存在也怀疑，《医宗金鉴》又言有错简。其实阴吹病不但客观存在，而且并不少见。张路玉说："阴吹正喧，乃妇人恒有之疾，然多隐忍不言，以故方书不载。"确实如此。另一方面，此病又作为一个症状与带下、阴痒、月经异常等合并出现，仅见阴吹一症者，多无痛苦，妇人往往也就不就医了。从西医观点看，如阴道直肠瘘和一些产气的细菌、真菌所致的阴道炎，都可引起阴道排气。中医对阴吹的认识除仲景在此条中所言谷气实外，后世医家又做了许多补充，如《温病条辨》有饮家阴吹，用桔半桂苓枳姜汤治疗。此外，有因气虚下陷，大便无力运行的；有因血虚津液缺乏，大便秘结的。概括起来有虚实两种：

$$
阴吹成因
\begin{cases}
实 \begin{cases} 胃气下泄，谷气实——燥 \\ 水饮停积中焦——湿 \end{cases} \\
虚 \begin{cases} 中气下陷——气虚 \\ 津液缺乏——血虚 \end{cases}
\end{cases}
$$

萧氏不承认有阴吹固然是其短见，但他对其他注家的怀疑确实是有根据的。如尤氏解择"大便结而不通。是以阳明下行之气，不得从其故道，而乃别走旁窍也"，这种臆测实在难以令人信服。我们认为仲景原意并没有错，仲景立此一条，是说有一种阴吹病易发生在"谷气之实"的情况下，此时治疗用膏发煎导之。因为中医学的病因在很多情况下是指诱因，有时又是审证而求得的"因"，是根据治疗反推出来的。此时"谷气之实"既可能是诱因，也可能除阴吹之外，尚有谷气实之表现，此时，大便通利，阴吹可止。陆渊雷曾批评金元以后有的注家"单词只义，空言臆论，其文斐然，而其实茫然"，把一些朴素的道理，注得很繁琐，甚或不通了。

【原文】　小儿疳虫蚀齿方：疑非仲景方。（二十三）

雄黄　葶苈

上二味，末之，取腊日猪脂熔，以槐枝绵裹头四五枚，点药烙之。

【提要】　小儿疳虫蚀齿的外治法。

【选注】　程林：小儿胃中有疳热，则虫生而牙龈蚀烂，雄黄味辛，葶苈味苦，辛苦能杀虫故也。按张仲景有《口齿论》一卷，今未见之，岂彼处简脱于此耶？而妇人方后不应有小儿方也。（《金匮要略直解》）

吴谦：或另有小儿门，或列在杂方内，今于妇人杂病之末，亦错简也。（《医宗金鉴》）

# 结语

　　本篇论述妇人杂病的病因病机、治疗原则及证治。妇人杂病,亦称妇科杂病。是指除了胎产以外的妇科各种疾病。具体包括月经病、带下病、前阴疾病,以及某些妇人特有或多患的疾病。

　　妇人杂病产生的原因,《金匮要略》将其概括为"虚、积冷、结气"三大因素。"虚"是血气虚弱;"积冷"是寒冷久积;"结气"指气机郁结。盖妇人以血为本,其经、孕、产、育等功能皆赖气血和调、充沛,经脉流通以维持。若有所患,皆可导致气血不调,经脉闭阻,而使其功能失常,从而患妇科疾病。

　　本篇所讨论的妇人杂病有以下几种:

　　热入血室:指妇人在经期前后感受外邪,邪热乘虚陷入血室,与血相搏结;或由于患外感热病,邪热过盛,内迫血室所引起的病证。临床以月经失常,精神神志紊乱,胸胁部胀满疼痛,以及寒热往来如疟状,发作有时等为主要表现。治疗当"随其实而泻之",以清泄邪热法为主。可用小柴胡汤和解枢机以泄热,或针刺期门泄热通络。

　　梅核气:是由七情不调,气机郁滞,痰气搏结所致。患者自觉咽喉如有物阻塞,吞之不下,吐之不出。治用半夏厚朴汤理气化痰散结。西医诊断的咳喘、食道炎、更年期综合征等均可参照本病辨证论治。

　　脏躁:由七情损伤,暗耗心肝阴血,神失濡养所致。临床以心神不宁,情绪易波动,喜悲伤欲哭而无常,疲乏易欠伸等为特征。治用甘麦大枣汤养心安神,润燥缓急。西医诊断的癔病、精神分裂症、神经衰弱、更年期综合征等均可参照本病辨证论治。

　　月经病是妇科临床最常见的疾病。分为漏下和经水不利两种:

　　漏下:是指妇人在非月经期,阴道下血不止。温经汤治冲任虚寒兼瘀血内阻之漏下证;胶姜汤治冲任虚寒,经气下陷之漏下证。西医诊断的月经不调、痛经、先兆流产、不孕等均可参照本病辨证论治。

　　经水不利:指月经来而不畅,甚至闭经不来,皆由瘀血所致。土瓜根散活血祛瘀调经,治瘀血阻滞之月经不畅、少腹满痛,经一月再见者;抵当汤破血逐瘀,治瘀血内结成实之闭经不行者;大黄甘遂汤下血逐水,治水与血俱结在血室之少腹满而闭经不行者。西医诊断的月经不调、子宫肌瘤、急性盆腔炎、急性附件炎、胎盘滞留、输卵管不全梗塞等均可参照本病辨证论治。

　　带下病:若脏腑功能失调,下焦湿热或寒湿所致白带量多,淋漓不断,或色质有明显改变,或有臭味等,即属带下病。本篇分别用矾石丸和蛇床子散方作为阴道坐药,以治疗湿热带下与寒湿带下证。西医诊断的宫颈糜烂、滴虫性、霉菌性阴道炎、附件炎,盆腔炎等均可参照本病辨证论治。

　　腹痛:是妇科杂病的常见病之一,多发生于月经前后,其产生原因皆与血气不和,或气血虚弱有关。红蓝花酒治风邪侵袭,瘀血之腹痛;当归芍药散治肝脾不和,血滞湿阻之腹痛;小建中汤治疗中焦虚寒,气血不足之腹痛。西医诊断的痛经、闭经、月经不调等均可参照本病辨证论治。

转胞:谓膀胱之系缭绕不顺,多由肾阳虚弱,气化失常所致。临床以小便不通,小腹部位急迫胀满,烦躁不安,难以平卧等为主要表现,此病既可见于妊娠期间,亦可见于平时。治用肾气丸温阳化气利小便。西医诊断的尿路结石、尿潴留等均可参照本病辨证论治。

前阴疾病:指妇人前阴部的特有疾患,包括阴疮和阴吹两种。狼牙煎汤外洗,治疗下焦湿热之阴中生疮腐蚀溃烂者;猪膏发煎治胃肠燥结,浊气偏走前阴之阴吹者。西医诊断的宫颈糜烂等均可参照本病辨证论治。